急危重症诊疗救治

刘　冰　杨　硕　任维凤◎编著

中国纺织出版社有限公司

图书在版编目（CIP）数据

急危重症诊疗救治 / 刘冰，杨硕，任维凤编著. -- 北京：中国纺织出版社有限公司，2021.10
ISBN 978-7-5180-9054-9

Ⅰ. ①急…　Ⅱ. ①刘…　②杨…　③任…　Ⅲ. ①急性病—急救②险症—急救　Ⅳ. ①R459.7

中国版本图书馆CIP数据核字（2021）第214969号

责任编辑：傅保娣　　责任校对：寇晨晨　　责任印制：王艳丽

中国纺织出版社有限公司出版发行
地址：北京市朝阳区百子湾东里A407号楼　邮政编码：100124
销售电话：010—67004422　传真：010—87155801
http://www.c-textilep. com
中国纺织出版社天猫旗舰店
官方微博 http://weibo.com/2119887771
三河市宏盛印务有限公司印刷　各地新华书店经销
2021年10月第1版第1次印刷
开本：787×1092　1/16　印张：25.75
字数：597千字　定价：98.00元

凡购本书，如有缺页、倒页、脱页，由本社图书营销中心调换

《急危重症诊疗救治》编委会

编　著

刘　冰　杨　硕　任维凤

编　者（按姓氏笔画排序）

于艳飞　王昌俊　王俊梅　王晓娟　邓　林
史丽萍　付开文　冯晓鹏　任　雪　刘　虹
刘旭东　齐亚妮　许庆超　孙经超　孙树芹
李　研　李　智　李　霞　李志强　吴　军
迟文玉　张　珊　张　晓　张　超　张文玲
张伟强　张军伟　张佳辉　张晓霞　张甜甜
张新文　邵传锋　范小凤　范光武　周靓秀
赵　莉　荆　偲　荆兆玲　胡　建　胡慧玲
战　琪　姜　靓　姜　超　姚帏豪　贾媛芳
钱振帮　倪　臣　高克芹　崔旭涛　崔珂芳
薄钰凤

注：其中高克芹工作单位为潍坊市人民医院
　　其余作者工作单位均为青岛大学附属医院

前　言

急危重症病医学是迅速发展起来的一门临床学科，该学科的兴起极大地提高了急危重症患者的抢救成功率。该学科突出的特点是跨专业、多学科。急危重症患者的特征是在发病过程中呈多系统序贯发生的功能异常，所以需要一支掌握跨专业、多学科急救知识与技能的高素质医护人员，同时，因该学科患者的病情瞬间多变，医护人员需要动态掌握病情变化，及时调整抢救方案，方能赢得抢救时机，提高对急危重症患者的抢救成功率，降低病死率。这对工作在急诊临床一线的各级医务人员来说，都必须不断地进行知识更新和技能提升。为此，我们编著了《急危重症诊疗救治》。

本书较全面地介绍了各学科急危重症的现代新理论、新知识、新技术、新方法。内容包含了急救诊疗技术，以及休克、呼吸系统急危重症、消化系统急危重症、循环系统急危重症、内分泌系统急危重症、神经系统急危重症、血液系统急危重症、泌尿系统急危重症、妇产科急危重症、儿科急危重症、急性中毒。我们衷心地希望该书能对我国急危重症医学的发展起到促进作用。由于我们水平有限，书中缺点与不足之处在所难免，敬请读者批评指正。

编者

2021 年 8 月

目　录

第一章　急救诊疗技术

第一节　气管切开术

气管切开术是切开颈段气管前壁并插入气管套管，使患者可以经过新建立的通道进行呼吸的一种手术。

一、适应证

喉阻塞：喉部炎症、肿瘤、外伤、异物等原因引起的喉阻塞，呼吸困难明显而病因不能消除者；重症患者因下呼吸道分泌物阻塞而不能自行咳嗽排出者；需长期进行人工通气者；预防性气管切开术：作为口腔、咽、喉，或颈部大手术的辅助手术。

二、术前准备

器材准备：吸引器、气管切开手术包(内有各种型号气管套管、手术刀、气管扩张器、甲状腺拉钩、持针器、缝合针、缝线、探针、小剪刀、针头、鼠齿钳、治疗巾、方巾、纱布、胶管、弯盘、巾钳等)、简易呼吸器、面罩、照明设备等。气管切开导管的选择：气管导管有金属、塑料、硅胶等材料，分为大、中、小 3 种型号，根据年龄、体型选择不同种类。

三、操作要点

(一)体位

患者一般取仰卧位，肩部垫高，头后仰，使气管上提并与皮肤接近，便于手术时暴露气管。若后仰使呼吸困难加重，则可使头部稍平，或待切开皮肤分离筋膜后再逐渐将头后仰。呼吸困难严重不能平卧时，可采用半坐位或坐位，但暴露气管比平卧时困难。头部由助手扶持，使头颈部保持中线位。

(二)消毒与麻醉

常规消毒(范围自下颌骨下缘至上胸部)，铺巾，用 2%利多卡因溶液于颈前中线做局部浸润麻醉，自甲状软骨下至胸骨上切迹。病情危急时，可不消毒麻醉而立即做紧急气管切开术。

(三)切口

有纵切口和横切口。多采用正中纵切口。术者站于患者右侧，以左手拇指和中指固定环状软骨，示指抵住甲状软骨切迹，在甲状软骨下缘至胸骨上缘之上 1cm 之间，沿颈正中线切开皮肤与皮下组织(切口长度为 4～5cm)，暴露两侧颈前带状肌交界的白线。为使术后瘢痕不明显，也可做横切口，即在环状软骨下约 3cm 处，沿皮肤横纹横行切开长 4～5cm 的皮肤及皮下组织。

(四)分离气管前组织

用血管钳沿中线分离组织，将胸骨舌骨肌及胸骨甲状肌向两侧分开。分离时，可能遇到怒张的颈前静脉，必要时可切断、结扎。如覆盖于气管前壁的甲状腺峡部过宽，在其下缘稍行分离后,用拉钩将峡部向上牵引,需要时可将峡部切断、缝扎,以便暴露气管。在分离过程中,切口双侧拉钩的力量应均匀,并常以手指触摸环状软骨及气管,以便手术始终沿气管前中线进行。注意不要损伤可能暴露的血管,并禁忌向气管两侧及下方深部分离,以免损伤颈侧大血管和胸膜顶而致大出血和气胸。

(五)确认气管

分离甲状腺后,可透过气管前筋膜隐约看到气管环,并可用手指摸到环形的软骨结构。确认有困难时,可用注射器穿刺,视有无气体抽出,以免在紧急时把颈部大血管误认为气管。在确认气管已显露后,尽可能不分离气管前筋膜,否则,切开气管后,空气可进入该筋膜下,并进入纵隔导致纵隔气肿。

(六)切开气管

确定气管后,于第3～4软骨环处,用尖刀于气管前壁正中自下向上挑开两个气管环。尖刀切勿插入过深,以免刺伤气管后壁和食管前壁,引起气管食管瘘。切口不可偏斜,否则插入气管套管后容易将气管软骨环压迫塌陷;切开部位过高易损伤环状软骨而导致术后瘢痕性狭窄。如气管套管需留置时间较长,为避免软骨环长期受压坏死或发生软骨膜炎,可将气管前壁切成一圆形瘘孔。

(七)插入气管套管

切开气管后,用弯血管钳或气管切口扩张器插入切口,向两侧撑开。此时即有大量黏痰随刺激性咳嗽咳出,用吸引器充分吸净后,再将带有管芯的套管外管顺弧形方向插入气管,并迅速拔出管芯,放入内管。若有分泌物自管口咳出,证实套管确已插入气管;如无分泌物咳出,可用少许纱布纤维置于管口,视其是否随呼吸飘动,若无则套管不在气管内,需拔出套管重新插入。

(八)创口处理

套管插入后,仔细检查创口并充分止血。如皮肤切口过长,可缝合1～2针,一般不缝合下端,因下端缝合过紧,气管套管和气管前壁切口的下部间隙可有空气溢出至皮下组织而致皮下气肿。将套管两侧缚带系于颈后部固定,注意松紧要适度,不要打活结,以防套管脱出而突然窒息。最后在套管底板下垫一消毒剪口纱布。

有时在行气管切开术前,可先插入支气管镜或气管插管,以维持气道通畅,以便有充足的时间施行手术,并使寻找气管较为方便。

四、紧急气管切开术

适用于病情危急、需立即解除呼吸困难者。方法如下:以左手拇指和中指固定喉部,在正中线自环状软骨下缘向下,一次纵行切开皮肤、皮下组织、颈阔肌,直至气管前壁,在第2～3气管软骨环处向下切开2个软骨环,立即用血管钳撑开气管切口,或用刀柄插入气管切口后再转向撑开,随后迅速插入气管套管,呼吸道阻塞解除后,按常规方法处理套管和切口。

五、注意事项

(一)注意气管切开的正确部位

在气管两侧、胸锁乳突肌的深部,有颈内静脉和颈总动脉等重要血管。在环状软骨水平,上述血管距中线位置较远,向下逐渐移向中线,于胸骨上窝处与气管靠近。气管切开术应在以胸骨上窝为顶、胸锁乳突肌前缘为边的安全三角区内沿中线进行，不得高于第2气管环或低于第5气管环。

(二)选择合适的气管套管

术前选好合适的气管套管十分重要。气管套管分外管、内管和管芯3部分，应注意这3部分的长短、粗细是否一致，管芯插入外管和内管插入外管时，是否相互吻合无间歇而又灵活。套管的长短与管径的大小，要与患者年龄相适合。一般成年女性用5号(内径9.0mm、长度75mm)、男性用6号(内径10mm、长度80mm)气管套管。在合理的范围内，应选用较粗的套管，它有以下优点：减少呼吸阻力；便于吸痰；套管较易居于气管中央，不易偏向一侧；气囊内注入少量气体即可在较低压力下使气管密闭。

(三)保证气管套管通畅

此为术后护理的关键。随时吸除过多的分泌物擦去咳出的分泌物，内管一般12h清洗和煮沸消毒1次。如分泌物过多，根据情况增加次数(4～6h 1次)，但每次取出内管时间不宜过长，以防外管分泌物结成干痂堵塞，最好有同号的两个内管交替使用。外管10d后每周更换1次。外管脱出或临时、定期换管时，应注意以下事项。

(1)全部换管用具及给氧急救药品、器械，都应事先准备好。

(2)换管给高浓度氧吸入。

(3)首先吸净咽腔内分泌物。

(4)摆好患者体位，头颈位置要摆正，头后仰。

(5)术后1周内，气管软组织尚未形成窦道，若套管脱出或必须更换时，重新插入可能有困难，要在良好照明下，细心地将原伤口扩开，认清方向，借助于气管切开扩张器，找出气管内腔，而后送入。套管外有气囊者，若病情允许，每4h放气15min，再重新充气。

(四)维持下呼吸道通畅

室内应保持适宜的温度(22℃)和湿度(相对湿度90%以上)，以免分泌物干稠结痂堵塞套管和减少下呼吸道感染的机会。可用1～2层无菌纱布以生理盐水湿润后覆盖于气管套管口。每2～4h向套管内滴入数滴含有抗生素、糜蛋白酶或1%碳酸氢钠溶液，以防止气管黏膜炎症及分泌物过于黏稠。

(五)防止套管阻塞或脱出

气管切开后患者再次发生呼吸困难，应考虑以下3种原因，并及时处理。

1.套管内管阻塞

迅速拔出套管内管，呼吸即可改善，说明内管阻塞，清洁后再放入。

2.套管外管阻塞

拔出内管后仍无呼吸改善，滴入抗生素药液，并吸出管内渗出分泌物后呼吸困难即可缓解。

3.套管脱出

脱管的原因多见于套管缚带太松，或是气囊漏气，或是活结易解开；套管太短或颈部粗肿；皮下气肿及剧烈咳嗽、挣扎等；如脱管，应立刻重新插入，经常检查套管是否在气管内。

(六)防止伤口感染

每日至少更换消毒剪口纱布和伤口消毒 1 次,并酌情应用抗生素。

(七)拔管

气道阻塞或引起呼吸困难的病因去除后,可以准备拔管。先可试行塞管,用软木塞先半堵,后全堵塞套管各 12～24h(堵管 24～48h),使患者经喉呼吸,患者在活动与睡眠时呼吸皆平稳,方可拔管,拔管时做好抢救准备。拔出套管后,用蝶形胶布将创缘拉拢,数日内即可愈合;如不愈合,再考虑缝合。拔管后 1～2d 仍应准备好气管切开器械与气管套管,以防止拔管后出现呼吸困难时重插时用。拔管困难的原因,除因呼吸困难的原发病未愈外,还可能为气管软骨塌陷、气管切口部肉芽组织向气管内增生、环状软骨损伤或发生软骨膜炎而致瘢痕狭窄,也可因带管时间长,拔管时患者过于紧张与恐惧的精神因素而发生喉痉挛等。需针对不同情况予以相应处理。

六、术后并发症的防治

气管切开术常见的并发症如下。

(一)皮下气肿

最常见。多因手术时气管周围组织分离过多、气管切口过长或皮肤切口下端缝合过紧等所致。切开气管或插入套管时发生剧烈咳嗽,易促使气肿形成。吸气时气体经切口进入颈部软组织中,沿肌肉、筋膜、神经、血管壁间隙扩散而达皮下。轻者仅限于颈部切口附近,重者蔓延至颌面部、胸、背、腹部等。皮下气肿一般在 24h 内停止发展,可在 1 周左右自行吸收。严重者应立即拆除伤口缝线,以利气体逸出,范围太大者注意有无气胸或纵隔气肿。

(二)气胸与纵隔气肿

呼吸极度困难时,胸腔负压很大而肺内气压很小,气管切开后,大量空气骤然进入肺泡;加上剧烈咳嗽,肺内气压突然剧增,可使肺泡破裂而成气胸。手术时损伤胸膜顶也是直接造成气胸的原因。过多分离气管前筋膜,气体可由此进入纵隔致纵隔气肿。少量可自行吸收,严重者可行胸腔穿刺排气或引流;纵隔气肿可由气管前向纵隔插入钝针头或塑料管排气。

(三)出血

分为原发性出血和继发性出血。前者较常见,多因损伤颈前动脉、静脉、甲状腺等,术中止血不彻底或血管结扎线头脱落所致。术后少量出血,可在套管周围填入无菌纱条,压迫止血。若出血多,立即打开伤口,结扎出血点。继发性出血较少见,其原因为:气管切口过低,套管下端过分向前弯曲磨损无名动脉、静脉,引起大出血。遇有大出血时,应立即换入带气囊的套管或麻醉插管,气囊充气,以保持呼吸道通畅的同时采取积极的抢救措施。

(四)拔管困难

行喉镜、气管镜检查、喉侧位 X 线摄片等,了解气管套管位置是否正常、气道局部有无感染,查明原因加以治疗。

(五)气管切开段再狭窄

拔管后气管切开段结缔组织增生,瘢痕挛缩,可导致气管切开段再狭窄。

(六)其他

可能有伤口与下呼吸道感染、气管食管瘘、气管狭窄、气管扩张和软化等。

第二节　气管插管术

将合适的导管插入气管内的操作称为气管插管术。它是建立人工通气道的可靠径路。其作用有：任何体位下均能保持呼吸道通畅；便于呼吸管理或进行辅助或控制呼吸；减少无效腔，降低呼吸道阻力，从而增加有效气体交换量；便于清除气管支气管分泌物或脓血；防止呕吐或反流致误吸窒息的危险；便于气管内用药（吸入或滴入），以进行呼吸道内的局部治疗。

一、适应证

主要用于：呼吸心搏骤停；呼吸衰竭、呼吸肌麻痹和呼吸抑制者；为保持呼吸道通畅，便于清除气管、支气管内分泌物，为供氧呼吸器使用及气管内给药等提供条件。但有喉头水肿、急性咽喉炎、喉头黏膜下血肿、颈椎骨折、主动脉瘤压迫或侵犯气管壁者，为相对禁忌证。

二、术前准备

（一）器械

喉镜、气管导管（套囊是否完好）、导管芯、牙垫、吸痰管与吸引器、注射器、听诊器、润滑油、胶布、简易呼吸器、面罩等。选择合适导管：一般经口腔插管，男性可选用 F36～40 号、女性可用 F32～38 号气管导管；1 岁以上小儿，按导管口径（F）＝年龄（岁）＋18 选用。

（二）患者

清除患者口、鼻咽内分泌物、血液或胃反流物；取下义齿，清醒患者应先做好解释工作，以消除心理紧张，同时给予适当的镇静剂或肌松剂；插管前患者面罩给氧 1～2min。

三、操作要点

根据插管的途径，插管术可分为经口腔和经鼻腔插管；也可根据插管时是否用喉镜显露声门，分为明视插管和盲探插管；患者清醒，在表面麻醉下进行插管，为清醒插管；还可行全麻下插管等。但临床急救中最常用的是经口腔明视插管术。其方法如下。

（1）患者仰卧位，头后仰，颈上抬，使口、咽部和气管成一直线以便直视插管。

（2）不论操作者是右利手或左利手，都应用右手拇指推开患者下唇和下颌，示指抵住上门齿，必要时使用开口器。左手持喉镜沿右侧口角进入口腔，压住舌背，将舌体推向左侧，镜片得以移至口腔中部，显露悬雍垂。再沿咽部自然弧度慢推镜片使其顶端抵达舌根，即可见到会厌。进镜时注意以左手腕为支撑点，千万不能以上门齿作为支撑点。

（3）弯型镜片前端应放在舌根部与会厌之间，向上提起镜片即显露声门，而不需直接挑起会厌；直型镜片的前端应放在会厌喉面后壁，需挑起会厌才能显露声门。

（4）直视下插入气管导管：右手以握笔式持气管导管（握持部位在导管的中后 1/3 段交界处），斜口端朝左对准声门裂，沿喉镜片压舌板凹槽送入，至声门时轻旋导管进入气管内，此时应同时取出管芯。把气管导管轻轻送至距声门：成人 4～6cm，儿童 2～3cm。安置牙垫，拔出喉镜。

（5）确定气管导管插入深度：通常成人门齿至气管隆嵴距离为 22～23cm，插管深度以隆嵴上 1～2cm 为最佳位置。

(6)确定导管是否在气管内:有出气法和进气法。

1)出气法:按压患者双侧胸部,听和看导管开口是否有温热气流呼出。

2)进气法:用简易人工呼吸器压入气体观察双侧胸廓是否均匀抬起,同时听诊两侧肺有无对称的呼吸音,上腹部有无气过水声,以确定导管已在气管内。

(7)固定导管:确定导管在气管内以后再进行固定,顺序为先内后外固定。

1)内固定:往气管导管前端的套囊内充气 5～10mL,然后夹紧。

2)外固定:然后用两条胶布十字交叉,将导管固定于患者面颊部;第一条胶布应把导管与牙垫分开缠绕一圈后,再将两者捆绑在一起。

(8)每次操作时,中断呼吸时间不应超过 45s。如一次操作未成功,应立即给予面罩纯氧通气,然后重复上述步骤。

第三节　心包穿刺术

一、适应证

(一)诊断性穿刺

心包腔积液压迫症状不严重,需检查积液性质以明确诊断者。

(二)治疗性穿刺

心包腔积液,且有明显的心脏压塞症状需穿刺放液以缓解症状者,或需抽脓冲洗,注入治疗药物者。

二、操作步骤

(一)穿刺部位

先叩诊心浊音界,或在超声波引导下穿刺。常用穿刺点如下。

1.心尖部穿刺点

一般在左侧第 5 肋间心绝对浊音界内侧约 2cm 处,由肋骨上缘进针,针尖方向向内、向后、稍向上并指向脊柱方向,缓慢刺入心包腔内。

2.剑突下穿刺点

剑突下与左肋缘交角区,穿刺针从剑突下,前正中线左侧刺入,针头与腹壁呈 30°～40°角,针尖方向向上、向后并稍向左沿胸骨后壁进针。

3.右胸前穿刺点

右胸第 4 肋间心绝对浊音界内侧 1cm 处,穿刺针向内、向后指向脊柱推进。

(二)体位

患者取坐位或半坐卧位,位置要舒适。

(三)确定穿刺点

术者再一次检查心界,确定穿刺点,穿刺点可用甲紫在皮肤上标记。

(四)消毒

术者戴帽子、口罩及无菌手套,常规消毒皮肤,铺巾。

(五)麻醉

用1%～2%利多卡因溶液2～3mL,以小号针头刺入皮肤后,按上述进针方向缓慢进针,边进针,边回抽,边注射,做局部浸润麻醉。穿过心包膜时针尖有"落空感",如抽出液体后不再注射麻醉药,并记录进针方向与深度,然后拔出局麻针。

(六)进针

将针尾带有胶皮管的穿刺针由穿刺点刺入皮肤(胶皮管先以止血钳夹住),穿刺进针方法同上,进入心包腔后可感到心脏搏动而引起的震动,此时应稍退针,避免划伤心肌。助手立即用血管钳夹住针头以固定深度,术者将注射器套于穿刺针的胶皮管上,然后放松胶皮管,上止血钳,缓慢抽吸液体,记录液体量,留标本送检。

(七)术毕

拔出针头,针孔处局部消毒,以无菌纱布覆盖,胶布固定,嘱患者卧床休息。

三、注意事项

术前应向患者做好解释以消除患者的顾虑,并嘱患者在穿刺时切勿咳嗽或深呼吸。穿刺点要合适,进针方向要准确,深度要适当。一般成人进针深度心尖部穿刺点为2～3cm,剑突下穿刺点为3～5cm,同时应视积液多少和心浊音界大小而定。左侧有胸膜增厚、左侧胸腔积液或心包积脓时常选择剑突下穿刺点,心包积液以右侧较多,心脏向右扩大者仅选择右胸前穿刺点。第一次穿刺最好按超声检查测定的位置和深度进行,或在超声引导下穿刺,较安全、准确。穿刺针头接管应保持轻度负压,边进针边抽吸,直至抽出液体。若未能抽出液体,又未触到心脏搏动,应缓慢退回针头后改变进针方向重新穿刺,切忌盲目反复试抽。首次抽液量不宜超过200mL,再次抽液时一般也不宜超过500mL。抽液速度不宜过快、过多,以免因使大量血液回心而导致肺水肿。但在化脓性心包炎时,应每次尽量抽尽脓液。术中和术后均应密切观察呼吸、血压、脉搏等的变化。如术中患者出现面色苍白、气促、出汗、心悸等症状,立即停止手术,并做相应处理。如抽出血性液体,应暂停抽液,检查进针方向与深度,并观察抽出血性液体在干燥试管中是否凝固,如血性液体不久即凝固,表示很可能来自心脏,立即终止手术。

第四节　胸膜腔穿刺术

一、适应证

(一)诊断性穿刺

胸腔积液性质待定,需穿刺抽取积液做实验室检查者。胸部外伤后疑有血气胸,需进一步明确者。

(二)治疗性穿刺

渗出性胸膜炎积液过多,久不吸收,或持续发热不退,或大量积液(或积血)或积气,影响呼吸、循环功能,进行放液(或抽气)治疗或注入药物,或脓胸抽脓治疗并注入药物。

二、操作步骤

嘱胸腔积液患者面向椅背坐于椅上,双手前臂置于椅背上,前额枕于前臂。危重症者取仰卧位或半卧位，将前臂置于枕部，行患侧胸腔穿刺。穿刺点应取胸部叩诊实音最明显处进行，或通过X线透视或超声检查定位。一般在肩胛下角第7～9肋间，或腋中线第6～7肋间，或腋前线第5肋间为穿刺点。包裹性积液穿刺部位应结合X线透视或超声检查决定穿刺点。穿刺点可用甲紫在皮肤上标记。气胸抽气，一般取半坐卧位，穿刺点取第2～3肋间锁骨中线处。术者戴口罩、帽子及无菌手套，穿刺部位皮肤常规消毒，铺洞巾。用1%～2%利多卡因溶液2～3mL，沿穿刺点肋间的肋骨，上缘进针，边进针边注入麻醉药做逐层浸润麻醉至胸膜。并刺入胸腔，试抽胸腔积液，记录针头刺入深度，作为抽液时的参考。将针尾带有胶皮管的穿刺针由穿刺点刺入皮肤（胶皮管先以止血钳夹住），针尖缓慢穿过壁层胸膜进入胸腔时，可感到针尖抵抗突然消失的"落空感"。接上注射器，松开止血钳，抽吸胸腔内积液。注射器抽满后，夹紧胶皮管，取下注射器，将液体注入容器中，以便计量或送检。如此反复。抽液完毕，需胸腔内注药者可注入适量药物，然后拔出穿刺针，针孔处局部消毒，以无菌纱布按压1～3min，胶布固定，嘱患者卧床休息。

三、注意事项

操作前应向患者说明穿刺的目的，以消除其顾虑。麻醉必须深达胸膜，进针不宜过深或过浅，过高或过低。应避免在第9肋间隙以下穿刺，以免穿透膈肌损伤腹腔脏器。每次排出注射器内液体时均应夹紧胶皮管，以防空气进入胸膜腔。

一次抽液不可过多、过快。诊断性穿刺抽液一般为50～100mL。以减压为目的时，第1次不宜超过600mL，以后每次不要超过1 000mL。感染性胸腔积液应一次尽量抽净。创伤性血胸穿刺时，宜间断放出积血，随时注意血压，并加快输血输液速度，以防抽液过程中突然发生呼吸循环功能紊乱或休克。

穿刺过程中应避免患者咳嗽及体位转动，必要时可先服可待因。术中若出现连续咳嗽、咳泡沫痰等现象或头晕、面色苍白、眼花、出冷汗、胸闷、晕厥等胸膜变态反应，应立即停止抽液，让患者平卧。观察血压、呼吸、脉搏情况，必要时皮下注射0.1%肾上腺素0.3～0.5mL或进行其他对症处理。危重伤病员穿刺时，一般取平卧位，不宜为穿刺而过多移动体位。

第五节　急诊介入治疗

介入治疗技术在危重病的急救中已得到广泛应用。其治疗范围包括各种原因造成的急性大出血、急性闭塞性血管病变、急性炎症、急性非血管管腔狭窄等。此项技术的特点是应用于外科处理有禁忌证或有较大的盲目性和危险性而内科处理疗效不佳者。常需6～24h内紧急进行诊断处理。

一、开展介入治疗基本条件

（一）影像设备

数字减影血管造影（DSA）机，部分工作可在CT机、胃肠机上完成。

（二）消耗材料

各种穿刺针、造影导管、多功能引流管、血管及非血管支架、下腔静脉滤器、经颈内静脉肝内门体分流术(TIPS)穿刺系统等。

(三)栓塞材料

明胶海绵、聚乙烯醇 PVA 微球、弹簧钢圈、碘化油等。

(四)常备药物

抗凝剂、溶栓药、止血剂、抗生素、镇痛药、升压药、糖皮质激素、造影剂、止吐药、镇静药、硝酸甘油类、抗心律失常药、呼吸兴奋剂等。

(五)辅助设施

供氧系统、负压吸引装置、生命体征监护装置(血压、心率、心电、血氧饱和度等)、除颤器、气管插管器械、麻醉机等。

(六)人员条件

专业介入医师、护士、技术员。

(七)科室间的合作

外科、麻醉科、放射介入科、重症监护室等。

二、介入诊断和治疗的范围

(一)急性出血性疾病

1.创伤性大出血

创伤性大出血多见于交通伤、工伤事故等。当患者出现失血性休克,难以承受手术创伤和术前麻醉,且出血部位术前难以确定;手术有较大的盲目性,如腹膜后血肿、骨盆骨折造成失血性休克等情况时,通过血管造影既可明确出血部位,又可通过导管注入栓塞剂,进行止血治疗。但同时应积极抗休克,补充血容量。

2.门脉高压合并上消化道出血

内科常采用止血药物,三腔管压迫止血及内镜食管下段扩张静脉套扎术。外科多采用手术治疗。20 世纪 80 年代后期,采用的经颈静脉肝内门体分流术(TIPS),是门脉高压引起上消化道大出血较理想的治疗方法,特别适用于肝移植患者的术前准备。同时介入治疗可通过经皮经肝穿刺门静脉插管,进行选择性栓塞局部血管达到止血目的,但此方法由于门脉高压病因未解除,出血可能再度复发。

3.消化道肿瘤及溃疡病大出血

尤其对不能手术治疗的晚期肿瘤患者,介入治疗出血不失为一项行之有效的治疗措施。

4.术后大出血

可采用微导管技术,行超选择性血管插管达到止血目的。

5.妇产科大出血

其多见子宫肿瘤、异位妊娠、产后出血及功能性子宫出血等。由于双侧子宫动脉间有较丰富的交通支,介入栓塞止血时常需闭塞双侧子宫动脉,一般较安全。

6.大咯血

大咯血常见于肺部疾病,如肺癌、肺结核、肺动静脉瘘、支气管扩张症等。通过介入治疗行支气管动脉栓塞可取得很好的近期疗效,为进一步治疗创造条件和赢得时间。

7.脑出血

脑出血常见于脑血管畸形和脑动脉瘤破裂出血等。通过介入治疗采用微弹簧圈或生物胶栓塞,可取得满意疗效,目前已在临床得到广泛应用。

(二)急性血管闭塞性疾病

通过选择性或超选择性插管局部溶栓治疗,是目前此类疾病的主要治疗手段之一。

1.急性心肌梗死

如能在数小时内行冠状动脉造影及溶栓治疗,可明显降低心肌梗死的病死率,而且溶栓开始的时间与溶栓的成功率密切相关。冠状动脉介入治疗(PCI)已在临床上较广泛地使用。

2.急性脑梗死的介入治疗

目前多主张在发病 6h 的时间窗内行溶栓治疗,可取得满意疗效。

3.急性下肢动脉栓塞

通过介入手段既可了解血管闭塞的部位和范围,同时又可行局部溶栓治疗。还可采用各种消融取栓导管取出或粉碎栓子。

4.肝移植后肝动脉狭窄

处理方法主要是采用经皮穿刺血管扩张成形术(PTA),若扩张不满意可使用金属内支架治疗。

(三)急性炎症

1.肝脓肿

通过经皮经肝穿刺放置脓肿引流管减轻脓腔内压力,可迅速缓解全身中毒症状。

2.急性化脓性梗阻性胆管炎

通过介入放射技术可达到胆汁外引流或内引流,缓解症状。对手术切除肿瘤有困难者,可做胆管金属内支架植入术,同时配合局部化疗。

3.急性坏死性胰腺炎

通过区域性动脉灌注疗法治疗急性坏死性胰腺炎,目前已取得理想疗效。

(四)急性支气管狭窄

急性支气管狭窄多见于大气管肿瘤、胸内甲状腺癌、纵隔肿瘤、淋巴瘤等,不能接受手术治疗且已造成呼吸困难者,可通过介入治疗采用金属内支架植入术,扩张狭窄的气管或支气管,改善局部通气。

介入治疗能有效地解决急诊救治中一些较为棘手的问题。在对急危重病进行救治时,如有条件急诊医师应考虑介入治疗措施。

第六节　高压氧治疗

人体生理活动所需能量来自组织细胞氧化过程,许多严重疾病,尤其是心肺疾患造成组织缺氧,将导致生理活动严重障碍,甚至危及生命。研究和解决组织缺氧,从而保证重要器官的生命活动,赢得必要的时间,以使其他治疗措施发挥作用,对治疗抢救工作极为重要。

一、缺氧机制与氧疗的生理生化基础

在海平面，干燥空气氧分压(PO_2)是 21.2kPa(159.0mmHg)。空气经呼吸道、肺泡、毛细血管、体循环、各组织细胞，最后到达细胞内线粒体(细胞氧化代谢场所)，氧分压从 21.2kPa 降至 0.5～3kPa(3.8～22.5mmHg)。这种从空气到线粒体，PO_2减低所经过的步骤称为氧降阶梯。氧降阶梯中的任一环节发生障碍，都可最后导致组织缺氧。

(一)大气氧分压与缺氧

海平面大气压为 101kPa(760mmHg)，大气氧浓度为 20.94%。根据道尔顿(Dalton)分压定律，则大气中氧分压 PO_2=101kPa(760mmHg)×20.94%=21.2kPa(159mmHg)。高于或低于海平面时，虽其氧浓度不变，但随气压的升高或下降其氧分压也升高或下降。在高海拔地区，如海拔高度 1 600m，大气压为 75.81～77.14kPa(570～580mmHg)，此时吸入气氧分压仅为 16.1kPa(121mmHg)，只能使正常人的 PaO_2达到 9.31kPa(70mmHg)左右，此为大气性缺氧或高原性缺氧。

(二)外呼吸与缺氧和氧疗

环境大气进入呼吸道后，由于温度升高，水蒸气分压相应增加，氧分子浓度被稀释而分压有所下降。体温 37℃时呼吸道内水蒸汽压为 6.3kPa(47mmHg)，故呼吸道内吸入氧的氧分压实际为(101.0－6.3)×20.94%=19.93kPa 或(760－747)×20.94%=149mmHg。

气道中气体进入肺泡即被肺泡内存气(功能残气)稀释。肺泡腔内气体是经过与肺动脉血气体交换后的气体，氧分压低而二氧化碳分压则高于空气，故肺泡内氧分压(PAO_2)进一步下降。这种下降与功能残气量的多少、体内氧耗量和肺泡通气量有关，以公式表达则为 PAO_2=(101.0－6.3)×(FiO_2－VO_2/VA)。式中 VO_2为机体每分钟耗氧量，VA 为每分钟肺泡通气量，FiO_2为吸入气氧浓度。由此可以看出以下 3 种情况。

(1)当机体每分耗氧量不变时，肺泡气氧分压与肺泡通气量呈正相关，肺泡通气量下降或功能残气量增多(其中含 CO_2增多)，均使 PAO_2下降。

(2)当 VO_2/VA 不变时，提高吸入气氧浓度可使 PAO_2增加，这是极为方便有效的提高 PAO_2的措施，也是氧疗的依据。

(3)VA=呼吸频率(次/分)×(潮气容积—无效腔气量)。在病理情况下，潮气容积不能增加，而增加呼吸频率又可使耗氧量增加，同时频率过快，无效腔气量相对增大反使 VA 下降，此时如减少无效腔气量(如气管切开)不失为一种增加肺泡通气量的措施，但这种措施必须有其指征。

在通气不足的病理情况下，通过调整吸入气氧浓度固然可以纠正 PAO_2的下降，但通气不足时 PAO_2也会相应地升高，并且在消除了低氧对通气的刺激作用以后，$PACO_2$将进一步上升，因此，对于通气不足造成的血氧降低的患者，尤其是严重的通气不足者，$PACO_2$将升高到危险的程度。此时应以低浓度吸氧(＜30%)为宜，并且最好同时增加肺泡通气量，如机械辅助呼吸、气管切开或应用呼吸兴奋剂。肺泡氧通过肺泡—毛细血管膜弥散入肺毛细血管。弥散阻力，使氧分压再有所下降。影响弥散的因素有弥散面积、肺泡间隔厚度、气体相对分子质量大小及其溶解度、弥散膜两侧气体分压差等。氧疗时，提高了吸氧浓度，增加了 PAO_2，从而提高了弥散膜两侧气体分压差，这极有利于肺内血液的氧合。

在弥散、肺静脉血氧合过程的同时，部分周围静脉血如支气管和心脏血液循环的静脉血直接流入动脉（解剖静动脉分流），和部分肺泡的通气量小于血流量而产生的分流（生理静动脉分流），使动脉血氧分压又低于肺毛细血管氧分压。显而易见，肺泡气与动脉血之间存在一个氧分压差，即 $P(A\text{-}a)DO_2$。正常时，$P(A\text{-}a)DO_2$ 有一定范围，青年人应不大于 2.26kPa（17mmHg），老年人应不大于 3.19kPa（24mmHg）。

（三）氧的运输与缺氧和氧疗

氧在血液中以与血红蛋白（Hb）结合和物理溶解两种形式运输，前者是氧在血液中存在和运输的主要形式。每克 Hb 能结合 1.34mL 氧。按健康人每升血液含 150g Hb 计，则每升血液 Hb 结合氧量为 $1.34\times150=200$mL/L。物理溶解氧量每升为 $PaO_2\times0.003$ 1/100mL 血浆/0.133kPa×10（37℃），约为 3.1mL，其与 Hb 结合氧量之和即为氧含量（CaO_2）。故血氧含量（动脉），以公式表达为 $CaO_2/L=Hb/L\times1.34\times SaO_2+PaO_2\times0.031$。

运送到组织的氧量受 Hb/L、呼吸及循环系统功能影响。每分钟内运输的氧量 $=Hb/L\times1.34\times SaO_2\times CO+0.031\times PaO_2\times CO_2$，由公式可见，在 SaO_2 和 PaO_2 一定的情况下，心输出量与运送至组织的氧量呈正相关，故临床上由呼吸系统病患导致缺氧的患者，同时改善心功能，提高心输出量对纠正组织缺氧十分重要。

（四）内呼吸与缺氧和氧疗

组织利用氧后，PO_2 必然下降，下降程度与运输给组织的氧量，Hb 在组织中释放 O_2 的程度（P_{50}）和组织耗氧量都有关系。

在组织水平，氧通过弥散作用由毛细血管进入细胞内，这一过程主要决定于 PaO_2 氧疗时，由于吸入气氧浓度的增加，PAO_2 和 PaO_2 均增高。同时增加了有效弥散距离，对组织供氧十分有利。

弥散入细胞内的氧，90%在线粒体内被利用。其氧化过程包括多种辅酶和细胞色素氧化酶。某种原因，如氰化物中毒，抑制了线粒体内的生物氧化过程，即造成细胞中毒性缺氧。此时，即使 PaO_2、SaO_2 和 CO_2 正常，仍有组织缺氧，显然，氧疗是无效的。

二、缺氧对机体的影响

健康人的 PaO_2 高于 11.97kPa（90mmHg）；60 岁老年人的 PaO_2 不低于 10.64kPa（80mmHg）。$PaO_2<7.98$kPa（60mmHg）时即诊为呼吸衰竭；$PaO_2<6.65$kPa（50mmHg），可出现发绀；当 PaO_2 降至 5.32kPa（40mmHg）时，$PaO_2=SaO_2$，氧向组织弥散困难；$PaO_2<3.99$kPa（30mmHg），则心、脑、肝、肾等重要脏器细胞内的正常氧化代谢就要发生严重障碍，这种状态若不立即纠正，必将导致器官组织细胞严重损害，甚至危及生命。

中枢神经系统对缺氧最敏感。数秒钟氧供不足就可使脑电发生变化。中度缺氧大脑兴奋性增高，重度缺氧将转入抑制，严重时则发生麻痹。PaO_2 在 3.99kPa（30mmHg）即发生意识障碍，PaO_2 降至 2.66kPa（20mmHg）脑细胞将发生不可逆性改变甚至死亡。另外，缺氧会引起脑血管扩张、血管壁通透性增高，发生脑水肿，严重时脑出血和脑软化。

缺氧对心血管系统影响也较为显著。心传导系统对缺氧特别敏感，可使其应激性增高，发生心律失常。中度缺氧可以反射地兴奋血管运动中枢和交感神经，使心率增快，必输出量增多，血压增高；严重缺氧时，左心功能受损，心率、心输出量及血压均下降，甚至发生肺水肿。

缺氧对肺的影响:可引起肺小动脉痉挛和炎症,从而诱发肺动脉高压。缺氧还可减少Ⅱ型肺泡细胞的板层小体所分泌的表面活性物质,使肺泡表面张力上升,引起肺不张,形成肺内病理性分流,从而加重缺氧;缺氧还损害肺泡上皮和血管内皮细胞,导致肺水肿。

缺氧对消化系统的影响:其首先的症状为腹胀、肠道功能紊乱;严重时,消化道黏膜糜烂、坏死、出血。

缺氧对细胞代谢的影响:缺氧导致组织细胞无氧代谢,乳酸堆积;ATP合成减少甚至耗竭,以致"钠泵"失灵,Na^{+}、H^{+}进入细胞内,K^{+}逸到细胞外,形成细胞内水肿和酸中毒及细胞外的高钾血症。此外,红细胞在无氧代谢情况下产生大量2,3-DPG,使氧离曲线右移。

缺氧对肝、肾、骨髓的影响:缺氧影响肝、肾细胞对氨基酸和脂肪酸的利用,ATP供应减少,能量缺乏,肝、肾功能降低,使ALT升高,尿量减少并引起氮质血症。慢性缺氧可通过肾小球旁细胞产生促红细胞生成素因子,作用于红细胞生成素原,使转变为红细胞生成素,刺激骨髓引起继发性红细胞增多。

三、缺氧及其判断

缺氧是指机体组织氧供不足,即由于氧的摄取,携带或运输障碍,或由于细胞受损,利用氧的能力降低,引起线粒体内氧化磷酸化过程停止,无氧代谢开始,并导致乳酸堆积。低氧血症是指PaO_2低于正常预计值的状态。预计值计算公式为:坐位时,104.2-年龄×0.27;卧位时,103.5-年龄×0.42(单位为mmHg)。由呼吸系统疾病所致的组织缺氧都有低氧血症。

对缺氧的判断应综合估价:混合静脉血氧含量;动脉血氧含量;心输出量;血流分布;影响组织摄取氧的各种因素(如pH、温度、PaO_2、2,3-DPG等,其中某些因素以P_{50}估价)。临床上习惯用PaO_2和SaO_2来估计缺氧程度,但这只反映外呼吸气体交换的结果,不能准确地反映组织缺氧的情况。按PaO_2和SaO_2,缺氧程度可分为轻度、中度、重度。

轻度无发绀,PaO_2>6.65kPa(50mmHg),SaO_2>80%,一般不必给氧,但若有呼吸困难,则可考虑给氧。中度有发绀,PaO_2 3.99~6.65kPa(30~50mmHg),SaO_2 60%~80%,一般需给氧。重度显著发绀,PaO_2<3.99kPa(30mmHg),SaO_2<60%,是给氧的绝对指征。

四、氧疗适应证

(一)从病理生理角度看

1.肺泡通气量降低

由肺泡通气量减低导致的低氧血症,是氧疗的最好适应证,但其不能解决通气不足的问题,故还必须改善通气,增加肺泡通气量。

2.通气血流比例失调

此为缺氧的最常见的原因。吸氧可以纠正这种缺氧。当血液流经未充分通气的肺泡区域时,可与氧疗后增加了氧分压的肺泡气氧合,从而提高PaO_2。

3.弥散能力降低

吸氧增加了吸入气氧浓度,也即增加肺泡气氧分压,从而增加氧的弥散量,改善低氧血症。

4.右向左分流

右向左分流可看作通气血流比例失调的极端情况即V/Q=0。如血液流经大面积肺不张的区域,因没有通气,血液不经过氧合,故氧疗无效。

5.其他情况下的氧疗适应证

心功能不全,心输出量严重减少时;大量失血,严重贫血;一氧化碳中毒等,可用高浓度氧甚至高压氧来提高 CaO_2,改善组织缺氧状态。

(二)临床上常用的氧疗依据

1.$PaCO_2$<5.99kPa(45mmHg)

(1)PaO_2>8.65kPa(65mmHg),PvO_2正常,说明无组织缺氧,不需氧疗。

(2)PaO_2<8.65kPa(65mmHg),PvO_2<4.66kPa(35mmHg),需要氧治疗。

(3)若为冠心病患者,为了保障心肌氧的供应,最好保持 PaO_2>9.31kPa(70mmHg)。

2.$PaCO_2$>5.99kPa(45mmHg)

(1)PaO_2>6.65kPa(50mmHg),PvO_2正常,可以不给氧治疗。这类患者多为慢性低氧血症,对缺氧有耐力。

(2)PaO_2<6.65kPa(50mmHg),PvO_2低于 4.66kPa(35mmHg),则需要给氧治疗。

3.一般氧治疗的指标

慢性或急性缺氧,$PaCO_2$过高或过低均需氧治疗,均应提高 PaO_2至 6.65kPa(50mmHg)以上。在慢性阻塞性肺疾病(COPD)并发冠心病者,PaO_2<8.0kPa(60mmHg)时即应氧疗。

五、氧疗方法

(一)给氧浓度的计算

1.鼻导管给氧浓度计算

鼻导管给氧时吸入氧浓度随患者的潮气量和呼吸类型的不同而变化。当潮气量 500mL,呼吸 20 次/分,吸/呼=1/2 的正常通气时,若给氧 1L/min,吸入气氧浓度为 24%,以后每增加 1L,吸入气氧浓度约增加 4%。故鼻导管给氧浓度可按以下公式求得:FiO_2(%)=21+4×氧流量(L/min)。氧流量数值可直接从氧流量计中读出。例如,氧流量计读数为 2L/min,则吸入气氧浓度为 21+4×2=29%。

2.面罩给氧浓度计算

开放性面罩如 Venturi 面罩,当氧流量为 2L/min 时,FiO_2为 24%;氧流量为 4L/min 时,FiO_2为 28%;氧流量为 8L/min 时,FiO_2为 35%。

3.简易呼吸器(皮囊)给氧浓度计算

若氧流量为 6L/min,吸入气氧浓度为 40%~45%。

4.呼吸机给氧浓度计算(定容型)

可按公式:氧浓度%=80×氧流量(L/min)/(通气量 L/min)+20。

5.欲达到某一 PaO_2水平,其吸氧浓度的计算公式

FiO_2=[(A-a)DO_2+$PaCO_2$×1.2]+PaO_2/683,式中 PaO_2是指欲达到的动脉血氧分压的水平,$PaCO_2$由动脉血气分析测知(本公式气体分压的单位用 mmHg)。

(二)给氧方法

有低浓度给氧疗法(<35%)、中浓度给氧疗法(35%~60%)和高浓度氧疗法(>60%),以及高压氧疗法等。

1.低浓度氧疗法

又称控制性氧疗法。适用于缺氧伴有二氧化碳潴留（Ⅱ型呼吸衰竭）的患者，如COPD通气功能衰竭者。此时呼吸中枢对CO_2的敏感性降低，主要依赖缺氧刺激颈动脉窦与主动脉体的化感器，反射地兴奋呼吸中枢以增加通气。如PaO_2迅速提高，消除了这种缺氧的刺激，必将抑制自主呼吸，$PaCO_2$进一步升高，甚至发生呼吸麻痹。

（1）在无血气监测条件时，可行持续、低流量（<1.5L/min）、恒定给氧。同时密切观察给氧后症状变化。吸氧后，若患者意识障碍、发绀、气促等症状改善，心率逐渐下降，则可继续给氧。但若PaO_2上升，心率下降，意识状况反而恶化或出现呼吸抑制征象，则表示有二氧化碳潴留加重，应减少吸氧流量或氧浓度，同时给呼吸兴奋剂或机械通气。

（2）在有血气监测条件时，吸氧前应先测定PaO_2和$PaCO_2$。通常先给予24%的氧吸入。30～120min后复查血气，若$PaCO_2$未增加或增加程度小于1.33kPa（10mmHg），可适当加大吸氧浓度，但应低于30%（氧流量3L/min）。若$PaCO_2$增加程度超过1.33kPa（10mmHg），则维持原吸氧浓度并密切观察患者的意识状态、呼吸频率和深度、心率、血压和发绀情况。若$PaCO_2$继续上升，出现呼吸抑制，则应及时采取相应措施增加通气量。在低浓度氧疗中，$PaCO_2$增高常较二氧化碳潴留的症状早出现1～2h，因此，血气监测具有重要意义。

在控制性氧疗进程中，患者可能有下列3种反应。①进行性改善：患者发绀消失，意识好转，气促减轻，PaO_2上升，$PaCO_2$无改变或逐渐下降。见于轻度缺氧患者。②$PaCO_2$暂时性升高：PaO_2有所改善，但$PaCO_2$升高至一新的水平。患者可出现暂时嗜睡或神态障碍，但1～2d后$PaCO_2$可以降至治疗前水平，症状也随之改善。见于中度呼吸衰竭而氧疗得当的患者。③$PaCO_2$进行性升高，患者情况迅速恶化。见于重症呼吸衰竭而氧疗不当者。

有学者认为，COPD患者因多有继发性红细胞增多，发绀不一定有组织缺氧。此时保持患者清醒，有咳嗽反射，能排出呼吸道分泌物，保证呼吸道通畅是治疗成功的关键。因此，对于COPD通气功能衰竭者，发绀但意识清醒者比无发绀而昏迷者预后好得多。

2.中浓度氧疗法

对于失血、贫血、心功能不全、休克等患者，吸入氧浓度没有十分严格的限制。由于高浓度给氧易产生严重的不良反应或毒性反应，故常采用中等浓度给氧。

3.高浓度氧疗法

高浓度氧疗法适用于弥散障碍，V/Q失调、分流，严重心脏病，一氧化碳中毒等有高度缺氧但不伴有二氧化碳潴留的患者。对于限制性通气功能障碍如重症肌无力、大量胸腔积液等，也可用吸高浓度氧来解除严重的低氧血症以改善缺氧，但应同时去除病因。此外，在急性呼吸衰竭或慢性呼吸衰竭濒危时，PaO_2已下降到危及生命的水平，此时也应给予暂时的高浓度吸氧，以迅速将氧分压提到能避免组织细胞发生不可逆损伤的水平，为后续的治疗赢得必要的时间。

4.高压氧疗法

在特殊的加压舱内，将纯氧在2～3个大气压[1大气压（atm）=101kPa]下供给患者。主要适应证为一氧化碳中毒、减压病等，慢性呼吸系统疾病很少需要高压氧疗法。

5.其他氧疗法

有长期连续氧疗法、活动锻炼时氧疗法等。这些氧疗法都可在家庭内进行。长期连续氧疗法(持续1年以上,每日吸氧至少18h),可以降低肺动脉高压,明显降低其病死率,并提高生活质量。

(三)给氧装置及选择

1.鼻导管和鼻塞

鼻导管插入深度应达软腭水平,特点是简单、经济、方便、易行。鼻塞置于一侧鼻前庭,可取得与鼻导管完全相同的效果,其优点是可避免导管插入鼻腔所产生的不适刺激。国内常用这两种方法。但给氧浓度只能达到40%~50%,氧流量一般低于6L/min,否则常因流速过大而使患者感到不适。双鼻管是由两个较短的输氧小管伸入鼻孔0.5~1.0cm,对鼻黏膜无任何刺激,国外目前大多采用此法。

由于鼻导管和鼻塞给氧浓度随患者的潮气量和呼吸类型的不同而有变化(增加分钟通气量将减低吸氧浓度,反之亦然),故最适用于呼吸规则的患者,以保证恒定的吸入气氧浓度。

2.面罩

面罩有文丘里(Venturi)面罩、Eclinburgh面罩、MC面罩、普通面罩和部分重呼吸面罩。其中最常用的是文丘里面罩。此为一圆锥形塑料面罩。在其顶端有一小喷出口,氧气通过它进入,按Venturi原理,空气经附近的孔进入。面罩内的氧浓度取决于气孔的大小。当氧的流速为4L/min时,输给患者的总流量(氧气+空气)约40L/min。在这么高的流速下,呼出气的重复吸入是微不足道的,因此,并不产生二氧化碳潴留。这种面罩能产生24%、8%、35%、40%的氧浓度。Venturi面罩属高流量法供氧装置,其特点是能保证准确的吸入氧浓度而不受通气比率、呼吸类型和分时通气量的影响。

3.氧帐

氧帐为用塑料制成的直径50cm、高65cm的圆形头帐。帐顶连接一氧喷嘴,通过喷嘴控制进入的空气量,以调节帐内的氧浓度。优点是较舒适,但耗氧量很大。

给氧装置的选择应根据具体情况而定。在低浓度给氧时可选用鼻导管、鼻塞或文丘里面罩。当高浓度给氧时可用普通面罩、Pneumask等,但在连通这些面罩时,要求有活瓣装置,以便将吸气与呼气分开。对于小儿和重症不合作的患者可选用氧帐给氧。

4.简易呼吸器及机械通气给氧

器械通气给氧常用的有:①高频射流通气给氧;②间歇正压通气给氧;③持续呼吸道正压给氧;④呼气末正压通气给氧。

第七节 湿化及雾化治疗

一、湿化和湿化器

在某一特定温度下一定量气体中达到饱和状态的水蒸气含量是恒定的,并随温度升高而增加,而气体的湿化程度可以用湿度来表示。所谓绝对湿度是指一定容量气体中实际含有水蒸气量，一般用 mg/L 作指标。而相对湿度则是绝对湿度与该温度下饱和状态水蒸气含量之比，用百分数表达。水蒸气含量超过饱和量就会发生凝结。

1L 气体 37℃饱和水蒸气含量为 44mg。如某一气体绝对湿度为 44mg/L，那么相对湿度则为 100%；如绝对湿度为 18mg/L，相对湿度则为 40%。将该气体降温到 21℃，即使绝对湿度仍为 18mg/L，相对湿度已增高到 100%。如温度进一步降低，水蒸气达到过饱和状态，一部分水蒸气便会发生凝结。

吸入气温度往往低于体温，空气中相对湿度也低于 100%，而肺泡气则要求体温水蒸气饱和。肺泡气和吸入气之间水蒸气含量之差称为温度差。室温降低、空气干燥和体温增高都可增加湿度差。正常人主要通过上呼吸道达到吸入气的湿化和温化。气体通过鼻道后温度已有 34℃，咽部气体相对湿度为 80%～90%，隆嵴部位已达到 37℃水蒸气饱和，由于某些原因吸入气在上呼吸道未能充分湿化，必然引起气管和支气管黏膜水分丧失过度，造成气道脱水、黏膜干燥、分泌物潴留、纤毛—黏液转运系统受损和黏膜上皮细胞炎变或坏死，甚至诱发肺部感染或肺不张。吸入气湿化不足常见于发热、过度通气、吸入气干燥(如吸纯氧)、经人工气道呼吸。在上述情况下吸入气湿化更显得重要。

水蒸气的产生有赖于液体的蒸发，而蒸发的速度与气—液交界面大小有关。通过搅拌增加气液界面，蒸发速度就会加快。及时驱除液面上积聚的水蒸气也有助于蒸发。此外液温越高，蒸发也越快。常用的湿化器有以下两类。一类为液面散发湿化器，水蒸气由液面蒸发产生，吸入气通过液面上方带走蒸汽而达到湿化。加热可提高湿化能力，故常有电热装置。必须监测湿化后吸入气的温度，以免呼吸道烧伤。该温度不仅取决于湿化器液温，还与室温以及通气量有关，应酌情调节。另一类为泡式弥散湿化器，气体以气泡形式通过液体以增加气—液界面，促进蒸发。氧气湿化器即属此类。

二、湿化疗法的适应证和湿度要求

(一)吸入气体过于干燥

例如，进行氧疗时，氧气的湿度往往很低，在吸入人体前常需进行湿化。又如，我国北方冬季在室内烤火或暖气取暖，空气又热又干燥，如给予湿化，可使患者更舒适地呼吸，并保护鼻和气道黏膜，预防鼻出血和上气道炎症。

(二)高热、脱水

同样的室温和相对湿度，体温越高，湿度缺失就越大，从呼吸道丢失的水分就越多。在患者脱水情况下，气道水分供应不足，对吸入气体的湿化将不能充分和正常地进行。对这些患者补液的同时进行湿化疗法是必要的。

(三)呼吸急促或过度通气

常见病因有肺源性(如肺炎、肺纤维化、急性呼吸窘迫综合征等)、心源性、神经精神性、血源性、中毒性。某些生理性因素，如处于运动状态、应激状态等也可使呼吸加快，通气量增加，使气道丢失水分和热量增加。

(四)痰液黏稠

患有慢性支气管炎、支气管扩张、肺脓肿、肺囊性纤维化、肺炎等疾病时，由于分泌物化学成分的改变，痰液黏稠度可明显高于正常而难以咳出，加强湿化有利于分泌物排出。

(五)咳痰困难

当因昏迷、衰弱、手术或神经肌肉疾病,致使咳嗽反射减弱或消失时,也常需加强湿化使痰液稀释便于排出。

(六)气管旁路

气管插管或气管切开,尤其是经人工气道行机械通气者,更是湿化疗法的强烈适应证。因此,目前临床上常用的气道湿化疗法的标准,是根据呼吸系统的进气部位与正常情况下气道内的湿度水平相比较而制订的。

(七)湿化疗法的特殊应用

气道高反应性、上气道湿度需求增加或肺的分泌和廓清异常的患者,对上述湿度的规定需作调整。一些哮喘患者在运动、睡眠或呼吸冷空气时可诱发喘息或气道阻塞,如将吸入气体湿化和温热达 20mg/L 和 23℃,可减轻气道阻塞性反应,给予吸入 43.9mg/L、温度与体温相同的气体可消除支气管痉挛。分泌物异常或滞留的患者,如急性或慢性支气管炎、囊性纤维化患者不必强调湿化,但喉气管支气管炎(哮吼)患儿,补充湿度可降低因局部刺激引起的气道阻力增加,避免上气道黏液结痂。低温冻伤者在复温过程中,提倡应用加热湿化的气体进行呼吸,尤其是当患者通过人工气道呼吸时,这种重新加温法相当有效。

三、湿化装置和湿化方法

(一)气泡式湿化器

气泡式湿化器是氧疗中最常应用的装置。如果气泡太大,湿化效果就差。若氧通过湿化瓶内的筛孔、多孔金属或泡沫塑料,形成细小气泡,可增加氧气和水的接触面和接触时间,提高湿化效果。气泡式湿化器一般用于低流量(如 1.5～5L/min)给氧,无论经鼻导管或面罩给氧均可应用。良好的气泡式湿化器在室温下一般可达 40%左右的体湿度。需要注意的是应及时添加水(最好是蒸馏水),但不能超过刻度线,以避免由于气泡的搅拌作用使水溢入管道。多孔金属或筛眼需经常刷洗,以避免水垢阻塞网孔。

(二)热湿交换器(HME)

HME 是模拟人体解剖湿化系统机制所制造的替代性装置,故又称"人造鼻—嘴—咽""人工鼻"。它将呼出气中的热和水气收集和利用以温热和湿化吸入的气体。在寒冷的冬季,人们常戴口罩罩住鼻和嘴,即是呼吸治疗中简单"HME"的应用。HME 主要用于人工气道或机械通气的患者,用以湿化吸入的干燥气体。HME 的外口和内口(15/22mm)适合于连接通气机和管道。一些持久气管造口的患者在自主呼吸时也可应用 HME。由于 HME 只是利用患者呼出气体来温热和湿化吸入气体,并不额外提供热量和水气,因此对于那些原来就存在脱水、低温或肺疾患引起分泌物潴留的患者,HME 并不是理想的湿化装置。此外,某些 HME 实际上也还存在内部无效腔,这对于因通气需要而撤机困难的患者也许是禁忌。

(三)加热"主流式"湿化器

此种湿化器是以物理加热的办法为干燥气体提供恰当温度和充分湿度的湿化器,能使湿化后气体达到 100%体湿度。所谓"主流式"是指患者吸入的全部气体都是通过湿化器湿化的。加热湿化器通常用于已安置人工气道需要机械通气的患者、在氧帐内吸入干燥气体的患者、哮喘患者和需要高流量(60～100L/min)送气系统(如行 CPAP)的患者。存在肺分泌物异常黏稠、黏液栓或气管插管内有痰痂形成时应选用加热湿化器而不是 HME。加热型湿化器可分为回流式、阶式蒸发器式、回流管芯式 3 类，其功能广泛，已在临床上普遍应用，既适合低流量也适合高流量的通气。

（四）雾化器

喷射式雾化器和超声雾化器均可用以湿化气道。

四、常用湿化剂及其选择

减少黏液同支气管壁的黏着性、促进痰液稀释和排出的“药物”称为湿化剂。湿化剂并没有特殊的黏液溶解作用，而只有湿化支气管分泌物、增加吸入气体湿度和润滑支气管壁的作用。

（1）蒸馏水：系低渗液体，有通透细胞膜进入细胞内的特点，因此蒸馏水既可用于湿化较黏稠的痰液，又可用于湿润气道内细胞。但用量过多，可增加气道黏膜的水肿，致使气道阻力增加。

（2）高渗盐水溶液：其渗透压比呼吸道黏液细胞内的渗透压要大得多，故雾化吸入后可从黏液细胞内吸出液体，从而稀释痰液并使之易于咳出。它主要应用于排痰。早晨用超声雾化器吸入 5%高渗盐水，20mL 可取得所需要的痰液标本。

（3）生理盐水溶液：为等渗液体，常用小剂量（3～5mL），在短期内作为湿化剂使用。生理盐水雾化后水分自雾液中蒸发，如经数小时雾化，生理盐水可变为高渗性并刺激呼吸道黏液细胞。因此，一般不长期用超声雾化器吸入生理盐水。

（4）0.45%盐水：较常用，吸入后在气道内发生再浓缩后的浓度接近生理盐水，对支气管没有刺激作用。适应证包括产生黏痰较多且不易咳出的疾病，如支气管炎、支气管扩张及囊性纤维化等。

五、湿化疗法的不良反应及注意事项

（一）湿化过度

湿化过度可使气道阻力增加，甚至诱发支气管痉挛；损害肺泡表面活性物质，引起肺泡萎陷或肺顺应性下降；使水潴留过多，增加心脏负担，有心、肾功能不全者更易发生；对婴幼儿进行湿化治疗时，也应警惕水中毒的发生。

（二）湿化气温度

如进入气管的湿化气温度低于 30℃，可引起支气管纤毛活动减弱，气道过敏者易诱发哮喘发作，个别患者可引起寒战反应。湿化气温度超过 40℃，也可使支气管黏膜纤毛活动减弱或消失，呼吸道灼热感，甚至体温增加、出汗、呼吸加速；严重者可发生高热反应。因为正常人体内热量的放散约 90%由皮肤负担，7%～8%由肺负担，如长时间吸入温度过高气体，使肺的散热功能丧失，吸入的热量皮肤来不及放散时，导致体温升高。

（三）湿化器和室内环境的消毒

应充分认识湿化疗法并发肺细菌感染的严重性，其感染病原多为革兰阴性杆菌，特别是铜绿假单胞菌的感染十分严重。因此，湿化器及一切湿化用具，包括橡皮管、塑料管和面罩等，在应用以后一定要严格消毒，长期应用者要定期消毒（24h 消毒 1 次）。消毒方法：1/1 000 苯扎溴铵（新洁尔灭）浸泡 1h 以上或 0.25%～0.5%过醋酸浸泡 0.5h。湿化液也应无菌，盛装或添

加时按无菌操作原则。此外,感染源也可来自病室或患者本身,病室内空气和各种用具污染,患者住院后在口、咽、鼻及上呼吸道发生细菌寄生,通过湿化或雾化液体以微粒状态送入下呼吸道和肺泡,从而导致感染,因此要加强患者的口咽部护理,病室环境也要定期消毒,以避免所用器械和日常用具的污染和交叉感染。

(四)干稠分泌物湿化后膨胀

可进一步加重气道阻塞。临床上有用湿化疗法引起气道堵塞而突然死亡的报告,见于长时间机械通气,先无湿化后又突然增加湿化的情况。哮喘持续状态患者使用湿化疗法也应慎重。遇此情况时,可转动患者体位,扣拍背部或用导管吸痰,以利痰液排出。

六、影响气雾粒沉积的因素

由雾化器产生的气雾吸入体内必须根据需要沉积在相应部位才能达到治疗作用,因此了解气雾粒沉积的规律至为重要。气雾粒在气道沉积的主要形式有惯性沉积、重力性沉积和弥散沉积3种。惯性沉积是较大的雾粒在大气道的沉积。大气道截面积较小,气体流速较高,特别在气道狭窄或气流方向改变时,由于气雾粒质量和惯性都比气体为大,发生撞击而引起沉积。当机体运动或过度通气时,吸入气涡流增加,促进惯性沉积。重力性沉积是一些直径较小的雾粒缘重力作用沉积于较小气道。在流速恒定前提下,重力性沉积受雾粒大小和密度的影响。缓慢吸气以及吸气后屏气使雾粒在气道内存留时间延长,增加了重力性沉积的概率。弥散沉积见于末梢气道,在该处弥散运动是气体的主要运动形式。弥散沉积不是雾粒沉积的主要形式。

雾粒的沉积部位受到呼吸的影响很大。鼻道阻力明显高于口腔,且通道弯曲,因此雾粒沉积较多,为此雾化治疗一般经口呼吸。深而慢的呼吸以及吸气末屏气都有利于雾粒在较小气道沉积。气雾在吸气开始时吸入,由于当时肺容量和气道内径都较小,沉积量较多,吸气末吸入则较少沉积。

此外,雾粒的沉积还与雾粒本身的特征即直径大小、密度和形状等有关。过大的雾粒主要沉积在口咽部或大气道,过小的雾粒其稳定性较高,不易沉积,随呼气排出体外,因此沉积在下呼吸道的雾粒直径1～5μm为宜。高渗性雾粒吸入体内可吸收水分,使雾粒增大,重量增加,促进沉积。携带雾粒的吸入气温度过低,进入体内后加温气体膨胀,可造成雾粒稀释。

七、雾化治疗的方法

(一)定量手压式气雾器(MDI)

MDI是最常用的气雾器,其体积小,携带方便,价格低,故颇受欢迎。贮药罐内药物溶解或悬浮在液态助动剂中,常用的助动剂为低沸点的氟里昂。罐内压300～500kPa,当手揿驱动时每次从定量阀喷出25～100μL雾液,距喷口10cm处雾粒直径为1.4～4.3μL,由于初速度很快,上气道惯性沉积较多,85%～90%被吞咽而进入消化道,真正进入下呼吸道和肺部发挥作用的约10%。吸药方法直接影响效果。要求摇匀药液,做深呼气,然后将喷口放在口前4cm处或含口中,喷药与吸气务必同步进行,做深缓吸气,吸气流速以30L/min为宜。过快吸气可增加雾粒在上呼吸道的惯性沉积。深吸气后最好屏气10s,以促进雾粒在较小气道重力性沉积。老人、婴幼儿或重症气急明显者难以达到上述操作要领,可以在MDI与口腔之间加用贮雾器。将MDI的雾粒喷入贮雾器,然后患者从贮雾器吸入雾粒。使用贮雾器后喷药和吸入分开进行，不要求同步，操作比较简便。未掌握 MDI 操作要领者使用贮雾器后疗效提高。此外雾粒在贮雾器中流速减低，喷口与口腔之间距离也增加，因此雾粒在上气道的沉积减少。

（二）干粉吸入器

干粉吸入的动力是患者的吸气动作，因此不存在喷药和吸入的同步性问题，而且不需要氟里昂作助动剂，故不必担心空气污染。最早用于色甘酸钠，每次装一个胶囊，属于单剂量型。用针刺破胶囊，然后做深吸气，带动旋转叶片搅拌药粉，并随吸气进入气道，故称旋转式吸入器。单剂量型干粉吸入器每次使用前要装胶囊为其不便之处，但可防止滥用和浪费，尤其适用于儿童。目前已有多剂量干粉吸入器，如碟式吸入器即一次安装 8 个单剂量，较为方便。干粉吸入要求吸气流速较高，因此病重者可能达不到。而且流速的增加会促使雾粒在上气道沉积。

（三）雾化器

使用雾化器患者做平静呼吸，无特殊操作，老人、儿童和病重者也适用。医用雾化器有各种类型，根据动力可分为气动式和电动式两种：气动式用压缩空气或氧气为动力，以喷射式雾化器最为常用；电动式则以超声雾化器多见。

根据 Bernoulli's 原理，当气流通过狭窄管道时流速增高，而周围压力则降低。喷射式雾化器的气流以高速通过一个狭窄口，其周围的负压使贮液器中药液沿毛细管上升，随即被高速气流喷散撞击到经特殊设计的阻挡物上，使液粒变细，其中较大的液粒融合沉降到贮液器中，较小的液粒呈雾状被气流带动并吸入气道。雾化量是指每分钟产生的雾液量，用 mL/min 表示。雾化量与气流流速有关，流速增高，雾量变大，雾粒也变细。黏度较高的药液要求用较高的流速。雾粒的大小还与阻挡物的设计和数目有关。喷射式雾化器既可用于自主呼吸患者，也用于机械通气患者的局部用药。

超声雾化器将市用交流电通过压电晶体转为超高频震动（1～3MHz）并传导到水浴中，水的震动通过塑料薄膜使药液粉碎成雾粒，部分能量转为热，使气雾温化。超声雾化器雾化量可达 1～6mL/min，较喷射式雾化器为大，一般能保证吸入气达到体温水蒸气饱和。雾粒直径与声波频率成反比，震动频率低于 1MHz 的雾化器产生的雾粒往往太大。

八、雾化吸入的药物

（一）肾上腺能受体激动剂

肾上腺能受体激动剂是最常用的雾化吸入药物之一，目前大都使用选择性 β_2 受体激动剂，如沙丁胺醇和特布他林等。雾化吸入起效快，作用时间可维持 4～6h，药量少，因此不良反应较轻。以沙丁胺醇为例，足量喷雾吸入（MDI）成人每次 200μg，而每次口服剂量为 4mg，相差 20 倍。当然使用过量也会引起心悸、肌肉震颤等不良反应。目前有长效 β_2 受体激动剂如沙美特罗已在临床上使用，作用时间超过 12h。

（二）抗胆碱类

目前多使用溴化异丙托品，其抗胆碱作用比阿托品强 1.4～2.0 倍，而全身性不良反应较阿托品轻。口服吸收不良，故采用气雾吸入，每次 20～80μg。与肾上腺能受体兴奋剂相比，其显效时间稍慢，但作用维持时间较持久。可与肾上腺能受体兴奋剂合并使用，以增强疗效，又可避免过量使用一种药物的不良反应。

(三)色甘酸钠

色甘酸钠并无舒张支气管的作用,但可稳定肥大细胞,防止炎症介质释放。口服吸收很少,故宜吸入给药。早期多用干粉剂,现有 MDI 供应。要求发作间歇期或季节性发作前 2 周开始使用。

(四)肾上腺皮质激素类

皮质激素用于支气管哮喘的疗效是肯定的,但全身使用激素的各种不良反应使我们不得不严格控制其使用范围。二丙酸倍氯松和丁地去炎松等具有强力局部作用的激素的问世使激素的雾化吸入成为可能。吸入激素可用于激素依赖性哮喘患者撤停或减用口服激素,也用于季节性发作的预防,对于慢性反复发作性哮喘可控制发作或减轻症状。二丙酸倍氯松一般每日用 400～800μg,分 2～4 次吸入。由于使用剂量小,血药浓度不高,即使吸收入血液,也很快被肝脏代谢,无高血压、糖尿病或骨质疏松等全身不良反应。每日吸入 1 500μg 以下一般不会抑制下丘脑—垂体—肾上腺皮质功能。常见不良反应为口咽部念珠菌感染和声音嘶哑。吸药后嗽口或使用贮雾器可减少上述不良反应。

(五)化痰祛痰剂

等渗或低渗氯化钠(NaCl)溶液气雾吸入可使气道湿润,分泌物稀薄,有利于黏液纤毛系统转运,也容易咳出或吸引。为了细胞学或细菌学检查,可雾化吸入 5%～10%高渗 NaCl 溶液 2～5mL。乙酰半胱氨酸可裂解黏蛋白的 SH 基,而溴己新可裂解痰中黏多糖,故雾化吸入后可降低痰液黏度。此外还可应用酶制剂,如 α 糜蛋白酶和胰脱氧核糖核酸酶等。

九、雾化疗法的不良反应及注意事项

定期消毒雾化器,避免污染和交叉感染;支气管痉挛严重时,以 MDI 吸入 β 受体激动剂的剂量虽然可以适当增加,但应反对超常剂量的应用,尤其是老年人,以避免严重心律失常的发生;注意少数患者雾化吸入后,不仅没有出现支气管舒张,反而诱发支气管痉挛,即“治疗矛盾现象”。其原因可能是:药液低渗,防腐剂诱发,气雾的温度过低或对药液过敏,应寻找原因,注意避免;长期雾化吸入抗菌药物者应监测细菌耐药,体内菌群失调和继发真菌感染等不良反应;能引起过敏反应的药物如青霉素类、头孢菌素类等,吸入前应先做过敏试验;对呼吸道刺激性较强的药物不宜做雾化吸入;油性制剂也不能以吸入方式给药,否则可引起脂质性肺炎。

第二章　休克

第一节　概述

休克是机体由各种严重致病因素(创伤、感染、低血容量、心源性和过敏等)引起有效血量不足导致的以急性微循环障碍,组织和脏器灌注不足,组织与细胞缺血、缺氧、代谢障碍和器官功能受损为特征的综合征。其本质是机体真毛细血管网广泛的灌注衰竭、组织氧和营养底物供应降至细胞可以耐受的零界限水平以下,并发生代谢物积聚。它是一种序贯性变化,从亚临床变化发展成为多器官功能障碍综合征(MODS),其病死率较高。

一、休克的分类

休克可因病因不同,其早期病理生理改变各异,但均可导致有效血容量不足、心功能受损、周围血管阻力减低及血液分布异常等改变。按病因分类:失血性、创伤性、感染性、心源性、神经源性和内分泌性休克等;按临床表现分类:暖休克和冷休克。

上述分类较为简明,但由于休克病因不同,可同时具有数种血流动力学的变化,如严重创伤的失血和剧烈疼痛,可引起血流分布异常性及低血容量性休克,且在休克进一步发展时很难确切鉴别其类型。

二、休克的发展过程与临床的关系

根据血流动力学和微循环变化规律,休克的发展过程一般可分为 3 期。

(一)休克早期(细小血管痉挛期)

又称缺血缺氧期。此期实际上是机体的代偿期。微循环受休克动因的刺激使儿茶酚胺、血管紧张素、加压素、血栓素 A_2(TXA_2)等体液因子大量释放,导致末梢细小动脉、微动脉、毛细血管前括约肌、微静脉持续痉挛,使毛细血管前阻力增加,大量真毛细血管关闭,故循环中灌流量急剧减少。上述变化使血液重新分布,以保证心、脑等重要脏器的血供,此外肾素—血管紧张素醛固酮系统兴奋,抗利尿激素分泌增多,有助于血压和循环维持,具有代偿意义。随着病情的发展,某些器官中的微循环动静脉吻合支开放,使部分微动脉血液直接进入微静脉(直接通路)增加回心血量。此期患者表现血压正常或增高。如立即采取有效措施,容易恢复。若被忽视,甚至误用降压药,则病情很快恶化。

(二)休克期(微循环淤滞期)

又称淤血缺氧期或失代偿期。此期系小血管持续收缩,组织明显缺氧,经无氧代谢后大量乳酸堆积,引起代谢性酸中毒。微动脉和毛细血管前括约肌对酸性代谢产物刺激较敏感呈舒张反应,而微静脉和毛细血管后括约肌对酸性环境耐受性强,仍呈持续收缩状态,大量血液进入毛细血管网,造成微循环淤血,微血管周围肥大细胞释放组胺,致毛细血管通透性增加,大量血浆外渗,造成微循环血量锐减。此外,白细胞在微血管上黏附,微血栓形成,使回心血量明显减少，故血压下降，组织细胞缺氧及器官受损加重。除儿茶酚胺、血管加压素等体液因子外，肿瘤坏死因子-α（TNF-α）、白三烯（LTs）、纤维连接素（Fn）、白细胞介素（IL）、氧自由基等体液因子均造成细胞损害，也是各种原因休克的共同规律，被称为“最后共同通路”。

（三）休克晚期

又称 DIC 期。此期指在毛细血管淤血的基础上细胞缺氧更严重，体液外渗加剧血液浓缩和黏滞度增高；血管内皮损伤后使内皮下胶原暴露，血小板聚集，促发内、外凝血系统，在微血管形成广泛的微血栓，细胞因持久缺氧后胞膜损伤，溶酶体释放，细胞坏死自溶，并因凝血因子的消耗而出血。同时，因胰腺、肝、肠缺血后分别产生心肌抑制因子（MDF）、血管抑制物质等有害物质，最终导致重要脏器发生严重损害、功能衰竭，此为休克的不可逆阶段，使治疗更加棘手。

休克的现代认识：休克是因任何急重症打击而出现机体毛细血管网内广泛而深刻的循环障碍或衰竭，组织缺氧是休克的基本问题，不论是可逆还是不可逆损害，都表现为 MODS。除分布性休克是以血流分布异常为主要发生机制外，其他 3 类休克则都是以心输出量减少为特征，四类休克的共同结局是有效血容减少，组织氧和营养底物供应降到细胞可以耐受的临界水平以下，并发生代谢产物的积聚，这是一急性循环衰竭、生命脏器的低灌注和伴随的代谢障碍状态。

无论从生理学或临床角度，循环都可分为大血管内循环和微循环两部分。这两者相辅相成，前者是后者的前提，后者是前者的目的，共同完成循环功能。

大血管内循环三要素是灌注压（P）、血流量（F）、血流阻力（R），这三者的关系符合物理学欧姆定律（$P=F\cdot R$）。它们在临床上分别是动脉血压（BP）、心输出量（CO）和外周血管阻力（SVR）。

心脏是大血管内循环的核心。它产生的心输出量是循环要素中的自变量之一。数值取决于前后负荷、心肌收缩性和心率。前负荷主要标志是回心血量（主要是血容量），后负荷是循环要素中的又一自变量，它主要来自外周小动脉的舒缩状态，以外周血管阻力为代表，心输出量和外周血管阻力相互作用产生因变量血压。休克就是由于某种原因使心输出量和（或）外周血管阻力发生了剧烈变化，大血管内循环不再能支持微循环而造成的组织灌注衰竭。

对休克本质认识的加深，对循环要素的深入了解，以及临床技术的应用，三者结合在一起对休克临床产生了重大的影响。在现代休克治疗中应用高技术手段的趋向越来越突出，血流动力学和多脏器、多生命体征的监测，多种治疗仪器的普及使用已是临床常见的场面。在监测的基础上，又产生了治疗目标的概念，即在理解病理生理的基础上，医师们对重要的生理参数设定一定的治疗目标。如维持平均脉压（MAP）＞60mmHg，心率有 80～120 次/分，动脉血氧饱和度（SaO_2）≥90%，肺动脉楔压（PAWP）维持在 10～18mmHg，心脏指数（CI）在非感染性休克中应＞2.2L/(min·m^2)感染性休克时应维持在 4.0L/(min·m^2)。有学者进一步将氧供量（DO_2）、氧耗量（VO_2）和氧摄取率（O_2ext）的生理概念用于临床，并指出应将 DO_2 持续＞600mL/min 作为治疗目标，将可提高救治成功率。

三、休克的诊断与鉴别诊断

鉴于休克是严重的循环障碍综合征，有明显的体液物理生理学变化及由此而引起的临床表现，故诊断一般并不困难，但在诊断处理时对出现下列情况者应予注意。

(1)在休克同时应对引起休克的病因及早作出诊断，特别是患者意识不清，又无家属或伴送者提供发病情况及现场资料，体表无明显外伤征象，此时需加强对原发病的追溯，能否及时处理原发病是抢救成败的关键。

(2)必须注意不典型的原发病，特别是老年患者，免疫功能低下者的严重感染往往体温不升、白细胞数不高。例如，不典型心肌梗死往往以气急、晕厥、昏迷、腹痛、恶心、呕吐等为主要表现，而无心前区疼痛及典型的心电图表现。要防止只重视体表外伤而忽略潜在的内出血、消化道穿孔或由于脊髓神经损伤及剧烈疼痛导致的血流分布障碍。

(3)重视休克的早期体征，特别是脉细、心音低钝、心率增速、奔马律、呼吸急促、表情紧张、肢端厥冷、尿量减少、少数血压升高等，因为这些症状往往发生在微循环障碍或血压下降之前。须知血压为休克的重要物理体征，但并不是休克的同义词，而尿比重、pH 的监测常可客观地反映组织灌注情况。血气分析和氧饱和度监测常能了解缺氧和 CO_2 及酸碱变化情况。

(4)要提高对重要脏器功能衰竭的早期认识，以便及时采取抢救措施，应按需要及时做中心静脉压（CVP）、肺动脉楔压（PAWP）以及血尿素氮、肌酐、乳酸、胆红素、有关酶学（如磷肌酸激酶、天冬氨酸转氨酶、γ-谷氨酰转移酶、乳酸脱氢酶等）、肌钙蛋白、血小板、凝血因子、纤维蛋白原降解产物（FDP）等检查。

(5)常采用 Swan-Ganz 导管热稀释法（间歇或持续）或非创伤性阻抗法监测血流动力学、氧代谢动力学监测和循环呼吸支持。氧代谢动力学是反映组织细胞氧合状态的客观指标。多年来，临床一直将发绀作为缺氧的定义[毛细血管的还原血红蛋白超过 5.0g/100mL，或氧的未饱和度＞6.7 容积（mL）/100mL]时，由于其仅能反映无贫血患者的严重缺氧，早已被 SaO_2 和 PaO_2 的测定取代。SaO_2 和 PaO_2 虽然精确地反映了动脉血的氧合状况，但仍不能代表组织细胞对氧的需求和利用。20 世纪 70 年代人们通过检测血中无氧代谢产物——乳酸（LA）浓度[≥(4.9±0.5)mmol/L]，间接反映组织细胞是否缺氧。直到肺动脉漂浮导管的问世，才有了测算机体氧供需状况的方法，临床上可以利用肺动脉漂浮导管测得心输出量，采得肺动脉内的混合静脉血，同时结合动脉血气分析和血红蛋白，就可计算出 DO_2、VO_2 和氧摄取率等氧相关指标。应用上述 3 项氧相关指标可对机体的氧供、氧耗和氧需状况进行客观的量化评定。

以上是休克的一般规律，按临床所见，可因病因不同而各有特性。除低血容量性休克等有上述典型的微循环各期变化外，流行性脑脊髓膜炎、败血症、流行性出血热、病理产科时 DIC 可很早发生，由脊髓损伤或麻醉引起交感神经发放冲动突然发生血流分布性休克或大出血引起的低血容量休克，一开始即可因回心血量突然减少而血压骤降。部分感染性休克由于儿茶酚胺等作用于微循环吻合支上的 β 受体而使微血管开放。早期可表现为高排低阻型（暖休克），以后则以 α 受体兴奋为主，表现为低排高阻型（冷休克）。

心源性休克即因泵衰竭而血压明显降低，虽心源性休克也可有类似低血容量休克的代偿期，但时间极短，故病情发展很快。此外，已受损的心肌通过交感神经兴奋、心率增快、收缩力增强，心肌代谢及氧耗也相应增高，而冠状动脉血流无明显增加，易使心肌损害的范围进一步扩大。除心律失常易于纠正外，心肌损害往往不可逆，特别是心肌梗死范围超过 40％者，很多死于心源性休克。

休克诊断:①诱发休克病因;②意识异常;③脉细速>100 次/分或不能触知;④四肢湿冷、胸骨部位皮肤指压阳性(压后再充血时间>2s)、皮肤花纹、黏膜苍白或发绀,尿量<30mL/h 或尿闭;⑤收缩压 80mmHg;⑥脉压<20mmHg;⑦原有高血压者,收缩压较原水平下降 30mmHg 以上。凡符合上述①条,以及②、④、⑦条中的 2 项,或⑤、⑥、⑦条中的 1 项,即可诊断。

休克早、中、晚期诊断标准如下。①早期:出现交感神经功能亢进及儿茶酚胺分泌增多的临床征象,如苍白微青紫,手足湿冷,脉速有力,烦躁激动,恶心呕吐,意识清楚,尿量减少,血压正常或稍低(收缩压≤80mmg),原有高血压者收缩压降低 40~80mmHg 甚至以上,脉压缩小<20mmHg。②中期:意识虽清楚,但表情淡漠,反应迟钝,口干渴,脉细速,浅静脉萎陷,呼吸浅促,尿量<20mL/h,收缩压 60~80mmHg。③晚期:面唇青灰,手足青紫,皮肤花斑且湿冷,脉细弱不清,收缩压<60mmHg 或测不清,脉压很小,嗜睡昏迷,尿闭,呼吸急促,潮式呼吸,弥散性血管内凝血倾向,酸中毒表现。

四、休克的治疗原则

虽休克病因各异,但共同救治原则是抓住主要矛盾,就地抢救,不宜搬动,吸氧保暖,休克体位(平卧或下肢抬高 30°),清除病因,补液扩容,正确使用血管活性药物,防止水、电解质、酸碱失衡,支持疗法,防止并发症等综合治疗。

(一)强调休克治疗的时间性

无论患者自身怎样代偿,休克必有后果,此后果常是多器官功能不全综合征,这种联系是通过生理学中的半数细胞死亡时间建立的,休克早期或程度轻微,组织细胞损伤或死亡的数量少,如在 50%以内,则脏器功能损害可能被限制在一定范围内,病程可能是可逆;随着休克的持续,细胞缺氧损伤程度加重,范围扩大,最终将不可避免地造成脏器功能的不可逆损害,不论是可逆还是不可逆损害,临床表现都是 MODS。因此,休克治疗要求争分夺秒尽快恢复组织细胞的供氧(即 DO_2),休克和可能休克的患者要立即大流量吸氧,必要时还应积极选用气管内插管进行机械通气,目的是保持 SaO_2 在一定水平,要立即建立大静脉通路。采取这些措施的同时,在诊断上要首先除外是否有张力气胸、心脏压塞、腹腔脏器出血、严重心律失常或过敏的存在。

(二)首先调整前负荷的原则

根据病理生理学知识,Frank-Starling 机制,左心功能曲线呈 S 形,在其中斜率较大的上升段中,可能以较小的代价(心肌耗氧量的增加)换取较大的治疗效果(心输出量的增加),所以休克治疗的第一步应是了解和调整前负荷,应用液体疗法或血管扩张剂、利尿剂等手段使前负荷相应于心肌收缩力处于最佳,左室前负荷的主要指标是 PAWP,理想范围是 15~18mmHg。为加快复苏,临床常需要积极的液体疗法,由于时间性的要求,治疗强调力度,液体速度常很快,液体种类的选择也倾向于胶体液。

快速大量的扩容治疗不仅要考虑局部丢失的液体量,而且要考虑由于血管扩张导致的循环容量相对不足和毛细血管通透性增加而形成的循环容量向组织间的移动。需要指出,即使承担一定程度的组织水肿(如脑水肿、肺水肿等)也要坚决维持有效循环容量。此时,让一些脏器做出一定牺牲是无法避免的。

(三)调整前负荷与药物疗法兼用的原则

单纯调整前负荷效果有限,休克救治中常需兼用心血管活性药物,如正性肌力药、血管扩张药和血管收缩药。每种药物都有局限性和不良反应,为扬长避短,每种药物都尽量用小剂量,可同时联用几种(如2~4种),种类配伍根据需要选择。例如,为更好地增强正性肌力常合并使用小剂量多巴胺[2~8μg/(kg·min)]和多巴酚丁胺[1~2μg/(kg·min)],对合并左室后向性衰竭、急性肺水肿和心源性休克患者还可再加血管扩张剂,如硝酸甘油(10~100μg/min,小剂量10~50μg/min)或硝普钠(15~200μg/min,小剂量50~75μg/min),对低外周阻力的患者(如感染性休克),常合并使用多巴酚丁胺和去甲肾上腺素(一般<8μg/min,通常2~4μg/min),为拮抗去甲肾上腺素所致的肾血管收缩加用1~3μg/(kg·min)的多巴胺,对前向性衰竭明显的心源性休克也可合并使用去甲肾腺上腺素和硝普钠。

血管扩张剂在休克治疗中越来越受重视,因为它改善心肌顺应性和心肌做功,增加心输出量,有助于更好地输入液体和改善微循环,对合并心功能不全患者尤其适合,临床应用最多的是硝酸甘油和硝普钠,以小剂量硝酸甘油更受青睐,因为它主要扩张容量血管,也有扩张冠状血管的作用,并使液体疗法更加安全和使回心血量的调节更易进行。

单纯血管收缩药如甲氧明、间羟胺、阿拉明等在临床上已较少应用于抢救。休克复苏时应重视动脉血压,因为维持一定的灌注压是必要的,更要重视循环灌注的血流量,单纯以兴奋α受体来提高血压通常是以进一步牺牲脏器灌注血流量为代价的,因此需要在血压和血流量之间寻找平衡,休克治疗追求的是压力和血流量两者同时得到恢复。

第二节 低血容量性休克

低血容量性休克是指各种原因引起的急性循环容量丢失,从而导致有效循环血量与心输出量减少、组织灌注不足、细胞代谢紊乱和功能受损的病理生理过程。临床上创伤失血仍是发生低血容量休克最为常见的原因,而与低血容量性休克相关的内科系统疾病则以上消化道出血(如消化性溃疡、肝硬化、胃炎、急性胃黏膜病变、胆管出血、胃肠道肿瘤)、大咯血(如支气管扩张、结核、肺癌、心脏病)和凝血机制障碍(血友病等)较为多见,过去常称为失(出)血性休克。呕吐、腹泻、脱水、利尿等原因也可引起循环容量在短时间内大量丢失,从而导致低血容量性休克的发生。

低血容量休克的主要病理生理改变是有效循环血容量急剧减少、组织低灌注、无氧代谢增加、乳酸性酸中毒、再灌注损伤,以及内毒素易位,最终导致多器官功能障碍综合征(MODS)。低血容量休克的最终结局自始至终与组织灌注相关,因此,提高其救治成功率的关键在于尽早去除休克病因的同时,尽快恢复有效的组织灌注,以改善组织细胞的氧供,重建氧的供需平衡和恢复正常的细胞功能。

一、诊断

(一)临床表现特点

(1)有原发病的相应病史和体征。

(2)有出血征象。根据不同病因可表现为咯血、呕血或便血等。一般呼吸系统疾病如支气管扩张、空洞型肺结核、肺癌等,多表现为咯血,同时可伴有咳嗽、气促、呼吸困难、发绀等征象。此外,心脏病也是咯血常见原因之一,可由左侧心力衰竭所致肺水肿引起,也可由肺静脉、肺动脉破裂出血所致,临床上以二尖瓣病变狭窄和(或)关闭不全、原发性和继发性肺动脉高压、肺动脉栓塞和左侧心力衰竭多见。上消化道出血可表现为呕血和(或)黑便,大量出血时大便也可呈暗红色,而下消化道出血多表现为便血。

(3)有休克征象和急性贫血的临床表现,并且与出血量成正比。一般而言,成人短期内失血量达 750~1 000mL 时,可出现面色苍白、口干、烦躁、出汗,心率约 100 次/分,收缩压降至 10.7~12.0kPa(80~90mmHg);失血量达 1 500mL 左右时,则上述症状加剧,表情淡漠、四肢厥冷,收缩压降至 8.0~9.3kPa(60~70mmHg),脉压明显缩小,心率 100~120 次/分,尿量明显减少;失血量达 1 500~2 000mL 时,则面色灰白、发绀、呼吸急促、四肢冰冷、表情极度淡漠,收缩压降至 5.3~8.0kPa(40~60mmHg),心率超过 120 次/分,脉细弱无力;失血量超过 2 000mL,收缩压降至 5.3kPa(40mmHg)以下或测不到,脉搏微弱或不能扪及,意识不清或昏迷,无尿。此外,休克的严重程度不仅与出血量多少有密切关系,且与出血速度有关。在同等量出血的情况下,出血速度越快,则休克越严重。2007 年中华医学会重症医学分会有关《低血容量休克复苏指南》中,以失血性休克为例估计血容量的丢失,根据失血量等指标将失血分成四级。

(二)实验室和其他辅助检查结果

(1)血红细胞、血红蛋白和血细胞比容短期内急剧降低。但必须指出,出血早期(10h 内)由于血管及脾脏代偿性收缩,组织间液尚未进入循环以扩张血容量,可造成血细胞比容和血红蛋白无明显变化的假象,在分析血常规时必须加以考虑。

(2)对于一开始就陷入休克状态,还未发生呕血及黑便的消化道出血者,此时应插管抽取胃液及进行直肠指检,有可能发现尚未排出的血液。

(3)某些内出血患者如宫外孕、内脏破裂等可无明显血液排出(流出)体外迹象,血液可淤积在体腔内,对这一类患者除详细询问病史、体检外,必要时应进行体腔穿刺,以明确诊断。

(4)根据出血部位和来源,待病情稳定后可做相应检查,以明确病因和诊断。如咯血患者视病情可做胸部 X 线检查、支气管镜检、支气管造影等;心源性咯血可做超声心动图、多普勒血流显像、X 线和心电图等检查;消化道出血者可做胃肠钡餐检查、胃镜、结肠镜、血管造影等检查;肝胆疾病可做肝功能和胆管镜检查,以及腹部二维超声检查,必要时做计算机 X 线断层摄影(CT)或磁共振成像检查;疑为血液病患者可做出、凝血机制等有关检查。

(三)低血容量性休克的监测和临床意义

《低血容量休克复苏指南》指出,以往主要依据病史、症状、体征,如精神状态改变、皮肤湿冷、收缩压下降或脉压减小、尿量减少、心率增快、中心静脉压降低等指标来诊断低血容量性休克,但这些传统的诊断标准有其局限性。近年发现,氧代谢与组织灌注指标对低血容量休克早期诊断有更重要的参考价值。有研究证实,血乳酸和碱缺失在低血容量休克的监测和预后判断中具有重要意义。

1.一般监测

其包括皮温与色泽、心率、血压、尿量和精神状态等监测指标。这些指标虽然不是低血容量休克的特异性监测指标，但仍是目前临床工作中用来观察休克程度和治疗效果的常用指标。

(1)低体温有害，可引起心肌功能障碍和心律失常，当中心体温<34℃时，可出现严重的凝血功能障碍。

(2)心率加快通常是休克的早期诊断指标之一，但心率不是判断失血量多少的可靠指标比如年轻患者就可以通过血管收缩来代偿中等量的失血，仅表现为轻度心率增快。

(3)将平均动脉压(MAP)维持在8.0～10.7kPa(60～80mmHg)比较恰当。

(4)尿量间接反映循环状态，是反映肾灌注较好的指标，当尿量<0.5mL/(kg·h)时，应继续进行液体复苏。临床工作中还应注意到患者出现休克而无少尿的情况。例如，高血糖和造影剂等有渗透活性的物质可以造成渗透性利尿。

2.其他常用临床指标的监测

(1)动态观察红细胞计数、血红蛋白(Hb)及血细胞比容的数值变化，可了解血液有无浓缩或稀释，对低血容量休克的诊断、判断是否存在继续失血有参考价值。有研究表明，血细胞比容在4h内下降10%提示有活动性出血。

(2)动态监测电解质和肾功能，对了解病情变化和指导治疗十分重要。

(3)在休克早期即进行凝血功能的监测，对选择适当的容量及液体种类有重要的临床意义。常规凝血功能监测包括血小板计数、凝血酶原时间(PT)、活化部分凝血活酶时间(APTT)、国际标准化比值(INR)和D-二聚体等。

3.动脉血压监测

临床上无创动脉血压(NIBP)监测比较容易实施。对于有低血压状态和休克的患者，有条件的单位可以动脉置管和静脉置入漂浮导管，实行有创动脉血压(IBP)、中心静脉压(CVP)和肺动脉楔压(PAWP)、每搏量(SV)和心输出量(CO)的监测。这样可以综合评估，调整液体用量，并根据监测结果必要时使用增强心肌收缩力的药物或利尿剂。

4.氧代谢监测

休克的氧代谢障碍概念是对休克认识的重大进展，氧代谢的监测进展改变了对休克的评估方式，同时使休克的治疗由以往狭义的血流动力学指标调整转向氧代谢状态的调控。传统临床监测指标往往不能对组织氧合的改变具有敏感反应。此外，经过治疗干预后的心率、血压等临床指标的变化也可在组织灌注与氧合未改善前趋于稳定。

(1)脉搏血氧饱和度(SpO_2)：主要反映氧合状态，在一定程度上反映组织灌注状态。需要注意的是，低血压、四肢远端灌注不足、氧输送能力下降或者给予血管活性药物等情况均可影响SpO_2的准确性。

(2)动脉血气分析：对及时纠正酸碱平衡、调节呼吸机参数有重要意义。碱缺失间接反映血乳酸水平，两指标结合分析是判断休克时组织灌注状态较好的方法。

(3)动脉血乳酸监测：是反映组织缺氧的高度敏感的指标之一，该指标增高常较其他休克征象先出现。持续动态的动脉血乳酸以及乳酸清除率监测对休克的早期诊断、判定组织缺氧情况、指导液体复苏及预后评估具有重要意义。肝功能不全时则不能充分反映组织的氧合状态。

(4)其他:每搏量(SV)、心输出量(CO)、氧供量(DO_2)、氧耗量(VO_2)、胃黏膜内 pH 和胃黏膜 CO_2 张力($PgCO_2$)、混合静脉血氧饱和度(SvO_2)等指标在休克复苏中也具有一定程度的临床意义,不过仍需要进一步的循证医学证据支持。

二、治疗

(一)一般治疗

详见本章第一节“概述”。

(二)止血

按照不同病因,采取不同止血方法,必要时紧急手术治疗,以期达到有效止血的目的。

(1)对肺源性大咯血者,可用垂体后叶素 5～10U,加入 5%葡萄糖注射液 20～40mL 中静脉注射;或 10～20U,加入 5%葡萄糖注射液 500mL 中静脉滴注。也可采用纤维支气管镜局部注药、局部气囊导管止血以及激光—纤维支气管镜止血。对于未能明确咯血原因和部位的患者,必要时做选择性支气管动脉造影,然后向病变血管内注入可吸收的明胶海绵做栓塞治疗。反复大咯血经内科治疗无效,在确诊和确定病变位置后,可施行肺叶或肺段切除术。

(2)心源性大咯血一般不宜使用垂体后叶素,可应用血管扩张剂治疗,通过降低肺循环压力,减轻心脏前、后负荷,以达到有效控制出血的目的。

1)对于二尖瓣狭窄或左侧心力衰竭引起的肺静脉高压所致咯血,宜首选静脉扩张剂,如硝酸甘油或硝酸异山梨醇的注射制剂。

2)因肺动脉高压所致咯血,则可应用动脉扩张剂和钙通道阻滞剂,如肼屈嗪 25～50mg、卡托普利 25～50mg,硝苯地平 10～15mg,均每日 3 次。也可试用西地那非 25～100mg,每日 3 次。

3)若肺动、静脉压力均升高可联用动、静脉扩张剂,如硝酸甘油 10～25mg,加入 5%葡萄糖注射液 500mL 中缓慢静脉滴注;加用肼屈嗪或卡托普利,甚至静脉滴注硝普钠。

4)对于血管扩张剂不能耐受或有不良反应者,可用普鲁卡因 50mg,加入 5%葡萄糖注射液 40mL 中缓慢静脉注射。普鲁卡因具有扩张血管和降低肺循环压力的作用。

5)急性左侧心力衰竭所致咯血尚需按心力衰竭治疗,如应用吗啡、洋地黄、利尿剂及四肢轮流结扎止血带以减少回心血量等。

(3)对于肺栓塞所致咯血,治疗针对肺栓塞。主要采用以下治疗。

1)抗凝治疗:普通肝素首剂 5 000U 静脉注射,随后第 1 个 24h 内持续滴注 30 000U,或者按 80U/kg 静脉注射后继以 18U/(kg·h)维持,以迅速达到和维持合适的 APTT 为宜,根据 APTT 调整剂量,保持 APTT 不超过正常参考值 2 倍为宜。也可使用低分子肝素,此种情形下无须监测出凝血指标。肝素或低分子肝素通常用药 5d 即可。其他的抗凝剂还包括华法林等,需要进行 INR 监测。肝素不能与链激酶(SK)或尿激酶(UK)同时滴注,重组组织型纤溶酶原激动剂(rt-PA)则可以与肝素同时滴注。

2)溶栓治疗:SK 负荷量 250 000U 静脉注射,继以 100 000U/h 静脉滴注 24h;或者 UK 负荷量 4 400U/kg 静脉注射,继以 2 200U/kg 静脉滴注 12h;或者 rt-PA 100mg,静脉滴注 2h。国内“急性肺栓塞尿激酶溶栓、栓复欣抗凝多中心临床试验”规定的溶栓方案中 UK 剂量是

20 000U/kg,外周静脉滴注 2h。

(4)上消化道出血的处理如下。

1)消化性溃疡及急性胃黏膜病变所致的上消化道出血可用西咪替丁(甲氰咪胍)600～1 200mg,加入5%葡萄糖注射液500mL中静脉滴注;雷尼替丁50mg或法莫替丁20～40mg,加于5%葡萄糖注射液20～40mL中静脉注射;奥美拉唑40mg稀释后静脉滴注,滴注时间不得少于20min,每日1～2次。必要时可在内镜下直接向病灶喷洒止血药物(如孟氏溶液、去甲肾上腺素)、高频电电凝止血、激光光凝止血或注射硬化剂(5%鱼肝油酸钠、5%酒精胺油酸酯、1%乙氧硬化醇)等。

2)肝硬化食管或胃底静脉曲张破裂出血可用垂体后叶素;对于老年肝硬化所致的上消化道大出血,有学者建议垂体后叶素与硝酸甘油合用,即垂体后叶素加入生理盐水中,以0.2～0.4mg/min的速度静脉滴注,同时静脉滴注硝酸甘油0.2～0.4mg/min。垂体后叶素对“前向血流”途径减少门静脉血流,降低门静脉高压而止血,硝酸甘油则针对“后向血流”而加强垂体后叶素的作用。近年来,多采用生长抑素治疗胃底—食管静脉曲张破裂出血,250μg静脉注射后,继以250μg/h静脉滴注,维持1～3d;或者使用奥曲肽100μg静脉注射后,随后以25～50μg/h静脉滴注,维持3～5d,对肝硬化等原因所致的上消化道出血,甚至下消化道出血也有效。也可应用三腔二囊管压迫食管下段和胃底静脉止血。

3)对于急性上消化道大出血,若出血部位不明,必要时可施行紧急内镜下止血。在适当补液后,使收缩压不低于10.7kPa(80mmHg)。此时可经内镜向胃腔喷洒止血药,0.8%去甲肾上腺素盐水50～100mL,凝血酶1 000～8 000U(稀释成20～50mL液体),5%孟氏溶液20～40mL。也可局部注射硬化剂;5%鱼肝油酸钠0.5～1.0mL,血管旁(内)注射后喷洒凝血酶4 000U(稀释成5mL液体)。对于各种原因所致的大出血,除非患者合并有凝血机制障碍,否则通常情况下临床上并不主张常规使用止血剂。可考虑试用中药三七粉、云南白药等。

(三)补充血容量

根据休克严重程度、失血情况,可以粗略估计需输入的全血量与扩容量。低血容量休克时补充液体刻不容缓,输液速度应快到足以迅速补充丢失的液体量,以求尽快改善组织灌注。临床工作中,常做深静脉置管,如颈内静脉或锁骨下静脉置管,甚至肺动脉置管,这些有效静脉通路的建立对保障液体的输入是相当重要的。

1.输血及输注血制品

对失血性休克者立即验血型配同型血备用。输血及输注血制品广泛应用于低血容量休克的治疗中。应引起注意的是,输血本身可以带来的一些不良反应,甚至严重并发症。失血性休克所丧失的主要成分是血液,但在补充血液、容量的同时,并非需要全部补充血细胞成分,也应考虑到凝血因子的补充。

(1)目前,临床上大家共识的输血指征为血红蛋白≤70g/L。对于有活动性出血的患者、老年人以及有心肌梗死风险者,血红蛋白保持在较高水平更为合理。无活动性出血的患者每输注1U(200mL全血)的红细胞其血红蛋白升高约10g/L,血细胞比容升高约3%。

(2)若血小板计数$<50\times10^9$/L或确定血小板功能低下,可考虑输注血小板。对大量输血后并发凝血异常的患者联合输注血小板和冷沉淀可显著改善和达到止血效果。

(3)对于酸中毒和低体温纠正后凝血功能仍难以纠正的失血性休克患者,应积极改善其凝血功能,在输注红细胞的同时应注意使用新鲜冰冻血浆以补充纤维蛋白原和凝血因子的不足。

(4)冷沉淀内含凝血因子Ⅴ、Ⅷ、Ⅻ及纤维蛋白原等物质,对肝硬化食管静脉曲张、特定凝血因子缺乏所致的出血性疾病尤其适用。对大量输血后并发凝血异常的患者及时输注冷沉淀可提高血液循环中凝血因子及纤维蛋白原等凝血物质的含量,缩短凝血时间,纠正凝血异常。

(5)极重度出血性休克,必要时应动脉输血,其优点是:避免快速静脉输血所致的右心前负荷过重和肺循环负荷过重;直接增加体循环有效血容量,提升主动脉弓血压,并能迅速改善心脏冠状动脉、脑和延髓生命中枢的供血;通过动脉逆行加压灌注,兴奋动脉内压力和化学感受器,能反射性调整血液循环。动脉内输血操作较复杂,且需严格无菌操作,因此仅适用于重度和极重度休克患者。

2.输注晶体溶液

常用的是生理盐水和乳酸林格液等等张平衡盐溶液。

(1)生理盐水的特点是等渗但含氯高,大量输注可引起高氯性代谢性酸中毒。

(2)乳酸林格液的特点在于电解质组成接近生理,含有少量的乳酸。一般情况下,其所含乳酸可在肝脏迅速代谢,大量输注乳酸林格液应该考虑到其对血乳酸水平的影响。

(3)输注的晶体溶液中,约有1/4存留在血管内,其余3/4则分布于血管外间隙。晶体溶液这种再分布现象可以引起血浆蛋白的稀释,以及胶体渗透压的下降,同时出现组织水肿。因此,若以大量晶体溶液纠正低血容量休克患者,这方面的不良反应应引起注意。

高张盐溶液的钠含量通常为400～2 400mmol/L。制剂包括有高渗盐右旋糖酐注射液(HSD 7.5%NaCl+6%右旋糖酐70)、高渗盐注射液(HS 7.5%氯化钠、5%氯化钠或3.5%氯化钠)及11.2%乳酸钠高张溶液等,以前两者多见。迄今为止,仍没有足够的循证医学证据证明输注高张盐溶液更有利于低血容量休克的纠正。而且,高张盐溶液可以引起医源性高渗状态及高钠血症,严重时可导致脱髓鞘病变。

3.输注胶体溶液

在纠正低血容量休克中常用的胶体液主要有羟乙基淀粉和清蛋白。

(1)羟乙基淀粉(HES)是人工合成的胶体溶液,常用6%的HES氯化钠溶液,其渗透压约为773.4kPa(300mmol/L),输注1L HES能够使循环容量增加700～1 000mL。使用时应注意对肾功能、凝血机制的影响,以及可能发生的变态反应,这些不良反应与剂量有一定的相关性。

(2)清蛋白作为天然胶体,构成正常血浆胶体渗透压的75%～80%,是维持正常容量与胶体渗透压的主要成分,因此人血清蛋白制剂常被选择用于休克的治疗。

(3)右旋糖酐也用于低血容量休克的扩容治疗。

4.容量负荷试验

临床工作中,常遇到血压低、心率快、周围组织灌注不足的患者,分不清到底是心功能不全抑或血容量不足或休克状态,此时可进行容量负荷试验。经典的容量负荷试验的具体做法有以下几种。

(1)在10min内快速输注50～200mL生理盐水,观察患者心率、血压、周围灌注和尿量的改变,注意肺部湿啰音、哮鸣音的变化。

(2)如果有条件测量 CVP 和(或)肺动脉楔压(PAWP),则可在快速输注生理盐水前后测量其变化值,也有助于鉴别。

(3)快速输液后若病情改善则为容量不足,反之则为心功能不全,前者应继续补液,后者则应控制输液速度。对低血容量休克的患者,若其血流动力学状态不稳定时也应实施该项试验,以达到既可以快速纠正已存在的容量缺失,又尽量减少容量过度负荷的风险和可能的心血管不良反应的目的。

(四)血管活性药物的应用

如果血容量基本纠正,又无继续出血,收缩压仍<10.7kPa(80mmHg),或者输液尚未开始却已有严重低血压的患者,可以酌情使用血管收缩剂与正性肌力药物,使血压维持在 12.0～13.3kPa(90～100mmHg)。多巴胺剂量用至 5μg/(kg·min)时可增强心肌收缩力,低于该剂量时有扩血管和利尿作用,剂量>10μg/(kg·min)时有升血压作用。去甲肾上腺素剂量 0.2～2.0μg/(kg·min)、肾上腺素或去氧肾上腺素仅用于难治性休克。如果有心功能不全或纠正低血容量休克后仍有低心输出量,可使用多巴酚丁胺,剂量 2～5μg/(kg·min)。此外,保温,防治酸中毒、氧自由基对细胞和亚细胞的损伤作用,保护胃肠黏膜减少细菌和毒素易位,防治急性肾衰竭,保护其他重要脏器功能,以及对症治疗均不容忽视。

第三节　感染性休克

感染中毒性休克是最常见的内科休克类型,任何年龄均可罹患,治疗较为困难。这是由于原发感染可能不易彻底清除,且由其引起的损害累及多个重要器官,致使病情往往极为复杂,给治疗带来一定的困难。

一、发病机制

关于感染性休克的发病机制,20 世纪 60 年代之前学者们认为血管扩张致血压下降是休克发病的主要环节。当时认为,治疗休克最好是用“升压药”,但效果不佳。

1961 年,钱潮发现中毒型菌痢休克患者眼底血管痉挛性改变。继而祝寿河创造性地提出微循环疾病的理论,并提出微循环小动脉痉挛是感染性休克的原因。

后反复证明微循环痉挛是休克发生和发展的主要因素。在重度感染时致病因子的作用下,体内儿茶酚胺浓度升高,通过兴奋受体的作用引起微循环痉挛,导致微循环灌注不足,组织缺血、缺氧,并有动—静脉短路形成,加以毛细血管通透性增加,液体渗出,致使微循环内血黏度增加、血流缓慢、血液淤滞,红细胞聚集于微循环内。最后导致回心血量减少,心输出量降低,血压下降。近年国外学者又认为,感染性休克主要是由于某一感染灶的微生物及其代谢产物进入血液循环所致。休克如进一步发展,则周围血管功能障碍连同心肌抑制,可造成 50% 病死率。死亡原因为难治性低血压和(或)多器官功能衰竭。

二、诊断

1.病史

患者有局部化脓性感染灶(疖、痈、脓皮症、脓肿等)或胆管、泌尿道、肠道感染史。

2.临床表现特点

(1)症状:急性起病,以恶寒或寒战、高热起病,伴急性病容、消化障碍、神经精神症状等。年老体弱者发热可不高。

(2)体征:呼吸急促,脉搏细弱,血压下降甚至测不出等。

3.实验室检查

外周血白细胞明显增多(革兰阴性杆菌感染可正常或减少),伴分类中性粒细胞增多且核左移,中毒颗粒出现。血、痰、尿、粪、脑脊液及化脓性病灶等检出病原菌。

4.诊断要点

(1)临床上有明确的感染灶。

(2)有全身炎症反应综合征(SIRS)的存在。

(3)收缩压低于12.0kPa(90mmHg)或较原基础血压下降的幅度超过5.3kPa(40mmHg)至少1h,或血压需依赖输液或药物维持。

(4)有组织灌注不足的表现,如少尿(<30mL/h)超过1h,或有急性意识障碍。

(5)血培养常发现有致病性微生物生长。

三、治疗

(一)一般治疗

详见本章第一节“概述”。

(二)补充血容量

如患者无心功能不全,快速输入有效血容量是首要的措施。首批输入1 000mL,于1h内输完最理想。有学者主张开始时应用两条静脉,双管齐下。一条快速输入右旋糖酐40~500mL,这是一种胶体液,又有疏通微循环的作用。另一条输入平衡盐液500mL,继后输注5%碳酸氢钠250~300mL。可用pH试纸检测尿液pH,如pH<6示有代谢性酸中毒存在。

首批输液后至休克恢复与稳定,在合理治疗下需6~10h。此时可用1∶1的平衡盐液与10%葡萄糖注射液输注。普通病例有中度发热时,每日输液1 500mL(如5%葡萄糖氯化钠液、10%葡萄糖注射液、右旋糖酐40各500mL),另加5%碳酸氢钠250~300mL、钾盐1g(酌情应用)、50%葡萄糖注射液50mL作为基数,每日实际剂量可按病情适当调整。如患者有心功能不全或亚临床型心功能不全,则宜进行CVP测定,甚至PAWP测定指导补液,并同时注射速效洋地黄制剂,方策安全。

补液疗程中注意观察和记录每日(甚至每小时)尿量,定时复测血浆CO_2结合力、血清电解质等以指导用药。

(三)血管扩张药的应用

血管扩张药必须在扩容、纠酸的基础上应用。

在休克早期,如患者血压不太低,皮肤尚温暖、无明显苍白(此即高排低阻型或称暖休克),静脉滴注低浓度血管收缩药,如间羟胺,往往取得较好疗效。当患者处于明显的微血管痉挛状态时(即低排高阻型或称冷休克),则必须应用血管扩张药。

当输液和静脉滴注血管扩张剂,患者血压回升、面色转红、口渴感解除、尿量超过30mL/h时,可认为已达到理想的疗效。

血管扩张药品种很多。应用于感染性休克的血管扩张药有肾上腺能受体阻滞剂与莨菪类药物两类。前者以酚妥拉明最有代表性，后者以山莨菪碱(654-2)最有代表性。

1.酚妥拉明

制剂为无色透明液体，水溶性好，无臭，味苦，为 α 受体阻滞剂，药理作用以扩张小动脉为主，也能轻度扩张小静脉。近年研究认为，此药对 β 受体也有轻度兴奋作用，可增加心肌收缩力，加强扩血管作用，明显降低心脏后负荷，而不增加心肌耗氧量，并具有一定的抗心律失常作用。但缺点是能增加心率。

此药排泄迅速，给药后 2min 起效，维持时间短暂。停药 30min 后作用消失，由肾脏排出。

抗感染性休克时酚妥拉明通常采用静脉滴注法给药。以 10mg 稀释于 5% 葡萄糖注射液 100mL 的比例，开始时用 0.1mg/min(即 1mL/min)的速度静脉滴注，逐渐增加剂量，最高可达 2mg/min，同时严密监测血压、心率，调整静脉滴注速度，以取得满意的疗效。不良反应有鼻塞、眩晕、虚弱、恶心、呕吐、腹泻、血压下降、心动过速等。需按情况在扩容基础上调整静脉滴注给药速度。肾功能减退者慎用。

2.山莨菪碱

根据休克时微循环痉挛的理论，救治中毒性休克需用血管扩张药。莨菪类药物是最常用的一族。其中，山莨菪碱近年又特别受到重视，国内临床实践经验屡有介绍，业已成为常用的微循环疏通剂和细胞膜保护剂。

山莨菪碱是胆碱能受体阻滞剂，有报告其抗休克机制是抗介质，如抗乙酰胆碱、儿茶酚胺、5-羟色胺。山莨菪碱又能直接松弛血管痉挛，兴奋中枢神经，抑制腺体分泌，且其散瞳作用较阿托品弱，无蓄积作用，半衰期为 40min，毒性低，故为相当适用的血管扩张剂。近年来，国内还有学者报告，山莨菪碱有清除氧自由基的作用，从而有助于防治再灌注损伤。

山莨菪碱的一般用量，因休克程度不同、并发症不同、病程早晚、个体情况而有差异。早期休克用量小，中、晚期休克用量大。一般由 10～20mg 静脉注射开始，每隔 5～30min 逐渐加大，可达每次 40mg 左右，直至血压回升、面色潮红、四肢转暖，可减量维持。学者又提出感染性休克时应用山莨菪碱治疗 6h 仍未显效，宜联用其他血管活性药物。

山莨菪碱治疗的禁忌证：①过高热(39℃以上)，但在降温后仍可应用；②烦躁不安或抽搐，用镇静剂控制后仍可应用；③血容量不足，需在补足有效血容量的基础上使用；④青光眼，前列腺肥大。

(四)抗生素的应用

感染中毒性休克是严重的临床情况，必须及时应用足量的有效抗生素治疗，务求一矢中的。抗生素的选择，原则上以细菌培养和药敏试验结果为依据。但在未取得这些检查的阳性结果之前，可根据患者原发感染灶与其临床表现来估计。例如，患者有化脓性感染灶如疖、痈、脓皮症、脓肿时，首先考虑金黄色葡萄球菌(简称“金葡菌”)感染，特别是曾有挤压疖疮的病史者。又如，患者原先有胆管、泌尿道或肠道感染，则应首先考虑革兰阴性细菌感染。一旦有了药敏结果，重新调整有效的抗生素。

抗生素的应用必须尽早、足量和足够的疗程，最少用至 7d，或用至退热后 3～5d 才考虑停药，以免死灰复燃，或产生耐药菌株，致抗休克治疗失败。有时需商请外科协助清除感染灶。

抗生素治疗如用至5d仍未显效，需调整或与其他抗生素联合治疗。抗生素疗程长而未见预期疗效或病情再度恶化者，需考虑并发真菌感染。

目前常用于抗感染性休克的抗生素如下。

1.青霉素类

(1)青霉素：青霉素对大多数革兰阳性球菌、杆菌，革兰阴性球菌，均有强大的杀菌作用，但对革兰阴性杆菌作用弱。目前，青霉素主要大剂量用于敏感的革兰阳性球菌感染，在感染性休克时超大剂量静脉滴注。金葡菌感染时应做药敏监测。大剂量青霉素静脉滴注，由于它是钠盐或钾盐，疗程中需定时检测血清钾、钠。感染性休克时最少用至160mg/d，分次静脉滴注。应用青霉素类抗生素前必须做皮内药敏试验。

(2)半合成青霉素：常用的药物如下。

1)苯唑西林(苯唑青霉素、新青霉素Ⅱ)：本药对耐药性金葡菌疗效好。感染性休克时静脉滴注(4～6g/d)。有医院应用苯唑西林与卡那霉素联合治疗耐药金葡菌败血症，取得良好疗效。

2)乙氧萘青霉素(新青霉素Ⅲ)：对耐药性金葡菌疗效好，对肺炎双球菌与溶血性链球菌作用较苯唑西林佳。对革兰阴性菌的抗菌力弱。感染性休克时用4～6g/d，分次静脉滴注。

3)氨苄西林：主要用于伤寒、副伤寒、革兰阴性杆菌败血症等。感染性休克由革兰阴性杆菌引起者，常与卡那霉素或庆大霉素联合应用，起增强疗效的作用。成人用量为3～6g/d，分次静脉滴注或肌内注射。

4)羧苄西林：治疗铜绿假单胞菌败血症，成人用量为10～20g/d，静脉滴注或静脉注射。或与庆大霉素联合治疗铜绿假单胞菌败血症。

(3)青霉素类与β-内酰胺酶抑制剂的复合制剂：常用的药物如下。

1)阿莫西林—克拉维酸：用于耐药菌引起的上呼吸道、下呼吸道感染，皮肤软组织感染，术后感染和泌尿道感染等。成人每次1片(375mg)，每日3次；严重感染时每次2片，每日3次。

2)氨苄西林舒巴坦：对大部分革兰阳性菌、革兰阴性菌及厌氧菌有抗菌作用。成人每日1.5～12g，分3次静脉注射，或每日2～4次，口服。

2.头孢菌素类

本类抗生素具有抗菌谱广、杀菌力强、对胃酸及β-内酰胺酶稳定、变态反应少(与青霉素仅有部分交叉过敏现象)等优点。现已应用至第四代产品，各有优点。本类抗生素已广泛用于抗感染性休克的治疗。疗程中需反复监测肾功能。

(1)第一代头孢菌素：本组抗生素对革兰阳性菌的抗菌力较第二、三代强，故主要用于耐药金葡菌感染，而对革兰阴性菌作用差；有一定肾毒性，且较第二、三代严重。

1)头孢噻吩(头孢菌素Ⅰ)：严重感染时2～4g/d，分次静脉滴注。

2)头孢噻啶(头孢菌素Ⅱ)：成人每次0.5～1.0g，每日2～3次，肌内注射。每日用量不超过4g。

3)头孢唑啉(头孢菌素Ⅴ)：成人2～4g/d，肌内注射或静脉滴注。

4)头孢拉定(头孢菌素Ⅵ)：成人2～4g/d，感染性休克时静脉滴注，每日用量不超过8g。

(2)第二代头孢菌素：本组抗生素对革兰阳性菌作用与第一代相仿或略差，对多数革兰阴性菌作用明显增强，常主要用于大肠埃希菌属感染，部分对厌氧菌有高效。肾毒性较小。

1)头孢孟多：治疗重症感染，成人用量 8～12g/d，静脉注射或静脉滴注。

2)头孢呋辛：治疗重症感染，成人用量 4.5～8g/d，分次静脉注射或静脉滴注。

(3)第三代头孢菌素：本组抗生素对革兰阳性菌有相当抗菌作用，但不及第一、二代；对革兰阴性菌包括肠杆菌、铜绿假单胞菌及厌氧菌如脆弱类杆菌有较强的作用；其血浆半衰期较长，有一定量渗入脑脊液中；对肾脏基本无毒性。目前较常用于重度感染的药物有以下几种。

1)头孢他啶(头孢噻甲羧肟)：临床用于单种的敏感细菌感染，以及 2 种或 2 种以上的混合细菌感染。成人用量 1.5～6g/d，分次肌内注射(加 1%利多卡因 0.5mL)。重症感染时分次静脉注射或快速静脉滴注。不良反应：可有静脉炎或血栓性静脉炎，偶见一过性白细胞计数减少、中性粒细胞减少、血小板减少。不宜与有肾毒性的药物联用。慎用于肾功能较差者。

2)头孢噻肟：对肠杆菌活性甚强，流感嗜血杆菌、淋病奈瑟菌对本药高度敏感。成人用量 4～6g/d，分 2 次肌内注射或静脉滴注。

3)头孢曲松：抗菌谱与头孢噻肟相似或稍优。成人用量 1g/d，每日 1 次，深部肌内注射或静脉滴注。

3.氨基糖苷类

本类抗生素对革兰阴性菌有强大的抗菌作用，且在碱性环境中作用增强。其中卡那霉素、庆大霉素、妥布霉素、阿米卡星(丁胺卡那霉素)等对各种需氧革兰阴性杆菌如大肠埃希菌、克雷菌属、肠杆菌属、变形杆菌等具有高度抗菌作用。此外，它对沙门菌、产碱杆菌属、痢疾杆菌等也有抗菌作用。但铜绿假单胞菌只对庆大霉素、阿米卡星、妥布霉素敏感。金葡菌包括耐药菌株对卡那霉素非常敏感。厌氧菌对本类抗生素不敏感。

应用本类抗生素时需注意：老年人革兰阴性菌感染，宜首先应用头孢菌素或广谱青霉素(如氨苄西林)；休克时肾血流量减少，剂量不要过大，还要注意定期复查肾功能；尿路感染时应碱化尿液；与呋塞米(速尿)、依他尼酸(利尿酸)、甘露醇等联用时能增强其耳毒性。

感染性休克时常用的本类抗生素如下。

(1)硫酸庆大霉素：成人 16 万～24 万 U/d，分次肌内注射或静脉滴注。忌与青霉素类混合静脉滴注。本药与半合成青霉素联用可提高抗菌疗效(如对大肠埃希菌、肺炎杆菌、铜绿假单胞菌)。

(2)硫酸卡那霉素：成人 1.0～1.5g/d，分 2～3 次肌内注射或静脉滴注。疗程一般不超过 14d。

(3)硫酸妥布霉素：成人每日 1.5mg/kg，每 8h 1 次，分 3 次肌内注射或静脉注射。总量每日不超过 5mg/kg。疗程一般不超过 14d。

(4)阿米卡星：主要用于治疗对其他氨基糖苷类耐药的尿路感染、肺部感染，以及铜绿假单胞菌、变形杆菌败血症。成人 1.0～1.5g/d，分 2～3 次肌内注射。

4.大环内酯类

红霉素主要用于治疗耐青霉素的金葡菌感染和青霉素过敏者的金葡菌感染。优点是无变态反应，又无肾毒性。但金葡菌对红霉素易产生耐药性，静脉滴注又可引起静脉炎或血栓性静脉炎。故自从头孢菌素应用于临床以来，红霉素已大为减少，目前较少应用。红霉素常规剂量为 1.2～2.4g/d，稀释于 5%葡萄糖注射液中静脉滴注。

红霉素与庆大霉素联用，尚未见有变态反应，故对药物有高度变态反应者，罹患病原待查的细菌感染时，联用两者可认为是相当安全的。

5.万古霉素

仅用于严重革兰阳性菌感染。成人每日 1～2g，分 2～3 次静脉滴注。

抗生素种类虽多，但其应用原则应根据培养菌株的药敏性。在未取得药敏试验结果时，一般暂按个人临床经验而选用。临床上，肺部感染、化脓性感染常为革兰阳性菌引起，泌尿道、胆管、肠道感染常为革兰阴性菌引起，据此有利于抗生素的选择。感染中毒性休克的主要原因是细菌性败血症，故必须有的放矢以控制之。抗生素治疗一般用至热退后 3～5d，此时剂量可以酌减。

感染性休克患者由于细菌及其代谢产物的作用，常伴有不同程度的肾功能损害。当肾功能减退时，经肾排出的抗生素半衰期延长，致血中浓度增高。故合理应用抗生素(特别是氨基糖苷类)抗感染性休克时，必须定期检测肾功能，并据此以调整或停用这些抗生素。联合应用抗生素有利有弊。其弊端为不良反应增多，较易发生双重感染，且耐药菌株也更为增多，因此只在重症感染时才考虑应用。

甚至如耐药金葡菌败血症时，可单独应用第一代头孢菌素。铜绿假单胞菌败血症时可以单独应用羧苄西林。可是，青霉素类、头孢菌素类是繁殖期杀菌药，而氨基糖苷类是静止期杀菌药，两者联用效果增强，故对严重感染时联合应用也是合理的。例如，对耐药金葡菌败血症，常以苯唑西林与卡那霉素联合应用；对严重肠道革兰阴性杆菌败血症，也可联合应用氨苄西林与卡那霉素(或庆大霉素)。此外，对原因未明的重症细菌感染与混合性细菌感染，也常联合应用 2 种抗生素。

(五)并发症的防治

感染性休克的并发症往往相当危险，且常为死亡的原因，对其必须防治。一般有代谢性酸中毒、急性呼吸窘迫综合征、急性心力衰竭、急性肾衰竭、弥散性血管内凝血、多器官功能衰竭等。至于有外科情况者，还应商请外科协助解决。

第四节　心源性休克

一、诊断

心源性休克经常发生在急性心肌梗死和重症心肌炎后，也可继发于其他各类心脏疾患而急性发病，其临床表现与其他休克相似，但原有高血压，即使收缩压高于 90mmHg，但比原血压下降 80mmHg 或 30%以上，脉压小，有心功能下降指标，心脏指数(CI)＜2.2L/(min·m^2)，肺动脉楔压(PAWP)＞18mmHg。伴高乳酸血症和重要脏器灌注不足的表现，如皮肤湿冷、苍白或青紫、脉搏细弱、尿量减少(＜20mL/h)。肺梗死所致心源性休克表现为起病剧、剧烈胸痛、咳嗽、咯血、气急，可在 1h 内死亡。心脏压塞引起者病情发展快，有低血压、脉压小、奇脉、心音遥远微弱、心率过快、肝大、肝—颈静脉反流阳性、心电图有ST-T改变但无 Q 波等。

二、鉴别诊断

(一)休克伴呼吸困难

在心源性休克并发左心衰竭、肺水肿时可出现严重气急,但需与急性呼吸窘迫综合征(ARDS)鉴别。后者常因创伤、休克、感染等引起肺泡表面活性物质破坏,透明膜形成,肺顺应性下降,肺泡功能低下,气体弥散功能障碍,肺内通气与血流比率失调,肺分流增加,引起进行性低氧血症和极度呼吸困难,但能平卧,肺 X 线表现肺门变化不大,周边明显,ARDS 晚期气管内有血浆样渗出物,PAWP 不高。

(二)休克伴弥散性血管内凝血(DIC)

心源性休克发展至晚期也可导致继发性 DIC,但一般 DIC 常出现在感染性或创伤性休克。血液凝血机制障碍等情况不出现在心功能不全、心输出量减少,需注意鉴别。

(三)休克伴昏迷

心源性休克引起脑灌注减少、脑缺氧、脑水肿、脑细胞功能受损,患者可出现烦躁不安,易激动,但很少发生昏迷。昏迷出现较早者,应考虑颅内疾病(如脑膜炎、脑炎、脑血管意外、脑外伤等)或其他病因(如严重水、电解质失衡,血糖高或低,肝、肾、脑衰竭,血浆渗透压异常改变等)。

(四)休克伴心电改变

心源性休克最常见于急性心肌梗死(AMI),故有其特异心电图改变,包括异常 Q 波、ST-T演变和严重心律失常,但值得注意老年 AMI 临床不典型表现和心电图无异常改变常可遇到,注意鉴别。心肌炎、心肌病也可有相应 ST-T 心电改变,心脏压塞或炎症有低电压、S-T 抬高、T 波高耸或倒置。电解质失衡中常见的低钾、低镁,其心电改变明显,如 U 波高或交替电压 Q-T(U)延长,室速、扭转型室速等。其他休克引起心电改变多为继发。

(五)休克合并心功能改变

休克本身为严重循环障碍,但就其血流动力学改变而言,心源性休克始终存在心功能不全,处于低排出量,而外周血管呈现收缩状态,四肢厥冷,脉细。而感染性休克合并低血容量时,心输出量可不下降,心音不减弱、不遥远,无病理性第三心音、第四心音、奔马律及各种病理性杂音,较少发生急性肺水肿。心肌酶谱(CK-MB、AST、LDH 同工酶)、肌钙蛋白检查有利于鉴别。

(六)休克伴有消化道出血

心源性休克由于胃肠缺血缺氧也导致急性胃肠黏膜病变而出血,但量小,而消化道疾病出血其量＞800mL 才有休克表现,故必然有黑便或呕血,注意两者鉴别。

三、急救与处理

绝对卧床休息,给氧,严防输液量过多、速度过快。剧痛时除使用罂粟碱、哌替啶(度冷丁)、吗啡、曲马朵等一般处理外,应同时采取如下措施。

(一)病因治疗

急性心肌梗死可采用溶栓、冠脉植入支架、活血化瘀等治疗,心脏压塞者及时行心包穿刺放液或切开引流,心脏肿瘤宜尽早切除,严重心律失常者迅速予以控制。

(二)血管活性药与血管扩张剂联合使用

前者(多巴胺、多巴酚丁胺、间羟胺等)可提高血压、恢复生命器官的灌注;后者(硝酸盐、酚妥拉明、硝普钠等)可扩张动、静脉,增大脉压,将黏附在微血管的白细胞脱落,改善微循环。由于降低体、肺动脉高压有利于减轻心脏前、后负荷，解除支气管痉挛，提高肺通气量，纠正低氧血症，防止肺水肿。此外，酚妥拉明尚有增强心肌收缩力和治疗心律失常等作用，故联合使用更为合理，但要注意两者合适比率，使其既能维持血压又要改善微循环。方法上两者宜用微泵分别输入。根据血压、心率等可以不断调整速度。

(三)控制补液量，注意输液速度

鉴于心功能不全，肺受损，故成人每日液体量应控制在 1 500mL 左右，当输胶体或盐水时速度宜慢，如 CVP<10cmH_2O 或 PAWP<12mmHg 时输液速度可略快，一旦 CVP 和 PAWP 明显上升则需严格控制输液速度，否则会出现心力衰竭、肺水肿。

(四)强心药

该药对心源性休克作用意见不一，在急性心肌梗死发病 24h 以内原则不主张使用，因梗死心肌已无收缩作用，未梗死部分已处极度代偿状态，强心药应用不但未起到应有作用，反而增加心肌耗氧量，甚至发生心脏破裂的严重并发症。出现心力衰竭、肺水肿时主张用非洋地黄正性肌力药物。

(五)肾上腺皮质激素

在急性心肌梗死中一般认为宜少用或不用激素，一旦出现心源性休克，仍需采用，剂量宜小，使用时间宜短，否则影响梗死心肌愈合，加重心功能不全，易造成心脏破裂。

(六)心肌保护药

能量合剂和极化液对心肌具有营养支持和防止严重快速心律失常作用，而 1,6-二磷酸果糖在心源性休克中具有一定外源性心肌保护作用。

(七)机械辅助循环

急性心肌梗死心源性休克患者药物治疗无效时，应考虑使用机械辅助循环，以减轻左室负担及工作量，同时改善冠状动脉及其他重要器官的血液灌注，其方法有多种，包括部分心肺转流术、人工心脏、主动脉内气囊反搏术，尤其左室机械辅助装置，是为心源性休克救治开辟的另一途径。

(八)中医中药

中医学描述为“真心痛”“跃心痛”，此症有手足厥寒而通身冷汗出，重者手足青至节，旦发夕死、夕发旦死与现代医学急性心肌梗死心源性休克表现相似。严重救治上主张宜痹通畅、芳香温通、活血化瘀、辨证论治。目前临床应用密香保心丸、救心丹、参附汤、生脉散、四逆汤等均有一定疗效，尤其人参在心源性休克上有较理想作用。丹参注射液不但具有活血化瘀功效，且具有清除氧自由基和保护细胞线粒体功能，适合此症应用。

第五节　过敏性休克

过敏性休克是指某些抗原物质(特异性过敏原)再次进入已经致敏的机体后，迅速发生的以急性循环衰竭为主的全身性免疫反应。过敏性休克是过敏性疾病中最严重的状况。

一、病因与发病机制

引起过敏性休克的抗原物质主要有以下几类。

(一)药物

主要涉及抗生素(如青霉素及其半合成制品)、麻醉药、解热镇痛抗炎药、诊断性试剂(如碘化性 X 线造影剂)等。

(二)生物制品

异体蛋白,包括激素、酶、血液制品如清蛋白、丙种球蛋白、异种血清、疫苗等。

(三)食物

某些异体蛋白含量高的食物,如蛋清、牛奶、虾、蟹等。

(四)其他

昆虫蜇咬、毒蛇咬伤、天然橡胶、乳胶等。

过敏性休克的发生是由于机体对于再次进入的抗原免疫反应过强所致,其发病的轻重缓急与抗原物质的进入量、进入途径及机体免疫反应能力有关。

二、病理生理

抗原初次进入机体时,刺激 B 淋巴细胞产生 IgE 抗体,结合于致敏细胞(肥大细胞和嗜碱性粒细胞表面;当抗原再次进入机体时,迅速与体内已经存在于致敏细胞上的 IgE 结合并激活受体,使致敏细胞快速释放大量组织胺、5-羟色胺、激肽与缓激肽、白三烯、血小板活化因子等生物活性物质,导致全身毛细血管扩张、通透性增加,多器官充血水肿;同时,液体的大量渗出使有效循环血量急剧减少,回心血量减少导致心输出量下降,血压骤降,迅速进入休克状态。

三、临床表现

大多数患者在接触过敏源后 30min 内,甚至几十秒内突然发病,可在极短时间内进入休克状态。表现为大汗、心悸、面色苍白、四肢湿冷、血压下降、脉细速等循环衰竭症状。多数患者在休克之前或同时出现一些过敏相关症状,如荨麻疹、红斑或瘙痒;眼痒、喷嚏、鼻涕、声嘶等黏膜水肿症状;刺激性咳嗽、喉头水肿、哮喘和呼吸窘迫等呼吸道症状;恶心、呕吐、腹痛、腹泻等消化道症状;烦躁不安、头晕、抽搐等神经系统症状。严重者可死于呼吸、循环衰竭。

四、诊断

过敏性休克的诊断依据:有过敏史和过敏原接触史;休克前或同时有过敏的特有表现;有休克的表现。患者在做过敏试验、用药或注射生物制剂时突然出现过敏和休克表现时,应立即考虑过敏性休克的发生。

五、治疗

一旦出现过敏性休克,应立即就地抢救。患者平卧、立即吸氧、建立静脉通路。

(一)立即脱离过敏原

停用或清除可疑引起变态反应的物质。结扎或封闭虫蜇或蛇咬部位以上的肢体,减少过敏毒素的吸收,应注意 15min 放松 1 次,以免组织坏死。

(二)应用肾上腺素

肾上腺素是抢救的首选用药。立即皮下或肌内注射 0.1%肾上腺素 0.5～1mL,如果效果不满意,可间隔 5～10min 重复注射 0.2～0.3mL。严重者可将肾上腺素稀释于 5%葡萄糖注射液中静脉注射。

(三)应用糖皮质激素

常在应用肾上腺素后静脉注射地塞米松，随后酌情静脉滴注，休克纠正后可停用。

(四)保持呼吸道通畅

喉头水肿者，如应用肾上腺素后不缓解，可行气管切开；支气管痉挛者，可用氨茶碱稀释后静脉滴注或缓慢静脉注射。

(五)补充血容量

迅速静脉滴注低分子右旋糖酐或晶体液(林格液或生理盐水)，随后酌情调整。注意输液速度，有肺水肿者，补液速度应减慢。

(六)使用血管活性药

上述处理后血压仍较低者，可给予去甲肾上腺素、间羟胺、多巴胺等缩血管药，以维持血压。

(七)抗过敏药及钙剂的补充

常用异丙嗪或氯苯那敏肌内注射，10%葡萄糖酸钙 10～20mL 稀释后静脉注射。

六、预后

由于发病突然，如抢救不及时，病情可迅速进展，最终可导致呼吸和循环衰竭而致死、危及生命。如得到及时救治，则预后良好。

第六节　神经源性休克

神经源性休克是指在剧烈的神经刺激下，如创伤、剧痛等，引起血管活性物质如缓激肽、5-羟色胺等释放，导致周围血管扩张、微循环淤血、有效血容量减少所致休克。在内科临床上，可见于胸腔、腹腔和心包穿刺时，以及过快静脉注射巴比妥类药物(如硫喷妥钠)。此外，麻醉意外、过量使用神经节阻滞剂类降压药等也可引起神经源性休克。

治疗主要包括以下几方面。

(1)立即吸氧。

(2)立即皮下注射 0.5～1mg 肾上腺素，必要时隔 5～10min 再注射。

(3)建立静脉通路，立即静脉输液以扩充血容量，酌用肾上腺皮质激素和血管活性药物，如间羟胺或少量去甲肾上腺素静脉滴注。

(4)止痛。

(5)若休克由于胸腔、腹腔或心包穿刺引起，应立即停止穿刺；若由于静脉注射麻醉剂引起，立即停止注射。

(6)治疗原发病和去除诱因。

第三章　呼吸系统急危重症

第一节　重症哮喘

哮喘患者的肺功能均有不同程度的损害，哮喘病情的严重程度因人而异，有的患者发作程度轻，常规治疗即可控制症状，而有的患者表现非常严重，虽积极治疗，但病情仍然进展，甚至在短时间即发展为呼吸衰竭。如果哮喘发作时，虽经数小时的积极治疗，但病情仍不能得到有效控制，而且急剧进展，则可称为重症哮喘或哮喘持续状态。重症哮喘或哮喘持续状态常因病情重且不稳定，并有可能危及生命，需要加强监护治疗。所有哮喘持续状态患者均需要住院并加强监护治疗。

一、定义

重症哮喘是指哮喘患者虽经吸入糖皮质激素（$\leqslant$1 000μg/d）和应用长效β受体激动剂或茶碱类药物治疗后，哮喘症状仍持续存在或继续恶化；或哮喘呈暴发性发作，哮喘发作后短时间内即进入危重状态，临床上常难以处理，又称难治性急性重症哮喘。这类哮喘患者可能迅速发展至呼吸衰竭并出现一系列的并发症，既往也称为“哮喘持续状态”。因此，哮喘持续状态是支气管哮喘临床上的危重症，可严重影响气体交换，如病情不能得到有效的控制，可危及患者的生命。

二、病因

目前已基本明确的发病原因主要有以下数种。

哮喘触发因素持续存在；呼吸道感染：细菌、病毒、肺炎支原体和衣原体等引起的呼吸道感染；糖皮质激素使用不当；水、电解质紊乱和酸中毒；精神因素；阿司匹林或其他非甾体类抗炎药（NSAIDs）的使用；出现严重的并发症，哮喘患者如合并气胸、纵隔气肿或肺不张等，以及伴发其他脏器的功能衰竭时均可导致哮喘症状加剧。

三、临床表现

重症哮喘患者多有喘息、咳嗽、呼吸困难，呼吸频率增加（$>$30 次/分）。部分重症哮喘患者常表现为极度严重的呼气性呼吸困难，吸气浅而呼气延长且费力。患者有强迫端坐呼吸，不能平卧、不能讲话，大汗淋漓、焦虑、表情痛苦而恐惧。病情严重的患者可出现意识障碍，甚至昏迷。

重症哮喘典型发作时，患者面色苍白、口唇发绀，可有明显的三凹征。常有辅助呼吸肌参与呼吸运动，胸锁乳突肌痉挛性收缩，胸廓饱满。有时呼吸运动可呈现矛盾运动，即吸气时下胸部向前而上腹部向侧内运动。呼气时间明显延长，呼气期双肺满布哮鸣音，有时不用听诊器也可闻及。但是，危重哮喘患者呼吸音或哮鸣音可明显降低甚至消失，表现为“静息胸”。可有血压下降，心率$>$120 次/分，有时可发现“肺性奇脉”。如果患者出现意识模糊、嗜睡、精神淡漠等，则为病情危重的征象。

四、辅助检查

(一)气道阻塞程度的检查

哮喘的诊断一旦成立，则需要动态观察呼出气峰流速(PEF)，无须监测 FEV_1。多次重复测定最大呼气流速的目的是评估患者的治疗反应及肺功能受损的情况。如果在急诊室，哮喘患者就诊时 PEF＜30％预计值，并且在治疗 1h 后 PEF＜40％预计值，则需要在急诊室继续治疗或入院治疗。

(二)动脉血血气分析

哮喘持续状态患者均存在中等程度的低氧血症，甚至是重度低氧血症。应指出的是即使重症哮喘患者，氧疗仍可改善低氧血症，如果低氧血症仍难以纠正，这一点足以提醒临床医师应考虑哮喘诊断的正确性，或应进一步观察患者是否出现了哮喘的并发症，如气胸或肺不张。

由于脉搏氧饱和仪的使用，有的临床医师忽视了血气分析的测定，这样易掩盖 $PaCO_2$ 的水平及酸碱平衡的情况。对于 PEF＜30％预计值和呼吸窘迫的患者，测定动脉血气非常重要。PaO_2 的假正常化或水平升高很可能是哮喘患者呼吸衰竭的早期征象，而在呼吸衰竭出现之前，动脉血氧可以在一个比较稳定的水平。

(三)实验室检查

重症哮喘患者可出现电解质紊乱，但无特异性。呼吸性酸中毒代偿后也可有低磷血症。重症哮喘合并呼吸衰竭患者若血清肌酐水平升高，则需要监护治疗。肌酸磷酸激酶的升高提示呼吸肌肌肉的高分解，若该酶在哮喘急性发作后 2～5h 升高，则提示了呼吸肌肌肉代偿肥大。

重症哮喘时中性粒细胞和嗜酸性粒细胞增多也常见，中性粒细胞增多提示可能存在阻塞性感染，也可能与 β_2 受体激动剂及糖皮质激素关系更为密切。

(四)胸部 X 线检查

哮喘急性发作时常见的 X 线表现为肺过度充气，也可见到气胸、纵隔气肿、肺不张或肺炎等表现。急诊患者一旦怀疑有并发症应立即摄 X 线片，胸部 X 线检查对于哮喘持续状态患者来说十分重要。

(五)心电图检查

急性重症哮喘患者的心电图表现常见为窦性心动过速、电轴右偏，偶见肺型 P 波。重症哮喘患者在使用大量糖皮质激素(甲泼尼龙)和 β_2 受体激动剂后，可有房性或室性期前收缩、室上性心动过速，但可随着哮喘病情的控制而缓解，无须特殊治疗。

五、诊断与鉴别诊断

(一)诊断

我国于 2003 年提出了支气管哮喘的定义、诊断、严重程度分级及疗效判断标准，并将哮喘急性发作的严重程度分为轻、中、重和危重四度。

(二)鉴别诊断

如果严重喘息、气短的患者，既往无哮喘病史，且对支气管扩张剂和糖皮质激素治疗效果差，临床医师应慎重作出“哮喘”的诊断，并应考虑其他疾病的可能性。哮喘的鉴别诊断包括充血性心力衰竭、上气道梗阻肺栓塞等。

六、治疗

(一)标准化的治疗方法

1.氧疗

急性重症哮喘常伴有低氧血症的发生,一般低流量吸氧即可纠正。

2.支气管扩张剂

β_2受体激动剂可以迅速缓解支气管痉挛,而且起效快、不良反应小、易于被患者接受。急性哮喘不推荐使用长效 β_2受体激动剂(如沙美特罗、福莫特罗),因为长效 β_2受体激动剂不适合在短时间内重复使用。

急性重症哮喘患者气道阻塞程度重,吸入剂进入气道的量以及在肺内分布明显减少,为了更好地改善症状,可以使用较大剂量的 β_2受体激动剂(针对常规剂量而言),并且必要时可重复使用。急性重症患者吸入沙丁胺醇的起始剂量为 2.5mg,每隔 20min 可重复 1 次,共 3 次(0.5%液体 0.5mL 加入生理盐水 2.5mL 中配制),以后再根据患者的病情决定给药的时间间隔(一般以小时为间隔时间)。如果气道阻塞严重并且持续不缓解,吸入沙丁胺醇的起始剂量可增加至 5mg,给药间隔时间也可缩短甚至可连续使用。但给药过程中一定要注意诸如窦性心动过速以及手颤等不良反应,一旦出现则需要严密观察,甚至停药。若患者不能接受雾化吸入治疗(如在谵妄、昏迷、心搏呼吸骤停等情况下)或雾化吸入治疗效果不好,应皮下注射肾上腺素或特布他林。特布他林较肾上腺素更易引起心动过速,在老年人中更为常见。肾上腺素容易引起胎儿的先天畸形和子宫血流减少,故妊娠哮喘患者不宜使用肾上腺素。拟交感神经类药除引起胃肠道不良反应外,还可能引起乳酸性酸中毒、低钾血症、心律失常和心肌缺血。哮喘持续状态的治疗应首选 β_2受体激动剂,该药心血管不良反应小。

3.糖皮质激素

因为糖皮质激素的效果在几小时内很难显现,故哮喘持续状态患者宜及早使用糖皮质激素,目前口服糖皮质激素的合适剂量尚不肯定。因为目前尚无被广泛接受的检查气道炎症的方法,故激素使用的时限或何时停用(渐停还是骤停)需要临床医师的个人经验。若患者的病情需要并且患者又能接受,口服和吸入糖皮质激素可同时使用。

大剂量糖皮质激素的不良反应包括高血糖、低钾血症、性情改变、高血压、代谢性碱中毒、周围水肿。

(二)纠正水、电解质紊乱和酸碱失衡

重症哮喘,尤其是哮喘持续状态的患者,由于摄入水量不足、呼吸道水分丢失以及多汗、感染、发热、茶碱的应用等,常伴有不同程度的脱水,从而造成气道分泌物黏稠难以排出,使气道进一步阻塞和影响通气。此时如适当补充液体,有助于纠正脱水、稀释痰液和防止痰栓形成。重症哮喘患者由于缺氧、呼吸困难、呼吸功的增加等因素使能量消耗明显增加,往往合并代谢性酸中毒。由于严重的气道阻塞造成二氧化碳潴留,又可伴发呼吸性酸中毒。所以,临床上以呼吸性酸中毒为主的酸血症,应以改善通气为主。

(三)二线治疗药物的应用

二线药物主要包括黄嘌呤类药物和抗胆碱能药,对于这类药物的风险与效益问题还存在

争论，并且二线药物还有成瘾的可能。

1.茶碱(黄嘌呤)类药物

茶碱类药物具有抗感染作用，可提高哮喘患者的耐力、消除呼吸肌的疲劳。现在尚不能肯定茶碱类药物对哮喘急性发作的治疗作用。

临床应用方法如下。

(1)24h内未使用过茶碱类药物的患者：氨茶碱的负荷剂量为5～6mg/kg，静脉注射20～30min，继以0.6mg/(kg·h)，静脉滴注维持。成人每日氨茶碱总量一般不超过1.5g。

(2)若患者正在使用茶碱类药物，不必急于静脉注射，首先查氨茶碱的血药浓度，氨茶碱适宜的血药浓度为8～12μg/mL，此浓度为治疗浓度且不良反应小。

2.抗胆碱能药

如异丙托溴铵，该类药物起效慢、扩张支气管的效应不明显。成人哮喘急性发作时，联合吸入异丙托溴铵和沙丁胺醇的效果优于单用沙丁胺醇。若治疗效果不明显，则需立即停用异丙托溴铵。

3.其他药物

(1)硫酸盐：有些小规模临床研究表明，静脉注射硫酸盐有助于扩张支气管，作用机制尚不清楚。如果患者的肾功能正常，静脉注射硫酸镁2g以下，注射时间20min以上是安全剂量。但此种方法不宜应用于哮喘持续状态的患者。但如果患者同时合并低镁血症，可使用硫酸镁。

(2)抗生素：病毒感染是诱发哮喘的一个重要原因。急性哮喘患者咳出大量脓性痰表明气道有大量嗜酸性粒细胞浸润，而非中性粒细胞浸润。此时的治疗不应像COPD那样常规使用抗生素。

(3)IgE抗体：抗IgE单克隆抗体奥马珠单抗可阻断肥大细胞、嗜酸性粒细胞脱颗粒，降低血IgE水平，抑制IgE介导的速发反应。目前，它主要用于经过ICS和LABA等多种药物联合治疗后症状仍未能控制的严重过敏性哮喘患者，其用量应根据哮喘患者体内IgE水平和体重调整。

(四)机械通气

1.机械通气的原则

对重症哮喘患者进行机械通气的目的有：①对已处于呼吸衰竭或边缘状态下的哮喘患者降低其呼吸功；②改善患者的通气和气体交换；③清除气道内的分泌物。

2.机械通气的指征

重症哮喘治疗时，临床上一般应首先尽量避免使用机械通气。临床经验表明，只有相当少数紧急危及生命的重症哮喘患者，才需要机械通气治疗。决定开始使用机械通气治疗是一个临床实际问题，相对而言，临床上不存在气管插管和机械通气的绝对指征。

3.气管插管时机的选择

如上所述，重症哮喘出现呼吸性酸中毒后，何时方可进行机械通气，目前尚无统一的标准。决定气管插管的一个重要因素是看患者的临床状态，患者若极度疲劳、呼吸频率下降、说话困难、意识状态下降，即使其$PaCO_2$不高，pH在可接受的范围而且患者能配合药物治疗，也应立即进行气管插管机械通气。经面罩的无创通气只适用于不能进行常规机械通气治疗的重症哮喘患者。无创伤性通气结合持续气道正压(气道正压可抵消 PEEPi)可降低呼吸功,达到满意的肺泡通气。但面罩可使患者产生孤独和恐怖感,在焦虑状态下患者很难配合机器治疗,而且用药及吸痰也很困难。无创伤性通气治疗必须在呼吸科医师或呼吸治疗师的指导下方可实施。因气管插管可导致喉头水肿及气管痉挛。插管前使用阿托品和麻醉剂有助于减轻不良反应,还可用适量的镇静剂。为了便于吸痰,气管插管的管径最好为 8mm,还应采用经口气管插管,避免使用经鼻气管插管。有效的镇静可使患者很好的耐受气管插管,保证患者与呼吸机的协调,降低氧耗及呼吸功耗。注意镇静剂最好用短效制剂。

4.机械通气初始参数的设置

即用相对小的潮气量 8～10mL/kg,较小的分钟通气量 8～10L/min 使血的碳酸水平控制在可接受的水平,以达到降低肺部气压伤危险的目的。较高的吸气流速(如 100L/min)可用于延长呼气时间。低氧血症可通过提高 FiO_2 实现,不能单靠提高呼气末正压(PEEP)实现,因为高的 PEEP 可使肺泡过度充气,有导致气压伤的危险。

5.机械通气的撤离

急性重症哮喘患者在机械通气后,早期常可有显著的改善,通常机械通气的时间是短暂的(24～72h),平均时间为 30h。一旦 $PaCO_2$ 降到正常水平,患者能应用 T 管或持续性气道正压(CPAP)自主呼吸,吸气压力支持在 5～8cmH_2O 时,患者便可克服不同内径气管插管的阻力,若患者意识清醒、生命体征及氧合状态稳定,自主呼吸可持续 60～120min,便可脱机拔管。但患者仍需要继续监护 24h。

第二节　重症肺炎

肺炎是指终末气道、肺泡和肺间质的炎症,可由病原微生物、理化因素、免疫损伤、过敏及药物所致。细菌性肺炎是最常见的肺炎,也是最常见的感染性疾病之一。

目前肺炎按患病环境分成社区获得性肺炎(CAP)和医院获得性肺炎(HAP),CAP 是指在医院外罹患的感染性肺实质炎症,包括具有明确潜伏期的病原体感染而在入院后平均潜伏期内发病的肺炎。HAP 也称医院内肺炎(NP),是指患者入院时不存在,也不处于潜伏期,而于入院 48h 后在医院(包括老年护理院、康复院等)内发生的肺炎。HAP 还包括呼吸机相关性肺炎(VAP)和卫生保健相关性肺炎(HCAP)。CAP 和 HAP 年发病率分别约为 12/1 000 人口和(5～10)/1 000 住院患者,近年发病率有增加的趋势。肺炎病死率门诊肺炎患者<5%,住院患者平均为 12%,入住重症监护病房(ICU)者约 40%。发病率和病死率高的原因与社会人口老龄化、吸烟、伴有基础疾病和免疫功能低下有关,如慢性阻塞性肺疾病(COPD)、心力衰竭、肿瘤、糖尿病、尿毒症、神经疾病、药瘾、嗜酒、艾滋病、久病体衰、大手术、应用免疫抑制剂和器官移植等。此外,也与病原体变迁、耐药菌增加、HAP 发病率增加、病原学诊断困难、不合理使用抗生素和部分人群贫困化加剧等有关。

重症肺炎至今仍无普遍认同的定义,需入住 ICU 者可认为是重症肺炎。目前一般认为,如果肺炎患者的病情严重到需要通气支持(急性呼吸衰竭、严重气体交换障碍伴高碳酸血症或持续低氧血症）、循环支持（血流动力学障碍、外周低灌注）及加强监护治疗（肺炎引起的脓毒症或基础疾病所致的其他器官功能障碍）时可称为重症肺炎。

一、病因与发病机制

正常的呼吸道免疫防御机制（支气管内黏液—纤毛运载系统、肺泡巨噬细胞等细胞防御的完整性等）使气管隆嵴以下的呼吸道保持无菌。是否发生肺炎决定于两个因素：病原体和宿主因素。如果病原体数量多，毒力强和（或）宿主呼吸道局部和全身免疫防御系统损害，即可发生肺炎。病原体可通过下列途径引起社区获得性肺炎：空气吸入；血行播散；邻近感染部位蔓延；上呼吸道定植菌的误吸。医院获得性肺炎还可通过误吸胃肠道的定植菌（胃食管反流）和通过人工气道吸入环境中的致病菌引起。病原体直接抵达下呼吸道后，滋生繁殖，引起肺泡毛细血管充血、水肿，肺泡内纤维蛋白渗出及细胞浸润。

二、诊断

（一）临床表现特点

1.社区获得性肺炎

（1）新近出现的咳嗽、咳痰或原有呼吸道疾病症状加重，并出现脓性痰，伴或不伴胸痛。

（2）发热。

（3）肺实变体征和（或）闻及湿性啰音。

（4）白细胞计数$>10\times10^9$/L 或$<4\times10^9$/L，伴或不伴细胞核左移。

（5）胸部 X 线检查显示片状、斑片状浸润性阴影或间质性改变，伴或不伴胸腔积液。

以上（1）～（4）项中任何 1 项加第（5）项，除外非感染性疾病可作出诊断。CAP 常见病原体为肺炎链球菌、支原体、衣原体、流感嗜血杆菌和呼吸病毒（甲、乙型流感病毒，腺病毒、呼吸道合胞病毒和副流感病毒）等。

2.医院获得性肺炎

住院患者 X 线检查出现新的或进展的肺部浸润影加上下列 3 个临床症候中的 2 个或以上可以诊断为肺炎。

（1）发热超过 38℃。

（2）血白细胞计数增加或降低。

（3）脓性气道分泌物。

HAP 的临床表现、实验室和影像学检查特异性低，应注意与肺不张、心力衰竭和肺水肿、基础疾病肺侵犯、药物性肺损伤、肺栓塞和急性呼吸窘迫综合征等相鉴别。无感染高危因素患者的常见病原体依次为肺炎链球菌、流感嗜血杆菌、金黄色葡萄球菌、大肠埃希菌、肺炎克雷伯菌等；有感染高危因素患者为金黄色葡萄球菌、铜绿假单胞菌、肠杆菌属、肺炎克雷伯菌等。

（二）重症肺炎的诊断标准

不同国家制定的重症肺炎的诊断标准有所不同，各有优缺点，但一般均注重对客观生命体征、肺部病变范围、器官灌注和氧合状态的评估，临床医生可根据具体情况选用。以下是目前常用的几项诊断标准。

1.中华医学会呼吸病学分会 2006 年颁布的重症肺炎诊断标准

（1）意识障碍。

(2)呼吸频率≥30 次/分。

(3)PaO_2<8.0kPa(60mmHg)、氧合指数(PaO_2/FiO_2)<39.90kPa(300mmHg),需行机械通气治疗。

(4)动脉收缩压<12.0kPa(90mmHg)。

(5)并发脓毒性休克。

(6)X 线胸片显示双侧或多肺叶受累,或入院 48h 内病变扩大≥50%。

(7)少尿:尿量<20mL/h,或<80mL/4h,或急性肾衰竭需要透析治疗。

符合 1 项或以上者可诊断为重症肺炎。

2.美国感染病学会(IDSA)和美国胸科学会(ATS)2007 年修订的诊断标准

具有 1 项主要标准或 3 项及以上次要标准可认为是重症肺炎,需要入住 ICU。

(1)主要标准:①需要有创通气治疗;②脓毒性休克需要血管收缩剂。

(2)次要标准:①呼吸频率≥30 次/分;②PaO_2/FiO_2≤250mmHg;③多叶肺浸润;④意识障碍/定向障碍;⑤尿毒症(BUN≥7.14mmol/L);⑥白细胞计数降低(白细胞<$4×10^9$/L);⑦血小板减少(血小板<$100×10^{12}$/L);⑧低体温(<36℃);⑨低血压需要紧急的液体复苏。

说明:其他指标也可认为是次要标准,包括低血糖(非糖尿病患者)、急性酒精中毒/酒精戒断、低钠血症、不能解释的代谢性酸中毒或乳酸升高、肝硬化或无脾;需要无创通气也可等同于次要标准的①和②;白细胞减少仅为感染引起。

3.英国胸科学会(BTS)2001 年制定的 CURB 标准

(1)标准一:存在以下 4 项核心标准的 2 项及以上即可诊断为重症肺炎。①新出现的意识障碍;②尿素氮(BUN)>7mmol/L;③呼吸频率≥30 次/分;④收缩压<12.0kPa(90mmHg)或舒张压≤8.0kPa(60mmHg)。

CURB 标准简单、实用,应用起来较为方便。

(2)标准二:具体如下。①存在以上 4 项核心标准中的 1 项且存在以下 2 项附加标准时须考虑有重症倾向。附加标准包括:PaO_2<8.0kPa(60mmHg)/SaO_2<92%(任何 FiO_2);胸片提示双侧或多叶肺炎。②不存在核心标准但存在 2 项附加标准并同时存在以下 2 项基础情况时也须考虑有重症倾向。基础情况包括:年龄≥50 岁;存在慢性基础疾病。

如存在标准二中①、②两种有重症倾向的情况时需结合临床进行进一步评判。在①情况下需至少 12h 后再评估一次。

CURB-65 即改良的 CURB 标准,在符合下列 5 项诊断标准中的 3 项及以上时即考虑为重症肺炎,需考虑收入 ICU 治疗:新出现的意识障碍;BUN>7mmol/L;呼吸频率≥30 次/分;收缩压<12.0kPa(90mmHg)或舒张压≤8.0kPa(60mmHg);年龄≥65 岁。

(三)严重度评价

评价肺炎病情的严重程度对于决定在门诊或入院治疗甚或 ICU 治疗至关重要。肺炎临床的严重性决定于 3 个主要因素:局部炎症程度,肺部炎症的播散和全身炎症反应。除此之外,患者如有下列其他危险因素会增加肺炎的严重度和死亡危险。

1.病史

年龄>65 岁;存在基础疾病或相关因素,如慢性阻塞性肺疾病(COPD)、糖尿病、充血性心力衰竭、慢性肾功能不全、慢性肝病、1 年内住过院、疑有误吸、意识异常、脾切除术后状态、长期嗜酒或营养不良。

2.体征

呼吸频率>30 次/分;脉搏≥120 次/分;血压<12.0/8.0kPa(90/60mmHg);体温≥40℃或≤35℃;意识障碍;存在肺外感染病灶如败血症、脑膜炎。

3.实验室和影像学检查

白细胞计数>20×10^9/L,或白细胞计数<4×10^9/L 或中性粒细胞计数<1×10^9/L;呼吸时 PaO_2 < 8.0kPa(60mmHg),PaO_2/FiO_2 < 39.9kPa(300mmHg),或 $PaCO_2$ > 6.7kPa(50mmHg);血肌酐>106μmol/L 或 BUN>7.1mmol/L;血红蛋白<90g/L 或血细胞比容<30%;血浆清蛋白<25g/L;败血症或弥散性血管内凝血(DIC)的证据,如血培养阳性、代谢性酸中毒、凝血酶原时间和部分凝血活酶时间延长、血小板减少;X 线胸片病变累及一个肺叶以上、出现空洞、病灶迅速扩散或出现胸腔积液。

为使临床医师更精确地做出入院或门诊治疗的决策,近几年用评分方法作为定量的方法在临床上得到了广泛的应用。PORT(肺炎患者预后研究小组)评分系统是目前常用的评价社区获得性肺炎(CAP)严重度以及判断是否必须住院的评价方法,其也可用于预测 CAP 患者的病死率。其预测死亡风险分级如下。1~2 级:≤70 分,病死率 0.1%~0.6%;3 级:71~90 分,病死率 0.9%;4 级:91~130 分,病死率 9.3%;5 级:>130 分,病死率 27.0%。PORT 评分系统因可以避免过度评价肺炎的严重度而被推荐使用,即其可保证一些没必要住院的患者在院外治疗。

为了避免评价 CAP 患者的严重度不足,可以使用改良的 BTS 重症肺炎评定标准:呼吸频率≥30 次/分,舒张压≤8.0kPa(60mmHg),BUN>6.8mmol/L,意识障碍。四个因素中存在两个可确定患者的死亡风险更高。此标准因简单易用,且能较准确地确定 CAP 的预后而被广泛应用。

临床肺部感染积分(CPIS)则主要用于医院获得性肺炎(HAP)包括呼吸机相关性肺炎(VAP)的诊断和严重度判断,也可用于监测治疗效果。此积分从 0~12 分,积分 6 分时一般认为有肺炎。

三、治疗

(一)临床监测

1.体征监测

监测重症肺炎的体征是一项简单、易行和有效的方法,患者往往有呼吸频率和心率加快、发绀、肺部病变部位湿啰音等。目前多数指南都把呼吸频率加快(≥30 次/分)作为重症肺炎诊断的主要或次要标准。意识状态也是监测的重点,意识不清或昏迷提示重症肺炎可能性。

2.氧合状态和代谢监测

PaO_2、PaO_2/FiO_2、pH、混合静脉血氧分压(PvO_2)、胃张力测定、血乳酸测定等都可对患者的氧合状态进行评估。单次的动脉血气分析一般仅反映患者瞬间的氧合情况;重症患者或有病情明显变化者应进行系列血气分析或持续动脉血气监测。

3.胸部影像学监测

重症肺炎患者应进行系列 X 线胸片监测，主要目的是及时了解患者的肺部病变是进展还是好转，是否合并有胸腔积液、气胸，是否发展为肺脓肿、急性呼吸窘迫综合征（ARDS）等。检查的频度应根据患者的病情而定，如要了解病变短期内是否增大，一般每 48h 进行一次检查评价；如患者临床情况突然恶化（呼吸窘迫、严重低氧血症等），在不能除外合并气胸或进展至 ARDS 时，应短期内复查；而当患者病情明显好转及稳定时，一般可 10～14d 后复查。

4.血流动力学监测

重症肺炎患者常伴有脓毒症，可引起血流动力学的改变，故应密切监测患者的血压和尿量。这 2 项指标比较简单、易行，且非常可靠，应作为常规监测的指标。中心静脉压的监测可用于指导临床补液量和补液速度。部分重症肺炎患者可并发中毒性心肌炎或 ARDS，如临床上难于区分时应考虑行漂浮导管检查。

5.器官功能监测

包括脑功能、心功能、肾功能、胃肠功能、血液系统功能等，进行相应的血液生化和功能检查。一旦发现异常，要积极处理，注意防止多器官功能障碍综合征（MODS）的发生。

6.血液监测

包括外周血白细胞计数、C 反应蛋白、降钙素原、血培养等。

（二）抗生素治疗

经验性联合应用抗生素治疗重症肺炎的理论依据是联合应用能够覆盖可能的微生物并预防耐药的发生。对于铜绿假单胞菌肺炎，联用 β-内酰胺类和氨基糖苷类具有潜在的协同作用，优于单药治疗；然而氨基糖苷类抗生素的抗菌谱窄，毒性大，特别是对于老年患者，其肾损害的发生率比较高。临床应用氨基糖苷类时要注意其为浓度依赖性抗生素，一般要用足够剂量、提高峰药浓度以提高疗效，同时也应避免与毒性相关的谷浓度的升高。在监测药物的峰浓度时，庆大霉素和妥布霉素＞7μg/mL，或阿米卡星＞28μg/mL 的效果较好。氨基糖苷类的另一个不足是对支气管分泌物的渗透性较差，仅能达到血药浓度的 40％。此外，肺炎患者的支气管分泌物 pH 较低，在这种环境下许多抗生素活性都降低。因此，有时联合应用氨基糖苷类抗生素并不能增加疗效，反而增加了肾毒性。

目前对于重症肺炎，抗生素的单药治疗也已得到临床医生的重视。新的头孢菌素、碳青霉烯类、其他 β-内酰胺类和氟喹诺酮类抗生素由于抗菌效力强、广谱，并且耐细菌 β-内酰胺酶，故可用于单药治疗。即使对于重症 HAP，只要不是耐多药的病原体，如铜绿假单胞菌、不动杆菌和耐甲氧西林金黄色葡萄球菌（MRSA）等，仍可考虑抗生素的单药治疗。对重症 VAP 有效的抗生素一般包括亚胺培南、美罗培南、头孢吡肟和哌拉西林/他唑巴坦。对于重症肺炎患者来说，临床上的初始治疗常联用多种抗生素，在获得细菌培养结果后，如果没有高度耐药的病原体就可以考虑转为针对性的单药治疗。

临床上一般认为不适合单药治疗的情况包括：可能感染革兰阳性、革兰阴性菌和非典型病原体的重症 CAP；怀疑铜绿假单胞菌或肺炎克雷伯菌的菌血症；可能是金黄色葡萄球菌和铜绿假单胞菌感染的 HAP。三代头孢菌素不应用于单药治疗，因其在治疗中易诱导肠杆菌属细菌产生 β-内酰胺酶而导致耐药发生。

对于重症 VAP 患者,如果为高度耐药病原体所致的感染则联合治疗是必要的。目前有 3 种联合用药方案:β-内酰胺类联合氨基糖苷类:在抗铜绿假单胞菌上有协同作用,但也应注意前面提到的氨基糖苷类的毒性作用;2 种 β-内酰胺类联合使用:因这种用法会诱导出对两种药同时耐药的细菌,故虽然有过成功治疗的报告,仍不推荐使用;β-内酰胺类联合氟喹诺酮类:虽然没有抗菌协同作用,但也没有潜在的拮抗作用;氟喹诺酮类对呼吸道分泌物穿透性很好,对其疗效有潜在的正面影响。

对于铜绿假单胞菌所致的重症肺炎,联合治疗往往是必要的。抗假单胞菌的 β-内酰胺类抗生素包括青霉素类的哌拉西林、阿洛西林、氨苄西林、替卡西林、阿莫西林;第三代头孢菌素类的头孢他啶、头孢哌酮;第四代头孢菌素类的头孢吡肟;碳青霉烯类的亚胺培南、美罗培南;单酰胺类的氨曲南(可用于青霉素类过敏的患者);β-内酰胺类/β-内酰胺酶抑制剂复合剂的替卡西林/克拉维酸钾、哌拉西林/他唑巴坦。其他的抗假单胞菌抗生素还有氟喹诺酮类和氨基糖苷类。

1.重症 CAP 的抗生素治疗

重症 CAP 患者的初始治疗应针对肺炎链球菌(包括耐药肺炎链球菌)、流感嗜血杆菌军团菌和其他非典型病原体,在某些有危险因素的患者还有可能为肠道革兰阴性菌属包括铜绿假单胞菌的感染。无铜绿假单胞菌感染危险因素的 CAP 患者可使用 β-内酰胺类联合大环内酯类或氟喹诺酮类(如左氧氟沙星、加替沙星、莫西沙星等)。因目前为止还没有确立单药治疗重症 CAP 的方法,所以很难确定其安全性、有效性(特别是并发脑膜炎的肺炎)或用药剂量。可用于重症 CAP 并经验性覆盖耐药肺炎链球菌的 β-内酰胺类抗生素有头孢曲松、头孢噻肟、亚胺培南、美罗培南、头孢吡肟、氨苄西林/舒巴坦或哌拉西林/他唑巴坦。目前,高达 40%的肺炎链球菌对青霉素或其他抗生素耐药,其机制不是 β-内酰胺酶介导而是青霉素结合蛋白的改变。虽然不少 β-内酰胺类和氟喹诺酮类抗生素对这些病原体有效,但对耐药肺炎链球菌肺炎并发脑膜炎的患者应使用万古霉素治疗。如果患者有假单胞菌感染的危险因素(如支气管扩张、长期使用抗生素、长期使用糖皮质激素)应联合使用抗假单胞菌抗生素并应覆盖非典型病原体,如环丙沙星加抗假单胞菌 β-内酰胺类,或抗假胞菌 β-内酰胺类加氨基糖苷类加大环内酯类或氟喹诺酮类。

临床上选取任何治疗方案都应根据当地抗生素耐药的情况、流行病学和细菌培养及实验室结果进行调整。关于抗生素的治疗疗程目前也很少有资料可供参考,应考虑感染的严重程度,菌血症、多器官功能衰竭、持续性全身炎症反应和损伤等。一般来说,根据疾病的严重程度和宿主免疫抑制的状态,肺炎链球菌肺炎疗程为 7～10d,军团菌肺炎的疗程需要 14～21d。ICU 的大多数治疗都是通过静脉途径的,但近期的研究表明只要病情稳定、没有发热,即使在危重患者,3d 静脉给药后也可转为口服治疗,即序贯或转换治疗。转换为口服治疗的药物可选择氟喹诺酮类,因其生物利用度高,口服治疗也可达到同静脉给药一样的血药浓度。

由于嗜肺军团菌在重症 CAP 的相对重要性,应特别注意其治疗方案。虽然目前有很多体外有抗军团菌活性的药物,但在治疗效果上仍缺少前瞻性、随机对照研究的资料。回顾性的资料和长期临床经验支持使用红霉素 4g/d 治疗住院的军团菌肺炎患者。在多肺叶病变、器官功能衰竭或严重免疫抑制的患者,在治疗的前 3～5d 应加用利福平。其他大环内酯类(克拉霉素和阿齐霉素)也有效。除上述之外可供选择的药物有氟喹诺酮类(环丙沙星、左氧氟沙星、加替沙星、莫西沙星)或多西环素。氟喹诺酮类在治疗军团菌肺炎的动物模型中特别有效。

2.重症 HAP 的抗生素治疗

HAP 应根据患者的情况和最可能的病原体而采取个体化治疗。对于早发的(住院 4d 内起病者)重症肺炎患者而没有特殊病原体感染危险因素者,应针对"常见病原体"治疗。这些病原体包括肺炎链球菌、流感嗜血杆菌、甲氧西林敏感的金黄色葡萄球菌和非耐药的革兰阴性细菌。抗生素可选择第二代、第三代、第四代头孢菌素、β-内酰胺类/β-内酰胺酶抑制剂复合剂、氟喹诺酮类或联用克林霉素和氨曲南。

对于任何时间起病,有特殊病原体感染危险因素的轻中症肺炎患者,有感染"常见病原体"和其他病原体危险者,应评估危险因素来指导治疗:如果有近期腹部手术或明确的误吸史,应注意厌氧菌,可在主要抗生素基础上加用克林霉素或单用 β-内酰胺类/β-内酰胺酶抑制剂复合剂;如果患者有昏迷或有头部创伤、肾衰竭或糖尿病史,应注意金黄色葡萄球菌感染,需针对性选择有效的抗生素;如果患者起病前使用过大剂量的糖皮质激素、或近期有抗生素使用史、或长期 ICU 住院史,即使患者的 HAP 并不严重,也应经验性治疗耐药病原体。治疗方法:联用两种抗假单胞菌抗生素,如果气管抽吸物革兰染色见阳性球菌还需加用万古霉素(或可使用利奈唑胺或奎奴普丁/达福普汀)。所有的患者,特别是气管插管的 ICU 患者,经验性用药必须持续到痰培养结果出来之后。如果无铜绿假单胞菌或其他耐药革兰阴性细菌感染,则可根据药敏情况使用单一药物治疗。非耐药病原体的重症 HAP 患者可用任何以下单一药物治疗:亚胺培南、美罗培南、哌拉西林/他唑巴坦或头孢吡肟。

ICU 中 HAP 的治疗也应根据当地抗生素敏感情况,以及当地经验和对某些抗生素的偏爱而调整。每个 ICU 都有它自己的微生物药敏情况,而且这种情况随时间而变化,因而有必要经常更新经验用药的策略。经验用药中另一个需要考虑的是"抗生素轮换"策略,它是指标准经验治疗过程中有意更改抗生素使细菌暴露于不同的抗生素从而减少抗生素耐药的选择性压力,达到减少耐药病原体感染发生率的目的。"抗生素轮换"策略目前仍在研究中,还有不少问题未能明确,包括每个用药循环应该持续多久,应用什么药物进行循环,这种方法在内科和外科患者的有效性分别有多高,循环药物是否应该针对革兰阳性细菌同时也针对革兰阴性细菌等。

在某些患者中,雾化吸入这种局部治疗可用以弥补全身用药的不足。氨基糖苷类雾化吸入可能有一定的益处,但只用于革兰阴性细菌肺炎全身治疗无效者。多黏菌素雾化吸入也可用于耐药铜绿假单胞菌的感染。对于初始经验治疗失败的患者,应该考虑其他感染性或非感染性的诊断,包括肺曲霉感染。对持续发热并有持续或进展性肺部浸润的患者可经验性使用两性霉素 B。虽然传统上应使用开放肺活检来确定其最终诊断,但临床上是否活检仍应个体化。临床上还应注意其他的非感染性肺部浸润的可能性。

(三)支持治疗

支持治疗主要包括液体补充、血流动力学、通气和营养支持,起到稳定患者状态的作用,而更直接的治疗仍需要针对患者的基础病因。流行病学证据显示营养不良影响肺炎的发病和危重患者的预后。同样,临床资料也支持肠内营养可以预防肺炎的发生,特别是对于创伤的患者。对于严重脓毒症和多器官功能衰竭的分解代谢旺盛的重症肺炎患者，在起病48h后应开始经肠内途径进行营养支持，一般把导管插入空肠进行喂养以避免误吸；如果使用胃内喂养，最好是维持患者半卧体位以减少误吸的风险。

(四)胸部理疗

拍背、体位引流和振动可以促进黏痰排出的效果尚未被证实。胸部理疗广泛应用的局限在于：①其有效性未被证实，特别是不能减少患者的住院时间；②费用高，需要专人使用；③有时引起 PaO_2 的下降。目前的经验是胸部理疗对于脓痰过多(>30mL/d)或严重呼吸肌疲劳不能有效咳嗽的患者是最为有用的，如对囊性纤维化、COPD和支气管扩张的患者。使用自动化病床的侧翻疗法，有时加以振动叩击，是一种有效地预防外科创伤及内科患者肺炎的方法，但其地位仍不确切。

(五)促进痰液排出

雾化和湿化可降低痰的黏度，因而可改善不能有效咳嗽患者的排痰，然而雾化产生的大多水蒸气都沉积在上呼吸道并引起咳嗽，一般并不影响痰的流体特性。目前很少有数据支持湿化能特异性地促进细菌清除或肺炎吸收的观点。乙酰半胱氨酸能破坏痰液的二硫键，有时也用于肺炎患者的治疗，但由于其刺激性在临床应用上受到一定限制。痰中的DNA增加了痰液黏度，重组的DNA酶能裂解DNA，已证实在囊性纤维化患者中有助于改善症状和肺功能，但对肺炎患者其价值尚未被证实。支气管舒张药也能促进黏液排出和纤毛运动频率，对COPD合并肺炎的患者有效。

第三节　急性呼吸窘迫综合征

一、病因与发病机制

急性呼吸窘迫综合征(ARDS)，是患者原来心肺功能正常，由肺外或肺内造成的急性肺损伤(ALI)引起的以急性呼吸窘迫和严重低氧血症为主要表现的一种急性呼吸衰竭，是发病率、病死率均极高的危重症，共同的病理变化有肺血管内皮和肺泡的损害、透明膜形成、顺应性降低、肺微血管阻塞和栓塞、肺间质水肿以及后继其他病变。ALI为一个急性发作的炎症综合征，ARDS是病程中最严重的阶段，所有ARDS的患者均有ALI，但ALI的患者就不一定是ARDS。1967年，Ashbaugh等报告了12例表现为呼吸窘迫、严重低氧血症为特征的“成人呼吸窘迫综合征(ARDS)”，以后世界各地对ARDS进行了大量的实验和临床研究。1992年，在西班牙巴塞罗那召开的ARDS欧美联席专题讨论会上，提出此病症可发生于各年龄组的人群，提出ARDS的“A”由成人(adult)改为急性(acute)。本病发病急骤，发展迅猛，病情进展后可危及患者生命，病死率高达50%以上，常死于多脏器功能衰竭(MOF)，故必须及时处理。

本病的诱发因素很多，发病机制尚未充分了解。

(一)病因

1.严重感染

包括肺部及肺外的细菌、病毒、真菌等所致的感染，感染灶所产生的各种有害物质，如内毒素、5-羟色胺、溶酶体、凝血酶及激肽系统的激活产物直接破坏毛细血管壁或形成微血栓等，造成肺组织破坏。

2.严重创伤

(1)肺内损伤：如肺挫伤、呼吸道烧伤、侵蚀性烟尘有毒气体的吸入、胃内容物的误吸、溺水肺冲击伤、放射性肺炎、氧中毒等。

(2)肺外损伤：大面积烧伤或创伤，特别是并发休克或(和)感染者可诱发 ARDS。

(3)大手术后：如体外循环术后、大血管手术或其他大手术后可发生 ARDS。

3.休克

休克时由于肺循环血量不足、酸中毒以及产生的血管活性物质，如组胺、5-羟色胺、缓激肽、儿茶酚胺、细菌毒素等作用于血管壁，可增加其通透性，损伤肺泡Ⅰ型细胞，影响肺泡表面活性物质的形成，从而导致肺顺应性减退、肺泡萎缩和肺不张。

4.肺循环栓塞

输血中微小凝块、库血中变性血小板、蛋白质沉淀物等易沉积于肺毛细血管中，形成肺栓塞。骨折后易发生肺循环脂肪栓塞，以及弥散性血管内凝血(DIC)时均可造成肺血管微血栓形成及组织细胞的损伤。

5.输液过快过量

正常的细胞间质与血浆的水含量之比为 4∶1，大量快速补液在血浆被稀释后促使血管内液外渗，产生肺间质水肿。

6.氧中毒

氧在细胞内代谢产生一种超氧化物阴离子(即氧自由基)，氧自由基具有很强的毒性，与过氧化氢合成羟基(即羟自由基)，则毒性更甚，它们能破坏细胞膜、改变蛋白质和 DNA 的结构，从而损害细胞，特别是较长时间吸入高浓度氧更易发生。

7.吸入有毒气体

如吸入 NO_2、NH_3、Cl_2、SO_2、光化学烟雾等；氮氧化物、有机氟、镉等中毒均可导致 ARDS。

8.误吸

误吸胃内容物、淡水、海水、糖水等，约 1/3 发生 ARDS。

9.药物过量

巴比妥类、水杨酸、双氢克尿噻、秋水仙碱、利妥特灵、阿糖胞苷、海洛因、美沙酮、丙氧酚、硫酸镁、间羟舒喘宁、酚丙宁、链激酶、荧光素等应用过量。

10.代谢紊乱

肝衰竭、尿毒症、糖尿病酮症酸中毒、急性胰腺炎。

11.血液系统疾病

大量输血、体外循环、DIC 等。

12.其他

子痫早期、隐球菌血症、颅内压增高、淋巴瘤、空气或羊水栓塞、肠梗阻。

(二)发病机制

ARDS的共同基础是肺泡—毛细血管的急性损伤。其机制迄今未完全阐明，常与多种因素有关，且错综复杂，互为影响。其途径可为通过吸入有害气体或酸性胃内容物($pH<2.5$)直接损害肺泡和毛细血管，使血管通透性增加；严重肺挫伤可使肺泡和肺脏小血管破裂，肺间质和肺内出血；因长骨骨折，脂肪栓塞于肺毛细血管，被肺脂肪蛋白酶转化为游离脂肪酸，可破坏血管内膜，灭活肺表面活性物质。

研究表明，机体发生创伤、感染、组织坏死和组织缺血灌注时，被激活的效应细胞如巨噬细胞(Mφ)、多核白细胞(PMN)、PCEC、PC-Ⅲ和血小板等一经启动，便失去控制，对细胞因子和炎症介质呈失控性释放，引发全身炎症反应综合征(SIRS)，继而并发多器官功能障碍(MOD)，ARDS即是多器官功能障碍在肺部的具体体现。ARDS的发生和发展，与繁多的炎症介质的综合作用密切相关。

1.前炎症反应细胞因子(PIC)与巨噬细胞(MD)

目前认为PIC包括TNF-α、IL-1、IL-2、血小板活化因子(PAF)、IFN-γ和磷脂酶A_2(PLA_2)等，其中主要为TNF-α。TNF-α在感染性休克、多器官功能障碍综合征(MODS)发病机制中起重要的作用，内毒素是诱导TNF-α产生的最强烈的激动剂。Mφ为多功能细胞，主要来自骨髓内单核细胞，在机体的防御中起重要作用。多种炎症介质与Mφ作用，损伤肺泡毛细血管膜，使其通透性增加，发生渗透性肺水肿。

2.二次打击学说与瀑布效应

1985年，Deitch提出严重创伤、烧伤、严重感染、大手术、脓毒败血症休克、肠道细菌移位、失血后再灌注、大量输血、输液等均可构成第1次打击，使机体免疫细胞处于被激活状态，如再出现第2次打击，即使程度并不严重，也可引起失控的过度炎症反应。首先Mφ的被激活，并大量释放PIC，然后又激活Mφ、多形核白细胞(PMN)等效应细胞，并释放大量炎症介质，再激活补体、凝血和纤溶系统，产生瀑布效应，形成恶性循环，引发ARDS，此时机体处于高代谢状态、高动力循环状态及失控的过度炎症反应状态。氧自由基是重要的炎症介质之一，Mφ和PMN等细胞被激活后，可释放大量氧自由基，而氧自由基又可使Mφ和PMN在炎症区聚集、激活，并释放溶酶体酶等，损伤血管内皮细胞，形成恶性循环。PAF是一种与花生四烯酸(AA)代谢密切相关的脂质性介质，可激活PMN并释放氧自由基、AAM和溶酶体酶等炎症介质，并呈逐级放大效应，出现瀑布样连锁反应，引发MODS和ARDS。

3.氧供量(DO_2)与氧耗量(VO_2)

DO_2表示代谢增强或灌注不足时血液循环的代偿能力，VO_2表示组织摄取的氧量，是检测患者高代谢率最可靠的指标。生理条件下，氧动力学呈氧供非依赖性VO_2，即血液通过组织时依靠增加氧的摄取以代偿之。但在病理条件下，如严重休克、感染、创伤等，由于血液的再分配，病区的血流量锐减，出现氧供依赖性VO_2，由于失代偿而出现组织摄氧障碍发生缺氧，ARDS患者的微循环和细胞线粒体功能损伤，DO_2与VO_2必然发生障碍；ARDS发生高代谢状态时，VO_2随DO_2的升高而升高，DO_2不能满足需要，导致组织灌注不足、氧运输和氧摄取障碍，此时即使DO_2正常或增加，仍然发生氧供依赖性VO_2。

4.肠黏膜屏障衰竭与细菌移位

胃肠黏膜的完整性是分隔机体内外环境，使免受细胞和毒素侵袭的天然免疫学屏障。创伤、休克、应激、缺血再灌注和禁食等均可导致胃肠黏膜损伤，引起炎症反应，形成持续性刺激，造成胃肠黏膜屏障衰竭与细菌移位。其结果内毒素吸收，激活效应细胞与释放大量的炎症介质，引发全身炎症反应综合征和 ARDS。

5.肺表面活性物质减少

高浓度氧、光气、氮氧化物、细菌内毒素及游离脂肪酸等，可直接损伤肺泡Ⅱ型细胞，另肺微栓塞使合成肺表面活性物质(PS)的前体物质和能量供应不足，合成 PS 减少，大量血浆成分渗入肺泡腔，可使 PS 乳化，形成不溶性钙皂而失去活性，多种血浆蛋白可抑制 PS 功能，大量炎症细胞释放糖脂抑制 PS 功能，弹性蛋白酶与磷脂酶 A_2 破坏 PS，故 PS 明显减少，且失去活性，致使肺泡陷闭、大量血浆渗入肺泡内，出现肺泡水肿和透明膜形成。

二、临床表现

肺刚受损的数小时内，患者仅有原发病表现而无呼吸系统症状，随后突感气促、呼吸频数并呈进行性加快，呼吸频率大于 30 次/分，危重者可达 60 次/分，缺氧症状明显，患者烦躁不安、心率增快、口唇指甲发绀。由于明显低氧血症，引起过度通气，导致呼吸性碱中毒。缺氧症状用一般氧疗难以改善，也不能用其他原发心肺疾病解释。伴有肺部感染时，可出现畏寒、发热、胸膜反应及少量胸腔积液。早期可无肺部体征，后期可闻及哮鸣音、水泡音或管状呼吸音。病情继续恶化、呼吸肌疲劳导致通气不足、二氧化碳潴留，产生混合性酸中毒，患者出现极度呼吸困难和严重发绀，伴有神经精神症状，如嗜睡、谵妄、昏迷等。最终发生循环障碍、肾功能不全、心脏停搏。

三、辅助检查

(一)血气分析

(1)PaO_2呈进行性下降，当吸入氧浓度达 60%时，PaO_2<8.0kPa(60mmHg)。

(2)PaO_2增大，其正常参考值：PaO_2<2kPa(15mmHg)、年长者<4kPa(30mmHg)、吸入氧浓度为 30%时<9.3kPa(70mmHg)、吸纯氧<13.3kPa(100mmHg)。

(3)PaO_2/FiO_2<26.7kPa(200mmHg)。

(4)发病早期 $PaCO_2$ 常减低，晚期 $PaCO_2$ 升高。

(二)胸部 X 线检查

肺部的 X 线征象较临床症状出现晚。已有明显的呼吸急促和发绀时，胸片仍常无异常发现，发病 12～24h 后，双肺可见斑片状阴影、边缘模糊。随着病情进展，融合为大片状实变影像，其中可见支气管充气征。疾病后期，X 线表现为双肺弥散性阴影，呈白肺改变、或有小脓肿影，有时伴气胸或纵隔气肿。应用高分辨 CT 检查，可早期发现淡的肺野浓度增加、点状影，不规则血管影等。病情的严重程度与肺部 X 线所见不平行为其重要特征之一。

(三)肺功能检查

动态测定肺容量和肺活量、残气量、功能残气量，随病情加重均减少，肺顺应性降低。

(四)放射性核素检查

以放射性核素标记，计算血浆蛋白积聚指数，ARDS 患者明显增高(达 1.5×10^{-3}/min)，对早期预报有意义。

(五)血流动力学监测

通过置入四腔漂浮导管,测定并计算出平均肺动脉压增高>2.67kPa,肺动脉压与肺动脉楔压差(PAP-PAWP)增加>0.6kPa。

(六)支气管肺泡灌洗液检查

肺表面活性物质明显降低、花生四烯酸代谢产物如白三烯 B_4、C_4 及血小板活化因子(PAF)等增高。

四、诊断与鉴别诊断

(一)诊断依据

(1)具有可引发 ARDS 的原发疾病:创伤、休克、肺内或肺外严重感染、窒息、误吸、栓塞、库血的大量输入、DIC、肺挫伤、急性重症胰腺炎等。

(2)在基础疾病过程中突然发生进行性呼吸窘迫,呼吸频率多于 35 次/分,鼻导管(或鼻塞)给氧不能缓解。

(3)对于不易纠正的低氧血症,进行动脉血气检测对 ARDS 的诊断和病情判断有重要意义。

PaO_2<60mmHg(8.0kPa),早期 $PaCO_2$ 可正常,后期可升高,提示病情加重,鼻导管给氧不能使 PaO_2 纠正至 80mmHg(10.7kPa)以上,氧合指数 PaO_2/FiO_2<200mmHg。

(4)肺部后前位 X 线胸片征象为两肺纹理增多,边缘模糊,呈毛玻璃状等肺间质或肺泡性病理性改变,并迅速扩展、融合,形成大片实变。

(5)肺动脉楔压(PAWP)<2.4kPa(18mmHg),或临床提示以往无肺部疾患,并排除急性左心衰竭。

(二)鉴别诊断

晚近提出因肺内病变引起者为“原发性 ARDS”,而肺外病变引起者为“继发性 ARDS”。ARDS 主要的临床表现是呼吸困难、肺水肿及呼吸衰竭,故需与下述疾病鉴别。

1.心源性肺水肿

该病发病较急、发绀较轻、不能平卧、咳粉红色泡沫样痰,严重时咳稀血水样痰,两肺广泛哮鸣音及湿啰音,呈混合性呼吸困难,而 ARDS 发病进程相对缓慢、发绀明显、缺氧严重,但较安静,可以平卧,呈急性进行性吸气型呼吸困难,咳血痰及稀血水样痰,可有管状呼吸音,湿啰音相对较少;心源性肺水肿经强心、利尿、扩血管、吸氧治疗后可明显迅速改善症状,而 ARDS 治疗即刻疗效不明显;心源性肺水肿 X 线表现为肺小叶间隔水肿增宽,形成小叶间隔线,即 Kerlery B 线和 A 线,而 ARDS 患者胸部 X 线早期无改变,中、晚期呈斑片状阴影并融合,晚期呈“白肺”改变,可见支气管充气征;ARDS 呈进行性低氧血症,难以纠正,而心源性肺水肿者低氧血症较轻,一般氧疗后即可纠正。心源性肺水肿患者 PAWP≥2.6kPa(20mmHg),与 ARDS 可资鉴别。

2.其他非心源性肺水肿

大量快速输液或胸腔抽液速度过快均可引起肺水肿,但均有相应的病史及体征,血气分析一般无进行性低氧血症,一般氧疗症状可明显改善。

3.气胸

主要的临床表现为呼吸困难,尤其是张力性气胸更为突出,但及时行胸部 X 线检查,即可作出诊断。若为严重的创伤所致气胸,要注意血气变化,警惕 ARDS 的发生。

4.特发性肺纤维化

晚期特发性肺纤维化患者肺心功能衰竭时应与 ARDS 鉴别。特发性肺纤维化为原因未明的肺间质性疾病,起病隐袭,呼吸困难进行性加重、干咳、肺底可听见吸气期 Velcro 啰音,出现杵状指等临床表现。胸部 X 线检查有肺间质病变影,以限制性通气功能障碍为主的肺功能改变可供鉴别。

五、急救处理

(一)去除病因

ARDS 常继发于各种急性原发病,及时有效地祛除原发病、阻断致病环节是防治 ARDS 的根本性策略,尤其抗休克、抗感染、抗感染症反应等尤为重要。

(二)监护与护理

严密监测体温、脉搏、呼吸、血压等,特别随时观察患者的意识、呼吸状态,鼓励患者咳嗽排痰,维持水、电解质及酸碱平衡,重视患者的营养支持。

(三)纠正低氧血症

克服进行性肺泡萎缩是抢救成功的关键。随着对 ARDS 病理生理特征的认识,导致近年来 ARDS 通气的重大改变,提出了肺保护与肺复张通气策略。

1.ARDS 的保护性通气策略

在保证基本组织氧合的同时,保护肺组织以尽量减轻肺损伤是 ARDS 患者的通气目标。

(1)“允许性高碳酸血症(PHC)”和小潮气量通气:PHC 是采用小潮气量(4～7mL/kg),允许动脉血二氧化碳分压一定程度增高,最好控制在 70～80mmHg。一般认为,如果二氧化碳潴留是逐渐产生的,pH>7.20 时,可通过肾脏部分代偿,患者能较好耐受。当 pH<7.20时,为避免酸中毒引起的严重不良反应,主张适当补充碳酸氢钠。

PHC 的治疗作用:ARDS 患者实施 PHC 时,血流动力学改变主要表现为心输出量和氧输送量显著增加,体血管阻力显著降低,肺血管阻力降低或不变,肺动脉楔压和中心静脉压增加或无明显改变。心输出量增加是 PHC 最显著的血流动力学特征,因为高碳酸血症引起外周血管扩张,使左室后负荷降低;潮气量降低使胸内压降低,二氧化碳增加使儿茶酚胺释放增加,引起容量血管收缩,均使静脉回流增加,右心室前负荷增加;潮气量降低使吸气末肺容积降低,可引起肺血管阻力降低,右心室后负荷降低和心输出量增加。PHC 能降低 ARDS 患者的气道峰值压力、平均气道压、每分钟通气量及吸气末平台压,避免肺泡过度膨胀,具有肺保护作用。气压伤的本质是容积伤,与肺泡跨壁压过高有关。

PHC 的禁忌证:高碳酸血症的主要危害是脑水肿、抑制心肌收缩力、舒张血管、增加交感活性和诱发心律失常等。因此,颅内压增高、缺血性心脏病或严重的左心功能不全患者应慎用。

(2)应用最佳 PEEP 和高、低拐点,机械通气时的吸气正压使肺泡扩张,增加肺泡通气量和换气面积,呼气末正压通气(PEEP)可防止肺泡的萎陷,也可使部分萎陷的肺泡复张,使整个呼吸全过程的气道内压力均为正压,减少动、静脉分流,改善缺氧。

需用多大剂量的 PEEP? 理论上讲,足够量的正压(30～35cmH_2O)可使所有萎陷的肺泡复张,但正压对脆弱的肺组织结构(如 ARDS 等)可造成破坏,有研究表明当气道内平均压超过 20cmH_2O 时,循环中促炎介质可增加数 10 倍,且直接干扰循环,一般讲,患者肺能较好地耐受 15～20cmH_2O 的 PEEP,再高则是危险的。

(3)压力限制或压力支持通气,动物实验表明,气道峰值压力过高会导致急性肺损伤,表现为肺透明膜形成粒细胞浸润、肺泡—毛细血管屏障受损,通透性增加。使用压力限制通气易于人—机同步,提供的吸气流量为减速波形,有利于气体交换和增加氧合,更重要的是可精确调节肺膨胀所需的压力和吸气时间,控制气道峰值压力,保护 ARDS 患者的气道压不会超过设定的吸气压力,避免高位转折点的出现。一组随机前瞻性试验表明,压力限制通气组比容量控制通气组更能增进肺顺应性改善,降低病死率。

(4)肺保护性通气策略的局限性:肺保护性通气策略的提出反映了 ARDS 机械通气的重大变革。但它仍存在不可避免的局限性。Thorens 等在研究中发现,当 ARDS 患者的每分钟通气量由(13.5±6.1)L/min 降至(8.2±4.1)L/min 时,动脉血氧饱和度低于 90%,低氧血症明显恶化,二氧化碳分压和肺内分流增加。可见,肺保护性通气策略不利于改善患者的氧合,其主要原因是采用小潮气量和较低压力通气时,塌陷的肺泡难以复张,导致动脉血和肺泡内二氧化碳分压升高和氧分压降低,影响了肺内气体交换,低氧血症加重。因此,要采用有效的方法促进塌陷肺泡复张,增加能参与通气的肺泡数量。

2.ARDS 的肺复张策略

肺复张策略是使塌陷肺泡最大限度复张并保持其开放,以增加肺容积,改善氧合和肺顺应性,它是肺保护性通气策略必要的补充。主要有以下几种。

(1)叹息:叹息即为正常生理情况下的深呼吸,有利于促进塌陷的肺泡复张。机械通气时,早期叹息设置为双倍的潮气量和吸气时间,对于 ARDS 患者,可间断地采用叹息,使气道平台压达到 45cmH_2O,使患者的动脉血氧分压显著增加,二氧化碳分压和肺内分流率显著降低,呼气末肺容积增加。因此,叹息可有效短暂促进塌陷肺泡复张,改善患者的低氧血症。

(2)间断应用高水平 PEEP:在容量控制通气时,间断应用高水平 PEEP 使气道平台压增加,也能促进肺泡复张。有学者在机械通气治疗 ARDS 患者时,每间隔 30s 应用高水平 PEEP 通气 2 次,可以增加患者的动脉血氧分压,降低肺内分流率。间断应用高水平 PEEP 虽然能使塌陷的肺泡复张,改善患者的氧合,但不能保持肺泡的稳定状态,作用也不持久。

(3)控制性肺膨胀(SI):SI 是一种促使不张的肺复张和增加肺容积的新方法,由叹息发展而来。即在呼气开始时,给予足够压力(30～45cmH_2O),让塌陷肺泡充分开放,并持续一定时间(20～30s),使病变程度不一的肺泡之间达到平衡,气道压力保持在 SI 的压力水平。SI 结束后,恢复到 SI 应用前的通气模式,通过 SI 复张的塌陷肺泡,在相当时间内能够继续维持复张状态,SI 导致的氧合改善也就能够维持较长时间。改善氧合是 SI 对 ARDS 患者最突出的治疗作用。研究表明,给予一次 SI,其疗效可保持 4h 以上。SI 能显著增加肺容积,改善肺顺应性,减少气压伤的发生。目前的动物实验及临床研究表明,在 SI 的屏气过程中,患者会出现一过性血压和心率下降或增高,中心静脉压和肺动脉楔压增高,心输出量降低,动脉血氧饱和度轻度降低。因此,在实施 SI 时,应充分注意到 SI 可能导致患者血流动力学和低氧血症一过性恶化,对危重患者有可能造成不良影响。

(4)俯卧位通气:传统通气方式为仰卧位,此时肺静水压沿腹至背侧垂直轴逐渐增加,使基底部肺区带发生压迫性不张,另心脏的重力作用,腹腔内脏对膈肌的压迫也加重基底部肺区带的不张,1976 年发现俯卧位通气能改善 ALI 患者的氧合。此法最近用于临床,俯卧位通气是利用翻身床、翻身器或人工徒手操作,使患者在俯卧位进行机械通气。

俯卧位通气的禁忌证为:血流动力学不稳定,颅内压增高,急性出血,脊柱损伤,骨科手术,近期腹部手术,妊娠等不宜采用俯卧位通气。

综上所述,肺保护与肺复张通气策略联合应用,能改善 ARDS 患者的氧合,提高肺顺应性,对 ARDS 的治疗有重要意义。但需根据患者的具体情况,采用合适的方法,在改善氧合的同时尽量减少肺损伤。

(四)改善微循环,降低肺动脉高压,维护心功能

1.糖皮质激素

宜采用早期、大剂量、短疗程(小于 1 周)疗法,这类药有以下积极作用。

(1)抗感染,加速肺水肿的吸收。

(2)缓解支气管痉挛。

(3)减轻脂肪栓塞或吸入性肺炎的局部反应。

(4)休克时,防止白细胞附着于肺毛细血管床,防止释放溶蛋白酶,保护肺组织。

(5)增加肺表面活性物质的分泌,保持肺泡的稳定性。

(6)抑制后期的肺纤维化等。早期大量使用糖皮质激素有利于减少毛细血管膜的损伤,疗程宜短,可用甲泼尼龙,起始量 800～1 500mg,或地塞米松,起始量 60～100mg,分次静脉注射,连续应用48～72h。

2.肝素

用于治疗有高凝倾向、血流缓慢的病例,可减轻和防止肺微循环内微血栓的形成,以预防 DIC 的发生,对改善局部及全身循环有益,对有出血倾向的病例,包括创伤后 ARDS 应慎重考虑。用药前后应监测血小板和凝血功能等。

3.血管扩张药

如山莨菪碱、东莨菪碱等的应用可改善周围循环,提高氧的输送及弥散,有利于纠正或减轻组织缺氧,疗效较好。

(五)消除肺间质水肿,限制入水量,控制输液量

由于输液不当,液体可继续渗漏入肺间质、肺泡内,易使肺水肿加重,但需维持体液平衡,保证血容量足够,血压基本稳定,在 ARDS 早期补液应以晶体液为主,每日输液量以不超过 1 500mL为宜。利尿剂的应用可提高动脉血氧分压,减轻肺间质水肿。在病情后期,对于伴有低蛋白血症的患者,利尿后血浆容量不足时可酌情输注血浆清蛋白或血浆,以提高血浆渗透压。

(六)控制感染

脓毒血症是 ARDS 的常见病因,且 ARDS 发生后又易并发肺、泌尿系等部位的感染,故抗菌治疗是必需的,严重感染时应选用广谱抗生素,根据病情选用强效抗生素。

(七)肺泡表面活性物质(PS)

外源性 PS 治疗新生儿呼吸窘迫综合征已取得较好疗效,用于成人 ARDS 疗效不一,有一定不良反应,鉴于 PS 价格昂贵,目前临床广泛应用有一定困难。超氧化物歧化酶(SOD)、前列腺 E_2、γ 干扰素等临床应用尚在探索中。

(八)其他

注意患者血浆渗量变化,防治各种并发症及院内感染的发生等。晚近开展一氧化氮(NO)、液体通气治疗,已取得较好疗效。对体外膜肺(ECMO)、血管腔内氧合器(IVOX)等方法正在进行探索改进。

第四节　急性肺栓塞

急性肺栓塞是指来自外源性或内源性栓子突然堵塞肺动脉或分支引起肺循环障碍,使其所累及肺区组织血流中断或极度减少,所引起的病理生理和临床上的综合征。栓子的来源,大多数是由于盆腔内静脉或下肢深静脉血栓的脱落;以及空气、脂肪、肿瘤细胞脱落、羊水和肺动脉血栓形成等也是手术期发生肺栓塞的原因。充血性心力衰竭及心房纤颤患者的栓子可来自右心房或右心室的血栓脱落。尽管肺栓塞的发生与麻醉没有直接相关,但仍是围手术期的肺部重要并发症之一。

急性肺栓塞的后果主要取决于栓子的大小和栓塞部位、范围。若其主要的肺血管血流被阻断,则迅速引起肺动脉高压、缺氧、心律失常、右侧心力衰竭和循环衰竭而致死;也可因神经反射引起呼吸和心跳骤停。值得注意的,引起肺血管阻力增加,除了机械性因素外,还有细胞因子和介质,如血小板活化因子、内皮素、花生四烯酸的代谢物(血栓素、前列环素),以及白三烯、肽类、5-羟色胺等都能诱发肺血管的收缩。据文献报告,肺栓塞极易被临床上漏诊,仅 10%～30%能在生前作出诊断,尤其肺小动脉栓塞多在尸检时方被发现。

一、病因

肺栓塞多发生于中年以上患者,常见于胸、腹部大手术中,或术后短时间内。促发急性肺栓塞的因素:腹部大手术;恶性肿瘤;心脏瓣膜病;血液病;肥胖;下肢静脉曲张;盆腔或下肢肿瘤;长期卧床;长期口服避孕药。

(一)血栓塞

促使静脉血栓形成的因素:血流缓慢;创伤及感染,并累及周围静脉;凝血机制改变,有少数患者因缺乏抗凝血因子如抗凝血酶Ⅲ;高脂血症、真性红细胞增多症的患者,使血内溶解血栓的作用减弱;有心瓣膜病、充血性心力衰竭、血栓性静脉炎;以及长时间低血压或因手术体位不当、妊娠、肿瘤的压迫引起下肢静脉回流的淤滞。

(二)脂肪栓塞

常见于骨盆或长骨创伤性骨折,其发生在创伤骨折 72h 后,也可发生人工关节置换术中。对发生脂肪栓塞综合征的机制还不十分清楚,但绝不单纯是肺小血管被脂滴机械性阻塞所致,更重要的是血内脂滴被脂蛋白脂酶所分解，释出的脂酸引起血管内皮细胞损害，导致微血管通透性增加和肺间质水肿。除了从骨折创伤释出脂肪外，还有其他组织成分可激活凝血系统、补体系统和多种细胞因子的释放，所以造成肺实质性损害是多种因素所致。

(三)空气栓塞

即气体进入了体静脉系统，气体除了空气之外，还可以是医用的 CO_2、NO_2 和氮气。气体易于进入非萎陷的静脉内如硬膜静脉窦，以及静脉腔处于负压状态如坐位进行颅内窝手术时；如行中心静脉穿刺时，甚至在妊娠或分娩后空气也可经子宫肌层静脉而进入。少量空气进入肺动脉可出现呛咳，或一过性胸闷或呼吸促迫等；若空气量＞40mL，患者即可致死。

(四)羊水栓塞

常见于急产或剖宫产手术时，子宫收缩时，羊水可由裂伤的子宫颈内膜静脉，也可经胎盘附着部位的血窦而进入母体血液循环，引起肺栓塞、休克，伴发弥散性血管内凝血(DIC)，临床病情多险恶。

二、病理生理

大块栓子可机械性堵塞右心室肺动脉开口处，引起急性肺动脉和右心高压，右心室迅速扩张，左心输出量骤降，循环衰竭，75％患者在发生栓塞后 1h 内死亡。肺栓塞引起反射性支气管痉挛、气道阻力增加；栓塞部分的肺泡萎陷，使肺泡通气/血液灌流比值失衡增加肺无效腔，而引起低氧血症。

三、诊断

因临床上易于误诊或漏诊，因此对施大手术或骨折，或心脏患者手术时，突然出现胸痛、咯血，不明原因的气急、窒息感，并出现严重休克和意识障碍，或在充分供氧和通气下，患者仍呈进展性发绀、低血压，应考虑发生肺栓塞的可能。临床表现为急性呼吸困难、咳嗽和胸痛，肺部可无阳性体征。心动过速为最常见或是唯一的体征。肺动脉瓣区第二心音亢进，偶尔在肺动脉瓣区可听到收缩期或持续性杂音。正常的心电图表现为 SIQ_3T_3，即Ⅰ导联 S 波变深，Ⅲ导联 Q 波出现和 T 波倒置。心动过速和 ST 段下移最为常见，但其他类型心律失常也可发生。胸部 X 线检查检查无特异性价值；CT 偶可发现栓子，或因梗塞引起肺实质的改变；目前 MRI 对此的诊断价值，仍有待于探讨。肺动脉造影具有重要意义，其敏感性、特异性和准确性都较高，可出现有肺动脉内充盈缺损或其分支截断现象。视网膜血管存在气泡则可确诊气栓，没有气泡也不能排除气栓的可能。脂肪栓塞则可在躯干上部包括结合膜、口腔黏膜出现瘀点。若对气管肺泡冲洗液内细胞，采用 oilRedO 脂肪染色，对诊断有一定的帮助。

实验室检查：胆红质升高，谷草转氨酶(ALT)、乳酸脱氢酶和磷酸肌酸激酶正常或升高，这些检查对诊断无特异性价值。动脉血气分析，主要为低氧血症。

四、预防

通过如下措施有助于降低肺栓塞的发生：避免术前长期卧床；下肢静脉曲张患者应用弹力袜，以促进下肢血液循环；治疗心律失常，纠正心力衰竭；对红细胞比容过高患者，宜行血液稀释；对血栓性静脉炎患者，可预防性应用抗凝药；保持良好体位，避免影响下肢血流；避免应用下肢静脉进行输液或输血；一旦有下肢或盆腔血栓性静脉炎，应考虑手术治疗。

五、处理

对急性大面积肺栓塞的治疗原则是进行复苏、纠正和支持呼吸与循环衰竭。主要方法包括吸氧、镇痛,控制心力衰竭和心律失常,抗休克和抗凝治疗。同时,请心血管专科医生会诊。若临床上高度怀疑有急性肺栓塞,且又无应用抗凝药的禁忌,则可应用肝素或链激酶、尿激酶进行血栓溶解。

胸外心脏按压术有可能引起栓子破碎而分散远端小血管,从而有改善血流的可能。有的患者可在体外循环下进行肺内栓子摘除术。

静脉内气栓:充分给予纯氧吸入不仅是纠正低氧血症,且可通过与气泡内的压力差使氮从气泡内逸出而缩小气泡的体积;可迅速进行扩容以提高静脉压,防止气体进一步进入静脉循环;应用中心静脉导管或肺动脉导管置入右房吸出空气,其效果取决于患者体位、导管位置,但有可能吸出50%的气体。行高压氧舱治疗并非第一线的措施,只对伴有神经系统症状的一种辅助疗法。

所谓反常性栓塞系指空气或气体进入静脉系统而却达到体动脉循环,并出现末端动脉阻塞的症状。其发生可能的机制是气体通过未闭的卵圆孔进入体循环,当静脉内发生气栓时肺动脉压力增高,右房压力也随之升高,为气泡通过未闭卵圆孔提供了方便的条件。另一可能是,进行机械性通气时采用 PEEP 模式,使左房压力的下降在未闭卵圆孔两侧出现压力差,使气泡从静脉系统逸入体循环。动物实验表明,大量(>20mL/min)或小量(11mL/min)气体持续进入静脉系统,也会在动脉内出现气泡,尽管不存在有解剖学上缺陷。资料表明,多种麻醉药可使肺循环滤过气栓子的能力削弱特别吸入性麻醉药有可能解除静脉内气泡逸入体动脉的界限。由此可见,任何静脉内气栓都有可能演变为动脉内气栓。对动脉内气栓治疗首要目的,在于保护和支持生命器官的功能,进行心肺复苏。如上所述,必须提高氧的浓度。患者应处于平卧位,任何头低位都将加重脑水肿的发生,何况气泡的浮力不足以阻挡血流把气泡推向头部。

第五节　自发性气胸

自发性气胸为非创伤性肺脏层胸膜破裂,使肺内气体进入胸膜腔,而致胸腔积气。随着人们对其病因和发病机制认识的深入,近年来的处理从传统的抽气发展为消除肺部基础病变。

一、病因与发病机制

(一)原发性自发性气胸的病因与发病机制

一般认为是由胸膜下大疱和肺大疱破裂引起,对大疱的形成机制有如下看法。

1.非特异性炎症

细支气管的非特异性炎症,炎症引起纤维组织增生,瘢痕形成,使细支气管形成活瓣机制,结果形成胸膜下大疱和肺大疱,在肺内压增高时,胸膜下大疱和肺大疱破裂,气体进入胸腔形成自发性气胸。

2.肺弹力纤维先天性发育不良

肺弹力纤维先天性发育不良，终致萎缩，使肺泡弹性减弱而形成肺大疱。

3.遗传因素

韩氏报告一个家族代发生 6 例自发性气胸。傅氏报告 4 个家族中 12 例家族性自发性气胸。新近的一个自发性气胸家族报告患者是一个父亲和他的 3 个子女(2 男 1 女)，现在认为遗传方式可能是单个常染色体显性遗传。

4.胸膜间皮细胞稀少

研究发现，自发性气胸的胸膜改变比较明显，尤其是胸膜间皮细胞稀少或缺乏，在肺内压增高的情况下，空气通过胸膜间皮细胞之间的裂孔进入胸腔。

(二)继发性自发性气胸的病因与发病机制

肺部大多疾病都可发生继发性自发性气胸。

1.肺结核继发自发性气胸

其机制为胸膜下病灶或空洞破入胸腔，结核病灶纤维或瘢痕化压迫细支气管导致形成肺气肿或肺大疱，后在诱因作用下破裂，粟粒型肺结核的病变在肺间质，也可引起间质性肺气肿性肺大疱破裂。

2.肺癌继发自发性气胸

其机制为癌灶直接侵犯或破坏脏层胸膜，癌肿阻塞细支气管，形成局限性肺气肿，癌灶导致的阻塞性肺炎发展为肺化脓性炎症，破入胸腔。

(三)特殊类型气胸的病因与发病机制

月经性自发性气胸指发生在月经期，且反复发作的自发性气胸，有的病例复发达 40 次。文献报告，月经性自发性气胸患者有 25%～37%存在有肺、胸膜或膈肌子宫内膜异位病灶，仅在月经来潮前后 24～72h 内发生，病理机制尚不清楚，可能是胸膜上有异位子宫内膜破裂引起。妊娠期气胸可因每次妊娠而发生，可能与激素变化和胸廓顺应性改变有关。

二、诊断

(一)临床表现特点

发病前部分患者可能有持重物、屏气、剧烈体力活动等诱因，但多数患者在正常活动或安静休息时发生，偶有在睡眠中发病者。大多数起病急骤，患者突感一侧胸痛，针刺样或刀割样，持续时间短暂，继之胸闷、气急和呼吸困难；少数患者可发生双侧气胸，以呼吸困难为主要表现，经对症治疗缺氧症状不能改善，肺部呼吸音不对称，患侧肺呼吸音消失，健侧肺呼吸音相对增粗。积气量大者或原已有较严重的慢性肺疾病患者，呼吸困难明显，患者不能平卧。如果侧卧，则被迫健侧卧位，以减轻呼吸困难。张力性气胸时胸膜腔内压骤然升高，肺被压缩，纵隔移位，迅速出现严重呼吸循环障碍；患者表情紧张、胸闷、烦躁不安、发绀、冷汗、脉速、虚脱和心律失常，甚至发生意识不清、呼吸衰竭。

少量气胸的体征不明显，尤其在肺气肿患者更难确定，听诊呼吸音减弱具有重要意义。大量气胸时，气管向健侧移位，患侧胸部隆起，呼吸运动与触觉语颤减弱，叩诊呈过清音或鼓音，心或肝浊音界缩小或消失，听诊呼吸音减弱或消失。左侧少量气胸或纵隔气肿时，有时可在左心缘处听到与心跳一致的气泡破裂音，称 Hamman 征。液气胸时，胸内有振水音。血气胸如失血量过多，可使血压下降，甚至发生失血性休克。为了便于临床观察和处理，根据临床表现可将自发性气胸分为稳定型和不稳定型两型，符合下列标准。

(1)呼吸频率＜24次/分。

(2)心率为60～120次/分。

(3)血压正常。

(4)呼吸室内空气时 SaO_2＞90%。

(5)两次说话间说话成句表现者，可为稳定型气胸。否则为不稳定型气胸。

(二)胸部X线检查

患者应直立后前位拍片，通常显示患肺因积气不同而致压缩程度不同，一般来说，肺萎陷的程度常被低估，相比之下，胸部CT评价肺萎陷的准确性较高。

三、治疗

随着自发性气胸病因和发病机制的研究进展以及病理改变特征的明确，治疗已由传统的单纯卧床、抽气治疗进展到针对病因、病理和防止复发的综合性治疗。

(一)一般治疗

如果气胸量＜20%，且无症状，可让患者卧床休息，因胸膜腔每日可自行吸收约1.5%气体，故15%气胸可在10d左右完全吸收。给予吸氧可加速气胸的吸收，因为吸氧可降低毛细血管内氮的分压，因此加快气胸的吸收。

(二)排气疗法

1.穿刺排气

穿刺排气适用于闭合性自发性气胸肺压缩程度为20%～40%的患者，但这种方法复发率高达29%～75%。

2.胸腔闭式引流排气

开放性气胸尤其是张力性气胸常需要胸腔闭式引流排气治疗。胸腔闭式引流治疗特发性气胸十分有效。但胸腔引流治疗继发性自发性气胸的成功率较低，文献报告了一组囊性纤维化所致的气胸患者，35%需要插入多根引流管，而另一组慢性阻塞性肺疾病(COPD)所致气胸，25%需要插入1根以上引流管。另外闭式引流排气治疗继发性自发性气胸其复发率据Sereecs报告高达38%。

3.胸腔粘连疗法

(1)应用粘连剂治疗。①纤维蛋白补充剂：直接补充剂有自体血、血浆、纤维蛋白糊，间接补充剂有纤维蛋白原、凝血酶；此类粘连剂的作用是纤维蛋白对漏气口的覆盖。②刺激胸膜炎症剂：理化刺激剂有高渗糖、滑石粉、米帕林、四环素类；生物刺激剂有支气管肺炎球菌苗、卡介苗；免疫调节剂有溶血性链球菌SK(OK432)等。这类粘连剂的作用系通过生物、理化刺激与免疫赋活作用产生无菌性及变态反应性胸膜炎，使两层胸膜粘着而防止漏气。③直接粘合作用剂：医用粘连剂氰基丙烯醋酸胶能强力粘合胸膜裂口。

(2)经胸膜腔注射法：经胸腔引流管注入法目前常用，此法的复发率为注入支气管炎菌苗1～2mL为16.6%；注入OK432时为5.3%；注入纤维蛋白原1g加凝血酶500U加多西霉素30～50mg为3.7%。有学者用凝血酶注入胸腔治疗自发性气胸25例，其治疗特发性气胸的有效率为100%,治疗继发性气胸的有效率为73%。经胸腔套管针喷粉法需2根引流管,可使肺完全复张,复发率为14%。经胸腔镜用药法则一定要找准瘘口,此法复发率为9.8%。经纤维支气管镜注入粘连剂法镜下看清破口所在的支气管后注入明胶、纤维蛋白胶,有效率达73%。此法适用于全身状况差、肺功能不全、不能耐受手术的顽固性气胸患者。

(三)外科手术治疗

文献报告,外科治疗的复发率不足4%。据统计,近10年来有27%～35%的患者采用开胸手术治疗自发性气胸。一组752例自发性气胸采取壁层胸膜切除术,术后复发率为0.4%,另一组301例采取胸膜摩擦术治疗,术后复发率为2.3%。目前认为开胸手术是根治气胸和防止复发最积极和最有效的方法,常用胸腔镜来完成此类手术,但对一些较复杂的病例,在电视胸腔镜下难以完成手术时,应以患者利益为重,果断转为开胸手术。临床研究认为,经腋下小切口治疗自发性气胸与电视胸腔镜治疗相比较效果接近,也具有创伤小的优点。

四、特殊类型自发性气胸的治疗

(一)两侧同时自发性气胸

文献报告,两侧同时自发性气胸占自发性气胸的2%～6%,常危及生命,应立即双侧同时引流减压。主张积极手术治疗防止复发。年轻患者肺无基础疾病者,可一次性两侧胸腔同时行手术治疗,年老者采用分期手术为宜。肺大疱切除加胸膜摩擦术或部分胸膜切除术可使气胸复发率分别降至2.3%及2%以下。

(二)月经性自发性气胸

多数学者主张首选手术,手术总复发率37%,为减少复发,术中可做胸膜固定术。其次使用抑制卵巢功能的药物,阻止排卵过程造成“假性妊娠”,以控制症状,总有效率为63%。还可用妇科手术治疗如输卵管结扎术等,但单用妇科手术疗效差,总复发率71%。该型气胸保守或穿刺抽气治疗,几乎完全无效,胸腔持续引流复发率为76%。

五、自发性气胸并发症的治疗

(一)心源性休克

多发生在肺压缩70%以上负压排气过快的患者,提示负压排气不能过快。

(二)血气胸

因胸膜粘连带血供来自体循环,压力大,加之粘连肺组织收缩能力差,一旦撕裂产生大出血,将血液抽尽观察24～48h,出血不止者可剖胸手术治疗。

(三)复张性肺水肿

在自发性气胸肺复张后单侧肺水肿的发生率约为10%,肺萎缩时间过长的肺脏因表面活性物质损耗增加和合成减少等原因,过快复张会出现肺水肿,如患者合并有心肺功能不全,其病死率约20%,应予以重视。凡气胸肺压缩超过80%,气胸持续时间超过3d者,抽气不宜过多,单用水封瓶治疗者不必加用负压吸引。在引流过程中或肺复张后短时间出现胸部发紧、咳嗽者,可能随后发生肺水肿,应当减慢或终止引流。

治疗复张性肺水肿的重点为强心、利尿、供氧和抗感染。可采取如下措施。

(1)立即停止输液或减慢输液速度,静脉滴入呋塞米(速尿),对心源性或输液过多引起的急性复张性肺水肿可迅速从肾脏排出液体。

(2)可以先采用间歇正压辅助呼吸,以增加氧分压及降低静脉血回流量。如吸入纯氧后 PaO_2<50mmHg,或仍有大量水肿液不断涌出,则应加用PEEP,PEEP可增加功能残气量,增加液体向肺泡漏出的阻力,并使肺泡气体分布较均匀。

(3)血压尚稳定的患者,可用苄胺唑啉或硝普钠(亚硝基铁氰化钠)以及硝酸甘油在严密地监测下缓慢静脉滴注,使周围小血管舒张,降低外周血管阻力,减少心脏前后负荷,并解除支气管痉挛和兴奋呼吸中枢。

(4)用低毒有效的广谱抗菌药物预防感染。

(5)用吗啡10mg加入20%葡萄糖注射液中缓慢静脉注射,可抑制过度换气,减轻焦虑不安,扩张外周血管,降低CVP和氧耗量。

(6)雾化吸入0.5%异丙肾上腺素2mL,氟美松(地塞米松)5mL,1%普鲁卡因2mL或吸入二甲基硅油,可减少气道中的泡沫。

(四)脓气胸

肺化脓性炎症引起的气胸,尤其存在支气管胸膜瘘者,多并发脓胸,应积极排脓,行抽气及抗感染治疗;若合并出血不止,甚至造成失血性休克者,可考虑剖胸探查止血。

第六节　呼吸衰竭

一、病因与发病机制

呼吸衰竭系指多种病因所致的呼吸组织严重受损,呼吸功能严重障碍,导致缺氧和(或)二氧化碳潴留,从而使气体交换不能满足组织和细胞代谢需要的临床综合征。呼吸衰竭目前无统一概念,仍以血气检查结果为准。如在海平面大气压下,排除心血管疾病等后,静息状态呼吸室内空气时,动脉血氧分压(PaO_2)低于60mmHg(7.89kPa)或伴有二氧化碳分压($PaCO_2$)高于50mmHg(6.65kPa),即为呼吸衰竭。若在静息状态下动脉血气正常,而在某种程度的劳力后出现血气异常,称为呼吸功能不全。在无血气分析条件下,若在静息状态下即感呼吸困难,出现重度发绀,也可考虑呼吸衰竭,但可能漏掉无呼吸困难表现的慢性呼吸衰竭者或贫血不出现发绀者。呼吸衰竭可为暂时的可逆的,但也可能造成多脏器功能损害,严重危及患者生命,其病死率的高低与能否早期诊断合理治疗有密切关系。

(一)病因

呼吸衰竭的病因很多,可归纳为以下三大类。

1.通气功能障碍

(1)阻塞性通气功能障碍:①慢性支气管炎;②阻塞性肺气肿;③支气管扩张;④反复发作的重症支气管哮喘。

(2)限制性通气功能障碍:①胸廓扩张受限,如某些胸壁疾病、脊柱后侧突、广泛胸膜增厚、多发性肋骨骨折、胸部外科手术等;②肺膨胀受限,如大量气胸、胸腔积液、弥散性肺间质纤维化等;③膈肌运动受限,如大量腹腔积液、腹膜炎、膈胸膜炎、腹部外科手术、极度肥胖等;④神经肌肉疾病,如脊髓灰质炎、多发性硬化症、重症肌无力、破伤风、肌肉萎缩、胸和脊髓损伤等;

⑤呼吸中枢抑制或受损，如脑血管病变、脑炎、脑外伤、电击、各种麻醉剂及镇静剂过量或中毒等直接或间接抑制呼吸中枢。

2.气体交换和弥散功能障碍

肺水肿(心源性和非心源性)，肺血管疾病(肺动脉栓塞：血栓栓塞、肿瘤栓子栓塞、羊水栓塞、骨髓栓子栓塞、脂肪栓塞等，多发性微血栓形成，肺血管炎，肺毛细血管瘤)，肺纤维化性疾病(特发性肺间质纤维化、尘肺、结节病等)。

3.通气血流比例失调和右向左的分流

细支气管炎肺炎、重症肺结核、肺气肿、肺不张、肺血栓栓塞症等，引起肺容量、通气量、有效弥散面积减少，通气与血流比例失调、肺内右至左分流增加，发生缺氧。

(二)发病机制

缺氧和二氧化碳潴留是呼吸衰竭的主要病理生理改变，由于缺氧和二氧化碳潴留在程度和发生速度上的差别，机体组织细胞对它们有不同的代偿能力和耐受性，缺氧和二氧化碳潴留对人体的相互作用又往往是相互交叉影响的。缺氧与二氧化碳潴留的发生与以下因素有关。

1.通气功能障碍

表现为低氧血症和高碳酸血症性呼吸衰竭。以慢性阻塞性肺疾病(COPD)最为常见，主要由于呼吸道(尤其是小气道)慢性炎症，引起黏膜充血、水肿、痉挛，管壁增厚，管腔狭窄，同时杯状细胞和黏液腺细胞分泌亢进，分泌物增加，阻塞气道。上述病理改变可致气道阻力增加，空气进入肺泡受阻，肺泡通气不足，影响气体交换，导致缺氧和二氧化碳潴留，气道慢性炎症急性发作明显加速了上述病理过程的发展。

2.换气功能障碍

表现为低氧血症性呼吸衰竭。

(1)弥散功能障碍：呼吸膜(肺泡—毛细血管膜)是完成气体交换的功能单位。气体交换是根据气体物理特性，受膜厚度和通透性，气体弥散面积，肺泡与血液两侧气体压力差，气体与血液接触时间的影响。若呼吸膜发生病变，可使其厚度增大，通透性减小，对弥散面积、分压差以及血液流经时间均可产生明显的影响，使气体弥散障碍，最终导致以缺氧为主的Ⅰ型呼吸衰竭，常见于肺动脉栓塞和 ARDS 等。

(2)通气血流比例失调：生理情况下，单位时间内通过肺泡的气量和血流量是相对恒定的，前者每分钟约 4L(以 V 表示)，后者每分钟约 5L(以 Q 表示)，通气血流比例(V/Q)约为 0.8。凡使肺通气或血流减少的病变如肺气肿、肺动脉栓塞、肺间质纤维化、肺炎和肺不张等均可导致 V/Q 比例失调，引起低氧血症。常有以下两种情况。

1)病理无效腔增加：病变部位血流减少或停止，即使通气保持良好状态，进入病变区域的气体也不能进行充分的气体交换，使 V/Q 比例明显增加，形成所谓无效腔通气，从而导致不同程度的缺氧，此种情况一般无二氧化碳潴留，这是因为氧和二氧化碳离解曲线具有不同特点，二氧化碳弥散能力比氧大 20 倍，血流通过通气良好的肺泡时，足以将过多的二氧化碳排出体外。

2)肺内分流样效应：即病变部位肺泡通气量减少或无通气，但血流正常，V/Q 比例小于 0.8，致使肺动脉血未经充分氧合或完全未氧合即进入肺静脉，从而导致缺氧，此种情况的肺泡因低通气常合并二氧化碳潴留。

上述两种情况见于不同类型慢性支气管炎患者，红喘型，主要表现为肺泡过度通气，导致V/Q比例升高，二氧化碳潴留多不明显；而在紫肿型，主要表现为肺内分流样效应，V/Q比例降低，出现明显缺氧和二氧化碳潴留，分流样效应氧疗效应较好。

肺内分流：肺病变部位无通气，血流灌注正常，V/Q比例为0，静脉血流经无通气肺泡，未经氧合即流入体循环动脉，造成静脉血掺杂，即肺内右向左分流，导致低氧血症，见于ARDS患者，系肺泡毛细血管膜严重受损，血浆外渗，充填间质和肺泡，致非心源性肺水肿，因严重肺内分流，患者氧疗效应不好，吸入高浓度氧并不能明显提高患者的PaO_2。临床上少有单纯通气功能障碍或单纯换气功能障碍，常合并存在，但以其一为主。

二、临床表现

呼吸衰竭的临床表现主要是缺氧和二氧化碳潴留所引起的多脏器功能紊乱表现。

(一)呼吸困难

往往是临床最早出现的症状，并随呼吸功能减退而加重。中枢性呼吸衰竭，呼吸困难主要表现在呼吸节律、频率和幅度方面的改变；呼吸器官病变引起的周围性呼吸衰竭，多伴有呼吸劳累、呼吸辅助肌多参与活动，表现为点头或提肩呼吸。某些中枢神经抑制药物中毒，并无呼吸困难表现，而出现呼吸匀缓、表情淡漠或昏睡。

(二)发绀

发绀是缺氧的典型症状。当血氧饱和度低于85%时，口腔黏膜、舌及指甲即见明显发绀，但合并严重贫血者可无发绀。

(三)神经精神症状

缺氧和二氧化碳潴留都会引起神经精神症状。急性严重缺氧，可立即出现精神错乱、狂躁、昏迷、抽搐等症状，严重二氧化碳潴留可出现肺性脑病，呈二氧化碳麻醉现象。首先出现失眠、烦躁、躁动、定向功能障碍等兴奋症状，继而出现表情淡漠、肌肉震颤、间歇抽搐、嗜睡、昏睡、昏迷等中枢抑制症状。二氧化碳潴留本身并不是决定精神症状的单一因素，与pH的降低也有密切关系，在严重二氧化碳潴留者，若动脉血二氧化碳分压在100mmHg(13.3kPa)以上，如pH代偿，病员仍能保持日常生活活动；而急性二氧化碳潴留，pH低于7.3就可能出现危重精神症状。此外，缺氧降低神经系统对二氧化碳潴留的耐受性和适应性。二氧化碳潴留时，神经检查可出现反射减弱或消失，锥体束征阳性等症状。

(四)血液循环系统症状

缺氧和二氧化碳潴留时，心率增快、心搏出量增加，血压上升、肺循环小血管收缩，产生肺动脉高压。心肌对缺氧十分敏感，早期轻度缺氧即可从心电图上显示出来，主要出现T波改变，急性严重心肌缺氧，可出现心律不齐、心室颤动以至心搏骤停。故严重缺氧者，心脏衰竭后心肌收缩力就会减弱，每分钟心搏量减少，血压下降，最后导致循环衰竭。

二氧化碳可直接作用于血管平滑肌，使血管扩张，故外周浅表静脉充盈、皮肤温暖、红润、潮湿多汗，血压增高、心搏量增加，故脉搏洪大有力。脑血管在二氧化碳潴留时也扩张，缺氧又增加脑血流量，故患者常诉血管扩张、搏动性头痛、特别在熟睡醒觉后更为剧烈。

(五)消化和泌尿系统症状

肝细胞缺氧发生变性坏死,肝脏有淤血,可导致血清谷丙转氨酶增加至100～200U或更高。因消化道黏膜充血水肿、糜烂、溃疡渗出而导致消化道出血,出现呕血或便血。肾功能损害表现为肌酐、非蛋白氮升高,蛋白尿,尿中出现红细胞或管型,甚至少尿、无尿。上述情况多为可逆的,随着呼吸衰竭的缓解,肾功能一般可能恢复正常,消化道出血在缺氧和二氧化碳潴留纠正后即可缓解消失。

三、诊断与鉴别诊断

(一)诊断

(1)具有引起呼吸衰竭的病史和诱因,如慢性支气管、肺胸病史和肺血管病史,以及COPD感染后急性发作病史。

(2)缺氧和(或)二氧化碳潴留的临床表现。

(3)实验室检查:血气分析和阴离子间隙(AG)是确定诊断,判断病情轻重和酸碱紊乱类型,指导临床治疗的依据。

(二)鉴别诊断

呼吸衰竭主要应与呼吸功能不全进行鉴别,后者在静息状态下,PaO_2＞7.98kPa(60mmHg)和(或)$PaCO_2$＜6.55kPa(50mmHg),运动后PaO_2＜7.98kPa(60mmHg)和(或)$PaCO_2$＞6.55kPa(50mmHg)。

四、急救处理

(一)现场急救

急性意外伤害如溺水、电击、中毒等急性呼吸衰竭、呼吸骤停,应立即进行现场心肺复苏抢救。呼吸骤停后,如能保持肺循环,借肺泡—静脉血氧和二氧化碳存在的分压差,可使静脉血继续动脉化,这种现象称为弥散呼吸或称无呼吸运动氧合。一般认为,弥散呼吸的通气量可为机体额外提供1.5～2min时间,这样进行间歇口对口呼吸、冲洗呼吸道和肺泡存气,就可以借弥散呼吸保持动脉血氧在较安全的水平,因此,畅通的呼吸道,有效的体外心脏按摩、间歇人工通气,以新鲜空气或高浓度氧冲洗肺泡气,是急性呼吸衰竭现场复苏抢救发挥弥散呼吸作用不可缺少的条件。

(二)病因治疗

呼吸衰竭常见的病因为严重感染。抗生素的应用以广谱、联合、大剂量、静脉内给药为宜,老年患者应尽量避免对胃肠道和肾脏有毒性作用的药物。因控制感染需时较长,所以救急、解危和延续生命的主要措施是改善通气,纠正缺氧,提高应激状况,以便更好发挥抗菌药物疗效,彻底去除病因。

(三)改善通气

改善通气是治疗呼吸衰竭的首要措施。上呼吸道急性炎症,COPD急性发作以及各种原因所致的昏迷患者,均可发生不同程度的气道阻塞,进而导致呼吸衰竭。应积极清除口咽部及呼吸道分泌物,予以解痉剂以缓解支气管痉挛,在此基础上也可使用呼吸兴奋剂以改善通气。如无效可建立人工气道,行短期机械通气治疗,对不能维持自主呼吸者尤为必要。行机械通气治疗时,有条件单位应予血气监测,以防通气过度使二氧化碳排出过快而导致代谢性碱中毒,使组织更加缺氧，造成不可逆脑损害，甚至导致患者死亡。

(四)给氧治疗

氧疗是治疗呼吸衰竭的重要措施，可取得以下治疗效果：①提高 PaO_2，保证组织器官供氧，维持人体正常生理和代谢需要；②可消除肺小动脉痉挛，降低肺动脉压，从而减轻右心负荷；③减轻呼吸肌做功，减少氧消耗，有利于恢复呼吸肌疲劳。

给氧治疗应根据呼吸衰竭类型不同而异。Ⅰ型呼吸衰竭如重症肺炎、肺水肿和 ARDS 等，气道通畅，无二氧化碳潴留的病理因素存在，所以应予高浓度给氧(60%～80%或 80%以上)，将 PaO_2 迅速提高到 60mmHg 以上为宜。因无二氧化碳潴留弊端，故吸入高浓度氧不会导致呼吸抑制；Ⅱ型呼吸衰竭如 COPD、肺心病及急性发作期，特别是长期有二氧化碳潴留的患者，以气道阻塞为主，缺氧和二氧化碳潴留并存，靠低氧刺激兴奋呼吸中枢，以维持通气功能，如给以高浓度氧疗，缺氧得以纠正，呼吸兴奋因素消除，呼吸减慢，二氧化碳潴留加重，使呼吸中枢抑制加深，所以Ⅱ型呼吸衰竭给氧原则目前仍坚持持续低浓度(24%～28%)，低流量(1～2L/min)吸氧，即控制性氧疗。氧流量在 5L/min 以下时，给氧浓度可按下列公式计算：给氧浓度%＝21＋4×氧流量/min 以下时，Ⅱ型呼吸衰竭经鼻给氧应注意的问题如下。

(1)保持鼻孔通畅，鼻塞吸氧者，注意检查鼻道有无狭窄或阻塞，以免影响氧的吸入。

(2)因鼻阻塞口腔呼吸的患者应适当加大氧流量或经口腔吸氧。

(3)经鼻塞或鼻导管吸氧，禁用镇静催眠药，以防抑制呼吸中枢，导致患者死亡。

(4)不能因为患者吸氧时感到不适而间断给氧或停止供氧。

(5)无血气监测的情况下，注意给氧疗效的临床观察，以皮肤发绀减轻、心率减慢、尿量增多、神经精神症状减轻或消失等最为重要。

(五)气管插管与气管切开术

Ⅱ型呼吸衰竭患者，经有力控制感染，控制性氧疗和积极改善通气等治疗后，病情继续加重，PaO_2 继续下降，$PaCO_2$ 继续升高，咳嗽无力，痰液阻塞气道，出现球结膜充血水肿，呼吸微弱和节律改变，并出现神经精神症状时，应积极行气管插管或气管切开术，施行人工机械通气治疗。

(六)机械通气治疗

在呼吸衰竭治疗中，机械通气占有极其重要的位置，有不可替代的作用，使用得当可使患者转危为安，起死回生，使用不当可能加速患者死亡。机械通气的目的是通过呼吸支持以改善肺泡通气，纠正缺氧和二氧化碳潴留，使生命活动得以维持。

1.适应证

COPD 急性发作，出现Ⅱ型呼吸衰竭的患者，呼吸频率在 30 次/分以上或在 7 次/分以下，潮气量＜250mL或最大吸气压力＜25cmH₂O，在适当控制性氧疗情况下，PaO_2＜45mmHg，失代偿性呼吸性酸中毒，pH＜7.25，$PaCO_2$ 进行性升高时。上述数据并非绝对，基层单位也难以做到，应以临床表现为主，如出现呼吸微弱，张口呼吸或呼吸节律改变，并伴有意识障碍者，应不失时机地行机械通气治疗。

2.呼吸机的选用

轻症患者采用简易呼吸器配合面罩进行辅助加压通气治疗，可改善缺氧和二氧化碳潴留，获得良好效果。重症患者应建立人工气道行机械通气治疗，下列通气模式可用于慢性呼吸衰竭或呼吸衰竭急性加重期的治疗。

(1)持续气道内正压通气(CPAP)：用于有自主呼吸的患者，在整个呼吸周期内人为的施以一定程度的气道内正压，以对抗内源性 PEEP，从而有利于防止气道萎陷，改善肺顺应性，减少呼吸功的消耗，有利于恢复呼吸肌的疲劳。

(2)间歇正压通气(IPPV)：属辅助控制模式。该型呼吸机在有自主呼吸时机械通气随自主呼吸启动，一旦自主呼吸停止则机械通气自动由辅助通气转为控制型通气，其优点是既允许患者建立自己的呼吸频率，也能在呼吸发生抑制暂停时保证必要的通气量，对慢性呼吸衰竭患者是适用的。

(3)间歇指令通气(IMV)和同步间歇指令通气(SIMV)：IMV 是在单位时间内既有强制性机械通气又有自主呼吸，两者交替进行，共同构成每分钟通气量。机械送气时气道内为正压，自主呼吸时吸气相气道内为负压，SIMV 与 IMV 不同点只是机械通气的间歇指令与自主呼吸同步，无机械通气与自主呼吸对抗，消除了 IMV 的指令通气与自主呼吸对抗的不适感。该型呼吸机优点是减少患者自主呼吸与呼吸机对抗，可防止代谢性碱中毒，减低气道内压力，降低胸内压升高所致的气压伤。其缺点是患者仍需自主呼吸而呼吸肌不能完全休息，有一定的氧消耗，不能很好地消除呼吸肌疲劳，该型呼吸机用于 COPD、呼吸衰竭患者已取得良好效果。

(4)双水平气道正压通气(BiPAP)：可提供两个正压的辅助通气。有一个较高的吸气压作为压力支持通气(PSV)；呼气时又能立即将呼气压自动调到较低水平将气体呼出，故具有呼气末正压的作用。它与定压、定容通气相比同样潮气量所产生的最大吸气压及平均气道压都明显降低，以利减少气压伤和对循环功能的影响。该型呼吸机应用密闭性较好的鼻和口鼻面罩通气，避免了气管插管或气管切开给患者带来的痛苦，适合于 COPD、肺心病急性发作期呼吸衰竭的治疗。

(5)压力支持通气(PSV)：是一种新型辅助通气模式。在患者自主呼吸的前提下，每次吸气都接受一定程度的压力支持，即患者与呼吸机共同协作完成通气，可使肺顺应性下降的患者获得较大的潮气量，并能以较低的吸气功维持同样的潮气量。因此对肺或胸廓顺应性不良、气道黏膜水肿、分泌物增多、支气管痉挛所致的气道阻力增高以及呼吸肌疲劳的患者均有良好的效果，对 COPD 所致Ⅱ型呼吸衰竭应用 PSV 治疗可缩短通气时间，用于撤机过程也可收到良好治疗效果。

(6)SIMV 加 PSV：两种模式组合可使 SIMV 中的自主呼吸变成 PSV，可有效避免呼吸肌疲劳的发生，主要用于呼吸衰竭的撤机过程。

(7)呼气末正压通气(PEEP)：传统观念认为 PEEP 不能用于 COPD 患者，其根据是 PEEP 主要是改善肺换气功能，因 COPD 主要是通气障碍，吸氧即能增加 PaO_2；COPD 已处于过度充气状态，若加 PEEP 会进一步增加肺容积，从而增加气压伤。近年来，多数学者对低水平

PEEP 治疗 COPD 持肯定意见。

3.注意事项

应用呼吸机时要避免发生以下 3 个问题。

(1)防止二氧化碳排出过快导致代谢性碱中毒。

(2)防止送气压力过高导致的肺气压伤。

(3)防止胸内压增高对循环功能的影响。

(七)纠正酸碱平衡失调

1.呼吸性酸中毒

主因气道阻塞,二氧化碳潴留使 pH 降低所致。因此治疗的主要措施应是缓解支气管痉挛,清除呼吸道分泌物,借以达到改善通气,促使二氧化碳排出的目的。病情严重的患者,如 pH<7.25时,可应用碱性药物治疗。首选三羟甲基氨基甲烷(THAM),该药系有机氨缓冲剂,对细胞内外酸中毒均有良好治疗效果,其与二氧化碳结合后形成 HCO_3^-,从而使 $PaCO_2$ 下降,pH 上升。应用方法:5%葡萄糖注射液 250mL 加 3.64%THAM 溶液 200mL 静脉滴注,每日 1 次或 2 次,不良反应有快速大量滴注时可引起低血糖、低血压、低血钙和呼吸抑制等,漏出血管外可引起组织坏死,应予以注意。

2.代谢性酸中毒

Ⅱ型呼吸衰竭时,呼吸性酸中毒合并代谢性酸中毒很常见,代谢系因严重缺氧,葡萄糖无氧酵解,体内乳酸堆积所致,通气改善后缺氧纠正,乳酸所致代谢即可终止,一般无须碱性药物治疗。如病因一时难以去除,pH<7.20 时可予碱性药物治疗。因呼吸性酸中毒、代谢性酸中毒多合并存在,故一般情况下不主张选用碳酸氢钠治疗,仍以选用 THAM 为好。

3.代谢性碱中毒

常在使用强利尿剂,大剂量皮质激素,使 K^+ 和(或)Cl^- 大量丢失所致,机械通气使二氧化碳排出过速,从而导致 pH 明显升高也是常见原因之一。治疗应积极补充氯化钾、谷氨酸钾、精氨酸等药物,严重低氯者,如无明显 $PaCO_2$ 增高,也可静脉补充氯化铵治疗。机械通气者,应有血气监测或小潮气量通气,使 $PaCO_2$ 缓慢下降,以防发生代谢性碱中毒。

(八)纠正电解质紊乱

Ⅱ型呼吸衰竭者常合并电解质紊乱。以低钾、低钠、低氯最为多见,高血钾者并不多见。多因摄入不足或应用强利尿剂及大剂量皮质激素排出过多有关。治疗仍以积极补充丢失电解质为主,常用药物见前。

低钠者补充方法应按下列公式计算:

(正常血清钠-实测血清钠)×(体重×20%)=应补充血清钠总量。

首次补充剂量以总量的 1/3 为妥,之后用量应根据复查血清钠结果进行调整。

(九)肺性脑病的治疗

肺性脑病系Ⅱ型呼吸衰竭严重并发症,多于 COPD 急性发作期出现,病死率较高,预后不好,应予高度重视,治疗同Ⅱ型呼吸衰竭,应以改善通气,控制性氧疗和有效控制感染为主。

(十)水分补充和营养支持

1.水分补充

肺心病急性发作期,呼吸衰竭常与右心功能衰竭合并存在,因消化道淤血水肿常出现厌食,摄入不足,加之利尿剂使用不当,使体液大量丢失,有效循环血量严重不足,临床表现虽口干舌燥而不欲饮水,常因右侧心力衰竭而出现全身水肿,严重者可出现大量体腔积液,掩盖脱水实质,干扰液体补充,故应积极补充,每日应补充液体 2 500～3 000mL。

2.营养支持

因摄入过少或消耗过多,理论上应积极进行营养支持。补充原则:在补充糖盐的同时,应补充氨基酸、蛋白制剂和脂肪乳剂,以改善全身营养状况,促进呼吸肌力的恢复,有助于通气功能的改善。

第七节 肺性脑病

一、病因

肺性脑病是以中枢神经系统障碍为主要表现的一种临床综合征,由呼吸衰竭发展到机体严重二氧化碳潴留和缺氧所引起。

肺性脑病通常由下述因素诱发:①急性呼吸道感染、严重支气管痉挛、呼吸道痰液阻塞等使肺通气、换气功能进一步减低;②镇静剂使用不当,如应用吗啡、苯巴比妥钠、氯丙嗪、异丙嗪、地西泮等引起呼吸中枢抑制;③供氧不当,如吸入高浓度氧,降低了颈动脉体对缺氧的敏感性,导致呼吸中枢抑制;④右侧心力衰竭使脑血流减少和郁积,加重脑的二氧化碳潴留和缺氧;⑤其他,如利尿后、上消化道出血、休克等因素。

二、发病机制

主要是由于高碳酸血症和低氧血症引起的脑水肿导致。

1.高碳酸血症

一般认为肺性脑病的发生与否主要取决于 $PaCO_2$ 升高和 pH 降低的程度。$PaCO_2$ 显著升高超过 8.0kPa(60mmHg)、pH<7.30,即可使脑血管扩张充血,引起脑循环障碍,毛细血管通透性增加,因而发生细胞间质水肿为主的脑水肿;另外,肺性脑病的发生还取决于二氧化碳潴留速度的急缓和体内碱代偿能力的强弱。当二氧化碳急剧潴留时,因肾脏代偿作用尚未充分发挥,pH 可在数分钟内急剧下降,临床上即可出现一系列神经精神症状;如缓慢的二氧化碳潴留,由于肾脏的代偿作用可充分发挥,使 HCO_3^- 成比例增加,因而 pH 改变不大。尽管 $PaCO_2$ 已明显增高,但因 pH 无显著下降,神经精神症状则不一定出现。此外,肺性脑病的发生还与脑组织 pH 下降密切相关。脑内 pH 和 $PaCO_2$ 的高低,主要取决于 H^+ 和 HCO_3^- 通过血脑屏障的速度和脑组织本身酸性代谢产物蓄积的程度。正常脑脊液的缓冲能力比血为低,故其 pH 也较低(7.33～7.40),但脑内 $PaCO_2$ 却比血 $PaCO_2$ 高 1.07kPa(8mmHg)。因此,

$PaCO_2$ 升高后，由于碳酸酐酶的作用，脑内 pH 下降则更为明显，从而引起酸中毒。此时细胞内 K^+ 外移，而细胞外 Na^+、H^+ 则移入细胞内，便加重了细胞内酸中毒，引起细胞坏死和自溶。由于 Na^+ 进入细胞内，细胞内 Na^+ 含量增多，从而加重脑水肿的程度。

2.低氧血症

严重脑缺氧时，正常有氧代谢无法进行，血中乳酸堆积使 pH 下降。此外，脑内三磷酸腺苷(ATP)迅速耗竭，中枢神经失去能量供应，因而"钠泵"运转失灵。Na^+ 不能从细胞内外移，Cl^- 便进入膜内与 Na^+ 结合形成 NaCl，从而提高了膜内渗透压，水便进入细胞内，引起了以细胞内水肿为主的脑水肿。

三、临床表现

(一)症状、体征

除呼吸衰竭症状外，并有精神症状、体征，如精神恍惚、嗜睡、多言、谵妄、烦躁、四肢搐搦、癫痫样发作、扑翼样震颤、昏迷等；皮肤表现血管扩张、多汗；眼部表现眼球微突，球结膜充血、水肿，眼底静脉迂曲、扩张，视盘水肿；脑膜刺激征，颅内高压和脑疝表现。

(二)血气及电解质改变

$pH<7.35$，$PaCO_2$ 升高 >8.6kPa(65mmHg)，HCO_3^- 增高，血 K^+ 增高，血 Cl^- 下降。通常当 $PaCO_2>8.6$kPa(65mmHg)时表现为嗜睡，>9.97kPa(75mmHg)时表现为恍惚，>12.6kPa(95mmHg)时表现为昏迷，但可因个体反应不同表现有异，有的患者 $PaCO_2$ 达 13.3kPa(100mmHg)而意识清醒，但也有的患者在 $PaCO_2$ 为 9.31kPa(70mmHg)时出现肺性脑病征象，急性二氧化碳潴留，则症状明显。

四、诊断与鉴别诊断

根据存在有肺性脑病的诱发因素，再结合临床表现、血气及电解质改变，可依据 CO_2CP 增高，血 K^+ 增高，血 Cl^- 下降和结合临床表现作出诊断。

肺源性心脏病(简称肺心病)表现的神经、精神症状，除肺性脑病外，尚有 10%～37%的病例可因其他原因引起，如脑血管意外，糖尿病酮症酸中毒，低血糖昏迷，严重电解质紊乱(低 Cl^-、低 Na^+、低 K^+、低 Mg^{2+})、碱中毒、尿毒症、肝性脑病、感染中毒性脑病、DIC、药物等，临床上须注意鉴别。

五、急救处理

强调早期预防、早期诊断、早期治疗。一旦发现肺心病者有意识障碍的初兆，应立即采取措施，可使肺性脑病的发生率下降。强调综合性治疗，首要保证有充分通气量，包括有效控制呼吸道感染，防止痰液阻塞气道，应用支气管扩张剂、机械通气。适当吸氧使用利尿剂、脱水剂、呼吸兴奋剂，慎用镇静剂，及时治疗并发症，建立肺心病监护室，由专人负责观察、护理，可使肺性脑病的死亡率下降。

(一)吸氧

应持续性给予低浓度(25%～30%)吸氧，流量 1～2L/min，疗效期望达到 PaO_2 7.315～7.99kPa(55～60mmHg)，$SaO_2>85\%$的安全水平。在供氧同时，积极控制感染，排痰，并使用气管扩张剂和呼吸兴奋剂，效果较好。吸氧方法：可用鼻导管、鼻塞，其效果大致相同；用 Ventimask 通气面罩，其优点是供氧浓度稳定，可按供氧流速 2L/min、4L/min、8L/min，分别达到氧浓度 24%、28%、34%。如经上述积极治疗，患者仍处于明显缺氧状态，究其原因，主要是通气道阻塞和肺泡弥散功能障碍，应考虑面罩、气管插管或气管切开和机械呼吸加压供氧。

（二）气管插管和气管切开

可放置较久，且清醒患者易耐受。气管切开，可减少解剖无效腔 100mL，并有利于气管内滴药、吸痰和连接机械呼吸器，并可长期停留套管，但也带来术后护理和不能多次重复切开等问题。对肺功能严重受损，反复感染，反复发生肺性脑病者，宜长期保留气道内套管，可避免反复插管和切开。对气管插管或切开，吸痰、滴药等应注意无菌操作，每日淌入气管内水分为 150～250mL（每半小时约 4.5mL），吸痰的口腔用管和气管内用管要分开，应多次更换消毒吸管，每次吸痰时不超过 15s。

（三）机械通气

使用机械通气对肺性脑病患者改善通气功能有重要作用。对重症肺心病患者，$PaCO_2$＞9.31kPa（70mmHg），经一般治疗无效而意识清醒者，应及早用密封面罩连接呼吸器，加压同步通气，时间每日数次，每次 1～2h，可以预防肺性脑病的发生；对咳嗽、咳痰功能尚可，有自主呼吸的肺性脑病早期患者，也可用上述方法进行机械通气，时间可按病情而定，此可使 PaO_2 增加、$PaCO_2$ 下降，从而可避免气管插管或切开。危重肺脑患者、痰阻气道和无效咳嗽者，宜做气管插管或切开，进行机械通气。国内多选用定容型呼吸器，此型能保证有效通气量；定时型和定压型则具有同步性能和雾化效果好的优点。肺心病患者通常有肺部感染和支气管痉挛，为保证有恒定的通气量，如选用定压型呼吸器，宜将吸气相压力调高至 2.94～3.94kPa（30～40cmH_2O）。呼吸频率宜慢，以 14～16 次/分为宜，潮气量 10～12mL/kg，吸呼比为 1∶（2～3），供氧浓度 25%～40%。一般选用间歇正压呼吸（IPPV），可满足临床需要。对肺顺应性减低、肺泡萎陷患者，宜选用呼气终末正压呼吸（PEEP），此可改善血流比例，减少肺内分流，提高 PaO_2，但可使气道内压上升，易致气胸和血压下降。

（四）呼吸兴奋剂

应用呼吸兴奋剂要达到较好的效果，则需要呼吸道保持通畅。反之，只兴奋呼吸肌，增加耗氧量。因此必须配合吸氧、应用抗生素、支气管扩张剂和积极排痰等措施。

1.尼可刹米

为呼吸中枢兴奋剂，每 2～4h 静脉注射 0.25～0.375g；重症患者用 5～10 支（每支0.25～0.375g）溶于 10%葡萄糖注射液 500mL 中静脉滴注。

2.山莨菪碱

兴奋颈化学感受器，反射性兴奋呼吸中枢，每支 3mg，皮下或静脉注射，每 2～4h 1 次，可与尼可刹米交替应用。

3.二甲弗林

为强大呼吸中枢兴奋剂，8～16mg，肌内注射或静脉注射，可隔半小时再注射。

4.呱醋甲酯（利他林）

作用缓和，每次 20～40mg，肌内注射或静脉注射。应用醒脑合剂治疗肺性脑病患者，有一定疗效。其成分为 10%葡萄糖注射液 250～500mL，加尼可刹米 3～5 支、氨茶碱 0.25～

0.5mg、地塞米松 5～10mg，静脉滴注，每日 1～2 次，病情严重者，夜间加用 1 次，同时加大供氧量至 2L/min 以上。

(五)支气管解痉剂

使用最广泛的为交感胺类和茶碱类。β_2受体激动剂有叔丁喘宁(间羟舒喘灵)，每日 3 次，每次 2.5mg，口服；0.25mg，皮下注射；0.5mg，雾化吸入。沙丁胺醇(舒喘灵)2mg，每日 3 次、口服；雾化吸入，每回喷射吸入 1～2 次，每次含药 0.1mg。上述药物对支气管平滑肌松弛作用强，对心血管作用弱，但长期反复应用，可使 β_2受体处于兴奋状态，对外和内源性的肾上腺素能神经介质形成交叉抗药性而增加病死率，故用药次数及剂量宜偏少。

茶碱类：氨茶碱 0.25g，静脉缓注 15min，或 0.5g 加 5%或 10%葡萄糖注射液 500mL，静脉滴注，因茶碱的临床有效量和血中中毒浓度接近，有引起惊厥而死亡的报告，近年来国外已采用监测茶碱血浓度法，保证安全使用。此外，解痉药可选用地塞米松、氢化可的松等。

(六)抗生素

呼吸道感染是肺性脑病的主要诱因。感染的临床表现可为咳嗽、气喘、发绀加重，脓痰增多、肺部啰音出现或范围增多，周围血白细胞数增多或正常，核左移，发热或无热。致病菌多为肺炎球菌、流感杆菌、甲型链球菌、金黄色葡萄球菌、铜绿假单胞菌、奈瑟菌、真菌。近年革兰阴性杆菌有增多趋势，特别是大肠埃希菌和铜绿假单胞菌。用药前宜常规做痰培养及药敏试验，作为选用药物的依据。

(七)纠正酸碱、电解质紊乱

1.呼吸性酸中毒失代偿期

血 pH 每下降 0.1，血 K^+ 增加 0.6mmol/L(mEq/L)(0.4～1.2mmol/L)，此时宜重点治疗酸中毒，如 pH 恢复正常，血 K^+ 也随之正常，一般不需要补碱，除非 pH<7.20。

2.慢性呼吸性酸中毒代偿期

血 HCO_3^- 呈代偿性增加，致血 Cl^- 下降，血浆 Cl^- 进入细胞内和从尿中排出，血 Cl^- 减少，此时血 K^+ 虽在正常值内，也宜口服氯化钾，预防低钾血症、低氯血症。

3.呼吸性酸中毒合并代谢性碱中毒

其诱因多为长期应用排 K^+、排 Cl^- 利尿剂或糖皮质激素，尿排 K^+ 增多，血 K^+ 下降，尿排 H^+ 增多，HCO_3^- 回收增多，致 pH 增高；或应用机械通气，$PaCO_2$ 过快而迅速下降，致使血 HCO_3^- 仍处于高水平值内。血气、电解质改变：pH≥7.40，$PaCO_2$ 增高，血 K^+、血 Cl^- 下降，血 HCO_3^- 明显增高，血 Ca^{2+} 下降。呼吸性酸中毒合并代谢性碱中毒的神态改变以兴奋型多见，当呼吸性酸中毒患者在治疗过程中，好转后又出现兴奋，手足搐搦，血 K^+、血 Cl^- 下降、血 HCO_3^- 显著增高(>45mmol/L 或高于代偿预计值)符合呼吸性酸中毒合并代谢性碱中毒诊断，此时应补充 K^+、Cl^- 或(及)Ca^{2+}，同时处理诱因。

4.慢性呼吸性酸中毒合并代谢性酸中毒

通常呼吸性酸中毒时，血 HCO_3^- 呈代偿性增加，反之，如发现 HCO_3^- 下降，血 K^+ 增高，pH 明显下降，则符合慢性呼吸性酸中毒合并代谢性酸中毒诊断，应做代谢性酸中毒相应检查；如 pH<7.20，应补碱。

(八)脑水肿的治疗

肺脑患者意识有进行性恶化、头痛、血压突然升高达 4kPa(30mmHg)、脉搏变慢、呼吸节律紊乱、眼球外突、眼球张力增加、球结膜充血和水肿,以及瞳孔缩小、扩大或一侧扩大等变化,宜及时使用利尿剂和脱水剂,如在出现脑疝后应用脱水剂,效果较差。应用利尿剂、脱水剂,宜采用轻度或中度脱水,以缓泻为主,在利尿出现后,宜及时补充氯化钾,每日 3g,对低血钾患者,宜静脉补充,并注意其他电解质变化,及时纠正。控制水分输入量,一般 24h 输入量为少于总尿量 500～1 000mL。

1.渗透性脱水剂

(1)50%葡萄糖注射液 50～100mL,静脉推注,每 4～6h 1 次,高渗葡萄糖有利尿脱水作用,但可透过血脑屏障,引起颅内压反跳回升现象,降压效果差,一般不单独应用,通常与甘露醇交替合用,安排在两次甘露醇之间应用。

(2)20%甘露醇(25%山梨醇)50～100mL,每日 2～3 次,静脉注射,以小剂量使用为宜,尿量达到每日 700～1 000mL 即可,常与皮质激素合用,如地塞米松 5～10mg,每日 2 次。

2.利尿剂

呋塞米 20mg 加于 50%葡萄糖注射液 20mL 中静脉注射,每日 1～2 次,或呋塞米 20mg(或氢氯噻嗪)和氨苯蝶啶 50mg,交替应用,可减少肾排钾量,避免低钾血症。

3.肾上腺皮质激素

有下述作用:非特异性抗感染,抗气管痉挛,改善通气和换气功能;降低毛细血管通透性,减轻脑水肿;增加肾血流量和肾小球滤过率,促进利尿,作用持久,不引起颅内压反跳回升现象,通常与利尿剂共用治疗脑水肿。地塞米松 10mg,每日 2～4 次,或氢化可的松 300～500mg,每日静脉滴注 1 次。皮质激素宜短期内应用,在症状好转后减药或停药。如长期应用,注意可引起消化道出血、穿孔、感染扩散、电解质紊乱和代谢性碱中毒。应用时宜适当配用抗酸剂,如西咪替丁(甲氰咪胍),每次 0.4g,每日 3 次;雷尼替丁,每次 150mg,每日 2 次;也可使用其他制酸剂。

4.低分子右旋糖酐

低分子右旋糖酐可扩张血容量,解除红细胞聚集,降低血液黏稠度,改善脑部血液循环,有利尿、脱水作用,减轻脑水肿。降低颅内压,对因缺氧和血液浓缩,引起弥散性血管内凝血,低分子右旋糖酐有疏通微循环作用。本品对肺性脑病,尤以对伴有明显继发性红细胞增多,红细胞计数$>5\times10^{12}$/L 患者,有较好疗效。低分子右旋糖酐,每次 500mL,静脉滴注,每日 1～2 次。

第四章　消化系统急危重症

第一节　急性胃肠炎

急性胃肠炎主要由细菌和病毒感染引起，有腹痛、腹泻、恶心、呕吐，伴或不伴发热等症状，是急诊内科常见疾病。

一、水、电解质紊乱和酸碱失衡

急性胃肠炎由于恶心、呕吐，消化液丧失，有不同程度的失水、电解质丢失和酸碱平衡紊乱。

二、治疗

临床应根据不同病因给予相应病因治疗。目前尚无特异性抗病毒药物，病毒性胃肠炎不需要应用抗生素。但积极补液，纠正水、电解质和酸碱平衡紊乱是治疗的共同原则，有休克的患者需抢救。

（一）补液治疗

1.纠正失水

先判断失水程度。

(1)轻度失水：患者口渴，可无其他症状，需补充液体 1 000～1 500mL。若呕吐不剧烈者，先行口服补液；如呕吐剧烈，则改静脉补液。

(2)中度失水：患者烦渴、口干声嘶，眼球下陷，皮肤干燥、弹性差，尿量明显减少，需补充液体 1 500～3 000mL。也可先口服补液；若不能口服补液或效果不佳者改静脉补液。

(3)重度失水：患者烦渴、口干症状更突出，大脑症状明显，表现为嗜睡、躁动、谵妄、幻觉，甚至昏迷、死亡，需补充液体 3 000mL 以上。多伴有休克和代谢性酸中毒，需立即静脉补液。一般按“先盐液、后糖液”原则补液。可用盐水或生理盐水，与 5%～10%葡萄糖注射液反复交替静脉滴注，5～80mL/min，直至补足已丢失的液体量为止，然后改按生理需要量 3∶1 溶液(即 3 份葡萄糖与 1 份生理盐水)。由低血容量性休克在用生理盐水或平衡液 20～80mL/min 快速滴入后，还需低分子右旋糖酐等扩容，但右旋糖酐日用总量不超过 1 000mL。输液量和速度要综合患者症状、心肺功能、尿量、生命体征等调整。病情好转可改为口服补液。

2.纠正电解质紊乱

一般不需要特别补充高钠溶液。患者尿量在 500mL/d 以上开始补钾，轻度低钾血症(血钾在 3.0～3.5mmol/L)，可口服 10% KCl 30～60mL，稀释后分次服；中度及重度低钾血症(血钾＜3.0mmol/L)，需静脉补钾。对难治性低钾血症，注意纠正低镁血症。若补液过程中出现手足抽搐，应给予补钙，予 10%葡萄糖酸钙 10～20mL 静脉注射或加入液体中静脉滴注。

3.纠正酸碱失衡

轻症代谢性酸中毒经过补液纠正失水后即可治愈；较重的酸中毒需在补液的同时给予碱性药物治疗。常用 5% $NaHCO_3$ 静脉缓推或静脉滴注。微循环好时 $NaHCO_3$ 用量为：$NaHCO_3$（mmol）=（HCO_3期望值－实测值）×体重（kg）×0.15；微循环差时 $NaHCO_3$ 用量为：$NaHCO_3$（mmol）=（HCO_3期望值－实测值）×体重（kg）×0.38。注：5%$NaHCO_3$ 1mL=0.6mmol。

（二）其他治疗

1.病因治疗

细菌性食物中毒需选用抗生素，以喹诺酮类为首选，也可口服庆大霉素。病毒性胃肠炎，不要用抗生素。

2.对症处理

止泻药应慎用，轻泻不必止泻，在排便过频或失水、电解质过多或引起痛苦时使用。

（三）疗效评估

同其他补液一样，检测患者尿量、失水表现、生命体征和血常规、血电解质、血气分析是必要的。若患者症状缓解，失水症状改善，尿量在 1 000mL/d 以上，生命体征平稳，血电解质和血气分析基本正常，则补液有效。

第二节　消化性溃疡急性发作

消化性溃疡泛指胃肠道黏膜在某种情况下被胃消化液所消化所致的溃疡，可发生于食管、胃及十二指肠，也可发生于胃—空肠吻合口以上，以及含胃黏膜的 Meckel 憩室内。因为胃溃疡和十二肠溃疡最常见，故一般所谓的消化性溃疡，是指胃溃疡（GU）和十二指肠溃疡（DU）。

一、病因与发病机制

消化性溃疡的发生是一种或多种有害因素对黏膜破坏超过黏膜抵御损伤和自我修复的能力所引起的综合结果。本病的病因和发病机制目前尚未完全阐明。1910 年，Schwartz 提出“无酸无溃疡”的概念，这是消化性溃疡的病因认识起点，也是治疗消化性溃疡的理论基础之一。1983 年，Marshall 和 Warren 从人体胃黏膜火箭标本中找到了幽门螺杆菌（Hp），晚近认为 Hp 与消化性溃疡有密切的关系。

（一）胃酸和胃蛋白酶

胃酸和胃蛋白酶自身消化是形成消化性溃疡的原因之一。胃酸的存在是溃疡发生的决定因素之一。胃酸分泌受神经体液调节，经过不同步骤引起的质子泵泌酸的一个最终的共同环节。引起胃酸分泌的因素有：①壁细胞数量增多；②壁细胞对刺激物质的敏感性增强；③胃酸分泌正常反馈抑制机制的缺陷；④迷走神经张力增高。

（二）幽门螺杆菌

大量研究证实，Hp 感染是引起胃溃疡发作的重要原因。十二指肠溃疡患者 Hp 感染率高达 95%～100%，胃溃疡为 70%以上。Hp 感染导致消化性溃疡的发生机制尚未完全阐明。目前有以下几种假设。

1.幽门螺杆菌—促胃液素(胃泌素)—胃酸学说

Hp感染引起高胃泌素血症,机制包括:①Hp的尿素酶产生氨,局部的黏膜pH增高,破坏胃酸对G细胞释放促胃液素(胃泌素)反馈抑制作用;②Hp引起胃窦黏膜D细胞的数量减少,影响生长抑素的释放,减少促胃液素(胃泌素)的分泌,高促胃液素(胃泌素)刺激胃酸的分泌。

2.屋漏顶学说

Hp感染损害了局部黏膜防御和修复。Hp的某些抗原成分与胃黏膜的某些细胞成分相似,导致胃黏膜细胞免疫原性损伤,胃黏膜的屏障功能减弱,如"漏雨的屋顶",在胃酸作用下形成溃疡,给予抑酸治疗后,溃疡愈合,只能获得短期疗效,根除Hp后,溃疡不易复发。

3.十二指肠胃上皮化生学说

十二指肠胃上皮化生是十二指肠对酸负荷的一种代偿发硬,Hp感染导致十二指肠炎症,黏膜屏障破坏,最终导致DU发生。

(三)非甾体类抗炎药

常见的有阿司匹林、舒林酸、扑热息痛和保泰松等。通过直接局部作用和系统作用损伤黏膜。其是弱酸脂溶性药物,在胃酸环境下溶解成非离子状态,药物使黏膜的通透性增加,破坏黏液碳酸氢盐的屏障稳定性,干扰细胞的修复和重建。非甾体类抗炎药(NSAIDs)进入血液循环后和血浆清蛋白结合,抑制环氧合酶-1(COX-1)活性,导致内源性的前列腺素的合成减少,削弱胃黏膜屏障对侵袭因子的防御能力。

(四)胃黏膜防御机制的障碍

正常的胃黏膜的防御机制包括黏膜屏障的完整性、丰富的黏膜血流、细胞更新、前列腺素、生长因子等。外界的食物、理化因素和酸性胃液损伤上述屏障后,可导致溃疡的发生。

(五)胃十二指肠运动异常

胃排空加快,十二指肠的酸负荷增加,导致黏膜受损,诱发十二指肠溃疡,胃溃疡患者存在胃排空的延迟和十二指肠—胃反流,影响食糜的推进速度,刺激胃窦部G细胞分泌促胃液素(胃泌素),增加胃酸分泌。

(六)遗传因素

消化性溃疡患者一级亲属中发病率明显高于对照组人群,单卵双生儿患相同溃疡病者占50%,因此遗传特质可能是消化性溃疡的因素之一。

(七)环境因素

本病具有显著地理环境的差异和季节性,在美、英等国,十二指肠溃疡比胃溃疡多见,在日本则相反,秋冬和冬春之交是溃疡的好发季节。

(八)精神因素

心理因素可影响胃酸的分泌,如愤怒使胃酸分泌增加,抑郁使胃酸分泌减少。

(九)与消化性溃疡相关的疾病

有些疾病的胃溃疡的发病率明显增高,密切相关的疾病有胃泌素瘤、系统性肥大细胞储积病、肝硬化、尿毒症、肾结石等。

二、临床表现及辅助检查

(一)临床表现

本病的临床表现不一,多表现为中上腹部反复发作性节律性疼痛,少数患者无症状,或以出血穿孔等并发症为首发症状。

1.疼痛部位

多数以中上腹部疼痛为主要症状。十二指肠溃疡的疼痛多位于中上腹部,或在脐上方;胃溃疡的疼痛多位于中上腹部偏高处,或剑突下、剑突下偏左处。胃或十二指肠后壁溃疡,特别是穿透性溃疡可放射至背部。

2.疼痛的程度和性质

多呈隐痛、钝痛、刺痛、灼痛或饥饿样疼痛,一般可以耐受,剧烈疼痛提示溃疡穿透或者穿孔。

3.疼痛的节律性

溃疡疼痛与饮食之间可有明显的关系。十二指肠溃疡的疼痛好发于两餐之间,持续到下次进食时,表现为“饥饿痛”,个别患者由于夜间胃酸偏高,可发生“夜间痛”。胃溃疡的疼痛发生不规则,常在餐后1h内发生,经1～2h缓解,下次进餐时再次出现。

4.疼痛的周期性

反复发作时消化性溃疡的特征之一,尤以十二指肠溃疡更为突出。秋末至春初季节常见。

5.疼痛的影响因素

疼痛受精神刺激、过度劳累、饮食不慎、药物影响、气候变化时加重,休息、进食、服用制酸药、以手按压疼痛部位、呕吐等方法而减轻和缓解。

6.体征

溃疡发作期,中上腹部可有局限性的压痛,程度不重,其压痛部位多于溃疡的位置基本一致,有消化道出血者可有贫血和营养不良的体征。

(二)辅助检查

1.内镜检查

内镜检查是确诊消化性溃疡的主要方法,在内镜直视下可确定溃疡的部位、大小、形态、数目,结合活检组织病理检查,可以判断溃疡的良恶性以及分期。日本内镜学会将消化性溃疡的内镜表现分为3期:活动期(A期)、愈合期(H期)、缓解期(S期)。

2.X线钡餐检查

钡剂填充溃疡的凹陷部分所造成的龛影是诊断溃疡的直接征象。正面观龛影呈圆形或者椭圆形,边缘整齐。四周皱襞呈放射状向壁龛集中,直达壁龛边缘。

3.Hp检测

对消化性溃疡进行Hp检测已成为消化性溃疡的常规检查项目,但应该在排除近期使用质子泵抑制剂、铋剂、胃黏膜保护剂和抗生素等药物造成的假阴性结果。

三、诊断与鉴别诊断

病史是诊断消化性溃疡的初步依据，根据本病具有的慢性病程，周期性、节律性上腹部疼痛等，可作出初步诊断。内镜检查和X线钡餐检查是确诊手段。鉴别诊断如下。

1.胃癌

两者的鉴别比较困难，除病史和报警症状外，主要依靠内镜活检组织病理学检查。

2.功能性消化不良

患者常表现为上腹部疼痛、反酸、嗳气、胃灼热、上腹部饱胀不适等。内镜检查呈正常或仅为轻度的胃炎。

3.慢性胆囊炎并胆结石

疼痛与进食油腻有关，位于右上腹部、并放射至背部，伴发热、黄疸的典型病例不难鉴别，不典型者可通过腹部超声或者ERCP鉴别。

4.促胃液素(胃泌素)瘤

又称Zollinger-Ellison综合征，由于胰腺非B细胞瘤分泌大量的促胃液素(胃泌素)所致，肿瘤往往较小，生长慢，多为恶性。大量的促胃液素(胃泌素)可致胃酸的分泌量显著增高，引起顽固的多发的溃疡，异位溃疡，易发生出血、穿孔、多伴有腹泻和明显消瘦。胃液分析、血清促胃液素(胃泌素)检查和激发试验有助于促胃液素(胃泌素)瘤的定性诊断。

四、急诊处理

本病的治疗应该采取综合性的措施，治疗目的是在于缓解临床症状，促进溃疡愈合，防止溃疡复发，减少并发症。

(一)基本治疗

避免过度紧张和劳累，溃疡活动期应该卧床休息，少食多餐，戒烟酒，避免食用咖啡、浓茶、辛辣刺激性食物以及损伤胃黏膜的药物；不过饱，防止胃窦部过度扩张而增加胃泌素的分泌，适当镇静，避免服用诱发溃疡的药物：NSAIDs、利血平等，若必须使用，应同时服用黏膜保护剂和抑酸剂。

(二)抑酸治疗

常用的降低胃酸的药物主要有以下3类。

1.碱性制酸药

能够中和胃酸，降低胃蛋白酶的活性，缓解疼痛，促进溃疡的愈合，包括碳酸氢钠、碳酸钙、氢氧化铝等。

2.H_2受体拮抗剂

选择性竞争结合H_2受体，使胃酸的分泌减少，促进溃疡的愈合，现多选用不良反应小的二代药物雷尼替丁20mg，每日2次，维持量20mg，每日1次。一代药物西咪替丁因其不良反应较大而逐渐被淘汰。

3.质子泵抑制剂(PPI)

能减少任何通路引起的酸分泌，有奥美拉唑、兰索拉唑、泮托拉唑、雷贝拉唑等。

(三)保护胃黏膜治疗

1.胶体铋

在酸性环境下铋剂与溃疡表面的黏蛋白形成螯合剂,覆盖于胃黏膜上发挥作用,促进胃上皮细胞分泌黏液,抑制胃蛋白酶的活性,促进前列腺素的分泌,对胃黏膜是保护作用,干扰 Hp 的代谢,使菌体和黏膜上皮失去黏附作用,有杀灭 Hp 的作用。

2.硫糖铝

在酸性胃液中,凝聚成糊状黏稠物,附于黏膜表面,阻止蛋白酶侵袭溃疡面,有利于黏膜上皮细胞的再生和阻止氢离子的向黏膜内弥散,促进溃疡愈合。宜在饭前 1h 口服,每次 1g,每日 3 次,连服 4～6 周为一个疗程。

3.前列腺素

米索前列醇能够抑制胃酸的分泌,增加胃十二指肠黏液碳酸氢盐分泌,增加黏膜的供血量,加强胃黏膜的防护能力,使黏膜免受伤害,加快黏膜的修复。

(四)根除 Hp 的治疗

临床上常用的一线方案是质子泵抑制剂或铋剂加两种抗生素,为减少耐药的发生,也可选用铋剂加质子泵抑制剂加两种抗生素的四联治疗方案。

(五)并发症的治疗

消化性溃疡常见的并发症出血、穿孔、幽门梗阻、癌变。

1.大量出血

有休克者,密切观察生命体征,补充血容量,纠正酸中毒;局部应用止血药物;生长抑素和 PPI 抑制胃酸分泌;内镜下止血治疗。

2.急性穿孔

禁食,胃肠减压,防止腹腔继发性感染,饱食后穿孔需在 6～12h 内实施手术。

3.幽门梗阻

静脉输液,纠正水电解质紊乱和酸碱平衡失调,放置胃管、胃肠减压,解除胃潴留,口服 H_2 受体拮抗剂或 PPI;不全肠梗阻可应用促动力药。

(六)外科手术治疗

主要应用于急性溃疡穿孔、穿透性溃疡、大量反复出血、内科治疗无效、器质性肠梗阻、胃溃疡癌变或者癌变不能排除、顽固性或难治性溃疡。

第三节　急性重症胰腺炎

一、概述

急性胰腺炎是指多种病因导致胰酶在胰腺内被激活后引起胰腺自身消化的炎症反应。临床上以急性腹痛及血、尿淀粉酶的升高为特点,病情轻重不等。按临床表现和病理改变,可分为轻症急性胰腺炎(MAP)和重症急性胰腺炎(SAP)。前者多见,临床上约占急性胰腺炎的

90%,预后良好;后者病情严重,常并发感染、腹膜炎和休克等,病死率高。

二、病因与发病机制

(一)胆管疾病

胆石、蛔虫或感染致使壶腹部出口处梗阻,使胆汁排出障碍,当胆管内压超过胰管内压时,胆汁、胆红素和溶血磷脂酰胆碱及细菌毒素可逆流入胰管,或通过胆胰间淋巴系统扩散至胰腺,损害胰管黏膜屏障,进而激活胰酶引起胰腺自身消化。

(二)十二指肠疾病与十二指肠液反流

一些伴有十二指肠内压增高的疾病,如肠系膜上动脉压迫、环状胰腺、胃肠吻合术后输入段梗阻、邻近十二指肠乳头的憩室炎等,常有十二指肠内容物反流入胰管,激活胰酶,引起胰腺炎。

(三)大量饮酒和暴饮暴食

可增加胆汁和胰液分泌、引起十二指肠乳头水肿和奥迪(Oddi)括约肌痉挛;酒精还可使胰液形成蛋白"栓子",使胰液排泄受阻,引发胰腺炎。

(四)胰管梗阻

胰管结石或蛔虫、狭窄、肿瘤、胰腺分裂症等均可引起胰管阻塞,管内压力增高,胰液渗入间质,导致急性胰腺炎。

(五)手术与外伤

腹部手术可能直接损伤胰腺或影响其血供。ERCP 检查时可因重复注射造影剂或注射压力过高,引起急性胰腺炎(约 3%)。腹部钝挫伤可直接挤压胰腺组织引起胰腺炎。

(六)内分泌与代谢障碍

甲状旁腺功能亢进症、甲状旁腺肿瘤、维生素 D 过量等均可引起高钙血症,产生胰管钙化、结石形成,进而刺激胰液分泌和促进胰蛋白酶原激活而引起急性胰腺炎。高脂血症可使胰液内脂质沉着,引起血管的微血栓或损坏微血管壁而伴发胰腺炎。

(七)感染

腮腺炎病毒、柯萨奇病毒 B、埃可病毒、肝炎病毒感染均可伴急性胰腺炎,特别是急性重型肝炎患者可并发急性胰腺炎。

(八)药物

与胰腺炎有关的药物有硫唑嘌呤、肾上腺糖皮质激素、噻嗪类利尿药、四环素、磺胺类、甲硝唑、阿糖胞苷等,使胰液分泌或黏稠度增加。

另外,有 5%~25%的急性胰腺炎病因不明,称为特发性胰腺炎。急性胰腺炎的发病机制尚未完全阐明。相同的病理生理过程是胰腺消化酶被激活而造成胰腺自身消化。胰腺分泌的消化酶有两种形式:一种是有活性的酶,如淀粉酶、脂肪酶等;另一种是以前体或酶原形式存在的无活性酶,如胰蛋白酶原、糜蛋白酶原、弹性蛋白酶原、磷脂酶 A、激肽酶原等。胰液进入十二指肠后被肠酶激活,使胰蛋白酶原转变为胰蛋白酶,胰蛋白酶又引起一连串其他酶原的激活,将磷脂酶原 A、弹性蛋白酶原、激肽酶原分别激活为磷脂酶 A、弹性蛋白酶、激肽酶。磷脂酶 A 使磷脂酰胆碱转变为溶血磷脂酰胆碱,破坏胰腺细胞和红细胞膜磷脂层、使胰腺组织坏死与溶血;弹性蛋白酶溶解血管壁弹性纤维而致出血;激肽酶将血中激肽原分解为激肽和缓激肽，从而使血管扩张和通透性增加，引起水肿和休克。脂肪酶分解中性脂肪引起脂肪坏死。激活的胰酶并可通过血行与淋巴途径到达全身，引起全身多脏器（如肺、肾、脑、心、肝）损害和出血坏死性胰腺炎。研究提示，胰腺组织损伤过程中一系列炎症介质（如氧自由基、血小板活化因子、前列腺素、白三烯、补体、肿瘤坏死因子等）起着重要介导作用，促进急性胰腺炎的发生和发展。

三、临床表现

（一）症状

1.腹痛

腹痛为本病最主要表现。约 95％急性胰腺炎患者腹痛是首发症状，常在大量饮酒或饱餐后突然发作，程度轻重不一，可以是钝痛、钻顶或刀割样痛，呈持续性，也可阵发性加剧，不能为一般解痉药所缓解。多数位于上腹部、脐区，也可位于左右上腹部，并向腰背部放射。弯腰或起坐前倾位可减轻疼痛。轻症者在 3～5d 即缓解；重症腹痛剧烈、且持续时间长。由于腹腔渗液扩散，可弥散呈全腹痛。

2.恶心、呕吐

大多数起病后即伴恶心、呕吐，呕吐常较频繁。呕吐出食物或胆汁，呕吐后腹痛不能缓解。

3.发热

大多数为中等度以上发热。一般持续 3～5d，如发热持续不退或逐日升高，则提示为出血坏死性胰腺炎或继发感染。

4.黄疸

常于起病后 1～2d 出现，多为胆管结石或感染所致，随着炎症反应逐渐消失，如病后 5～7d 出现黄疸，应考虑并发胰腺假性囊肿压迫胆总管的可能，或由于肝损害而引起肝细胞性黄疸。

5.低血压或休克

重症常发生低血压或休克，患者烦躁不安、皮肤苍白湿冷、脉搏细弱、血压下降，极少数可突然发生休克，甚至猝死。

（二）体征

轻症急性胰腺炎腹部体征较轻，上腹有中度压痛，无或轻度腹肌紧张和反跳痛，均有腹胀，一般无移动性浊音。

重症急性胰腺炎上腹压痛明显，并有腹肌紧张及反跳痛，出现腹膜炎时则全腹明显压痛、腹肌紧张，重者有板样强直。伴肠麻痹者有明显腹胀、肠鸣音减弱或消失，可叩出移动性浊音。腹腔积液为少量至中等量，常为血性渗液。少数重症患者两侧胁腹部皮肤出现蓝棕色瘀斑，称为 Grey-Turner 征；脐周皮肤呈蓝—棕色瘀斑，称为 Cullen 征，系因血液、胰酶、坏死组织穿过筋膜和肌层进入皮下组织所致。起病 2～4 周后因假性囊肿或胰及其周围脓肿，于上腹可扪及包块。

（三）并发症

1.局部并发症

（1）胰腺脓肿：一般在起病后 2～3 周，因胰腺或胰周坏死组织继发细菌感染而形成脓肿。

(2)假性囊肿:多在起病后3～4周形成。由于胰液和坏死组织在胰腺本身或胰周围被包裹而形成囊肿,囊壁无上皮,仅为坏死、肉芽、纤维组织。囊肿常位于胰腺体、尾部,数目不等、大小不一。

2.全身并发症

重症急性胰腺炎常并发不同程度的多脏器功能衰竭(MOF)。

(1)急性呼吸衰竭(呼吸窘迫综合征):呼吸衰竭可在胰腺炎发病48h即出现。早期表现为呼吸急促,过度换气,可呈呼吸性碱中毒。动脉血氧饱和度下降,即使高流量吸氧,呼吸困难及缺氧也不易改善,乳酸血症逐渐加重。晚期 CO_2 排出受阻,呈呼吸性及代谢性酸中毒。

(2)急性肾衰竭:少尿、无尿、尿素氮增高,可迅速发展成为急性肾衰竭,多发生于病程的前5d,常伴有高尿酸血症。

(3)心律失常与心功能不全:胰腺坏死可释放心肌抑制因子,抑制心肌收缩,降低血压,导致心力衰竭。心电图可有各种改变,如ST-T改变、传导阻滞、期前收缩、心房颤动或心室颤动等。

(4)脑病:表现为意识障碍、定向力丧失、幻觉、躁动、抽搐等,多在起病后3～5d出现。若有精神症状者,预后差,病死率高。

(5)其他:如弥散性血管内凝血(DIC)、糖尿病、败血症及真菌感染、消化道出血、血栓性静脉炎等。

(四)辅助检查

1.白细胞计数

多有白细胞增多及中性粒细胞核左移。

2.淀粉酶测定

淀粉酶升高对诊断急性胰腺炎有价值,但无助于水肿型和出血坏死型胰腺炎的鉴别。

(1)血淀粉酶:在起病后6～12h开始升高,24h达高峰,常超过正常值3倍以上,维持48～72 h后逐渐下降。若淀粉酶反复升高,提示复发;若持续升高,提示有并发症可能。需注意:淀粉酶升高程度与病情严重性并不一致。在重症急性胰腺炎,如腺泡破坏过甚,血清淀粉酶可不高,甚或明显下降。某些胰外疾病也可引起淀粉酶升高,如胆囊炎、胆石症、溃疡穿孔、腹部创伤、急性阑尾炎、肾功能不全、急性妇科疾病、肠梗阻或肠系膜血管栓塞等,均可有轻度淀粉酶升高。

(2)尿淀粉酶:尿淀粉酶升高较血淀粉酶稍迟,发病后12～24h开始升高,下降缓慢,可持续1～2周,急性胰腺炎并发肾衰竭者尿中可测不到淀粉酶。

3.血清脂肪酶测定

急性胰腺炎时,血清脂肪酶的增高较晚于血清淀粉酶,于起病后24～72h开始升高,持续7～10d,对起病后就诊较晚的急性胰腺炎患者有诊断价值,而且特异性也较高。

4.血钙测定

急性胰腺炎时常发生低钙血症。低血钙程度和临床病情严重程度相平行。若血钙低于1.75mmol/L,仅见于重症胰腺炎患者,为预后不良征兆。

5.其他生化检查

急性胰腺炎时，暂时性血糖升高常见，与胰岛素释放减少和胰高糖素释放增加有关。持久性的血糖升高(>10mmol/L)反映胰腺坏死。部分患者可出现高甘油三酯血症、高胆红素血症。胸腔积液或腹腔积液中淀粉酶可明显升高。如出现低氧血症、低蛋白血症、血尿素氮升高等，均提示预后不良。

6.影像学检查

超声与CT显像对急性胰腺炎及其局部并发症有重要的诊断价值。急性胰腺炎时，超声与CT检查可见胰腺弥散性增大，其轮廓及其与周围边界模糊不清，胰腺实质不均，坏死区呈低回声或低密度图像，并清晰显示胰内、外组织坏死的范围与扩展方向，对并发腹膜炎、胰腺囊肿或脓肿诊断也有帮助。肾衰竭或因过敏而不能接受造影剂者可行磁共振检查。

X线胸片可显示与胰腺炎有关的肺部表现，如胸腔积液、肺不张、急性肺水肿等。腹部平片可发现肠麻痹或麻痹性肠梗阻征象。

四、诊断与鉴别诊断

急性上腹痛，血、尿淀粉酶显著升高时，应想到急性胰腺炎的可能，但重症胰腺炎淀粉酶可能正常，故诊断必须结合临床表现、必要的实验室检查和影像检查结果，并排除其他急腹症者方能确立诊断。具有以下临床表现者有助于重症胰腺炎的诊断。症状：烦躁不安、四肢厥冷、皮肤呈斑点状等休克征象；腹肌强直，腹膜刺激征阳性，出现Grey-Turner征或Cullen征；实验室检查：血钙降至2mmol/L以下，空腹血糖>11.2mmol/L(无糖尿病史)，血尿淀粉酶突然下降；腹腔穿刺有高淀粉酶活性的腹腔积液。

前已述及，胰腺外疾病也可出现淀粉酶升高，许多胸腹部疾病也会出现腹痛，故在诊断急性胰腺炎时，应结合病史、临床表现、心电图、有关的实验室检查和影像学检查加以鉴别。

五、急诊处理

(一)一般处理

1.监护

严密观察体温、脉搏、呼吸、血压与尿量。密切观察腹部体征变化，不定期检测血、尿淀粉酶和电解质(K^+,Na^+,Cl^-,Ca^{2+})、血气分析、肾功能等。

2.维持血容量及水、电解质平衡

因呕吐、禁食、胃肠减压而丢失大量水分和电解质，需给予补充。尤其是重症急性胰腺炎，胰周大量渗出，有效血容量下降将导致低血容量性休克。每日补充3 000～4 000mL液体，包括晶体溶液和胶体溶液，如输新鲜血、血浆或清蛋白，注意电解质与酸碱平衡，尤其要注意低钾血症和酸中毒。

3.营养支持

对重症胰腺炎尤为重要。早期给予全胃肠外营养(TPN)，如无肠梗阻，应尽早进行空肠插管，过渡到肠内营养(EN)。可增强肠道黏膜屏障，防止肠内细菌移位。

4.止痛

可用哌替啶50～100mg肌内注射，必要时可6～8h重复注射。禁用吗啡，因吗啡对奥迪(Oddi)括约肌有收缩作用。

(二)抑制或减少胰液分泌

1.禁食和胃肠减压

以减少胃酸和胰液的分泌,减轻呕吐与腹胀。

2.抗胆碱能药物

如阿托品 0.5mg,每 6h 肌内注射 1 次,能抑制胰液分泌,并改善胰腺微循环,有肠麻痹者不宜使用。

3.制酸药

如 H_2受体拮抗药法莫替丁静脉滴注,或质子泵抑制剂奥美拉唑 20～40mg 静脉注射,可以减少胃酸分泌以间接减少胰液分泌。

4.生长抑素及其类似物奥曲肽

可抑制缩胆囊素、促胰液素和促胃液素释放,减少胰酶分泌,并抑制胰酶和磷脂酶活性。

(三)抑制胰酶活性

可抑制胰酶分泌及已释放的胰酶活性,适用于重症胰腺炎早期治疗。

1.抑肽酶

(1)抑制胰蛋白酶。

(2)抑制纤溶酶和纤溶酶原的激活因子,从而阻止纤溶酶原的活化,防治纤维蛋白溶解引起的出血。

2.加贝酯

加贝酯是一种合成胰酶抑制药,具有强力抑制胰蛋白酶、激肽酶、纤溶酶、凝血酶等活性作用,从而阻止胰酶对胰腺的自身消化作用。

(四)抗生素

因胆管感染、急性胰腺炎继发感染及肠道细菌移位,故可给予广谱抗生素。

(五)并发症的处理

急性呼吸窘迫综合征除用地塞米松、利尿药外,还应做气管切开,并使用呼吸终末正压人工呼吸器。有高血糖或糖尿病时,使用胰岛素治疗;有急性肾衰竭者采用透析治疗。

(六)内镜下奥迪(Oddi)括约肌切开术(EST)

适用于胆源性胰腺炎合并胆管梗阻或胆管感染者,行奥迪(Oddi)括约肌切开术和(或)放置鼻胆管引流。

(七)手术治疗

手术治疗适应证如下。

(1)急性胰腺炎诊断尚未肯定,而又不能排除内脏穿孔、肠梗阻等急腹症时,应进行剖腹探查。

(2)合并腹膜炎经抗生素治疗无好转者。

(3)胆源性胰腺炎处于急性状态,需外科手术解除梗阻。

(4)并发胰腺脓肿、感染性假性囊肿或结肠坏死,应及时手术。

第四节　急性出血坏死性肠炎

急性出血坏死性肠炎是一种以小肠广泛出血坏死为特征的急性非特异性炎症，临床以腹痛、腹泻、便血、腹胀、呕吐、发热为主要表现，严重者可发生小肠坏死、穿孔、休克、DIC等，病情凶险，病死率高。此病各年龄均有发病，但以青少年多见。

一、病因与发病机制

急性出血坏死性肠炎的病因仍不十分清楚，目前认为可能是感染、免疫、饮食不当等多因素共同作用、相互影响的结果，其中产气荚膜杆菌感染在本病发病中的作用受到相当的关注，被认为可能起重要作用。产气荚膜杆菌感染假说认为，当产气荚膜杆菌感染时，此菌产生β毒素，由于机体肠腔内缺乏能破坏β毒素的蛋白酶，致β毒素使肠绒毛麻痹破坏肠道的保护屏障，使细菌引起肠黏膜的变态反应，肠黏膜微循环发生障碍，进而引起肠黏膜的坏死性改变。

二、病理

本病病理表现以累及小肠，多以空肠下段为重，也可出现胃、十二指肠、结肠受累。病变多呈节段性分布，可融合成片。病变多自黏膜下层发生，向黏膜层发展，出现黏膜肿胀增厚、黏膜粗糙呈鲜红色或暗褐色，可见片状坏死和散在溃疡，黏膜下层水肿。患者则表现以腹泻为主，出现黏膜广泛坏死脱落则有大量便血。病变向浆肌层发展时，可出现肠蠕动障碍，患者出现麻痹性肠梗阻，肠壁肌层或全层炎症、坏死，肠内细菌或毒素外渗，甚而肠壁穿孔，出现严重的腹膜炎和中毒性休克。

三、诊断

(一)症状

1.腹痛、腹胀

腹痛、腹胀多为急性起病，起初较轻，渐加重，腹痛以脐周或上腹部多见，也可表现为左下腹或右下腹，甚至全腹，腹痛渐呈持续性，剧烈，难以忍受，可有阵发性加剧。疼痛部位常有压痛，可有反跳痛提示存在腹膜炎，病情较重。

2.腹泻、便血

病初常为黄色稀水样便或蛋花样便，每日2～10余次不等，不久出现血便，可以为鲜血、果酱样或黑便，有恶臭。多无里急后重。轻症只表现腹泻无便血，但大便潜血多为阳性。

3.恶心、呕吐

与腹痛、腹泻常同时出现。呕吐物可有胆汁或咖啡样胃内容物。

4.中毒症状

早期发热在38℃左右，有时可达40℃以上，可出现四肢厥冷、皮肤花纹、血压下降等中毒性休克症状，以及抽搐、昏迷、贫血、腹腔积液、电解质紊乱、DIC等表现。

(二)体征

查体可见腹部饱满，有时可见肠型，腹部有压痛。有腹肌紧张和反跳痛时，提示有急性腹膜炎。渗出液较多时可叩出移动性浊音，腹腔积液可呈血性。早期肠鸣音亢进，有肠梗阻时可有气过水声或金属音，腹膜炎加重时肠鸣音减弱或消失。

(三)辅助检查

1.血常规检查

可有不同程度的贫血，中性粒细胞可正常或增多，肠坏死明显时可出现类白血病反应，核左移明显，部分患者可出现中毒性颗粒。

2.大便常规检查

粪便呈血水样或果酱样，镜检可见发现大量红细胞，中等量白细胞，大便潜血实验阳性。部分病例大便培养可获得产气荚膜梭状芽胞杆菌可确诊。

3.X 线检查

早期可发现局限性小肠积气和胃泡胀气，部分患者可有胃内液体潴留。其后可见肠管扩张，黏膜皱襞、模糊、粗糙，肠腔内有大小不等的液平面，肠壁水肿增厚，肠间隙增宽。坏死肠段可显示规则致密阴影，肠穿孔时可有膈下游离气体。急性期为避免加重出血和肠穿孔，一般不做钡灌肠检查。

四、分型

临床一般分为 5 型。各型之间无严格界限，以临床表现特点突出为主，病程中可以发生转化。

(一)肠炎型

临床最常见，以腹痛、腹泻、恶心、呕吐等症状为主要表现。病变常侵犯黏膜和黏膜下层，以渗出性炎症为主。

(二)便血型

本型以便血为主要表现。是由于肠黏膜及黏膜下层的严重出血坏死所致。

(三)肠梗阻型

患者恶心、呕吐、腹胀、腹痛，伴停止排气、排便，肠鸣音消失。腹透有肠梗阻表现。肠壁肌层受累导致麻痹性肠梗阻所致。

(四)腹膜炎型

本型主要表现为腹痛较重，有腹膜刺激征表现。与肠壁缺血坏死炎症反应较强及肠壁穿孔有关。

(五)中毒休克型

本型患者全身症状较重，发热谵妄、昏迷、低血压、休克表现突出。其发生与病变广泛，大量毒素和血管活性物质吸收有关。本型最为凶险、病死率很高。

五、病情判断

本病肠炎型、便血型，病情多轻、预后好。肠梗阻型、腹膜炎型、中毒休克型，病情多重，预后差，病死率可达 30%。

六、治疗

(一)内科治疗

1.禁食

轻症患者可进食流质、易消化的糖类。病情较重，腹胀、腹痛、恶心、呕吐明显者应禁食，并行胃肠减压。经治疗病情好转可逐渐由流质、半流质、软食过渡到普通饮食。

2.支持治疗

急性出血坏死性肠炎发病后,由于经消化道进食摄入营养受限,机体消耗增加,应注意加强静脉补液及能量和营养物质的补偿。一般成人每日补液在 2 000～3 000mL,使尿量维持在 1 000mL 以上。能量补给注意葡萄糖、氨基酸、脂肪乳剂的合理搭配,注意微量元素、维生素的补充。重症患者适当补充悬浮红细胞、血浆或清蛋白。有休克表现的应积极抗休克治疗,包括补足血容量,适当补充胶体液,对血压恢复不好的可应用血管活性药物。

3.抗生素治疗

应针对病原菌选用抗生素,常用抗生素有氨基糖苷类、青霉素类、头孢类、喹诺酮类及硝咪唑类。抗生素宜早期、足量、联合应用。多主张两种作用机制不同的药物联合应用,可得到较好的疗效。

4.肾上腺皮质激素治疗

肾上腺皮质激素可抑制炎症反应,改善和提高机体的应激能力,减轻中毒症状。一般可每日用地塞米松 10～20mg 或氢化可的松 200～400mg 静脉滴注。一般用药 3～5d,不宜过长。

5.对症治疗

腹痛可用阿托品、山莨菪碱,如效果不佳可在严密观察下用布桂嗪(强痛定)、曲马多,甚至哌替啶。便血可用维生素 K、酚磺乙胺、巴曲酶等,大出血可用善宁或施他宁静脉滴注,有输血指征者可输血治疗。

(二)外科治疗

本病经内科积极治疗,大多可痊愈。对积极治疗,病情无明显好转,有如下情况者应积极考虑手术治疗。

(1)有明显肠坏死倾向。

(2)疑有肠穿孔。

(3)疑有绞窄性肠梗阻及不能排除其他急腹症者。

(4)便血或休克经内科积极保守治疗无效者。

第五节 急性上消化道出血

一、概述

上消化道出血是指屈氏韧带以上的消化道包括食管、胃、十二指肠、胆管及胰管的出血,胃空肠吻合术后的空肠上段出血也包括在内。大量出血是指短时间内出血量超过 1 000mL 或达血容量 20%的出血。上消化道出血为临床常见急症,以呕血、黑便为主要症状,常伴有血容量不足的临床表现。

(一)病因

上消化道疾病和全身性疾病均可引起上消化道出血,临床上最常见的病因是消化性溃疡、食管胃底静脉曲张破裂、急性胃黏膜损害及胃癌。糜烂性食管炎、食管贲门黏膜撕裂综合征引起的出血也不少见。

(二)诊断

1.临床表现特点

(1)呕血与黑便:是上消化道出血的直接证据。幽门以上出血且出血量大者常表现为呕血。呕出鲜红色血液或血块者表明出血量大、速度快,血液在胃内停留时间短。若出血速度较慢,血液在胃内经胃酸作用后变性,则呕吐物可呈咖啡样。幽门以下出血表现为黑便,但如出血量大而迅速,幽门以下出血也可以反流到胃腔而引起恶心、呕吐,表现为呕血。黑便的颜色取决于出血的速度与肠道蠕动的快慢。粪便在肠道内停留的时间短,可排出暗红色的粪便。反之,空肠、回肠,甚至右半结肠出血,如在肠道中停留时间长,也可表现为黑便。

(2)失血性周围循环衰竭:急性周围循环衰竭是急性失血的后果,其程度的轻重与出血量及速度有关。少量出血可因机体的代偿机制而不出现临床症状。中等量以上出血常表现为头晕、心悸、口渴、冷汗、烦躁及晕厥。体检可发现面色苍白、皮肤湿冷、心率加快、血压下降。大量出血者可在黑便排出前出现晕厥与休克,应与其他原因引起的休克鉴别。老年人大量出血可引起心、脑方面的并发症,应引起重视。

(3)氮质血症:上消化道出血后常出现血中尿素氮浓度升高,24~28h达高峰,一般不超过14.3mmol/L(40mg/dL),3~4d降至正常。若出血前肾功能正常,出血后尿素氮浓度持续升高或下降后又再升高,应警惕继续出血或止血后再出血的可能。

(4)发热:上消化道出血后,多数患者在24h内出现低热,但一般不超过38℃,持续3~5d降至正常。引起发热的原因尚不清楚,可能与出血后循环血容量减少,周围循环障碍,导致体温调节中枢的功能紊乱,再加以贫血的影响等因素有关。

2.实验室及其他辅助检查

(1)血常规检查:红细胞及血红蛋白在急性出血后3~4h开始下降,血细胞比容也下降。白细胞稍有反应性增多。

(2)潜血试验:呕吐物或大便潜血反应呈强阳性。

(3)血尿素氮:出血后数小时内开始升高,24~28h内达高峰,3~4d降至正常。

3.诊断与鉴别诊断

根据呕血、黑便和血容量不足的临床表现,以及呕吐物、大便潜血反应呈强阳性,红细胞计数和血红蛋白浓度下降的实验室证据,可作出消化道出血的诊断。下面几点在临床工作中值得注意。

(1)上消化道出血的早期识别:呕血及黑便是上消化道出血的特征性表现,但应注意部分患者在呕血及黑便前即出现急性周围循环衰竭的征象,应与其他原因引起的休克或内出血鉴别。及时进行直肠指检可较早发现尚未排出体外的血液,有助于早期诊断。

呕血和黑便应和鼻出血、拔牙或扁桃体切除术后吞下血液鉴别,通过询问发病过程与手术史不难加以排除。进食动物血液、口服铁剂、铋剂及某些中药,也可引起黑色粪便,但均无血容量不足的表现与红细胞、血红蛋白降低的证据,可以凭借此加以区别。呕血有时尚需与咯血鉴别,支持咯血的要点是:①患者有肺结核、支气管扩张、肺癌、二尖瓣狭窄等病史;②出血方式为咯出,咯出物呈鲜红色,有气泡与痰液,呈碱性;③咯血前有咳嗽、喉痒、胸闷、气促等呼吸道症状;④咯血后通常不伴黑便,但仍有血丝痰;⑤胸部X线摄片通常可发现肺部病灶。

(2)出血严重程度的估计:由于出血大部分积存于胃肠道,单凭呕出或排出量估计实际出血量是不准确的。根据临床实践经验,下列指标有助于估计出血量。出血量每日超过5mL时,大便潜血试验则可呈阳性;出血量超过60mL,可表现为黑便;呕血则表示出血量较大或出血速度快。若出血量在500mL以内,由于周围血管及内脏血管的代偿性收缩,可使重要器官获得足够的血液供应,因而症状轻微或者不引起症状。若出血量超过500mL,可出现全身症状,如头晕、心悸、乏力、出冷汗等。若短时间内出血量>1 000mL或达全身血容量的20%,可出现循环衰竭表现,如四肢厥冷、少尿、晕厥等,此时收缩压可<12.0kPa(90mmHg)或较基础血压下降25%,心率>120次/分,血红蛋白<70g/L。事实上,当患者体位改变时出现血压下降及心率加快,说明患者血容量明显不足、出血量较大。因此,仔细测量患者卧位与直立位的血压与心率,对估计出血量很有帮助。另外,应注意不同年龄与体质的患者对出血后血容量不足的代偿功能相差很大,因而相同出血量在不同患者引起的症状也有很大差别。

(3)出血是否停止的判断:上消化道出血经过恰当的治疗,可于短时间内停止出血。但由于肠道内积血需经数日(3d)才能排尽,因此不能以黑便作为判断继续出血的指征。临床上出现以下情况应考虑继续出血的可能:①反复呕血,或黑便次数增多,粪质转为稀烂或暗红;②周围循环衰竭经积极补液输血后未见明显改善;③红细胞计数、血红蛋白测定与血细胞比容继续下降,网织红细胞持续增高;④在补液与尿量足够的情况下,血尿素氮持续或再次增高。

一般来讲,一次出血后48h以上未再出血,再出血的可能性较小。而过去有多次出血史,本次出血量大或伴呕血,24h内反复大出血,出血原因为食管胃底静脉曲张破裂、有高血压病史或有明显动脉硬化者,再出血的可能性较大。

(4)出血的病因诊断:过去病史、症状与体征可为出血的病因诊断提供重要线索,但确诊出血原因与部位需靠器械检查。

1)内镜检查:是诊断上消化道出血最常用与准确的方法。出血后24～48h内的紧急内镜检查价值更大,可发现十二指肠降部以上的出血灶,尤其对急性胃黏膜损害的诊断更具意义,因为该类损害可在几日内愈合而不留下痕迹。有报告,紧急内镜检查可发现90%的出血原因。在紧急内镜检查前需先补充血容量,纠正休克。一般认为,患者收缩压>12.0kPa(90mmHg)、心率<110次/分、血红蛋白浓度≥70g/L时,进行内镜检查较为安全。若有活动性出血,内镜检查前应先插鼻胃管,抽吸胃内积血,并用生理盐水灌洗至抽吸物清亮,然后拔管行胃镜检查,以免积血影响观察。

2)X线钡餐检查:上消化道出血患者何时行钡餐检查较合适,各家有争论。早期活动性出血期间胃内积血或血块影响观察,且患者处于危急状态,需要进行输血、补液等抢救措施而难以配合检查。早期行X线钡餐检查还有引起再出血的可能,因此目前主张X线钡餐检查最好在出血停止和病情稳定数日后进行。

3)选择性腹腔动脉造影:若上述检查未能发现出血部位与原因,可行选择性肠系膜上动脉造影。若有活动性出血,且出血速度>0.5mL/min时,可发现出血病灶,可同时行栓塞治疗而达到止血的目的。

4)胶囊内镜:用于常规胃、肠镜检查无法找到出血灶的原因未明消化道出血患者,是近年来主要用于小肠疾病检查的新技术。国内外已有较多胶囊内镜用于不明原因消化道出血检查的报告,病灶检出率在50%~75%,显性出血者病变检出率高于隐性出血者。胶囊内镜检查的优点是无创、患者容易接受,可提示活动性出血的部位。缺点是胶囊内镜不能操控,对病灶的暴露有时不理想,也不能取病理活检。

5)小肠镜:推进式小肠镜可窥见 Treitz 韧带远端约 100cm 的空肠,对不明原因消化道出血的病因诊断率可达40%~65%。该检查需用专用外套管,患者较痛苦,有一定的并发症发生率。近年应用于临床的双气囊小肠镜可检查全小肠,明显提高了不明原因消化道出血的病因诊断率。据报告,双气囊全小肠镜对不明原因消化道出血的病因诊断率在60%~77%。双气囊全小肠镜的优势在于能够对可疑病灶进行仔细观察、取活检,且可进行内镜下止血治疗,如氩离子凝固术、注射止血术或息肉切除术等。对原因未明的消化道出血患者有条件的医院应尽早行全小肠镜检查。

6)放射性核素^{99m}Tc:标记红细胞扫描注射^{99m}Tc标记红细胞后,连续扫描10~60min,如发现腹腔内异常放射性浓聚区则视为阳性,可依据放射性浓聚区所在部位及其在胃肠道的移动来判断消化道出血的可能部位,适用于怀疑小肠出血的患者,也可作为选择性腹腔动脉造影的初筛方法,为选择性动脉造影提供依据。

(三)治疗

上消化道出血病情急,变化快,严重时可危及患者生命,应采取积极措施进行抢救。这里叙述各种病因引起的上消化道出血治疗的共同原则,其不同点在随后各节中分别叙述。

1.抗休克

上消化道出血的初步诊断一经确立,则抗休克、迅速补充血容量应放在一切医疗措施的首位,不应忙于进行各种检查,可选用生理盐水、林格液、右旋糖酐或其他血浆代用品。出血量较大者,特别是出现循环衰竭者,应尽快输入足量同型浓缩红细胞或全血。出现下列情况时有紧急输血指征。

(1)患者改变体位时出现晕厥。

(2)收缩压<12.0kPa(90mmHg)。

(3)血红蛋白浓度<70g/L。对于肝硬化食管胃底静脉曲张破裂出血者应尽量输入新鲜血,且输血量适中,以免门静脉压力增高导致再出血。

2.迅速提高胃内酸碱度(pH)

当胃内pH提高至5时,胃内胃蛋白酶原的激活明显减少,活性降低。而pH升高至7时,则胃内的消化酶活性基本消失,对出血部位凝血块的消化作用消失,起到协助止血的作用。自身消化作用的减弱或消失,对溃疡或破损部位的修复也起促进作用,有利于出血病灶的愈合。

3.止血

根据不同的病因与具体情况,因地制宜选用最有效的止血措施。

4.监护

严密监测病情变化,患者应卧床休息,保持安静,保持呼吸道通畅,避免呕血时血阻塞呼吸道而引起窒息。严密监测患者的生命体征,如血压、脉搏、呼吸、尿量及意识变化。观察呕血及黑便情况，定期复查红细胞数、血红蛋白浓度、血细胞比容。必要时行中心静脉压测定。对老年患者根据具体情况进行心电监护。

留置鼻胃管，可根据抽吸物颜色监测胃内出血情况，也可通过胃管注入局部止血药物，有助于止血。

二、消化性溃疡出血

胃及十二指肠溃疡出血占全部上消化道出血病因的50%左右。

(一)诊断

(1)根据本病的慢性过程、周期性发作及节律性上腹痛，一般可作出初步诊断。出血前上腹部疼痛常加重，出血后可减轻或缓解。应注意15%患者可无上腹痛病史，而以上消化道出血为首发症状。也有部分患者虽有上腹部疼痛症状，但规律性并不明显。

(2)胃镜检查常可发现溃疡灶。对无明显病史、诊断疑难或有助于治疗时，应争取行紧急胃镜检查。若有胃镜检查禁忌证或无条件行胃镜检查，可于出血停止后数日行X线钡餐检查。

(二)治疗

治疗原则与上述相同。一般少量出血经适当内科治疗后可于短期内止血，大量出血则应引起高度重视，宜采取综合治疗措施。

1.饮食

目前不主张过分严格的禁食。若患者无呕血或明显活动性出血的征象，可予流质饮食，并逐渐过渡到半流质饮食。但若患者有频繁呕血或解稀烂黑便，甚至暗红色血便，则主张暂时禁食，直至活动性出血停止才予进食。

2.提高胃内pH的措施

主要措施是静脉内使用抑制胃酸分泌的药物。静脉使用质子泵抑制剂如奥美拉唑首剂80mg，然后每12h 40mg维持。国外有报告首剂注射80mg后以每小时8mg的速度持续静脉滴注，可稳定提高胃内pH，提高止血效果。活动性出血停止后，可改口服治疗。

3.内镜下止血

此为溃疡出血止血的首选方法，疗效肯定。常用方法包括注射疗法，在出血部位附近注射1:10 000肾上腺素溶液，热凝固方法(电极、热探头、氩离子凝固术等)。目前主张首选热凝固疗法或联合治疗，即注射疗法加热凝固方法，或止血类加注射疗法，可根据条件及医生经验选用。

4.手术治疗

经积极内科治疗仍有活动性出血者，应及时邀请外科医生会诊。手术治疗仍是消化性溃疡出血治疗的有效手段，其指征如下。

(1)严重出血经内科积极治疗仍不止血，血压难以维持正常，或血压虽已正常，但又再次大出血的。

(2)以往曾有多次严重出血，间隔时间较短后又再次出血的。

(3)合并幽门梗阻、穿孔，或疑有癌患者。

三、食管胃底静脉曲张破裂出血

此为上消化道出血常见病因，出血量往往较大，病情凶险，病死率较高。

(一)诊断

(1)起病急，出血量往往较大，常有呕血。

(2)有慢性肝病史。若发现黄疸、蜘蛛痣、肝掌、腹壁静脉曲张、脾大、腹腔积液等有助于诊断。

(3)实验室检查可发现肝功能异常，特别是白/球蛋白比例倒置、凝血酶原时间延长、血清胆红素增高。血常规检查有红细胞、白细胞及血小板减少等脾功能亢进表现。

(4)胃镜检查或食管吞钡检查发现食管静脉曲张。

值得注意的是，有不少的肝硬化消化道出血原因不是食管胃底静脉曲张破裂出血所致，而是急性胃黏膜糜烂或消化性溃疡。急诊胃镜检查对出血原因部位的诊断具有重要意义。

(二)治疗

除按前述紧急治疗、输液及输血抗休克、使用抑制胃酸分泌药物外，下列方法可根据具体情况选用。

1.药物治疗

药物治疗是各种止血治疗措施的基础，在建立静脉通路后即可使用，为后续的各种治疗措施创造条件。

(1)生长抑素及其类似品：可降低门静脉压力。国内外临床试验表明，该类药物对控制食管胃底曲张静脉出血有效，止血有效率在70%～90%，与气囊压迫相似。目前供应临床使用的有14肽生长抑素，用法是首剂250μg静脉注射，继而3mg加入5%葡萄糖注射液500mL中，250μg/h连续静脉滴注，连用3～5d。因该药半衰期短，若输液中断超过3min，需追加250μg静脉注射，以维持有效的血药浓度。奥曲肽是一种合成的8肽生长抑素类似物，具有与14肽相似的生物学活性，半衰期较长。其用法是奥曲肽首剂100μg静脉注射，继而600μg加入5%葡萄糖注射液500mL中，以25～50μg/h速度静脉滴注，连用3～5d。生长抑素治疗食管静脉曲张破裂出血止血率与气囊压迫相似，其优点是无明显的不良反应。在硬化治疗前使用有利于减少活动性出血，使视野清晰，便于治疗。硬化治疗后再静脉滴注一段时间可减少再出血的机会。

(2)血管加压素：作用机制是通过对内脏血管的收缩作用，减少门静脉血流量，降低门静脉及其侧支的压力，从而控制食管、胃底静脉曲张破裂出血。目前推荐的疗法是0.2U/min，持续静脉滴注，视治疗反应，可逐渐增加剂量至0.4U/min。如出血得到控制，应继续用药8～12h，然后停药。如果治疗4～6h后仍不能控制出血，或出血一度中止而后又复发，应及时改用其他疗法。由于血管加压素具有收缩全身血管的作用，其不良反应包括血压升高、心动过缓、心律失常、心绞痛、心肌梗死、缺血性腹痛等。目前主张在使用血管加压素同时使用硝酸甘油，以减少前者引起的全身不良反应，取得良好效果，尤以有冠心病、高血压病史者效果更好。具体用法是在应用血管加压素后，舌下含服硝酸甘油0.6mg，每30min 1次。也有主张使用硝酸甘油40～400μg/min静脉滴注，根据患者血压调整剂量。

2.内镜治疗

(1)硬化栓塞疗法(EVS):在有条件的医疗单位,EVS 为当今控制食管静脉曲张破裂出血的首选疗法。多数文献报告,EVS 紧急止血成功率超过 90%,EVS 治疗组出血致死率较其他疗法明显降低。

1)适应证:一般来说,不论什么原因引起的食管静脉曲张破裂出血,均可考虑行 EVS,下列情况下更是 EVS 的指征:重度肝功能不全、储备功能低下如 Child C 级、低血浆蛋白质、血清胆红素升高的患者;合并有心、肺、脑、肾等重要器官疾病而不宜手术者;合有预后不良或无法切除之恶性肿瘤者,尤以肝癌为常见;已行手术治疗而再度出血,不可再次手术治疗,而常规治疗无效者;经保守治疗(包括三腔二囊管压迫)无效者。

2)禁忌证:有效血容量不足,血液循环状态尚不稳定者;正在不断大量呕血者,因为行 EVS 可造成呼吸道误吸,加上视野不清也无法进行治疗操作;已濒临呼吸衰竭者,由于插管可加重呼吸困难,甚至呼吸停止;肝性脑病或其他原因意识不清无法合作者;严重心律失常或新近发生心肌梗死者;出血倾向严重,虽然内科纠正治疗,但仍远未接近正常者;长期用三腔二囊管压迫,可能造成较广泛的溃疡及坏死者,EVS 疗效常不满意。

3)硬化剂的选择:常用的硬化剂有下列几种。乙氧硬化醇(AS):主要成分为表面麻醉剂 polidocanol 与酒精;AS 的特点是对组织损伤作用小,有较强的致组织纤维作用,黏度低,可用较细的注射针注入,是一种比较安全的硬化剂;AS 可用于血管旁与血管内注射,血管旁每点 2～3mL,每条静脉内 4～5mL,每次总量不超过 30mL。酒精胺油酸酯(EO):以血管内注射为主,因可引起较明显的组织损害,每条静脉内不超过 5mL,血管旁每点不超过 3mL,每次总量不超过 20mL。十四羟基硫酸钠(TSS):硬化作用较强,止血效果好,用于血管内注射。纯酒精:以血管内注射为主,每条静脉不超过 1mL,血管外每点不超过 0.6mL。鱼肝油酸钠:以血管内注射为主,每条静脉 2～5mL,总量不超 20mL。

4)术前准备:补充血容量,纠正休克;配血备用;带静脉补液进入操作室;注射针充分消毒,检查内镜、注射针、吸引器性能良好;最好使用药物先控制出血,使视野清晰,便于选择注射点。

操作方法:按常规插入胃镜,观察曲张静脉情况,确定注射部位。在齿状线上 2～3cm 穿刺出血征象和出血最明显的血管,注入适量(根据不同硬化剂决定注射量)硬化剂。每次可同时注射 1～3 条血管,但应在不同平面注射(相隔 3cm),以免引起术后吞咽困难。也有学者同时在出血静脉或曲张最明显的静脉旁注射硬化剂,以达到直接压迫作用,继而化学性炎症、血管旁纤维结缔组织增生,使曲张静脉硬化。每次静脉注射完毕后退出注射针,用附在镜身弯曲部的止血气囊或直接用镜头压迫穿刺点 1min,以达到止血的目的。若有渗血,可局部喷洒凝血酶或 25%孟氏液,仔细观察无活动性出血后出镜。

5)术后治疗:术后应继续卧床休息,密切注意出血情况,监测血压等生命指征,禁食 24h,补液,酌情使用抗生素,根据病情继续使用降低门静脉压力的药物(后述)。首次治疗止血成功后,应在 1～2 周后进行重复治疗,直至曲张静脉完全消失或只留白色硬索状血管,多数患者施行 3～5 次治疗后可达到此目的。较常见的并发症有:出血,在穿刺部位出现渗血或喷血,可在出血处再补注 1～2 针,可达到止血作用;胸痛、胸腔积液和发热,可能与硬化剂引起曲张静脉周围炎症、食管溃疡、纵隔炎、胸膜炎的发生有关;食管溃疡和狭窄;胃溃疡及出血性胃炎,可能与EVS后胃血流淤滞加重、应激、从穿刺点溢出的硬化剂对胃黏膜的直接损害有关。

(2)食管静脉曲张套扎术(EVL):适应证、禁忌证与EVS大致相同。其操作要点是在内镜直视下把曲张静脉用负压吸引入附加在内镜前端特制的内套管中,然后通过牵拉引线,使内套管沿外套管回缩,把原放置在内套管上的特制橡皮圈套入已被吸入内套管内的静脉上,阻断曲张静脉的血流,起到与硬化剂栓塞相同的效果。每次可套扎5～10个部位。和EVS相比,两者止血率相近,可达90%左右。其优点是EVL不引起注射部位出血和系统并发症。

3.三腔二囊管

三腔二囊管压迫是传统的有效止血方法,其止血成功率在44%～90%,由于存在一定的并发症,目前大医院已较少使用。主要用于药物效果不佳,暂时无法进行内镜治疗者,也适用于基层单位不具备内镜治疗的技术或条件者。

(1)插管前准备:具体如下。

1)向患者说明插管的必要性与重要性,取得其合作。

2)仔细检查三腔管各通道是否通畅,气囊充气后作水下检查有无漏气,同时测量气囊充气量,一般胃囊注气200～300mL[用血压计测定内压,以5.3～6.7kPa(40～50mmHg)为宜],食管囊注气150～200mL[压力以4.0～5.3kPa(30～40mmHg)为宜],同时要求注气后气囊膨胀均匀,大小、张力适中,并做好各管刻度标记。

3)插管时若患者能忍受,最好不用咽部麻醉剂,以保存喉头反射,防止吸入性肺炎。

(2)正确的气囊压迫:插管前先测知胃囊上端至管前端的距离,然后将气囊完全抽空,气囊与导管均外涂石蜡油,通过鼻孔或口腔缓缓插入。当至50～60cm刻度时,套上50mL注射器从胃管作回抽。如抽出血性液体,表示已到达胃腔,并有活动性出血。先将胃内积血抽空,用生理盐水冲洗。然后用注射器注气,将胃气囊充气200～300mL,再将管轻轻提拉,直到感到管子有弹性阻力时,表示胃气囊已压于胃底贲门部,此时可用宽胶布将管子固定于上唇一侧,并用滑车加重量500g(如500mL生理盐水瓶加水250mL)牵引止血。定时抽吸胃管,若不再抽出血性液体,说明压迫有效,此时可继续观察,不用再向食管囊注气,否则应向食管囊充气150～200mL,使压力维持在4.0～5.3kPa(30～40mmHg),压迫出血的食管曲张静脉。

(3)气囊压迫时间:第1个24h可持续压迫,定时监测气囊压力,及时补充气体。每1～2h从胃管抽吸胃内容物,观察出血情况,并可同时监测胃内pH。压迫24h后每间隔6h放气1次,放气前宜让患者吞入液状石蜡油15mL,润滑食管黏膜,以防止囊壁与黏膜黏附。先解除牵拉的重力,抽出食管囊气体,再放胃囊气体,也有学者主张可不放胃囊气体,只需把三腔管向胃腔内推入少许则可解除胃底黏膜压迫。每次放气观察15～30min后再注气压迫。间歇放气的目的在于改善局部血循环,避免发生黏膜坏死糜烂。出血停止24h后可完全放气,但仍将三腔管保留于胃内,再观察24h,如仍无再出血方可拔出。一般三腔二囊管放置时间以不超过72h为宜,也有报告长达7d而未见黏膜糜烂者。

(4)拔管前后注意事项:拔管前先给患者服用石蜡油15～30mL,然后抽空2个气囊中的气体,慢慢拔出三腔二囊管。拔管后仍需禁食1d,然后给予温流质饮食,视具体情况再逐渐过渡到半流质和软食。

三腔二囊管如使用不当,可出现以下并发症:①曲张静脉糜烂破裂;②气囊脱出阻塞呼吸道引起窒息；③胃气囊进入食管导致食管破裂；④食管和（或）胃底黏膜因受压发生糜烂；⑤呕吐反流引起吸入性肺炎；⑥气囊漏气使止血失败，若不注意观察可继续出血引起休克。

4.经皮经颈静脉肝穿刺肝内门体分流术（TIPS）

TIPS是影像学X线监视下的介入治疗技术。通过颈静脉插管到达肝静脉，用特制穿刺针穿过肝实质，进入门静脉。放置导线后反复扩张，最后在这个人工隧道内置入1个可扩张的金属支架，建立人工瘘管，实施门体分流，降低门静脉压力，达到治疗食管胃底曲张静脉破裂出血的目的。TIPS要求有相当的设备与技术，费用昂贵，推广普及尚有困难。

5.手术治疗

大出血时有效循环血量骤降，肝供血量减少，可导致肝功能进一步的恶化，患者对手术的耐受性低，急症分流术病死率达15％～30％，断流术病死率达7.7％～43.3％。因此，在大出血期间应尽量采用各种非手术治疗，若不能止血才考虑行外科手术治疗。急症手术原则上采取并发症少、止血效果确切及简易的方法，如食管胃底曲张静脉缝扎术、门—奇静脉断流术等。待出血控制后再行择期手术，如远端脾—肾静脉分流术等，以解决门静脉高压问题，预防再出血。

四、其他原因引起的上消化道出血

（一）急性胃黏膜损害

本病是以一组胃黏膜糜烂或急性溃疡为特征的急性胃黏膜表浅性损害，常引起急性出血，主要包括急性出血性糜烂性胃炎和应激性溃疡，是上消化道出血的常见病因。

1.病因

（1）服用非甾体类抗炎药（阿司匹林、吲哚美辛等）。

（2）大量酗烈性酒。

（3）应激状态（大面积烧伤、严重创伤、脑血管意外、休克、败血症、心肺功能不全等）。

2.诊断

（1）具备上述病因之一者。

（2）有时可见活动性出血。

3.治疗

本病以内科治疗为主。一般急救措施及补充血容量、抗休克与前述相同。治疗要点如下。

（1）迅速提高胃内pH，以减少H^+反弥散，降低胃蛋白酶活力，防止胃黏膜自身消化，帮助凝血。可选用质子泵抑制剂如奥美拉唑或潘妥拉唑，具体用法见消化性溃疡出血。

（2）内镜下直视止血：包括出血部位的注射疗法、电凝止血或局部喷洒止血药（凝血酶或去甲肾上腺素溶液等）。

（3）手术治疗：应慎重考虑，因本病病变范围广泛，加上手术本身也是一种应激。对经内科积极治疗无效、出血量大者可以考虑手术治疗。

（二）胃癌出血

胃癌一般为持续小量出血，急性大量出血者占20％～25％，对中年以上男性患者，近期内出现上腹部疼痛或原有疼痛规律消失，食欲下降，消瘦，贫血程度与出血量不符者，应警惕胃癌出血的可能。内镜检查、活检或X线钡餐检查可明确诊断。治疗方法：补充血容量后及早手术治疗。

(三)食管贲门黏膜撕裂综合征

剧烈干呕、呕吐或可致腹腔内压力骤增的其他原因，造成食管贲门部黏膜及黏膜下层撕裂并出血，为上消化道出血的常见病因之一，约占上消化道出血病因的10%，部分患者可致严重出血。急诊内镜检查是确诊的最重要方法，镜下可见纵形撕裂，长3～20mm，宽2～3mm，大多为单个裂伤，以右侧壁最多，左侧壁次之，可见到病灶渗血或有血痂附着。

治疗上除按一般上消化道出血原则治疗外，可在内镜下使用钛夹、电凝、注射疗法等。使用抑制胃酸分泌药物可减少胃酸反流，促进止血与损伤组织的修复。

(四)胆管出血

本病是指胆管或流入胆管的出血，可分为肝内型和肝外型出血。肝内型出血多为肝外伤、肝脏活检、PTC、感染和中毒后肝坏死、血管瘤、恶性肿瘤、肝动脉栓塞等病因所致。肝外型出血多为胆结石、胆管蛔虫、胆管感染、胆管肿瘤、经内镜胆管逆行造影下十二指肠乳头括约肌切开术后、T管引流等引起。

1.诊断

(1)有上述致病因素存在，临床上出现三大症状：消化道出血、胆绞痛及黄疸。

(2)经内镜检查未发现食管和胃内的出血病变，而十二指肠乳头部有血液或血块排出，即可确认胆管出血。必要时可行ERCP、PTC、选择性动脉造影、腹部探查中的胆管造影、术中胆管镜直视检查等，均有助于确诊。

2.治疗

首先要查明原发疾病，只有原发病查明后才能制订正确的治疗方案。轻度的胆管出血，一般可用保守疗法止血，急性胆管大出血则应及时手术治疗。除按上述一般紧急治疗、输液及输血、止血药物使用外，以下措施应着重进行。

(1)病因治疗：具体如下。

1)控制感染：肝内或胆管内化脓性感染引起的出血，控制感染至关重要，可选用肝胆管系统内浓度较高的抗生素，如头孢菌素类、喹诺酮类等抗生素静脉滴注，可联合两种以上抗生素。

2)驱蛔治疗：由胆管蛔虫引起者，主要措施是驱蛔、防治感染、解痉镇痛。在内镜直视下钳取嵌顿在壶腹内的蛔虫是一种有效措施。

(2)手术治疗：有下列情况可考虑手术治疗。

1)持续胆管大出血，经各种治疗仍血压不稳，休克未能有效控制者。

2)反复的胆管出血，经内科积极治疗无效者。

3)肝内或肝外有需要外科手术治疗的病变存在者。

第六节　暴发性肝衰竭

暴发性肝衰竭(FHF)是指原来无肝炎病史，急骤发病后8周内肝细胞大块变性、坏死，导致肝衰竭的综合征。本病预后险恶，病死率可达40%以上。

一、病因与发病机制

(一)病因

1.病毒感染

(1)肝炎病毒:包括各型肝炎病毒,其中以乙肝病毒所致者占首位。

(2)其他病毒:如EB病毒、巨细胞病毒、疱疹病毒及柯萨奇病毒等。

2.药物及化学毒物

(1)药物性肝损伤最常见,如抗结核药、对乙酰氨基酚(扑热息痛)、四环素、甲基多巴、氟烷、单胺氧化酶抑制剂及磺胺药等。

(2)化学性毒物如四氯化碳、毒蕈及无机磷等。

3.代谢异常

如急性妊娠期脂肪肝、半乳糖血症、遗传性酪氨酸血症、Reye综合征及Wilson病等。

4.肝脏缺血及缺氧

如各种原因所致的充血性心力衰竭、感染性休克、肝血管阻塞等。

5.肿瘤

如原发性或继发性肝癌,以后者为常见。

(二)发病机制

1.致病因素对肝细胞损伤

(1)肝炎病毒导致肝细胞坏死:急性肝炎有3.8%～6.7%可发生FHF。这取决于肝炎病毒的致病力和机体对该病毒敏感性。其机制是:①病毒直接使肝细胞变性坏死;②机体产生的免疫抗体对病毒感染的肝细胞(靶细胞)发生免疫破坏作用。

(2)药物或毒物对肝细胞损伤:某些药物(如抗结核药)在肝脏内分解代谢,其代谢产物以共价键与肝细胞连接,形成新的大分子结构,是造成肝细胞坏死的重要原因之一;酶诱导剂能增强单胺氧化酶抑制剂的肝细胞毒性作用;四环素可结合到肝细胞的tRNA上,影响肝细胞的合成作用;毒蕈含有蝇蕈碱,能抑制肝细胞RNA多聚酶,抑制肝细胞蛋白质合成。

2.肝内代谢物浓度的影响

肝细胞大量坏死导致肝功能严重损伤,因此,与肝脏有关的体内许多代谢产物浓度也发生显著变化,表现为内源性和外源性异常物质增多,如血氨、短链脂肪酸(SCFA)、硫醇、乳酸等毒性物质增加;反之,维持人体正常功能的物质,如支链氨基酸、α-酮戊二酸、延胡索酸及草酰乙酸减少,干扰脑组织代谢,可产生精神、神经症状,严重时可发生肝性脑病。

二、诊断

(一)临床表现特点

临床表现取决于原发病及肝损害程度,而且常伴有多脏器功能受累。

1.神经系统障碍(脑病)

疾病早期因两侧前脑功能障碍,表现为性格改变和行为异常,如情绪激动、视幻觉、精神错乱、睡眠颠倒。病情加重后累及脑干功能受损,出现意识障碍,陷入昏迷,称为肝性脑病。

2.黄疸

出现不同程度的黄疸,且进行性加重。

3.脑水肿

50%～80%患者有脑水肿表现,如呕吐,球结膜水肿,并使昏迷程度加深。当发生脑疝时两侧瞳孔大小不等,可致呼吸衰竭死亡。

4.出血

肝功严重受损使凝血因子合成减少,故常伴有严重出血倾向,危重者可发生急性DIC。主要表现上消化道出血及皮肤黏膜广泛出血。若发生大出血后,血容量减少,血氨增高,诱发或加重肝性脑病。

5.肺部病变

患者可发生多种肺部病变,如肺部感染、肺水肿及肺不张等,其中肺水肿的发生率异常增高,可导致突然死亡。

6.肾衰竭

FHF患者合并急性肾衰竭的发生率为70%～80%。出现少尿、无尿、氮质血症及电解质紊乱的表现。

7.低血压

大多数患者伴有低血压,其原因是出血、感染、心肺功能不全及中枢性血管运动功能受损所致。

(二)辅助检查

1.血清转氨酶

早期升高,晚期可降至正常。

2.血清胆红素

以结合胆红素升高为主,并出现“酶胆分离”现象,即胆红素进行性升高时转氨酶却降低,提示预后不良。

3.凝血与抗凝功能检查

多种凝血因子活性降低,凝血酶原时间延长,且用维生素K不能纠正。抗凝血酶Ⅲ和α血浆抑制物合成障碍,与肝脏受损程度呈正相关,可用于对预后判断。

4.血清蛋白与前清蛋白

早期患者血清前清蛋白及清蛋白即可明显降低,可用于早期诊断。

5.血浆氨基酸

FHF患者血液芳香族氨基酸显著增高,支链氨基酸降低。

6.甲胎蛋白

血清甲胎蛋白轻度升高。

7.影像学检查

如腹部超声、CT、磁共振等检查,可观察肝脏萎缩和坏死程度。

8.脑压检测

颅内压升高,常用持续导管测压。

(三)诊断标准

1983年Koretz提出早期诊断要点如下。

(1)患者无肝炎病史,体检时肝脏明显缩小,周身情况渐差。

(2)意识模糊,或新近有性格、行为改变。

(3)肝功能检查异常、凝血酶原时间延长,超过对照 3s 以上。

(4)低血糖。

(5)重度高胆红素血症。

(6)血氨升高。

(7)脑电图异常。

三、急救措施

FHF 的病因复杂,病情变化多端,进展迅速,治疗上必须采取综合措施才能降低病死率,具体措施如下。

(一)严密监护及支持疗法

(1)患者应安置在监护病房。严格记录各项生命体征及精神、神经情况,预防感染,对病情变化应及时处理。

(2)补充足够的热量及营养,每日热量至少 1 200kJ,必须输注 10%葡萄糖注射液、多种维生素,适当辅以新鲜血浆、全血和清蛋白等。

(3)维持电解质和酸碱平衡,特别应纠正低血钾,如出现稀释性低血钠,应限制入水量。

(二)护肝治疗

1.胰高血糖素

胰岛素疗法可用胰高血糖素 1mg,正规胰岛素 8U,溶于 10%葡萄糖注射液 250～500mL 中静脉滴注,每日 1 次,2 周为 1 个疗程。本疗法可阻止肝坏死,促进肝细胞再生。

2.能量合剂

每日 1 剂,同时可给肝素 250mL。

3.六合或复方氨基酸

复方氨基酸 250mL 或支链氨基酸 250～500mL,静脉滴注,可调整体内氨基酸失衡。

4.促肝细胞生长因子(HGF)

每日 80～120mg,溶于 5%～10%葡萄糖注射液 250～500mL 中静脉滴注。该药可促进肝细胞再生,保护肝细胞膜,并能增强肝细胞清除内毒素的功能。

(三)并发症的治疗

1.出血倾向

对皮肤黏膜出血可用足量维生素 K,输注新鲜血浆以及补充凝血因子、凝血酶原复合物、止血敏等;消化道常发生急性胃黏膜病变而出血,可用组胺 H_2 受体阻滞剂及壁细胞质子泵阻滞剂洛赛克,或口服凝血酶;若发生 DIC,应使用肝素每次 0.5～1mg/kg,加入 5%～10%葡萄糖注射液 500mL 中静脉滴注,用试管法测定凝血时间,维持在 20～25min,出血好转后停药。在肝素化的基础上,给予新鲜血浆或全血。

2.脑水肿

限制输液量,常规应用脱水剂,如 20%甘露醇 200mL,快速静脉滴注,每 6～8h 1 次;地塞米松 5～10mg,静脉滴注,每 8～12h 1 次。

3.肾衰竭

早期可常规使用利尿剂，如尿量仍不增加，按功能性肾衰竭处理，或行透析疗法。

4.感染

必须尽早抗感染治疗。应避免使用有损肝功能和肾功能的抗生素，如红霉素、四环素和氨基糖苷类药物。常选用氨苄青霉素和头孢菌素类抗生素。

5.调整免疫功能

可用胸腺肽 20mg 加入 10%葡萄糖注射液内静脉滴注；干扰素 100 万 U，每周 2～3 次，肌内注射。

(四)肝移植

肝移植是目前较新的治疗方法，但价格昂贵、条件受限，目前尚难普及应用。

第七节　急性肠梗阻

急性肠梗阻是由于各种原因使肠内容物通过障碍而引起一系列病理生理变化的临床症候群。由于病因多种多样，临床表现复杂，病情发展迅速，使诊断比较困难，处理不当可导致不良后果。中医对肠梗阻也早有记载，如关格、肠结、吐粪等均指此病。

近年来对该病的认识虽然有了提高，但绞窄性肠梗阻的病死率仍高达 10%以上，是病死率较高的急腹症之一。

一、分类

(一)病因分类

肠梗阻是由不同原因引起，根据发病原因可分为 3 类。

1.机械性肠梗阻

在临床中最常见，是由于肠道的器质性病变，形成机械性的压迫或堵塞肠腔而引起的肠梗阻。机械性肠梗阻的常见原因有肠粘连、肿瘤、嵌顿疝、肠套叠、肠扭转、炎症狭窄、肠内蛔虫团或粪块、先天性肠畸形(旋转不良、肠道闭锁)等。

2.动力性肠梗阻

这是由于神经抑制或毒素作用使肠蠕动发生暂时性紊乱，使肠腔内容物通过障碍。根据肠功能紊乱的特点，又有麻痹性和痉挛性肠梗阻之分。麻痹性肠梗阻是由于肠管失去蠕动功能以致肠内容物不能运行，常见于急性弥散性腹膜炎、腹部创伤或腹部手术后，这些原因去除后，肠麻痹仍持续存在即形成麻痹性肠梗阻。

痉挛性肠梗阻是由于肠壁肌肉过度收缩所致，在急性肠炎、肠道功能紊乱或慢性铅中毒时可以见到。

3.血运性肠梗阻

由于肠系膜血管血栓形成而发生肠管血液循环障碍，肠腔内虽无梗阻，但肠蠕动消失，使肠内容物不能运行。

在临床上，以机械性肠梗阻最多见，麻痹性肠梗阻也有见及，而其他类型的肠梗阻少见。

(二)其他分类

1.根据是否有肠管血运障碍,肠梗阻可以分为单纯性肠梗阻和绞窄性肠梗阻

肠梗阻的同时不合并有肠管血循环障碍者称为单纯性肠梗阻,如肠腔堵塞、肠壁病变引起的狭窄或肠管压迫等一般无血运障碍,都属于单纯性肠梗阻。肠梗阻同时合并有血液循环障碍者称为绞窄性肠梗阻肠梗阻,如嵌顿疝、肠套叠、肠扭转等随着病情发展,均可发生肠系膜血管受压,都属于绞窄性肠梗阻。在临床上鉴别是单纯性还是绞窄性肠梗阻对治疗有重要意义,绞窄性肠梗阻如不及时解除,可以很快导致肠坏死、穿孔,以致发生严重的腹腔感染和中毒性休克,病死率很高。但有时鉴别困难,粘连性肠梗阻可能是单纯性的,也可能是绞窄性的。

2.根据肠梗阻的部位,可分为高位小肠梗阻、低位小肠梗阻和结肠梗阻

梗阻部位不同,临床表现也有不同之处。如果一段肠袢两端受压,如肠扭转,则称为闭袢性肠梗阻,结肠梗阻时回盲瓣可以关闭防止逆流,也形成闭袢性肠梗阻。这类梗阻时,肠腔往往高度膨胀,容易发生肠壁坏死和穿孔。

3.根据梗阻发生的缓急,分为急性与慢性肠梗阻

肠梗阻的这些分类主要是为了便于对疾病的了解及治疗上的需要,而且肠梗阻是处于不断变化的过程中,各类肠梗阻,在一定条件下是可以转化的。如单纯性肠梗阻治疗不及时,可能发展为绞窄性肠梗阻。机械性肠梗阻,梗阻以上的肠管由于过度扩张,到后来也可发展为麻痹性肠梗阻。慢性不完全性肠梗阻,也可由于炎症水肿加重而变为急性完全性肠梗阻。

二、病理生理

肠梗阻急性发生后,肠管局部和机体全身都将出现一系列复杂的病理生理变化。

(一)局部变化

主要是肠蠕动增加,肠腔膨胀、积气积液、肠壁充血水肿、通透性增加而引起变化。

1.肠蠕动增加

正常时肠蠕动由自主神经系统、肠管本身的肌电活动和多肽类激素的调节来控制。当发生肠梗阻时各种刺激增加而使肠管活动增加,梗阻近端肠管肠蠕动的频率和强度均增加,这是机体企图克服障碍的一种抗病反应。在高位肠梗阻时肠蠕动频率较快,每 3～5min 即可有一次,低位小肠梗阻时间隔较长,可 10～15min 1 次。因此,在临床上可以出现阵发性腹痛、反射性呕吐、肠鸣音亢进、腹壁可见肠型等。如梗阻长时间不解除,肠蠕动又可逐渐变弱甚至消失,出现肠麻痹。

2.肠腔膨胀、积气积液

肠梗阻的进一步发展,在梗阻以上肠腔出现大量积气积液,肠管也随之逐渐扩张、肠壁变薄。梗阻以下肠管则塌陷空虚。肠腔内气体 70%是咽下的空气,30%是血液弥散至肠腔内和肠腔内细菌发酵所产生。这些气体大部分为氮气,很少能向血液内弥散,因而易引起肠腔膨胀。肠腔内的液体,一部分是饮入的液体,一部分则是胃肠道的分泌液。肠腔膨胀及各种刺激使分泌增加,但扩张、壁薄的肠管吸收功能障碍,因而使肠腔积液不断增加。

3.肠壁充血水肿、通透性增加

若肠梗阻再进一步发展,则出现肠壁毛细血管和小静脉的淤血、肠壁水肿、肠壁通透性增加、液体外渗,肠腔内液体可渗透至腹腔,血性渗液可进入肠腔。如肠腔内压力增高,使小动脉

血流受阻，肠壁上出现小出血点，严重者可出现点状坏死和穿孔。此时肠壁血运障碍，细菌和毒素可以透过肠壁渗至腹腔内，引起腹膜炎。

（二）全身性病理生理变化

由于不能进食、呕吐、脱水、感染而引起的体液、电解质和酸碱平衡失调以致中毒性休克等。

1.水和电解质缺失

大量体液丧失是急性肠梗阻引起的一个重要的病理生理变化。正常时胃肠道分泌液每日约8 000mL，绝大部分在小肠吸收回到血液循环，仅约500mL通过回盲瓣到达结肠。肠梗阻时回吸收障碍而液体自血液向肠腔继续渗出，于是消化液不断地积聚于肠腔内，形成大量的第三间隙液，实际上等于丧失到体外。再加上梗阻时呕吐丢失，可以迅速导致血容量减少和血液浓缩。体液的丢失也伴随大量电解质的丢失，高位肠梗阻时更为显著，低位肠梗阻时，积存在肠管内的胃肠液可达5～10L。这些胃肠液约与血浆等渗，所以在梗阻初期是等渗性的脱水。胆汁、胰液及肠液均为碱性，含有大量的HCO_3^-，加上组织灌注不良，酸性代谢产物增加，尿量减少，很容易引起酸中毒。胃液中钾离子浓度约为血清钾离子的两倍，其他消化液中钾离子浓度与血清钾离子浓度相等，因此，肠梗阻时也丧失大量钾离子，血钾浓度降低，引起肠壁肌张力减退，加重肠腔膨胀。

2.对呼吸和心脏功能的影响

由于肠梗阻时肠腔膨胀使腹压增高，横膈上升，腹式呼吸减弱，可影响肺泡内气体交换。同时可影响下腔静脉血液回流，使心输出量明显减少，出现呼吸循环功能障碍，甚至加重休克。

3.感染和中毒性休克

梗阻以上的肠内容物淤积、发酵、细菌繁殖并生成许多毒性产物，肠管极度膨胀，肠壁通透性增加，在肠管发生绞窄失去活力时，细菌和毒素可透过肠壁到腹腔内引起感染，又经过腹膜吸收进入血液循环，产生严重的毒血症状甚至中毒性休克。这种感染性肠液在手术时如不经事先减压清除，梗阻解除后毒素可经肠道吸收迅速引起中毒性休克。再由于肠梗阻时，大量失水引起血容量减少，一旦发生感染和中毒，往往造成难复性休克，既有失液、失血，又有中毒因素的严重休克，可致脑、心、肺、肝、肾及肾上腺等重要脏器的损害，休克难以纠正。

总之，肠梗阻的病理生理变化程度随着梗阻的性质和部位不同而有差别。高位小肠梗阻容易引起脱水和电解质失衡，低位肠梗阻容易引起肠膨胀和中毒症状，绞窄性肠梗阻容易引起休克，结肠梗阻或闭袢性肠梗阻容易引起肠坏死、穿孔和腹膜炎。梗阻晚期，机体抗病能力明显低下，各种病理生理变化均可出现。

三、临床表现

（一）症状

由于肠梗阻发生的急缓、病因不同、部位的高低以及肠腔堵塞的程度不同而有不同的临床表现，但肠内容物不能顺利通过肠腔而出现腹痛、呕吐、腹胀和停止排便排气的四大症状是共同的临床表现。

1.腹痛

腹痛是肠梗阻最先出现的症状。腹痛多在腹中部脐周围，呈阵发性绞痛，伴有肠鸣音亢进，这种疼痛是由于梗阻以上部位的肠管强烈蠕动所致。腹痛是间歇性发生，在每次肠蠕动开始时出现，由轻微疼痛逐渐加重，达到高峰后即行消失，间隔一段时间后再次发生。腹痛发作时，患者常可感觉有气体在肠内窜行，到达梗阻部位而不能通过时，疼痛最重，有不完全性肠梗阻时，气体通过后则疼痛感立即减轻或消失。如腹痛的间歇期不断缩短，或疼痛呈持续性伴阵发性加剧，且疼痛较剧烈，则肠梗阻可能是单纯性梗阻发展至绞窄性梗阻的表现。腹痛发作时，还可出现肠型或肠蠕动波，患者自觉似有包块移动，此时可听到肠鸣音亢进。肠梗阻发展至晚期，梗阻部位以上肠管过度膨胀，收缩能力减弱，则阵痛的程度和频率都减低，当出现肠麻痹时，则不再出现阵发性绞痛，而呈持续性的胀痛。

2.呕吐

呕吐的程度和呕吐的性质与梗阻程度和部位有密切关系。肠梗阻的早期呕吐是反射性的，呕吐物为食物或胃液。然后有一段静止期，再发呕吐时间视梗阻部位而定，高位小肠梗阻，呕吐出现较早而频繁，呕吐物为胃液、十二指肠液和胆汁，大量丢失消化液，短期内出现脱水、尿少、血液浓缩或代谢性酸中毒。如低位小肠梗阻时呕吐出现较晚，多为肠内容物在梗阻以上部位淤积到一定程度后，肠管逆蠕动出现反流性呕吐，吐出物可为粪样液体，或有粪臭味。如有绞窄性梗阻，呕吐物为血性或棕褐色。结肠梗阻仅在晚期才出现呕吐。麻痹性肠梗阻的呕吐往往为溢出样呕吐。

3.腹胀

腹部膨胀是肠腔内积液、积气所致。一般在梗阻发生一段时间后才出现，腹胀程度与梗阻部位有关。高位小肠梗阻由于频繁呕吐，腹胀不显著，低位小肠梗阻则腹胀较重，可呈全腹膨胀，或伴有肠型。闭袢性肠梗阻可以出现局部膨胀，叩诊鼓音。而结肠梗阻如回盲部关闭可以显示腹部高度膨胀而且不对称。慢性肠梗阻时腹胀明显，肠型与蠕动波也较明显。

4.停止排便排气

有无大便和肛门排气，与梗阻程度有关。在完全性梗阻发生后排便排气即停止。少数患者因梗阻以下的肠管内尚有残存的粪便及气体，由于梗阻早期，肠蠕动增加，这些粪便及气体仍可排出，不能因此而否定肠梗阻的存在。在某些绞窄性肠梗阻如肠套叠、肠系膜血管栓塞，患者可自肛门排出少量血性黏液或果酱样便。

(二)体征

1.全身情况

单纯性肠梗阻早期多无明显全身变化。但随梗阻后症状的出现，呕吐、腹胀、丢失消化液，可发生程度不等的脱水。若发生肠绞窄、坏死穿孔，出现腹膜炎，则出现发热、畏寒等中毒表现。

一般表现为急性痛苦病容，意识清楚，当脱水或有休克时，可出现精神萎靡、淡漠、恍惚，甚至昏迷。肠梗阻时由于腹胀使膈肌上升，影响心肺功能，呼吸受限、急促，有酸中毒时，呼吸深而快。体温在梗阻晚期或绞窄性肠梗阻时，由于毒素吸收，体温升高，伴有严重休克时体温反而下降。由于水和电解质均有丢失，多属等渗性脱水，表现全身乏力，眼窝、两颊内陷，唇舌干燥，皮肤弹性减弱或消失。急性肠梗阻患者必须注意血压变化，可由于脱水、血容量不足或中毒性休克发生，而使血压下降。患者有脉快、面色苍白、出冷汗、四肢厥冷等末梢循环衰竭时，血压多有下降，表示有休克存在。

2.腹部体征

腹部体征可按视诊、触诊、叩诊、听诊的顺序进行检查。

急性肠梗阻的患者，一般有不同程度的腹部膨胀，高位肠梗阻多在上腹部，低位小肠梗阻多在脐区，麻痹性肠梗阻呈全腹性膨隆。闭袢性肠梗阻可出现不对称性腹部膨隆。机械性梗阻时，常可见到肠型及蠕动波。

腹部触诊时，可了解腹肌紧张的程度、压痛范围和反跳痛等腹膜刺激征，应常规检查腹股沟及股三角，以免漏诊嵌顿疝。单纯性肠梗阻时腹部柔软，肠管膨胀可出现轻度压痛，但无其他腹膜刺激征。绞窄性肠梗阻时，可有固定性压痛和明显腹膜刺激征，有时可触及绞窄的肠袢或痛性包块。压痛明显的部位，多为病变所在，痛性包块常为受绞窄的肠袢。回盲部肠套叠时，腊肠样平滑的包块常在右中上腹；蛔虫性肠梗阻时可为柔软索状团块，有一定移动度；乙状结肠梗阻扭转时包块常在左下腹或中下腹；癌肿性包块多较坚硬而疼痛较轻；腹外疝嵌顿多为圆形突出腹壁的压痛性肿块。

腹部叩诊时，肠管胀气为鼓音，绞窄的肠袢因水肿、渗液为浊音。因肠管绞窄腹腔内渗液，可出现移动性浊音，必要时腹腔穿刺检查，如有血性腹腔积液，则为肠绞窄证据。

腹部听诊主要是了解肠鸣音的改变。机械性肠梗阻发生后，腹痛发作时肠鸣音亢进，随着肠腔积液增加，可出现气过水声，肠管高度膨胀时可听到高调金属音。麻痹性肠梗阻或机械性肠梗阻的晚期，则肠鸣音减弱或消失。正常肠鸣音一般在 3～5 次/分，5 次/分以上为肠鸣音亢进，少于 3 次/分为减弱，3min 内听不到肠鸣音为消失。

（三）实验室检查

单纯性肠梗阻早期各种化验检查变化不明显。梗阻晚期或有绞窄时，由于失水和血液浓缩，化验检查可为判断病情及疗效提供参考。

（1）血常规检查：血红蛋白、血细胞比容因脱水和血液浓缩而升高，与失液量成正比。尿比重升高，多在1.025～1.030。白细胞计数对鉴别肠梗阻的性质有一定意义，单纯性肠梗阻正常或轻度增高，绞窄性肠梗阻白细胞可达（15～20）$\times10^9$/L，中性粒细胞也增多。

（2）血 pH 及二氧化碳结合力下降，说明有代谢性酸中毒。

（3）血清 Na^+、K^+、Cl^- 等离子在早期无明显变化，但随梗阻存在，自身代谢调节的作用，内生水和细胞内液进入循环而稀释，使 Na^+、Cl^- 等逐渐下降，在无尿或酸中毒时，血清 K^+ 可稍升高，随着尿量的增加和酸中毒的纠正而大量排 K^+，血清 K^+ 可突然下降。

（四）X 线检查

这是急性肠梗阻常用的检查方法，常能对明确梗阻是否存在、梗阻的位置、性质以及梗阻的病因提供依据。

1.腹部平片检查

肠管的气液平面是肠梗阻特有的 X 线表现。摄片时最好取直立位，如体弱不能直立时可取侧卧位。在梗阻发生 4～6h 后，由于梗阻近端肠腔内积存大量气体和液体，肠管扩张，小肠扩张在 3cm 以上，结肠扩张在 6cm 以上，黏膜皱襞展平消失，小肠皱襞呈环形伸向腔内，呈"鱼骨刺"样的环形皱襞，多见于空肠梗阻。而回肠梗阻时，黏膜皱襞较平滑，至晚期时小肠肠袢内有多个液平面出现，典型的呈阶梯状。根据 Mall 描述将小肠分布位置分为 5 组：第 1 组为空肠上段，在左上腹；第 2 组为空肠下段，在左下腹；第 3 组为回肠上段，在脐周围；第 4 组为回肠中段，在右上腹；第 5 组为回肠下段，在右下腹。这样可以判断梗阻在小肠的上段、中段还是下段。结肠梗阻与小肠梗阻不同，因梗阻结肠近端肠腔内充气扩张，回盲瓣闭合良好时，形成闭袢性梗阻，结肠扩张十分显著，尤以壁薄的右半结肠为著，盲肠扩张超过 9cm。结肠梗阻时的液平面，多见于升结肠、降结肠或横结肠的凹下部分。由于结肠内有粪块堆积，液平面可呈糊状。如结肠梗阻时回盲瓣功能丧失，小肠内也可出现气液平面，此时应注意鉴别。

2.肠梗阻的造影检查

考虑有结肠梗阻时，可做钡剂灌肠检查。检查前清洁灌肠，以免残留粪块造成误诊。肠套叠、乙状结肠扭转和结肠癌等，可明确梗阻部位、程度及性质。多数为肠腔内充盈缺损及狭窄。在回结肠或结肠套叠时，可见套入的肠管头部呈新月形或杯口状阴影。乙状结肠扭转时，钡柱前端呈圆锥形或鹰嘴状狭窄影像。另外钡剂或空气灌肠也有治疗作用。早期轻度盲肠或乙状结肠扭转，特别是肠套叠，在钡（或空气）灌肠的压力下，就可将扭转或套叠复位，达到治疗目的。

肠梗阻时的钡餐检查，由于肠道梗阻，通过时间长，可能加重病情或延误治疗，多不宜应用。而水溶性碘油造影，视梗阻部位，特别是高位梗阻时，可以了解梗阻的原因及部位。

（五）B 超检查

B 超检查有助于了解肠管积液扩张的情况，判断梗阻的性质和部位，观察腹腔积液及梗阻原因。肠梗阻患者 B 超检查常见到梗阻部位以上的肠管有不同程度的扩张，管径增宽，肠腔内有形态不定的强回声光团和无回声的液性暗区。如为实质性病变显示更好，在肠套叠时 B 超横切面可见“靶环”状的同心圆回声，纵切面可显示套入肠管的长度，蛔虫团引起的肠梗阻可见局部平行旋涡状光带回声区。如肠管扩张明显，大量腹腔积液，肠蠕动丧失，可能发生绞窄性肠梗阻或肠坏死。

四、诊断与鉴别诊断

急性肠梗阻的诊断，首先需要确定是否有肠梗阻存在，其次还必须对肠梗阻的程度、性质、部位及原因作出较准确的判断。

（一）肠梗阻是否存在

典型的肠梗阻具有阵发性腹部绞痛、呕吐、腹胀、停止排气排便四大症状以及肠型、肠鸣音亢进等表现，诊断一般并不困难。但对于不典型病例、早期病例及不完全性肠梗阻，诊断时有一定困难，可借助 X 线检查给予帮助。一时难以确诊者，可一边治疗，一边观察，以免延误治疗。诊断时应特别注意与急性胰腺炎、胆绞痛、泌尿系结石、卵巢囊肿扭转等鉴别，应做相关疾病的有关检查，以排除这些疾病。

（二）肠梗阻的类型

鉴别是机械性肠梗阻还是动力性肠梗阻（尤以麻痹性肠梗阻）。机械性肠梗阻往往有肠管器质性病变，如粘连、压迫或肠腔狭窄等，晚期虽可出现肠麻痹，但 X 线平片检查有助于鉴别。动力性肠梗阻常继发于其他原因，如腹腔感染、腹部外伤、腹膜后血肿、脊髓损伤或有精神障碍等，麻痹性肠梗阻虽有腹部膨胀，但肠型不明显、无绞痛、肠鸣音减弱或消失，这些与机械性梗阻的表现不同。

(三)肠梗阻的性质

鉴别是单纯性肠梗阻还是绞窄性肠梗阻。在急性肠梗阻的诊断中,这两者的鉴别极为重要。因为绞窄性肠梗阻肠壁有血运障碍,随时有肠坏死和腹膜炎、中毒性休克的可能,不及时治疗可危及生命。但两者的鉴别有时有一定困难,有以下表现时应考虑有绞窄性肠梗阻的可能。

(1)腹痛剧烈。阵发绞痛转为持续性痛伴阵发性加重。

(2)呕吐出现较早且频繁,呕吐物呈血性或咖啡样。

(3)腹胀不对称,有局部隆起或有孤立胀大的肠袢。

(4)出现腹膜刺激征或有固定局部压痛和反跳痛,肠鸣音减弱或消失。

(5)腹腔有积液,腹腔穿刺为血性液体。

(6)肛门排出血性液体或直肠指检发现血性黏液。

(7)全身变化出现早,如体温升高,脉率增快,白细胞计数升高,很快出现休克。

(8)X 线腹部平片显示有孤立胀大的肠袢,位置固定不变。

(9)B 超检查提示肠管扩张显著,大量腹腔积液。单纯性与绞窄性肠梗阻的预后不同,有学者主张在两者不能鉴别时,在积极准备下以手术探查为妥,不能到绞窄症状很明显时才手术探查,以免影响预后。

(四)肠梗阻的部位

鉴别高位小肠梗阻还是低位小肠梗阻,或是结肠梗阻。由于梗阻部位不同,临床表现也有所差异。高位小肠梗阻呕吐早而频,腹胀不明显;低位小肠梗阻呕吐出现晚而次数少,呕吐物呈粪样,腹胀显著;结肠梗阻,由于回盲瓣作用,阻止逆流,以致结肠高度膨胀形成闭袢性梗阻,其特点是进行性结肠胀气,可导致盲肠坏死和破裂,而腹痛较轻,呕吐较少,腹胀不对称,必要时以钡灌肠明确诊断。

(五)肠梗阻的程度

鉴别是完全性肠梗阻还是不完全性肠梗阻。完全性肠梗阻发病急,呕吐频,停止排便排气,X 线腹部平片显示小肠内有气液平面呈阶梯状,结肠内无充气;不完全性肠梗阻发病缓,病情较长,腹痛轻,间歇较长,可无呕吐或偶有呕吐,会有少量排便排气,常在腹痛过后排少量稀便,腹部平片示结肠内少量充气。

(六)肠梗阻的原因

肠梗阻的病因要结合年龄、病史、检查结果等综合分析,尽可能作出病因诊断,以便进行正确的治疗。

1.年龄因素

新生儿肠梗阻以肠道先天性畸形为多见,1 岁以内小儿以肠套叠最为常见,1～2 岁嵌顿性腹股沟斜疝的发生率较高,3 岁以上的儿童应注意蛔虫团引起的肠梗阻,青壮年以肠扭转、肠粘连、绞窄性腹外疝较多,老年人则以肿瘤、乙状结肠扭转、粪便堵塞等为多见。

2.病史

如有腹部手术史、外伤史或腹腔炎症疾病史多为肠粘连或粘连带压迫所造成的肠梗阻;如患者有结核病史，或有结核病灶存在，应考虑有肠结核或腹腔结核引起的梗阻；如有长期慢性腹泻、腹痛应考虑有节段性肠炎合并肠狭窄；饱餐后剧烈活动或劳动考虑有肠扭转；如有心血管疾病，突然发生绞窄性肠梗阻，应考虑肠系膜血管病变的可能。

3.根据检查结果

肠梗阻患者除了腹部检查外，一定要注意腹股沟部检查，除外腹股沟斜疝、股疝嵌顿引起的梗阻，直肠指检应注意有无粪便堵塞及肿瘤等，指套有果酱样大便时应考虑肠套叠。腹部触及肿块应多考虑为肿瘤性梗阻。大多数肠梗阻的原因比较明显，少数病例一时找不到梗阻的原因，需要在治疗过程中反复检查，再结合 X 线表现，或者在剖腹探查中才能明确。

五、治疗

肠梗阻的治疗要根据病因、性质、部位、程度和患者的全身情况来决定，包括非手术治疗和手术治疗。不论是否采取手术治疗，总的治疗原则：纠正肠梗阻引起的全身生理紊乱，纠正水、电解质及酸碱平衡紊乱；去除造成肠梗阻的原因，采用非手术治疗或手术治疗。

（一）非手术治疗

非手术治疗措施也适用于所有肠梗阻的患者，部分单纯性肠梗阻患者，经非手术疗法症状完全解除可免予手术，麻痹性肠梗阻主要采用非手术疗法。对于需要手术的患者，这些措施为手术治疗创造条件也是必不可少的。

1.禁食、胃肠减压

这是治疗肠梗阻的重要措施之一。肠梗阻患者应尽早给予胃肠减压，有效的胃肠减压可减轻腹胀，改善肠管的血运，有利于肠道功能的恢复。腹胀减轻还有助于改善呼吸和循环功能。胃肠减压的方法，经鼻将减压管放入胃或肠内，然后利用胃肠减压器的吸引或虹吸作用将胃肠中气体和液体抽出，由于禁饮食，下咽的空气经过有效的减压，可使扭曲的肠袢得以复位，肠梗阻缓解。减压管有较短的单腔管，可以放入胃或十二指肠内，这种减压管使用简便，对预防腹胀和高位小肠梗阻效果较好。另外，还有一种较长的单腔或双腔管，管头端附有薄囊，待通过幽门后，囊内注入空气，利用肠蠕动，可将管带至小肠内梗阻部位，对低位小肠梗阻可能达到更有效的减压效果。缺点是插管通过幽门比较困难，有时需在透视下确定管的位置，比较费时。

2.纠正水、电解质和酸碱平衡紊乱

失水和电解质酸碱平衡紊乱是肠梗阻的主要生理改变，必须及时给予纠正。补给的液体应根据病史、临床表现及必要的化验结果来决定，掌握好“缺什么，补什么；缺多少，补多少”和“边治疗、边观察、边调整”的原则。

(1)补充血容量：由于大量体液的丧失，引起血容量不足，甚至休克。应快速按“先快后慢”来补充液体。失水的同时有大量电解质的丧失，也应按“先盐后糖”（先补充足够的等渗盐水，然后再补充葡萄糖溶液）来补给，绞窄性肠梗阻患者有大量血浆和血液的丢失，还需补充血浆或全血。一般按下列方法来决定补液量：

当日补液量＝当日正常需要量＋当日额外丧失量＋既往丧失量的 1/2。

当日正常需要量：成人每日 2 000～2 500mL，其中等渗盐水 500mL，余为 5%或 10%葡萄糖注射液。

当日额外丧失量：当天因呕吐、胃肠减压等所丧失的液体。胃肠液一般按等渗盐水：糖＝2：1补给。

既往丧失量：发病以来，因呕吐、禁食等所欠缺的液体量，可按临床症状来估计。

在补液过程，必须注意血压、脉搏、静脉充盈程度、皮肤弹性及尿量和尿比重的变化，必要时监测中心静脉压(CVP)变化，在CVP不超过1.18kPa(12cmH_2O)时认为是安全的。

肠梗阻时，一般都缺钾，待尿量充分时可适量补充钾盐。

(2)纠正酸中毒：肠梗阻患者大多伴有代谢性酸中毒，患者表现为软弱、嗜睡、呼吸深快，血液pH、HCO_3^-、BE均降低。估计碱量补充的常用方法。

补充碱量(mmol)＝(正常CO_2CP－测得患者CO_2CP)mmol×患者体重(kg)。

1g $NaHCO_3$含HCO_3^- 12mmol。

1g乳酸钠含HCO_3^- 9mmol。

补碱时可先快速给予1/2计算量，以后再据血气分析结果及患者呼吸变化情况决定是否继续补充。

3.抗生素的应用

应用抗生素可以减少细菌性感染，抑制肠道细菌，减少肠腔内毒素的产生和吸收，减少肺部感染等。一般单纯性肠梗阻不需应用抗生素，但对绞窄性肠梗阻或腹腔感染者，需应用抗生素以控制感染。抗生素选择应针对肠道细菌，以广谱抗生素及对厌氧菌有效的抗生素为好。

4.中医中药治疗

(1)针刺治疗：针刺疗法具有增强和调整胃肠蠕动作用，对较轻病例可达治疗目的，特别对麻痹性肠梗阻效果较好。常用主穴为足三里穴、合谷穴、天枢穴、中脘穴。呕吐者加上脘穴，腹胀重者加大肠俞穴，腹痛加内关穴。可用强刺激手法，或用电针，留针0.5～1h。还可用耳针：交感、大肠、小肠。也有水针穴位注射，可选用新斯的明，足三里穴各注射0.25mg，或10％葡萄糖注射液各注射10mL。

(2)中药治疗：中药以通里攻下为主，辅以理气活血化瘀、清热解毒等方剂。常用方剂如下。

复方大承气汤：适用于痞结型肠梗阻，肠腔积液少者。组成：炒莱菔子30g，厚朴、积实各15g，生军15g(后下)，芒硝15～30g(冲服)。水煎服或胃管注入，每日1～2付。

甘遂通结汤：适用于痞结型肠梗阻，肠腔积液多者。组成：甘遂末0.6～0.9g(冲服)，桃仁、牛膝各10g，木香10g，生军10～24g(后下)。水煎服或胃管注入，每日1～2付。

肠粘连松解汤：用于粘连性肠梗阻或不完全性肠梗阻，表现为气滞血瘀者。组成：炒莱菔子、厚朴各15g，木香、乌药、桃仁、赤芍、番泻叶、芒硝(冲服)各10g。水煎服，每日1～2付。

温脾汤：用于偏寒型肠梗阻。组成：大黄15g，附子10g，干姜、人参、甘草各6g。水煎服，每日1～2付。

(3)其他疗法：颠簸疗法，适用于早期肠扭转的患者。推拿、按摩疗法，适用于腹胀不重，无腹膜刺激症状的单纯性肠梗阻、肠粘连、肠扭转、蛔虫性肠梗阻。总攻疗法，在一段时间内，综合各种中西医有效措施，发挥协同作用，产生最大的通下作用，以克服肠内容物通过障碍，缩短疗程。但总攻疗法应慎重，时间应控制在20h内。

在非手术治疗过程中，要严格观察患者的全身和腹部变化，必要时进行X线检查，随时判断梗阻是否解除,或是否需要中转手术。

肠梗阻解除的指征:全身情况改善,患者安静入睡;自觉腹痛明显减轻或基本消失;腹胀明显减轻或消失,肠型包块消散;高调肠鸣音消失;通畅的排气排便;X线腹部平片液平面消失。

在非手术治疗过程中,观察不宜过长,一般单纯性肠梗阻可观察24~48h,而绞窄性肠梗阻不宜超过6h,根据情况及时中转手术。

(4)中转手术指征:全身情况恶化,精神恍惚,烦躁甚至昏迷,脉率增快,体温升高;腹痛加重,由阵发性疼痛转为持续性疼痛,或腹痛很重转为无腹痛反应;腹软或轻压痛变为腹肌紧张及反跳痛,肠鸣音亢进转为减弱或消失;出现移动性浊音,腹腔穿刺有血性液体;白细胞及中性粒细胞计数增加;X线腹部平片显示肠管膨胀加重,横径增宽,液平面增大;粘连性肠梗阻或反复发作的肠梗阻,梗阻缓解不满意,有复发因素存在者;老年肠梗阻患者,有肿瘤可能时也应考虑中转手术。

(二)手术治疗

手术是急性肠梗阻的重要治疗方法,大多数急性肠梗阻需要手术解除。手术治疗原则:争取较短时间内以简单可靠的方法解除梗阻,恢复肠道的正常功能。手术大致有4种:解决引起梗阻的原因;肠切除肠吻合术;短路手术;肠造瘘或肠外置术。肠梗阻的手术方式应根据梗阻的性质、原因、部位及患者的具体情况决定,各种术式有其不同的适应证和要求,选择得当则可获得最佳临床效果。

1.肠切除术

由于某种原因使一段肠管失去生理功能或存活能力,如绞窄性肠坏死、肠肿瘤粘连性团块、先天性肠畸形(狭窄、闭锁)需要行肠段切除术。切除范围要视病变范围而决定。

在绞窄性肠梗阻行肠切除时要根据肠袢的血运情况而决定部分肠切除术,合理判断肠壁生机是否良好,这是正确处理绞窄性肠梗阻的基础,如将可以恢复生机的肠袢行不必要的切除,或将已丧失活力的肠袢纳回腹腔,均必然给患者带来损害,甚至危及生命。首先应正确鉴定肠壁生机,在肠袢的绞窄已经解除以后,用温热盐水纱布包敷5~10min,或在肠系膜根部用0.5%普罗卡因行封闭注射以解除其可能存在的血管痉挛现象,如仍有下列现象存在,可作为判断肠管坏死的依据。

(1)肠管颜色仍为暗紫色或发黑无好转。

(2)肠管失去蠕动能力,可用血管钳等稍加挤压刺激仍无收缩反应者。

(3)肠管终末动脉搏动消失。

根据这些特点,受累肠袢不长,应将肠及其内容物立即予以切除并行肠吻合术。但有时虽经上述处理,仔细观察,肠管生机界限难以判断,且受累肠袢长度较长时,应延长观察时间,可用布带穿过系膜并将肠管放回腹腔,维持观察0.5h、1h乃至更长时间,同时维持血容量及正常血压,充分供氧,对可疑肠袢是否坏死失去生机作出肯定的判断,再进行适当处理。如患者情况极为严重,血压不易维持,可将坏死及可疑失去生机的肠袢做肠外置术,如以后肠管的色泽转佳,生机肯定已恢复时,或坏死分界更加明确后,再做适当的肠切除吻合术。

肠切除术大致可分为3步。第一步处理肠系膜,在预定切除肠曲的相应肠系膜上做扇形切口,切断并结扎系膜血管,注意不要损伤切除区邻近肠管的供应血管,肠管在切除线以外清除其系膜约 1cm，确保系膜缘做浆肌层缝合。第二步切除肠曲的两端各置有齿钳两把，可适当斜行钳夹，保证对系膜缘有较好的血供，并可加大吻合口。离两侧钳夹约 5cm 处，各放置套有橡胶管的肠钳一把，以阻断两侧肠内容物，切除病变肠段，吸去两端间肠内容物，肠壁止血。第三步将两断端靠拢，1 号丝线做间断全层内翻吻合，然后在前后壁做间断浆肌层缝合，缝闭肠系膜缺口，以防内疝。

2.肠短路术

肠短路术又称肠捷径手术，适用于急性炎症期的粘连、充血水肿严重、组织脆弱易撕裂、不能切除的粘连性肿块或肿瘤晚期不能切除而仅为解除梗阻的一种姑息性手术。其方法为在梗阻部位上下方无明显炎症、肠壁柔软的肠管间行短路吻合。肠短路手术有两种方式：一种是侧侧式，即在梗阻部位近、远端的肠管间做侧侧吻合；另一种是端侧式，即先将梗阻近侧胀大肠袢切除，远切端予以缝合关闭，近侧端与梗阻远端萎陷的肠袢做端侧吻合。两种术式的优劣各异，可根据病变的情况决定。如患者情况较差，手术以解除梗阻而病变不能再切除者或为完全性梗阻者，则以简单有效的侧侧吻合术为宜，以免在端侧吻合后梗阻近端的肠袢盲端有胀破的可能。如需做二期手术，且能根除梗阻病变者，作为二期病灶切除术前的准备手术，可行端侧式吻合。

3.肠造瘘术

肠造瘘术包括小肠造瘘及结肠造瘘，主要用于危重患者，由于患者周身状况危急不能耐受更大手术操作时仍不失为一种有效地解除梗阻的外科疗法。但在小肠梗阻时，因术后营养、水电解质平衡都不易维持，造瘘口周围皮肤护理也非常麻烦，因此，应尽力避免小肠造瘘术。对不能切除的结肠肿瘤或直肠肿瘤所致梗阻，或肿瘤虽能切除但因肠道准备不足，患者情况较差等情况下，适宜行结肠造瘘术或永久性人工肛门手术。

肠造瘘术分为 3 种。

(1)断端造瘘：如为绞窄性肠梗阻、肠管已坏死，则须将坏死肠段切除，近端肠管从侧腹壁造瘘口处拖出并缝合固定，远端缝闭，待病情许可时再行二期手术。

(2)双口造瘘：将梗阻上方肠管提出行双口造瘘，主要适用于结肠梗阻或粘连性梗阻，肠管虽无坏死但无法分离，造瘘目的为单纯减压。

(3)插管造瘘：单纯插管造瘘作为解除肠道梗阻效果不理想，只有在坏死肠管切除后一期吻合，为预防术后发生吻合口瘘，可在吻合口上端肠管内插入减压管，并包埋固定在侧腹壁的腹膜上，戳孔引出，术后减压。小肠高位插管造瘘又可作为供给肠内营养的备用通道。

4.其他手术

(1)肠粘连松解术及肠管折叠或肠排列。

(2)肠套叠复位术：使套叠的肠管退出并恢复原位。手术要求尽量在腹腔内操作，术者用手挤压套入部远端，轻柔地将套入部挤出。待完全复位后，仔细观察肠壁血运及蠕动情况，确认有无坏死表现。如为回结肠套叠，可将末端回肠与升结肠内侧壁稍予固定，以免再发生套叠。

(3)肠扭转复位术：将扭转的肠管复位后，恢复原来的功能位置。复位前应注意肠管血运情况及肠腔内容物多少，当肠腔内积存大量液体气体时，应先行减压后再复位，以免突然复位而使大量毒素吸收导致中毒性休克。

(4)肠减压术:如果术中见肠管极度扩张致手术有困难,可先行肠管减压。

常用减压方法有:穿刺减压,用一粗针头接上吸引装置,直刺入膨胀的肠管,尽可能吸出肠内气体和液体,拔针后缝合针眼。因针头易堵塞,减压不满意,可用橡皮管减压,在肠壁上做一小切口,置入橡皮管或导尿管,还可接上三通管,管周固定后进行吸引减压,可用生理盐水灌洗肠腔,减少中毒机会;切开减压,对较游离肠管可提至切口外,周围保护好后可直接切开肠管进行减压,这种方法减压效果好,但易污染腹腔。

总之,肠梗阻的手术治疗应视患者梗阻情况而定。单纯性肠梗阻可采用解除引起梗阻机制的手术,如粘连松解术、肠切开取出堵塞异物术等,如肠管的病变为肿瘤、炎症可行肠切除、肠吻合术,狭窄病变不能切除时可做肠短路术。绞窄性肠梗阻应尽快采取解除梗阻机制的手术,如肠套叠或肠扭转的复位术、肠管坏死应行肠切除吻合术等。结肠梗阻时由于回盲瓣关闭作用,形成闭袢型肠梗阻,结肠血供也不如小肠丰富,单纯性肠梗阻也容易发生局部坏死和穿孔,应早期进行手术治疗。如患者全身情况差,腹胀严重,梗阻位于左半结肠时,可先以横结肠造瘘,待情况好转再行肠切除吻合,如肠管坏死,应将坏死肠段切除,做肠造瘘术,待全身情况好转后二期手术。由于结肠梗阻时出现的问题较多,手术治疗时需审慎的处理。

急性肠梗阻的预后与梗阻的病因、性质、诊治的早晚、术前后的处理及手术选择是否得当有关,多数良性梗阻效果较好,但单纯性肠梗阻的病死率仍在3%左右,绞窄性肠梗阻的病死率在8%左右,如诊治过晚病死率可达25%以上。死亡多见于老年患者,主要原因是难复性休克、腹膜炎、肺部并发症、肠道术后并发症及全身衰竭等,因此应及时诊断、恰当处理,减少病死率。

急性肠梗阻的预防在某些类型的肠梗阻是可能的。如术后粘连性肠梗阻,在进行腹部手术时,操作轻柔,尽量减少脏器浆膜和腹膜的损伤,防止或减少术中胃肠道内容物对腹腔的污染,术后尽早恢复胃肠道蠕动功能,对预防粘连性肠梗阻有积极作用。有研究显示,在腹部手术后,腹腔内置入透明质酸酶可有效减少肠粘连的发生。积极防治肠蛔虫病是预防蛔虫团堵塞性肠梗阻的有效措施。避免饱食后强体力劳动或奔跑,可减少肠扭转的发生。腹腔内炎症及结核等病变,应积极治疗避免发展成粘连或狭窄,如患者存在发生肠梗阻的因素,应嘱患者注意饮食,以防止或减少肠梗阻的发生。

第五章　循环系统急危重症

第一节　急性心肌梗死

一、急性心肌梗死的定义与分类

1.定义

急性心肌梗死(AMI)是指因持久而严重的心肌缺血所致的部分心肌急性坏死。在临床上常表现为剧烈胸痛、急性循环功能障碍以及心电图和心肌坏死标志物的一系列动态变化。其基础病变大多数为冠状动脉粥样硬化伴急性血栓形成,少数为其他病变如急性冠状动脉痉挛等。

2.分类

20世纪80年代以前,通常从病理学角度将AMI分为急性心内膜下心肌梗死和急性透壁性心肌梗死。前者指梗死主要累及心室壁内侧1/3的心肌,并波及肉柱和乳头肌;后者则多累及心壁全层,为典型的心肌梗死类型。临床分类的依据是心电图是否出现病理性Q波。当时的观点认为,病理性Q波反映心肌透壁性坏死;如心电图无病理性Q波而仅有ST-T段改变,则反映心肌坏死仅局限于心内膜下。

20世纪80年代以后,一些学者将尸检资料与患者生前心电图对比,发现以病理性Q波作为急性透壁性心肌梗死与急性心内膜下心肌梗死的分类依据既不敏感,又不特异,因而提出直接根据有无病理性Q波而将急性心肌梗死分为Q波型心肌梗死和非Q波型心肌梗死。

近年来有学者提出,AMI早期应根据心电图有无ST段抬高分为ST段抬高型心肌梗死(STEMI)和非ST段抬高型心肌梗死(NSTEMI),此种分类方法有较大的优越性。

(1)可行性强。由于AMI早期只出现ST段变化,病理性Q波一般于发病8～12h才出现,约14%的病例于发病72h才出现;40%左右的STEMI演变过程中不出现病理性Q波,成功的溶栓治疗可防止Q波出现。因此,根据ST段抬高或压低预测Q波型或非Q波型心肌梗死并不可靠,也不便于AMI早期诊断。

(2)对治疗有指导作用。STEMI反映冠状动脉有血栓性闭塞,应采用积极的溶栓治疗以达到早期再灌注的目的;而NSTEMI反映以血小板为主的白色血栓形成导致冠状动脉不完全闭塞,应采用抗血小板药物和抗凝药物治疗。2001年中华医学会心血管病学分会参照ACC/AHA和ESC的指南,制定了中国的《急性心肌梗死诊断和治疗指南》,正式将AMI按照临床实用的原则分为STEMI和NSTEMI两类。2003年ESC和2004年ACC/AHA先后几经修订急性心肌梗死诊断和治疗指南,仍一直沿用上述急性心肌梗死的分类方法。

另外,还可以根据梗死范围将AMI分为显微镜下梗死(局灶性坏死)、小面积梗死(＜左心室的10%)、中面积梗死(左心室的10%～30%)或大面积梗死(＞左心室的30%);或根据部位对梗死进行分类：前壁、侧壁、下壁、后壁或室间隔部，或前述部位的组合梗死。

二、急性心肌梗死的病理生理

(一)左心室功能

1.收缩功能

冠状动脉发生前向性血流中断，阻塞部位以下的心肌丧失正常的收缩能力，依次表现为以下4种形式：①心肌运动同步性失调，即相邻心肌节段收缩时相不一致；②心肌收缩力减弱，即心肌缩短幅度减小；③心肌无收缩；④心肌反常收缩，即矛盾运动，收缩期膨出。梗死部位发生功能异常同时，残余正常心肌受交感神经系统活力增加和Frank-Starling机制的影响，在早期出现收缩增强。由于非梗死区与梗死区节段收缩呈矛盾运动，部分梗死区的代偿性收缩力增强也可为无效做功。

AMI患者的非梗死区也常有心肌收缩功能减退的表现，这可能与原本供应该区域心肌的冠状动脉有狭窄病变，以及新发生的梗死相关动脉急性闭塞使非梗死区的侧支血供丧失有关，后种情况称为“远距离部位缺血”。相反，在AMI发生前已有慢性动脉粥样硬化发生和丰富侧支循环存在，就能较少影响非梗死区动脉血供和局部收缩功能，有利于梗死后早期左心室射血分数改善。

若心肌损伤严重，则左心室泵功能受到损害，心输出量、每搏出量、血压和dp/dt峰值降低，收缩末期容积增加。收缩末期容积增加的程度可能是AMI后病死率高低最有价值的预测指标。心脏某一部位的心肌收缩反常扩展，进一步减少左心室每搏出量。梗死后最初数小时至数日，局部以及整个心室肌根据Laplace定律而呈张力增高，导致左心室进一步扩张的恶性循环。随着时间的推移，缺血坏死部位发生水肿、细胞浸润和纤维化，这种变化导致心肌瘢痕组织形成，修复梗死区，心室发生重构。

Rackley等发现，左心室功能受损的程度与临床症状(如呼吸困难和休克状态)呈线性相关。在心血管造影中可见，左心室心肌异常收缩节段为8%时，表现为舒张期顺应性降低；超过15%时，会出现射血分数降低及左心室舒张末期压力升高、左心室容积扩大；超过25%时，将出现临床心力衰竭；若超过40%将出现心源性休克。

2.舒张功能

梗死与缺血的心肌可改变左心室舒张功能，左心室舒张末压最初上升，经过几周后，舒张末期容积增加而舒张末压开始下降且趋于正常。与心肌坏死伴随收缩功能损害一样，舒张功能异常也与梗死范围大小有关。

(二)循环调节

AMI时，循环调节功能异常始于冠状动脉血管床发生解剖或功能性狭窄时。狭窄可以导致心肌区域性缺血，如持续发展则形成心肌梗死。若梗死范围较大，左心室每搏出量下降而充盈压上升。左心室每搏出量明显下降最终会降低主动脉压和冠状动脉灌注压，反过来又加重心肌缺血而引起恶性循环。左心室排空能力受损可增加前负荷，使灌注良好且功能正常的那部分左心室发生扩张，这一代偿机制使每搏出量恢复到正常水平，但以减少射血分数为代价。当功能不良的心肌区域较小，而左心室其余部分功能正常时，代偿机制可使左心室功能维持正常。

(三)心室重构

心肌梗死发生后,左心室腔大小、形态和厚度发生改变,这些改变称为心室重构。重构过程反过来影响左心室功能和患者的预后。重构是左心室扩张和残余非梗死心肌肥厚等因素的综合结果。除了梗死范围,另外两个影响心室扩张的重要因素是左心室负荷的大小和梗死相关动脉开通与否。心室压力升高会增加室壁张力和扩大梗死范围,梗死相关动脉的开通可促进组织修复,减少梗死扩展和心室扩张。

1.梗死扩展

梗死扩展是指梗死心肌节段的面积扩大,而无梗死心肌数量增加。梗死扩展的原因如下。

(1)肌束之间的滑动,致使单位容积内心肌细胞减少。

(2)正常心肌细胞破裂。

(3)坏死区内组织丧失。梗死扩展的特征为梗死区不成比例的变薄和扩张,然后形成牢固的纤维化瘢痕。梗死扩展的程度与梗死前室壁厚度有关,原先有心肌肥厚可防止心室壁变薄,心尖部是心室最薄的部位,也是最容易受到梗死扩展损伤的区域。

2.心室扩大

虽然梗死扩展在心肌梗死早期的心室重构中有重要作用,存活心肌的数量也与重构有重要关联。心室扩大在梗死发生后立即开始,并持续数月甚至数年。与扩张不同,心室扩大伴有左心室压力—容量曲线右移,导致一定舒张压下左心室容积更大。非梗死区的这种球形扩大可以看作代偿机制,在大面积梗死的情况下维持每搏输出量。心室扩大也使心肌除极处于不一致,易导致致命性心律失常。AMI 发生后,增加了非梗死区功能正常的心肌的额外负荷,发生代偿性肥厚来代偿梗死段的功能损害。

三、急性 ST 段抬高型心肌梗死的临床特点

即使临床上根据病史和体检强烈怀疑为 AMI,只有 85%～90%患者最终得到证实;首次心电图或首次心肌坏死标志物检测即能诊断为 AMI 者占 25%～35%,因此,多次系列性检查极有必要。

(一)胸痛

典型的 AMI 所致胸痛持续时间超过 30min。有研究表明,在下列情况下 AMI 或不稳定型心绞痛的可能性极低。

(1)胸痛呈锐痛或刺痛。

(2)胸痛、心悸与体位有关,或呈胸膜痛特点。

(3)胸痛持续数秒钟。因而,在急诊室中应认真评估胸痛的特点。多数患者在胸痛发作的同时,可伴有出汗、胸闷、气短、乏力、血压升高或降低、心脏杂音等症状和体征,严重者可有晕厥、休克、呼吸困难等血流动力学异常表现。

(二)心电图表现

AMI 早期心电图可仅有超急性期的 T 波改变。在相邻导联上 ST 段抬高≥0.1mV 是诊断 AMI 的高度敏感性指标,但也可见于左心室肥厚、预激综合征和心包炎,需进行鉴别。

新出现的左束支传导阻滞应高度怀疑 AMI。GUSTO 研究证实,左束支传导阻滞伴 ST 段抬高 AMI 的心电图标准如下。

(1)ST 段抬高 1mm 且与 QRS 波一致。

(2)V_1、V_2 导联或 V_3 导联上 ST 段压低 1mm。

(3)ST 段抬高 5mm 且与 QRS 波不一致。检出这 3 项指标,可证实为 AMI 的敏感性和特异性分别为 78%和 90%。

下壁 AMI 患者前壁 ST 段压低提示心肌缺血范围较大。

右心室梗死的 ST 段抬高常见于 V_4R 导联。后者诊断右心室梗死的敏感性约 90%,特异性约 80%。右心室梗死也常伴有较高的病死率和住院并发症发生率。

后壁 AMI 往往有 V_7～V_9 导联 ST 段抬高和心前导联 ST 段压低。1997 年,Casas 进行了一项样本量较大的回顾性研究,在 17 000 例住院患者中,250 例因 V_1 导联上有较大的 R 波和(或)临床上疑为后壁 AMI 而检查评估了 V_1～V_9 导联。在这一组选择性患者中 110 例有新发生的或陈旧性后壁 AMI 的证据,其中 25% V_7～V_9 是唯一可用来诊断 AMI 的导联。

(三)血清心肌坏死标志物

心肌坏死时细胞膜完整性受到破坏,导致结构蛋白和其他细胞内大分子释放入心肌间隙,包括肌钙蛋白 I 和肌钙蛋白 T、肌酸激酶、肌红蛋白、乳酸脱氢酶等。与肌酸激酶比较,肌钙蛋白 I 与肌钙蛋白 T 升高更具有心脏特异性,对 AMI 的诊断危险分层和预后判断更有意义。

AMI 发病后 4～8h CK-MB 和肌钙蛋白 I 与肌钙蛋白 T 可超过正常范围,且在 24h 达峰值,如果溶栓成功,则可提前达到高峰。CK-MB 在 48～72h 恢复正常,而肌钙蛋白 I 仍可升高达 10d。观察发现,梗死面积越大,则标志物升高越快。肌钙蛋白 I/T 升高使 AMI 患者病死率增加的原因有:①确诊较晚,开始有效治疗也较晚;②梗死发生较快和面积较大,肌钙蛋白释放较早和较多。

(四)超声心动图检查

如果 AMI 心电图不典型或改变不具有诊断价值,或患者胸痛疑为主动脉夹层等,超声心动图检查有帮助诊断和排除其他疾病的意义。超声心动图对 AMI 特别是透壁性 AMI 可发现有节段性运动异常的区域,后者还有助于判断受累的冠状动脉;并可检测有无心脏扩大和血流动力学指标异常的存在。

四、急性 ST 段抬高型心肌梗死的诊断

传统的 AMI 诊断标准包括 3 个方面,并至少要满足 3 项中的 2 项条件:缺血性胸痛的临床病史;心电图系列变化;血清心肌坏死标志物的升高且呈动态演变。

2007 年,ESC/ACC/AHA/EHS/WHO 全球心肌梗死工作组发布心肌梗死新定义,认为满足下列一项即可诊断 AMI:心肌坏死的生化标志物明显升高并逐渐降低(肌钙蛋白 T 或肌钙蛋白 I),或迅速上升后回落(CK-MB),并至少同时具备下列一项:心肌缺血的症状;心电图上出现新的病理性 Q 波;心电图上出现提示心肌缺血的 ST-T 改变;新出现的左束支传导阻滞;新近的冠状动脉介入治疗(如 PCI)。同时也对陈旧性心肌梗死进行了界定:系列心电图提示新出现的病理性 Q 波(在 V_2～V_3 导联 Q 波宽度≥0.02s,或呈 QS 型;在Ⅰ、Ⅱ、aVL、aVF 或 V_4～V_6 导联 Q 波或 QS 波宽度≥0.03s 和深度≥0.1mV),患者可有或可记不得有任何症状,心肌坏死生化标志物已降至正常;病理检查发现一处已经或正在愈合的心肌梗死。

从病理和病理生理的角度可以把 AMI 分为 3 期。

心肌缺血期:在冠状动脉闭塞 30min 内。这一时期出现急剧心肌缺血,此期特别容易发生各种快速性和缓慢性心律失常,约有 10%的患者出现心室颤动,构成了 AMI 的第 1 个死亡高峰。

心肌失活期:发病后 30min～15h。此期心肌已失活,不再产生电活动,因此进入了一个相对稳定的时期,仅偶有一过性再灌注心律失常。

心肌修复期:发病 15h 以后心肌开始修复,未完全坏死的心肌又出现电活动,心律失常再度增多,而且此时心脏正处在功能不佳的状态,故形成 AMI 的第 2 个死亡高峰,这一时期一般维持 2 周。研究还证明,冠状动脉闭塞的时间越久则心肌坏死的范围越大。因此设法尽早使冠状动脉再通是 AMI 治疗最有效的手段,这也是开展溶栓、紧急经皮冠状动脉介入治疗(PCI)、抗凝治疗的重要依据。

五、急性 ST 段抬高型心肌梗死的治疗

自 2004 年 ACC/AHA 推出首部《ST 段抬高型心肌梗死治疗指南》以来,STEMI 的治疗策略又在原有基础上积累了许多新的临床试验证据,ACC/AHA 汇总了新的研究成果,2007 年底再次推出《STEMI 治疗指南更新》。为便于理解和贯彻执行,该指南沿用过去适应证分类和资料分级。

《2007 年新版 ACC/AHASTEMI 治疗指南》,遵循循证医学原则,依据研究进展,就 STEMI的预防、诊断、鉴别诊断、治疗和随访方面进行了全面的原则论述。指南强调 STEMI 患者的诊断应及时准确,不必等待心肌坏死标志物的结果;治疗应以血运重建包括溶栓和急诊 PCI 为主,药物治疗为辅;目标是实现闭塞的冠状动脉早期再通,并规定了具体的时间要求:发病≤3h 者,只要无时间耽误,溶栓或急诊 PCI 均可;发病>3h 者,宜首选 PCI;对于重症 STEMI 并发有心源性休克或心力衰竭者,主张积极的 PCI 治疗。

(一)STEMI 的院前处理

AMI 是可救治性疾病,而实现救治的关键是患者从起病到救治的时间,治疗越早越好。如果在起病后 1h 溶栓治疗,每治疗 1 000 例患者,比传统治疗减少 50 例患者死亡;如果距离起病 2～6h 治疗,这一死亡数则减至 30 例;6～12h 治疗这一死亡数减少至 20 例。而 12h 后治疗的效果已与传统治疗无统计学意义的差别,对 AMI 患者而言,时间就是生命,时间就是心肌。因此,新指南中对 AMI 发生前的处理包括 3 个方面。

1.AMI 预防

主要通过有效控制高危患者,如冠心病患者和冠心病等危症患者(糖尿病、多重危险因素致 10 年冠心病风险>20%者),减少粥样斑块破裂的风险。

2.AMI 早期发现

临床出现胸痛发作,伴有出汗、恶心、呕吐,含服硝酸甘油 1 片 5min 不缓解,应高度怀疑 AMI,立即拨打急救电话便于就近及时治疗。

3.AMI 院前转运和急救

救护系统应迅速启动救护程序,尽快描记心电图进行评估,根据心电图作出初步诊断和处理。

(二)STEMI 院内急救和治疗

《2007 年 ACC/AHA 新指南中强调指出》,STEMI 一旦明确,即应考虑再灌注治疗,不管采用哪种再灌注方案,最重要的是要尽量缩短患者心脏的总体缺血时间(指患者出现症状到开始再灌注治疗的时间间隔),应该将其控制在 120min 之内,最好在 60min 内。

1.首选再灌注治疗

急诊室应在 10min 内完成针对性的体格检查和 12 导联心电图,及时建立静脉通道,快速测定血清心肌坏死标志物,迅速进行如下处理:吸氧;阿司匹林 300mg 立即顿服;静脉使用硝酸甘油;镇静、止痛;心电图证实为心室颤动,有条件应尽快电除颤;进行危险性评估。只要发病在 15min～12h 内,不必等心肌坏死标志物,尽快开始实施再灌注治疗,包括溶栓和急诊 PCI,即患者来院 30min 内开始溶栓(door-to-needle-time＜30min)或 90min 内接受急诊 PCI (door-to-balloon-time＜90min)。若患者就诊于具备急诊 PCI 条件的医院应该在首次医疗接触后的 90min 内接受急诊 PCI(Ⅰ类推荐,证据水平 A);若就诊于不具备 PCI 条件的医院且不能被转运到有条件的医院并在到达医院救护系统后 90min 内接受急诊 PCI 治疗的患者,应该在到达医院后的 30min 内开始溶栓治疗,除非有溶栓禁忌证(Ⅰ类推荐,证据水平 B)。

(1)溶栓治疗:在再灌注治疗中,指南明确了优先溶栓治疗的指征如下。①AMI 来院早(发病≤3h);②不能行 PCI(如导管室被占用、穿刺失败和无法转诊到导管室);③PCI 耽搁时间(如 door-to-balloon time＞90min)而溶栓治疗相对更快[(D-to-B)－(D-to-N)＞1h](说明:D 代表 door;B 代表 balloon;N 代表 needle)。溶栓适应证包括:心电图相邻 2 个导联以上 ST 段抬高≥0.1mV、发病＜12h、年龄＜75 岁、束支阻滞(影响 ST 段分析)和支持 AMI 病史而又无溶栓禁忌证。

溶栓禁忌证包括:既往有出血性脑卒中史或近一年有其他脑血管事件;活动性内出血(不包括月经);疑有主动脉夹层;不能控制的高血压(＞180/110mmHg);2 周内有大手术史或长时间心肺复苏史;有严重的糖尿病视网膜病变或肝肾功能受损。

目前临床上常用的溶栓剂和溶栓方案如下。

第一代溶栓药物:尿激酶和链激酶。前者是从尿或肾组织中提取的双链丝氨酸蛋白酶,直接作用于循环中的纤溶酶原,无纤维蛋白特异性和选择性,无抗原性和过敏性;后者是从溶血性链球菌中提取的非酶蛋白链激酶或以基因工程重组链激酶,也是非纤维蛋白选择性药物,与纤溶酶原以 1∶1 的比率结合成复合物而发挥全身性纤溶作用,但因是异种蛋白,可引起过敏反应。药物用法:尿激酶 150 万 U＋生理盐水 100mL 静脉滴注,30min 内滴注完毕;或链激酶 150 万 U＋生理盐水 100mL 静脉滴注,1h 内滴注完毕。两种药物在溶栓前均应给予阿司匹林 300mg 顿服,溶栓 8h 后给低分子量肝素 3 800 万～5 000 万 U 皮下注射,每 12h 1 次,连续 5～7d,同时阿司匹林 100mg,每日 1 次长期服用。

第二代溶栓药物:基因重组组织型纤溶酶原激活物(rt-PA)是由基因工程技术制备的选择性作用于血栓中的纤溶酶原,降解血栓局部的纤维蛋白,对全身纤溶活性影响小,半衰期短,需要同时使用肝素,且无抗原性,目前临床上有两种使用方法。国内(TUCC)50mg 溶栓方案:先给予阿司匹林 300mg 口服,和普通肝素 5 000U 静脉注射,以 rt-PA 8mg 静脉注射,余下 42mg 于 90min 内静脉滴注完毕,之后立即给予普通肝素 800～1000U/h 静脉滴注 48h,维持部分凝血活酶时间(APPT)60s 左右,然后改为皮下低分子量肝素 3 800 万~5 000 万 U,每 12h1 次,连续 5d。国外加速给药(GUSTO)100mg 方案:15mg 静脉注射,前 30min 内静脉注射药物用量为 0.75mg/kg(不超过 50mg),后 60min 内静脉注射药物用量为0.5mg/kg(不超过 35mg),阿司匹林和肝素治疗剂量与 50mg 方案相同。

第三代溶栓药物:是基因工程改良天然组织型纤溶酶原激活剂的衍生物,溶栓治疗的选择性更强,血浆半衰期延长,适合弹丸式注射,药物剂量和不良反应减少,无抗原性,使用更方便。代表药物有瑞替普酶、替奈普酶,国外已进行多项临床试验,证明其临床疗效和安全性,目前国内尚未大规模应用。溶栓疗效通常采用血管再通率进行判断。国内外临床研究显示,尿激酶和链激酶溶栓再通率为 60%~70%,而 rt-PA 溶栓再通率可达到 70%~80%。判断血管再通的临床指标常根据心电图、心肌坏死标志物及临床表现的变化。溶栓开始后 2~3h 内,每 30min 做一份全导联心电图;18h 内每 2h 抽血检查心肌坏死标志物;同时观察有无再灌注心律失常和胸痛缓解的情况,以此判断有无血管再通的征象。如在溶栓后 2h 内有以下特点,临床考虑血管再通:①胸痛在 2h 内突然减轻或消失;②上抬的 ST 段迅速(30min 内)回降>50%,甚至回到等电位线;③溶栓 2~3h 内出现再灌注心律失常;④CK 或 CK-MB 酶峰值分别提前至 16h 和 14h 以内。

其实更为可靠的判断血管再通的标准是溶栓后 90min 内进行冠状动脉造影,直接显示心肌梗死相关血管远端 TIMI 血流:TIMI 0 级,完全闭塞,病变远端无造影剂通过;TIMI Ⅰ级,病变远端有造影剂部分通过,但梗死相关血管充盈不完全,无有效灌注;TIMI Ⅱ级,病变远端有造影剂通过,梗死相关血管充盈完全但清除缓慢,灌注不充分;TIMIⅢ级,梗死相关血管充盈和清除速度正常,有充分灌注。只有当心肌梗死相关血管远端 TIMI 血流为 TIMI Ⅰ级才能达到心肌水平的再灌注,使患者近、远期预后明显改善。

溶栓并发症:主要有以下几种。①出血:颅内出血是最严重的并发症,占 0.5%~1%,通常是致命的。其他还可引起消化道出血,皮肤、黏膜出血和尿道出血等,应即时给予对症处理。②过敏:主要见于链激酶溶栓的患者,而 r-SK 溶栓者较少见。③低血压:可能是再灌注的反应,一般常见下壁 AMI,一旦发现应积极给予扩容和滴注多巴胺治疗。

(2)PCI 治疗:指南指出,优先急诊 PCI 治疗的指征有以下几点。

1)PCI 条件好(door-to-balloon time<90min)或(D-to-B)-(D-to-N)<1h,有心外科支持。

2)高危 STEMI 患者,如心源性休克(发病<36h,休克<18h,年龄<75 岁,无禁忌,适合并同意 PCI)或合并心力衰竭(KillipⅢ级以上,发病<12h,D-to-B<90min)。

3)溶栓禁忌(有出血或颅内出血风险)。

4)来院较晚(发病>3h)。

5)疑诊为 STEMI。

同时指南还规定进行 PCI 的基本条件和要求:患者发病≤12h;从进医院到球囊扩张的时间<90min;术者年 PCI 数>75 例;指导医师年 PCI 数>200 例,其中 STEMI 者>36 例;心外科手术支持。

对于 STEMI 患者,如果急诊 PCI 能够及时迅速地实施,那么就应成为优先选择的再灌注治疗方法。实施急诊 PCI 的时间是决定患者整体获益的关键因素,延迟时间越长,患者的近期和远期预后越差，急诊 PCI 治疗时间的延长可抵消其对于溶栓治疗的优势，甚至可增加病死率。针对这种情况，由 ACC 发起的全国性 DTB(Door to Balloon)行动，旨在将急诊 PCI 中 Door to Balloon 时间缩短至 90min 内。AHA 和美国国立心肺血管研究院也呼吁要尽快改变心肌梗死救治延迟的严重状况，实施全国性 DTB(Door to Balloon)行动。目前在全美有近 900 家医院加入了 DTB 项目。中国在胡大一教授的积极倡导下，也启动了 DTB 联合行动。

近年来，有些国家和地区进行的易化 PCI 治疗 STEMI 的临床试验提示，可能改善部分患者的症状。易化 PCI 是指在计划的直接 PCI 之前，以药物(包括溶栓剂或 GPⅡb/Ⅲa 受体拮抗剂)预先辅助。但 PRAGUE-1、SPEED、BRAVE、ASSENT-4 等研究并未显示出易化 PCI 的优势，新 ACC/AHA 指南将易化 PCI 作为Ⅰb 类推荐，但对适应证进行了细化，采用非全量溶栓治疗的易化 PCI 必须符合以下条件才推荐使用：高危患者；不能在 90min 内开始 PCI 者；低出血风险者(年龄较轻，不存在控制不佳的高血压、体重在正常范围内)(Ⅱb 类推荐，证据水平 C)；全量溶栓后立即进行 PCI 治疗对患者有害无益(Ⅲ类推荐，证据水平 B)。

对于已接受溶栓治疗并有下列任何一种情况的患者可进行补救性 PCI 治疗(Ⅰ类推荐)：年龄＜75 岁，发生心源性休克，且适合血运重建的患者(证据水平 B)；重度充血性心力衰竭和(或)肺水肿(KillipⅢ级)(证据水平 B)；有血流动力学障碍的室性心律失常(证据水平 C)。对于已接受溶栓治疗而年龄≥75 岁的心源性休克患者，如果适合血运重建，冠状动脉造影和 PCI(或 CABG)作为Ⅱa 类推荐(证据水平 B)。其他补救性 PCI 的Ⅱa 类推荐适应证包括：血流动力学不稳定(证据水平 C)、持续的缺血症状(证据水平 C)、溶栓失败(抬高 ST 段在溶栓开始后的 90min 内下降小于 50%)以及中到大面积的心肌处于危险之中(前壁心肌梗死、累及右心室或胸前导联 ST 段压低的下壁心肌梗死)(证据水平 B)。对不具备以上Ⅰ类或Ⅱa 类适应证的患者，补救性 PCI 仅在中危和高危患者中作为Ⅰb 类推荐。

对于溶栓成功的 STEMI 患者，若病情稳定，未出现复发性心肌缺血者建议冠状动脉造影和 PCI 应在发病 10～14d 后进行。

(3)再灌注辅助用药：2004 年 STEMI 指南公布以来，许多药物被证实除抑制凝血酶外还可抑制凝血瀑布链中的其他相关蛋白。《2007 年 ACC/AHA 指南》更新，采用抗凝治疗替代了原指南中的抗凝血酶治疗，同时对许多抗凝药物提出了新的应用建议。

过去，比较普通肝素(UFH)和低分子量肝素(LMWH)作为溶栓的辅助治疗效果的随机临床试验较少。2006 年完成的 ExTRACT＝TIMI25 试验提供了很好的证据。在超过 2 万例 STEMI 患者中，依诺肝素与静脉注射 UFH 比较，30d 的联合终点(死亡和非致死性再次心肌梗死)显著减少 17%，接受 PCI 的依诺肝素治疗患者 30d 死亡或非致死性心肌梗死的相对危险下降 23%，而出血风险相当。新指南推荐，在年龄小于 75 岁的静脉溶栓治疗患者，如果没有明显的肾功能不全(血清肌酐水平男性＞2.5mg/dL，女性＞2.0mg/dL)，LMWH 可以考虑用来替代 UFH 作为溶栓辅助治疗用药。具体用法如下。①依诺肝素：年龄小于 75 岁，先给予 30mg 快速静脉注射，15min 后 1.0mg/kg 皮下注射，每 12h 1 次；年龄 75 岁以上患者，禁止初始快速静脉注射，且皮下注射的剂量也减少至 0.75mg/kg，每 12h 1 次。如果治疗过程中发现肌酐清除率(采用 Cockcroft-Gault 方程计算)＜30mL/min，不论年龄大小，皮下注射量均为 1.0mg/kg，每 24h 1 次。依诺肝素的维持治疗应该在住院期间持续 8d。②磺达肝癸钠：在血清肌酐水平<3.0mg/dL 的前提下，初始剂量 2.5mg 静脉注射，随后 2.5mg 皮下注射，每日 1 次，在住院期间持续 8d。

基于 COMAMIT-CCS-2 和 CLARITY-TIMI 28 研究结果，指南进一步强调了 STEMI 应用氯吡格雷的必要性和疗程：发生 STEMI 后，不管是否接受再灌注治疗，除口服阿司匹林外，以后每日加服氯吡格雷 75mg（Ⅰ类推荐，证据水平 A），氯吡格雷治疗时间至少为 14d。对于年龄小于 75 岁的 STEMI 患者，均推荐用 300mg 氯吡格雷口服负荷量，每日 75mg 长期维持治疗（如 1 年）。服用氯吡格雷的患者如果准备行 CABG，则必须停用氯吡格雷至少 5d，最好 7d（Ⅰ类推荐，证据水平 B）。

在中国，PCI 经历 20 余年的发展，大致可分为 3 个阶段，即 1984～1994 年为经皮球囊导管扩张术，1995～2002 年冠状动脉普通裸金属支架（BMS）植入术，2002 年底至今的药物支架年代，后者是介入心脏病学领域中的第三座里程碑。近年来，随着多中心、随机、对照研究的开展和远期随访结果的获得，大量的循证医学证据表明，药物洗脱支架（DES）的临床应用正在改变冠心病治疗的传统观念，推动了介入心脏病学的发展。

以往，冠状动脉再狭窄及靶器官病变（血管）再次血运重建是影响 PCI 进一步发展的主要障碍，也是 PCI 后临床严重心脏事件（MACE）的主要原因。DES 使再狭窄的发生率明显下降，2005 年 ACC/AHA 指南推荐使用 DES 的指征（Ⅱc 类推荐，证据水平 C）：如小血管慢性完全性闭塞病变、分叉/开口病变、桥血管狭窄、胰岛素依赖型糖尿病、多支血管病变、无保护左主干狭窄、支架内再狭窄。但在当前 DES 广泛使用的年代，还有许多问题要进一步解决。首先，DES 的涂层支架（西罗莫司、紫杉醇及其他药物支架）在抑制血管平滑肌细胞增生的同时，也延缓或阻止内皮的修复，使金属支架和多聚载体长期暴露于血液，容易引起支架内血栓形成或临床事件的发生。支架内血栓形成仍是 DES 应用的令人困惑的问题，临床发现支架内亚急性和晚期血栓形成发生率分别为 2% 和 3%。为此，患者需要接受长期、持续的有效抗血小板治疗。另外，分叉病变支架治疗后再狭窄的发生率高达 18%，因而，还需要在 PCI 器材（如针对分叉病变的特殊支架）、治疗技术等方面进一步改进，才能整体提高 PCI 的临床疗效。也应该指出，约 80% 接受 DES 治疗的患者实际上并不一定需要 DES，治疗策略的正确选择和药物辅助治疗将成为介入医生的另一个挑战。

虽然没有循证医学证据支持，专家一致认为 PCI 操作前应在冠状动脉内注射硝酸甘油解除冠状动脉痉挛（Ⅰc 类推荐），根据血压情况在术中和术后重复使用。

任何冠状动脉介入操作都禁止在未抗凝的情况下进行，对于 STEMI，UFH 是标准治疗的一部分，尤其是对接受直接 PCI 的患者使用 UFH 是专家们的一致意见（Ⅰc 类推荐）。通常推荐静脉注射 UFH，使 ACT 维持在 250～350s 或 200～250s（联合 GPⅡb/Ⅲa 受体拮抗剂时），或根据体重调整剂量（100U/kg 或联合 GPⅡb/Ⅲa 受体拮抗剂 50～60U/kg）。由于 UFH 的生物利用度个体差异很大，提倡 ACT 指导下调整剂量。LMWH 具有给药方便、抗凝预测性好、不需检测、出血并发症少等优点，目前有取代 UFH 的趋势。2006 年以前因证据有限，仅推荐在高危 UA/NSTEMI 不能进行 PCI 干预患者中用 UFH 替代治疗，而在《2007 年 ACC/AHA 指南》更新中则作为Ⅰ类推荐：以前采用 UFH 治疗的患者，可根据是否接受GPⅡb/Ⅲa 受体拮抗剂治疗等情况，继续适量应用静脉 UFH 支持 PCI 手术操作（证据水平 C）；以前采用依诺肝素治疗的患者，如果最近1次皮下注射在8h以内，不需要额外再给依诺肝素，如果在8～12h之前，应经静脉补充依诺肝素0.3mg/kg(证据水平B)；以前采用磺达肝癸钠治疗的患者，可根据是否接受GPⅡb/Ⅲa受体拮抗剂治疗等情况，经静脉补充适量具有抗Ⅲa活性的抗凝剂，而不能单纯采用磺达肝癸钠进行抗凝治疗(证据水平C)。

阿司匹林是冠心病的基础治疗药物，除非有阿司匹林过敏，稳定型冠心病、NSTEMI和STEMI都推荐使用阿司匹林，属于Ⅰ类指征，证据级别分别为B级、C级和B级。所有接受PCI的STEMI患者，如果没有阿司匹林抵抗、过敏或出血风险增加的情况，在植入金属裸支架后，口服阿司匹林162～325mg/d至少1个月，植入西罗莫司洗脱支架后至少3个月，植入紫杉醇支架后至少6个月，此后应长期每日口服阿司匹林75～162mg(Ⅰ类推荐，证据水平B)。所有植入DES的STEMI患者，如果没有高出血风险，推荐每日服用氯吡格雷75mg至少12个月；植入BMS的患者氯吡格雷则至少使用1个月，最好持续用药12个月。

2.常规药物治疗

(1)β受体阻滞剂：20世纪80年代以来，AMI治疗学的主攻方向是限制和缩小梗死面积，保存左心室功能，预防心脏重塑，减少心力衰竭和猝死的发生。β受体阻滞剂在AMI的最初几小时，可降低心肌耗氧量，降低心率和收缩压，减少儿茶酚胺的释放，预防快速心律失常，防止心肌梗死面积扩大。β受体阻滞剂治疗AMI的临床疗效已被大量的临床研究所证实，各国指南均将β受体阻滞剂作为AMI患者挽救生命的一线用药。

《1999年ACC/AHA的AMI指南》中指出，对AMI发作12h内，无β受体阻滞剂治疗禁忌证的患者，无论是否同时接受溶栓或直接PCI，均应立即使用β受体阻滞剂。《2004年ACC/AHA和ESC专家共识》均强烈推荐，在心肌梗死早期和二级预防中长期应用β受体阻滞剂。2007年指南更新中除继续强调在STEMI早期应用β受体阻滞剂的重要性外，主要补充了β受体阻滞剂使用的禁忌证的具体定义，指出应在STEMI发生后的第1个24h内开始口服β受体阻滞剂(Ⅰ类推荐，证据水平B)，对于合并高血压的患者应在就诊时即开始应用β受体阻滞剂的静脉制剂(Ⅱa类推荐，证据水平B)，除非患者存在以下任何一种情况：①心力衰竭征象；②低心排状态的证据；③心源性休克的风险增加；④应用β受体阻滞剂的其他相对禁忌证(PR间期＞0.24s、Ⅱ度或Ⅲ度房室传导阻滞、活动性哮喘或反应性气道疾病)。口服可从小剂量开始，根据心率逐渐增加剂量，靶心率以55～65次/分为宜。从目前临床研究证据显示，脂溶性β受体阻滞剂具有全面的心血管保护作用，如美托洛尔、比索洛尔或卡维地洛等，可较安全应用。

(2)血管紧张素转换酶抑制剂(ACEI)和血管紧张素Ⅱ受体拮抗剂(ARB)：ACEI治疗多种心血管疾病的临床疗效已经明确，适应证包括慢性心力衰竭、无症状左心室功能异常、AMI、高血压和高危心血管事件，同时患有糖尿病的患者获益更大。ACEI竞争性阻断血管紧张素Ⅰ转化成血管紧张素Ⅱ，减少循环中和组织中血管紧张素Ⅱ水平，从而发挥减低外周血管阻力、促进尿钠排泄、改善内皮功能、减轻心脏重塑等作用，还可减少心肌再梗死和冠状动脉血运重建手术的需要。2004年ESC发表关于ACEI用于心血管疾病的专家共识文件，复习了近年AMI后ACEI治疗的大规模临床研究，推荐在AMI中规范化应用。

AMI后ACEI治疗的大规模临床研究有两种类型：早期干预试验和较迟干预试验。早期干预试验(＜24h)能降低病死率,但获益不是很大,汇总分析显示,30d的病死率从安慰剂组的7.6%降低到ACEI组的7.1%,相当于每1 000例患者治疗4周,能避免5例死亡。心力衰竭或前壁梗死等高危患者获益大,而单纯下壁梗死等低危患者获益很少。病死率降低主要发生在治疗的第一周内。早期干预使用的ACEI从小剂量开始,在48h内逐渐增大剂量,同时监测血压和肾功能。

较迟开始的(＞48h)试验证实,ACEI长期治疗能得到较大的效益。汇总分析显示,ACEI平均治疗2.6年后,使病死率从29.1%降低到23.4%,相当于每1 000例患者治疗2.5年能避免57例死亡;使再梗死率从13.2%降低到10.8%;心力衰竭住院率从15.5%降低到11.9%。

《ESC专家共识》推荐:AMI在症状发生后36h内开始接受ACEI口服能够获益Ⅱa类推荐,证据水平A);高危患者(前壁梗死、LVEF降低或有轻中度心力衰竭)得益最大Ⅰ类推荐,证据水平A);AMI后有临床心力衰竭或无症状左心室功能异常、高危或糖尿病患者应长期接受ACEI治疗(Ⅰ类推荐,证据水平A)。ACEI禁忌证有妊娠、过敏和低血压等。

ARB能从血管紧张素Ⅱ受体的水平阻断肾素—血管紧张素—醛固酮系统,从而减少血管紧张素Ⅰ对心脏的损害作用。临床研究也证明,高血压、心力衰竭、冠心病、糖尿病等患者在ARB治疗中获益,证据级别不断提高。《ACC/AHA指南》推荐,ARB适用于AMI不能耐受ACEI、并发有心力衰竭和LVEF＜40%的患者,并可长期应用。

(3)他汀类药物:羟甲基戊二酰辅酶A(HMG-CoA)还原酶抑制剂即他汀类药物问世后,大量的大型、多中心、随机、双盲临床研究证实,他汀类药物不仅成为血脂异常中应用最广泛的药物,还在不同血脂水平的冠心病及心肌梗死患者一、二级预防和治疗中安全有效,特别是积极调脂、早期调脂、强化调脂在冠心病高危患者和冠心病等危症患者中获益更明显。他汀类药物不仅有明显的调脂作用,已有大量的证据表明,他汀类药物具有独立于调脂作用以外的多效性,即非降脂作用,如通过稳定内皮功能、抗感染症因子活性、抑制巨噬细胞激活和增殖、抑制平滑肌细胞增殖与迁移、抗血小板聚集等作用而稳定冠状动脉粥样斑块、促进血管重建、减少冠心病血管事件的发生。

现代的《血脂异常指南》根据患者个体的危险程度结合其血LDLC或TC水平决定何种水平开始采用生活方式改变治疗,何种水平开始采用药物治疗,以及须使LDL-C或TC下降达到的目标值。通常将心血管综合危险分层分为低、中、高危三级,美国ATPⅢ于2004年引入了"极高危"的概念,这一概念对重度患者更重视降脂治疗的力度,因有其合理性,2007年《中国成人血脂异常防治指南》也引入了这一概念,同美国ATPⅠ一样,将急性冠状动脉综合征、缺血性心血管病合并糖尿病等列为极高危。

20世纪后期,4S、CARE、LIPID、WOSCOPS和AFCAPS/TexCAPS 5项大规模临床试验相继发表,为他汀类药物防治冠心病提供了坚实的证据,被认为在冠心病防治史上具有里程碑式的意义,其共同特点是这些试验都证实他汀类药物降低TC、LDL-C和TG水平,升高HDL-C水平,使冠心病病死率和致残率明显降低。随后,AVERT、AMIRACL、LIPS、HPS、PROSPER、ASCOT、PROVE-IT、TNT和IDEAL等一系列临床试验更广泛、更深入地探讨了他汀类药物在不同阶段、不同范围冠心病的临床应用,从稳定型冠心病的二级预防扩展到冠心病急性发病和不同危险水平的人群。

指南要求，因急性心肌梗死或行 PCI 收住入院的患者，应在住院后立即或 24h 内进行血脂测定，并以此作为参考值，无论患者的基线 TC 和 LDC-C 值是多少，都应尽早给予他汀类药物治疗。原已服用调脂药物者不必终止调脂治疗，除非有禁忌证。AMI 时，他汀类药物剂量可以较大，如无安全性方面的不利因素，可使 LDL-C 降至 2.07mmol/L 或在原有基线水平降低 40%以上。指南中明确指出降低 LDL-C 30%～40%所需各种他汀类药物的剂量，但强调不仅要早期治疗、强化治疗和长期治疗，还要求定期进行药物安全性监测，包括血肌酸激酶、肝功能及患者临床表现。

3.STEMI 并发症的处理

由于心肌大面积坏死或伴有不同程度心肌缺血，AMI 可出现以下并发症，如急性左心衰竭肺水肿、低血容量性低血压、心源性休克、心律失常和机械性并发症(室间隔穿孔、乳头肌断裂和心脏游离壁破裂)等，需进行相应的处理。

(1)心律失常：出现心房扑动或心房颤动合并心力衰竭，频发、成对、多源和 R-on-T 等室性期前收缩者往往预示着更严重的室性心律失常的发生，可使用氨碘酮 150mg 静脉注射，然后以 0.5～1mg/min 速率维持静脉滴注或微泵 5～6h；一旦出现心室颤动，应立即非同步除颤(200～300J)，如不成功，可给予肾上腺素 1～2mg 静脉注射后重复电除颤(最大至400 J)；无心力衰竭者可选用 β 受体阻滞剂；在下壁心肌梗死的患者常出现缓慢性心律失常，如严重心动过缓可选用阿托品，Ⅲ度房室传导阻滞可酌情安装临时起搏器。

(2)心力衰竭：心力衰竭是影响 AMI 预后的严重并发症，常见于大面积心肌梗死。患者应取坐位、吸氧，选用吗啡、利尿剂、血管扩张剂(硝酸甘油)、β 受体激动剂(多巴胺或多巴酚丁胺)、洋地黄等药物治疗。

(3)低血压：低血压常见于下壁、后壁伴有右心室心肌梗死者，可在升压药维持血压 90/60mmHg左右的基础上进行扩容治疗，同时密切观察心率、血压、呼吸和肺部啰音的变化情况。若有心力衰竭征象，应立即停止扩容，并给予利尿剂和血管扩张剂治疗。

(4)机械并发症：左心室游离壁破裂、室间隔穿孔或乳头肌断裂，一旦发生往往是灾难性的，极易死亡，可通过超声心动图、心导管检查明确诊断。一旦确诊，应考虑外科手术治疗。

(5)再发心肌梗死或心肌缺血：STEMI 再灌注治疗后，虽然冠状动脉血管开通恢复心肌血供，但冠状动脉病变仍存在着残余狭窄，随时可能出现再闭塞而导致心肌缺血或心肌梗死的发生。新指南要求，若发生了 STEMI，则按《STEMI 指南》进行处理，尽快进行再溶栓、PCI 或 CABG；若为 NSTEMI，则按 ACS 的处理原则，加强药物治疗，包括抗血小板聚集、抗凝、抗缺血、维持血流动力学稳定，若能有效控制心肌缺血，则择期行 PCI，若不能有效控制心肌缺血，则应进行急诊冠状动脉造影检查和 PCI 或 CABG 治疗。

第二节　高血压急症

高血压急症是指短时间内(数小时至数日)血压明显升高，舒张压＞16.0kPa(120mmHg)和(或)收缩压＞24.0kPa(180mmHg)，伴有重要器官组织，如心脏、脑、肾、眼底、大动脉的严重功能障碍或不可逆性损害。高血压急症可以发生在高血压患者,表现为高血压危象或高血压脑病;也可发生在其他许多疾病过程中,主要在心、脑血管病急性阶段,如脑出血、蛛网膜下腔出血、缺血性脑卒中、急性左侧心力衰竭伴肺水肿、不稳定型心绞痛、急性主动脉夹层和急、慢性肾衰竭等情况时。

单纯的血压升高并不构成高血压急症,血压的高低也不代表患者的危重程度;是否出现靶器官损害以及哪个靶器官受累不仅是高血压急症诊断的关键,也直接决定治疗方案的选择。及时正确处理高血压急症,可在短时间内使病情缓解,预防进行性或不可逆性靶器官损害,降低病死率。根据降压治疗的紧迫程度,高血压急症可分为紧急和次急两类。前者需要采用静脉途径给药在几分钟到1h内迅速降低血压;后者需要在几小时到24h内降低血压,可使用快速起效的口服降压药。

一、发病机制

长期高血压及伴随的危险因素引起小动脉中层平滑肌细胞增殖和纤维化,中动脉、大动脉粥样硬化,管壁增厚和管腔狭窄,导致重要靶器官,如心、脑、肾缺血。在此基础上或在其他许多疾病过程中,因紧张、疲劳、情绪激动、突然停服降压药、嗜铬细胞瘤阵发性高血压发作等诱因,小动脉发生强烈痉挛,血压急剧上升,使重要靶器官缺血加重而产生严重功能障碍或不可逆性损害;或由于过高的血压突破了脑血流自动调节范围,脑组织血流灌注过多引起脑水肿、脑功能障碍。妊娠时子宫胎盘血流灌注减少,使前列腺素在子宫合成减少,从而促使肾素分泌增加,通过血管紧张素系统使血压升高。

二、临床表现

(一)高血压脑病

本病常见于急性肾小球肾炎,也可见于其他原因引起的高血压,但在醛固酮增多症和嗜铬细胞瘤者少见。常表现为剧烈头痛、烦躁、恶心、呕吐、抽搐、昏迷、暂时局部神经体征。舒张压常≥18.7kPa(130mmHg),眼底几乎均能见到视网膜动脉强烈痉挛,脑脊液压力可达3.9kPa(400mmH_2O),蛋白增加。经有效的降压治疗,症状可迅速缓解,否则将导致不可逆脑损害。

(二)急进型或恶性高血压

多见于中青年,血压显著升高,舒张压持续≥18.7kPa(130mmHg),并有头痛、视力减退、眼底出血、渗出和视盘水肿;肾损害突出,持续蛋白尿、血尿与管型尿;若不积极降压治疗,预后很差,常死于肾衰竭、脑卒中、心力衰竭。病理上以肾小球纤维样坏死为特征。

(三)急性脑血管病

其包括脑出血、脑血栓形成和蛛网膜下腔出血。

(四)慢性肾疾病合并严重高血压

原发性高血压可以导致肾小球硬化、肾功能损害,在各种原发或继发性肾实质疾病中,包括各种肾小球肾炎、糖尿病肾病、红斑狼疮肾炎、梗阻性肾病等,出现肾性高血压患者可达80%~90%,是继发性高血压的主要原因。随着肾功能损害加重,高血压的出现率、严重程度和难治程度也加重。

(五)急性左侧心力衰竭

高血压是急性心力衰竭最常见的原因之一。

(六)急性冠脉综合征(ACS)

血压升高引起内膜受损而诱发血栓形成致 ACS。

(七)主动脉夹层

主动脉内的血液经内膜撕裂口流入囊样变性的中层，形成血肿，随血流压力的驱动，逐渐在主动脉中层内扩展。临床特点为急性起病，突发剧烈胸、背部疼痛、休克和血肿压迫相应的主动脉分支血管时出现的脏器缺血症状。多见于中老年患者，约 3/4 的患者有高血压。超高速 CT 和 MRI 检查能明确诊断，必要时主动脉造影。一旦诊断明确，立即进行解除疼痛、降低血压、减慢心率的治疗。

(八)子痫

先兆子痫是以下 3 项中有两项者：血压＞21.3/14.7kPa(160/110mmHg)；尿蛋白≥3g/24h；伴水肿、头痛、头晕、视物不清、恶心、呕吐等自觉症状。子痫指妊娠高血压综合征的孕产妇发生抽搐。辅助检查：血液浓缩、血黏度升高、重者肌酐升高、凝血机制异常，眼底可见视网膜痉挛、水肿、出血。

(九)嗜铬细胞瘤

可产生和释放大量去甲肾上腺素和肾上腺素，常见的肿瘤部位在肾上腺髓质，也可在其他具有嗜铬组织的部位，如主动脉分叉、胸腹部交感神经节等。临床表现为血压急剧升高，伴心动过速、头痛、苍白、大汗、麻木、手足发冷。发作持续数分钟至数小时。通过发作时尿儿茶酚胺代谢产物香草基杏仁酸(VMA)和血儿茶酚胺的测定可以确诊。

高血压次急症，也称为高血压紧迫状态，指血压急剧升高而尚无靶器官损害。允许在数小时内将血压降低，不一定需要静脉用药，包括急进型或恶性高血压无心、肾和眼底损害，先兆子痫，围手术期高血压等。

三、诊断与评估

(一)诊断依据

(1)原发性高血压病史。

(2)血压突然急剧升高。

(3)伴有心功能不全、高血压脑病、肾功能不全、视盘水肿、渗出、出血等靶器官严重损害。

(二)评估

发生高血压急症的患者基础条件不同，临床表现形式各异，要决定合适的治疗方案，有必要早期对患者进行评估，做出危险分层，针对患者的具体情况制订个体化的血压控制目标和用药方案。在病情诊断及评估中，简洁但完整的病史收集有助于了解高血压的持续时间和严重性、并发症情况以及药物使用情况；需要明确患者是否有心血管、肾、神经系统疾病病史，检查是否有靶器官损害的相关征象；进行必要的辅助检查：血电解质、尿常规、心电图、检眼镜等。根据早期评估选择适当的急诊检查，如 X 线胸部平片、脑 CT 等。一旦发现患者有靶器官急性受损的迹象，就应该进行紧急治疗，绝不能一味等待检查结果。

四、治疗原则

(一)迅速降低血压

选择适宜有效的降压药物静脉滴注，在监测下将血压迅速降至安全水平，以预防进行性或不可逆性靶器官损害,避免使血压下降过快或过低,导致局部或全身灌注不足。

(二)降压目标

高血压急症降压治疗的第1个目标是在30～60min将血压降到一个安全水平。由于患者基础血压水平各异,合并的靶器官损害不一,这一安全水平必须根据患者的具体情况决定。指南建议:

(1)1h内使平均动脉血压迅速下降但不超过25%。一般掌握在近期血压升高值的2/3左右。但注意对于临床的一些特殊情况,如主动脉夹层和急性脑血管病患者等,血压控制另有要求。

(2)在达到第1个目标后,应放慢降压速度,加用口服降压药,逐步减慢静脉给药的速度,逐渐将血压降低到第2个目标。在以后的2～6h将血压降至21.3/13.3～14.7kPa(160/100～110mmHg),根据患者的具体病情适当调整。

(3)如果这样的血压水平可耐受和临床情况稳定,在以后24～48h逐步降低血压达到正常水平,即高血压急症血压控制的第三步。

五、常见高血压急症的急诊处理

(一)高血压脑病

高血压脑病临床处理的关键一方面要考虑将血压降低到目标范围内,另一方面要保证脑血流灌注,尽量减少颅内压的波动。脑动脉阻力在一定范围内直接随血压变化而变化,慢性高血压时,该设定点也相应升高,迅速、过度降低血压可能降低脑血流量,造成不利影响。因而降压治疗以静脉给药为主,1h内将收缩压降低20%～25%,血压下降幅度不可超过50%,舒张压一般不低于14.7kPa(110mmHg)。在治疗时要同时兼顾减轻脑水肿、降颅压,避免使用降低脑血流量的药物。迅速降压过去首选硝普钠,起始量20μg/min,视血压和病情可逐渐增至200～300μg/min。但硝普钠可能引起颅内压增高,并影响脑血流灌注,以及可能产生蓄积中毒,在用药时需对患者进行密切监护。现多用尼卡地平、拉贝洛尔等。其中由于尼卡地平不仅能够安全平稳地控制血压,同时还能较好地保证脑部、心脏、肾等重要脏器的血供。尼卡地平急诊应用于高血压急症时,以静脉泵入为主,剂量为每分钟0.5～6μg/kg,起始量每分钟0.5 μg/kg,达到目标血压后,根据血压调节滴注速度。拉贝洛尔50mg缓慢静脉注射,以后每隔15min重复注射,总剂量不超过300mg,或给初始量后以0.5～2mg/min的速度静脉滴注。对合并有冠心病、心功能不全者可选用硝酸甘油。颅内压明显升高者应加用甘露醇、利尿药。一般禁用单纯β受体阻滞药、可乐定和甲基多巴等。二氮嗪可反射性地使心率增快,并可增加心搏量和升高血糖,故有冠心病、心绞痛、糖尿病者慎用。

(二)急性脑血管病

高血压患者在出现急性脑血管病时,脑部血流的调节机制进一步紊乱,特别是急性缺血性脑卒中患者,几乎完全依靠平均动脉血压的增高来维持脑组织的血液灌注。因而在严重高血压合并急性脑血管病的治疗中,需首先把握的一个原则就是“无害原则”,避免血流灌注不足。急性卒中期间迅速降低血压的风险和好处并不清楚,因此一般不主张对急性脑卒中患者采用积极的降压治疗,在病情尚未稳定或改善的情况下,宜将血压控制在中等水平[约21.3/13.3kPa(160/100mmHg)],血压下降不要超过20%。治疗时避免使用减少脑血流灌注的药物，可选用尼卡地平、拉贝洛尔、卡托普利等。联合使用血管紧张素转换酶抑制药(ACEI)和噻嗪类利尿药有利于减少卒中发生率。

1.脑梗死

许多脑梗死患者在发病早期，血压均有不同程度的升高，且其升高的程度与脑梗死病灶大小及是否患有高血压有关。脑梗死早期的高血压处理取决于血压升高的程度及患者的整体情况和基础血压来定。如收缩压在24.0～29.3kPa(180～220mmHg)或舒张压在14.7～16.0kPa(110～120mmHg)，一般不急于降压治疗，但应严密观察血压变化；如血压＞29.3/16.0kPa(220/120mmHg)，或伴有心肌缺血、心力衰竭、肾功能不全及主动脉夹层等，或考虑溶栓治疗的患者，则应给予降压治疗。根据患者的具体情况选择合适的药物及合适剂量。如尼卡地平5mg/h作为起始量静脉滴注，每5min增加2.5mg/h至满意效果，最大15mg/h。拉贝洛尔50mg缓慢静脉注射，以后每隔15min重复注射，总剂量不超过300mg，或给初始量后以0.5～2mg/min的速度静脉滴注。效果不满意者可谨慎使用硝普钠。β受体阻滞药可使脑血流量降低，急性期不宜用。

2.脑出血

脑出血时血压升高是颅内压增高情况下保持正常脑血流的脑血管自动调节机制，脑出血患者合并严重高血压的治疗方案目前仍有争论，降压可能影响脑血流量，导致低灌注或脑梗死，但持续高血压可使脑水肿恶化。一般认为，在保持呼吸道通畅、纠正缺氧、降低颅内压后，如血压≥26.7/14.7kPa(200/110mmHg)，要考虑在严密血压监测下经静脉给予降压药物治疗，使血压维持在略高于发病前水平或24.0/14.0kPa(180/105mmHg)左右；收缩压在22.7～26.7kPa(170～200mmHg)或舒张压在13.3～14.7kPa(100～110mmHg)，暂不必使用降压药，先脱水降颅压，并严密观察血压情况，必要时再用降压药。可选择ACEI、利尿药、拉贝洛尔等。钙通道阻滞药能扩张脑血管、增加脑血流，但可能增高颅内压，应慎重使用。α受体阻滞药往往出现明显的降压作用及明显的直立性低血压，应避免使用。在调整血压的同时，防止继续出血，保护脑组织，防治并发症，需要时采取手术治疗。

(三)急性冠脉综合征

急性冠脉综合征包括不稳定性心绞痛和心肌梗死，其治疗目标在于降低血压、减少心肌耗氧量，但不可影响到冠脉灌注压，从而减少冠脉血流量。血压控制的目标是使其收缩压下降10%～15%。治疗时首选硝酸酯类药物，如硝酸甘油，开始时以5～10μg/min速率静脉滴注，逐渐增加剂量，每5～10min增加5～10μg/min。早期联合使用其他降血压药物治疗，如β受体阻滞药、血管紧张素转换酶抑制剂(ACEI)、α_1受体阻滞药，必要时还可配合使用利尿药和钙通道阻滞药。另外，配合使用镇痛、镇静药等。特别是尼卡地平能增加冠状动脉血流、保护缺血心肌，静脉滴注能发挥降压和保护心脏的双重效果。拉贝洛尔能同时阻断α_1和β受体，在降压的同时能减少心肌耗氧量，也可选用。心肌梗死后的患者可选用ACEI、β受体阻滞药和醛固酮拮抗药。此外，原发病的治疗如溶栓、抗凝、血管再通等也非常重要，对ST段抬高的患者溶栓前应将血压控制在20.0/12.0kPa(150/90mmHg)以下。

(四)急性左侧心力衰竭

急性左侧心力衰竭主要是由收缩期高血压和缺血性心脏病导致的。严重高血压伴急性左侧心力衰竭治疗的主要手段是通过静脉用药,迅速降低心脏的前后负荷。在应用血管扩张药迅速降低血压的同时,配合使用强效利尿药,尽快缓解患者的缺氧和高度呼吸困难。就心脏功能而言,应力求将血压降到正常水平。血压被控制的同时,心力衰竭也常得到控制。血管扩张药可选用硝普钠、硝酸甘油、酚妥拉明等,广泛心肌缺血引起的急性左侧心力衰竭,首选硝酸甘油。在降压的同时以吗啡 3～5mg 静脉缓注,必要时每隔 15min 重复 1 次,共 2～3 次,老年患者酌减剂量或改为肌内注射;呋塞米 20～40mg 静脉注射,2min 内推完,4h 后可重复 1 次;并予吸氧、氨茶碱等。洋地黄仅在心脏扩大或心房颤动伴快速心室率时应用。

(五)急性主动脉夹层

约 3/4 的主动脉夹层患者有高血压,血压增高是病情进展的重要诱因。治疗目标为通过扩张血管、减缓心动过速、抑制心脏收缩、降低血压及左心室射血速度、降低血流对动脉的剪切力,从而阻止夹层血肿的扩展。主动脉夹层在升主动脉及有并发症者尽快手术治疗;主动脉夹层病变局限在降主动脉者应积极内科治疗。患者应绝对卧床休息,严密监测生命体征和血管受累征象,给予有效止痛、迅速降压、镇静和吸氧,忌用抗凝或溶栓治疗。疼痛剧烈患者立即静脉使用较大剂量的吗啡或哌替啶。不论患者有无收缩期高血压,都应首先静脉应用 β 受体阻滞药来减弱心肌收缩力,减慢心率,降低左心室射血速度。如普萘洛尔 0.5mg 静脉注射,随后每 3～5min 注射 1～2mg,直至心率降至 60～70 次/分。心率控制后,如血压仍然很高,应加用血管扩张药。降压的原则是在保证脏器足够灌注的前提下,迅速将血压降低并维持在尽可能低的水平。一般要求在 30min 内将收缩压降至 13.3kPa(100mmHg)左右。如果患者不能耐受或有心、脑、肾缺血情况,也应尽量将血压维持在 16.0/10.7kPa(120/80mmHg)以下。治疗首选硝普钠或尼卡地平静脉滴注。其他常用药物有乌拉地尔、艾司洛尔、拉贝洛尔等。必要时加用血管紧张素Ⅱ受体拮抗药、ACEI 或小剂量利尿药,但要注意 ACEI 类药物可引起刺激性咳嗽,可能加重病情。肼屈嗪(肼苯哒嗪)和二氮嗪因有反射性增快心率,增加心输出量作用,不宜应用。主动脉大分支阻塞患者,因降压后使缺血加重,不宜采用降压治疗。

(六)子痫和先兆子痫

妊娠急诊患者的处理需非常小心,因为要同时顾及母亲和胎儿的安全。在加强母儿监测的同时,治疗时需把握三项原则:镇静防抽搐、止抽搐;积极降压;终止妊娠。

(1)镇静防抽搐、止抽搐,常用药物为硫酸镁,肌内注射或静脉给药,用药时监测患者血压、尿量、腱反射、呼吸,避免发生中毒反应,镇静药可选用冬眠 1 号或地西泮。

(2)积极降压,当血压升高＞22.7/14.7kPa(170/110mmHg)时,宜静脉给予降压药物,控制血压,以防脑卒中及子痫发生。究竟血压应降至多少合适,目前尚无一致意见。注意避免血压下降过快、幅度过大,影响胎儿血供。保证分娩前舒张压在 12.0kPa(90mmHg)以上,否则会增加胎儿死亡风险。紧急降压时可静脉滴注尼卡地平、拉贝洛尔或肼屈嗪。尼卡地平是欧洲妊娠血压综合征治疗的首选药,它的胎盘转移率低,长时间使用对胎儿也无不良影响,能在有效降压的同时,延长妊娠,有利于改善胎儿结局,尤其适用于先兆子痫患者使用。另外,尼卡地平有针剂和口服两种剂型,适合孕产妇灵活应用。但应注意其可能抑制子宫收缩而影响分娩,在与硫酸镁合用时应小心产生协同作用。肼屈嗪常用剂量为 40mg 加于 5%葡萄糖注射液 500mL 静脉滴注,0.5～10mg/h。血压稳定后改为口服药物维持。ACEI、血管紧张素Ⅱ受体拮抗药可能对胎儿产生不利影响，禁用；利尿药可进一步减少血容量，加重胎儿缺氧，除非存在少尿情况，否则不宜使用利尿药；硝普钠可致胎儿氰化物中毒也为禁忌。

(3)结合患者病情和产科情况，适时终止妊娠。

(七)特殊人群高血压急症的处理

1.老年性高血压急症

老年人患高血压比例较高，容易出现靶器官损害，甚至是多个靶器官损害，高血压急症的发展速度较快，危险度更高。降压治疗可减少老年患者的心脑血管病及病死率。但是老年高血压患者血压波动大，控制效果差。另外，老年患者多有危险因素和复杂的基础疾病，因而在遵循一般处理原则的同时，需格外注意以下几点。

(1)降压不要太快，尤其是对于体质较弱者。

(2)脏器的低灌注对老年患者的危害更大，建议血压控制目标为收缩压降至 20.0kPa(150mmHg)，如能耐受可进一步降低，舒张压若<9.3kPa(70mmHg)可能产生不利影响。

(3)大多数患者的药物初始剂量宜降低，注意药物不良反应。

(4)常需要两种或更多药物控制血压，由于尼卡地平具有脏器保护功能的优势，对于老年人高血压急症，建议优先使用。

(5)注意原有的和药物治疗后出现的直立性低血压。

2.肾功能不全患者

治疗原则为在强效控制血压的同时，避免对肾功能的进一步损害，通常需要联合用药，根据患者的具体情况选择合适的降压药物。血压一般以降至 20.0～21.3/12.0～13.3kPa(150～160/90～100mmHg)为宜，第 1 小时使平均动脉压下降 10%，第 2 小时下降 10%～15%，在 12h 内使平均动脉压下降约 25%。选用增加或不减少肾血流量的降压药，首选 ACEI 和血管紧张素Ⅱ受体拮抗药，常与钙通道阻滞药、小剂量利尿药、β 受体阻滞药联合应用；避免使用有肾毒性的药物；经肾排泄或代谢的降压药，剂量应控制在常规用量的 1/3～1/2。病情稳定后建议长期联合使用降压药，将血压控制在<17.3/10.7kPa(130/80mmHg)。

六、常用于高血压急症的药物评价

高血压急症的降压治疗除了选择起效迅速、作用持续时间短、停药后作用消失较快、不良反应小的静脉用药外，为增强降压作用、减少不良反应、保护重要脏器血流，以及出于特殊人群的需要，常需联合使用口服降压药，并且在血压控制后逐步减少静脉用药，转而用口服降压药物长期维持治疗。选择药物时应充分权衡血压与组织灌注、心脏负荷、血管损害、出凝血等的关系，合理控制降压的幅度与速度，考虑各种降压药物的作用和不良反应。

临床上用于降低血压的药物主要分为钙通道阻滞药、ACEI、血管紧张素Ⅱ受体拮抗药、α 受体阻滞药、β 受体阻滞药、利尿药及其他降压药 7 类，其中常用于高血压急症的静脉注射药物有硝普钠、尼卡地平、乌拉地尔、二氮嗪、肼屈嗪、拉贝洛尔、艾司洛尔、酚妥拉明等。其他药物则根据患者的具体情况酌情配合使用，如紧急处理时可选用硝酸甘油、卡托普利等舌下含服；ACEI、血管紧张素Ⅱ受体拮抗药对肾功能不全的患者有很好的肾保护作用；α 受体阻滞药可用于前列腺增生的患者；在预防卒中和改善左心室肥厚方面，血管紧张素Ⅱ受体拮抗药均优于 β 受体阻滞药；心力衰竭时需采用利尿药联合使用 ACEI、β 受体阻滞药、血管紧张素Ⅱ受体拮抗药等药物。

常用药物如下。

(一)硝普钠

硝普钠能直接扩张动脉和静脉，降压作用迅速，停药后效果持续时间短，可用于各种高血压急症。但是由于快速降低血压的同时也带来一系列不良反应，从而使硝普钠在临床的应用具有一定的局限性。例如，其控制血压呈剂量依赖性，同时还可以降低脑血流量，升高颅内压；对心肌供血的影响可引起冠脉缺血，增加急性心肌梗死早期的病死率。静脉滴注时需密切观察血压，以免过度降压，造成器官组织血流灌注不足。长期或大剂量应用时可导致血中氰化物蓄积中毒，引起急性精神病和甲状腺功能低下等。小儿、冠状动脉或脑血管供血不足、肝肾或甲状腺功能不全者禁用；代偿性高血压、动静脉并联、主动脉狭窄和孕妇禁用。高血压急症伴急性冠状动脉综合征、高血压脑病、急性脑血管病或严重肾功能不全者使用时应谨慎。

(二)尼卡地平

尼卡地平为二氢吡啶类钙通道阻滞药，是世界上第一个取得抗高血压适应证的钙通道阻滞药。尼卡地平主要扩张动脉，降低心脏后负荷，对椎动脉、冠状动脉、肾动脉和末梢小动脉的选择性远高于心肌，在降低血压的同时，能改善脑、心脏、肾的血流量，并对缺血心肌具有保护作用。另外，它还具有利尿作用，也不影响肺部的气体交换。基于以上机制，尼卡地平在治疗高血压急症时具有以下特点：降压作用起效迅速、效果显著、血压控制过程平稳、血压波动性小；能有效保护靶器官；不易引起血压的过度降低，用量调节简单、方便；不良反应少且症状轻微，停药后不易出现反跳，长期用药也不会产生耐药性，安全性很好。与硝普钠相比降压效果上近似，而其安全性及对靶器官的保护作用明显优于硝普钠，因而尼卡地平不仅是治疗高血压的一线药物，也是急诊科在处理大多数高血压急症的理想选择。

(三)乌拉地尔

选择性 α_1 受体阻滞药，具有外周和中枢双重降压作用，起效快，效果显著，不影响心率，无反跳现象，对嗜铬细胞瘤引起的高血压危象有特效。暂不提倡与 ACEI 类药物合用；主动脉峡部狭窄、哺乳期妇女禁用；妊娠妇女仅在绝对必要的情况下方可使用；老年患者需慎用，初始剂量宜小，在脏器供血维持方面欠佳。

(四)拉贝洛尔

拉贝洛尔对 α_1 和 β 受体均有阻断作用，能减慢心率，减少心输出量，减小外周血管阻力。其降压作用温和，效果持续时间较长。特别适用于妊娠高血压。充血性心力衰竭、房室传导阻滞、心率过缓或心源性休克、肺气肿、支气管哮喘、脑出血禁用；肝、肾功能不全、甲状腺功能低下等慎用。

(五)艾司洛尔

选择性 β_1 受体阻滞药，起效快，作用时间短。能减慢心率，减少心输出量，降低血压，特别是收缩压。支气管哮喘、严重慢性阻塞性肺疾病、窦性心动过缓、Ⅱ～Ⅲ度房室传导阻滞、难治性心功能不全、心源性休克及对本药过敏者禁用。

第三节　高血压脑病

高血压脑病是伴随血压升高发生的一种暂时性急性脑功能障碍综合征，是高血压危象之一。临床上起病急骤，以血压升高和全脑或局灶性神经损害为主要表现。早期及时降血压处理后，各种症状和体征可在数分钟至数日内部分或完全恢复，如得不到及时治疗，可致死亡。

一、病因与发病机制

(一)病因

各种病因所致的动脉性高血压，无论是原发性还是继发性，均可引起高血压脑病，其中最重要的是恶性高血压。长期服用抗高血压药物的患者，突然停药可诱发高血压脑病。服用单胺氧化酶抑制药的患者同时用酪胺(奶油、乳酪)也可激发血压升高而引起高血压脑病。

(二)发病机制

高血压脑病的发病机制尚未完全清楚。但可以肯定的是与动脉血压增高有关。至于动脉血压升高如何引起脑部损害，目前主要有两种学说。

1.脑内小动脉痉挛学说

高血压脑病常发生在血压极度且急剧升高时，此时由于脑血流自身调节作用存在，因而脑内小动脉强烈收缩而痉挛，从而导致毛细血管缺血，通透性增加，血管内液体渗透到细胞外间隙，引起脑水肿。同时，脑以外的其他器官也存在血管痉挛，如视网膜血管痉挛导致一过性失明，肢体末端血管痉挛引起缺血性坏死等，均支持脑血管痉挛学说。

2.自动调节崩溃学说

动物实验研究发现，血压急剧升高致血脑屏障破坏时，该区域的脑血流量大于血脑屏障完整区，血管扩张区的血脑屏障破坏比收缩区更明显，提示导致血脑屏障破坏的主要因素是血管扩张，而不是痉挛。因此，有研究者认为脑血流自动调节功能崩溃或被动性血管扩张才是高血压脑病的真正发病机制。脑内小动脉收缩是脑血流自动调节的早期表现。当急剧升高的血压超过脑血流自动调节的上限时，脑内小动脉就被动扩张而不再收缩，从而使自动调节功能崩溃，结果导致脑血流被动增加，脑组织因血流过度灌注而发生脑水肿，毛细血管壁被破坏，从而引起继发性小灶性出血和梗死。

事实上，高血压脑病的发生，除与血管痉挛、自动调节功能崩溃外，血管内皮细胞损伤、血小板激活导致广泛性微血管闭塞、凝血机制紊乱、前列腺素—血栓素失平衡、内皮细胞源性舒张因子释放减少等均可能有联系。

二、病理

高血压脑病的脑外观呈水肿、发白，脑沟消失，脑回扁平，脑室缩小，脑实质最具特征性的变化是表面或切面可见瘀点或裂隙状出血及微梗死灶。有的可见海马沟回疝及小脑扁桃体疝形成。脑血管病变特征性的改变是脑内细小动脉节段性、局灶性纤维性样坏死；非特征性的改变有脑内细小动脉透明样变性、中层肥厚、大中动脉粥样硬化等，还可见小动脉及毛细血管内微血栓形成。

三、临床表现

高血压脑病的发病年龄以原有的疾病而定，如急性肾小球肾炎多见于少年儿童，慢性肾小球肾炎多见于青年或成年人，子痫仅见于妊娠期妇女，恶性高血压在30～45岁多见。

(一)症状与体征

高血压脑病的发病特点为起病急骤，病情进展非常迅速，在数小时或数10h可达十分严重的程度。

主要临床表现如下。

1.动脉血压增高

原有高血压的患者，脑病起病前血压进一步升高，收缩压可超过26.7kPa(200mmHg)，舒张压达16.0kPa(120mmHg)以上。但急性起病的继发性高血压患者，血压水平可能不是很高，收缩压可在24.0kPa(180mmHg)以下，也发生脑病。这主要与慢性高血压患者脑血流自动调节的上限上调有关。

2.头痛

几乎所有高血压脑病患者均有头痛。可局限于后枕部或全头痛，初起时呈隐痛、胀痛或搏动性痛，严重时表现为持续性压榨样或刀割样剧痛，伴恶心、呕吐或视物模糊。

3.抽搐

抽搐发生率可高达41%，多为全身性，也可局灶性，表现为癫痫样发作。严重者发展成癫痫持续状态，并致死亡。

4.颅内高压

主要症状为头痛、恶心、呕吐、视盘水肿。视盘水肿可在高血压脑病发生后数分钟内出现，严重者可在视盘周围出现火焰状出血。

5.脑功能障碍的其他表现

全脑功能障碍除头痛、呕吐、全身抽搐外，意识障碍是常见表现，其程度与病情严重程度有关，轻者反应迟钝，也可出现定向、记忆、判断、计算障碍，甚至冲动、谵妄或精神错乱等精神症状；重者浅昏迷，甚至深昏迷。局灶性脑功能障碍可表现为短暂性失语、偏瘫、偏身感觉障碍、视力或听力障碍等。

6.内脏并发症

当脑水肿影响到丘脑下部和脑干时，可以出现上消化道出血、应急性溃疡和急性肾衰竭等。

7.呼吸和循环障碍

脑干受损时，出现中枢性呼吸循环衰竭。

以上症状一般只持续数分钟至数小时，经适当降压治疗后完全缓解。但有尿毒症的患者可持续较长时间，甚至1～2个月。癫痫持续状态、急性心力衰竭或呼吸衰竭是本病的主要致死原因。本病可反复发作，每次发作的症状可以相似或不同。

(二)辅助检查

1.血常规和尿常规检查

血常规可有白细胞计数增高，尿常规可发现蛋白、红细胞、白细胞和管型。

2.脑脊液检查

腰椎穿刺脑脊液压力多数明显增高，少数可正常。脑脊液中蛋白轻度增高，偶有白细胞增多或有少量红细胞。必须注意的是，有明显颅内高压表现的患者，腰椎穿刺宜慎重，以免诱发脑疝。

3.眼底检查

眼底除有视盘水肿、渗出、出血和高血压所致的眼底动脉改变外，视网膜荧光造影可见水肿的视盘周边有扩张的毛细血管，且有液体渗出。

4.脑电图检查

可出现双侧同步的尖、慢波，α节律减少或消失，有些区域可描记到局灶性异常，严重脑水肿时可显示广泛性慢节律脑电活动。

5.经颅多普勒超声(TCD)检查

表现为舒张期流速降低，收缩峰上升支后1/3倾斜，$P_1=P_2$或$P_1<P_2$，P_1和P_2融合成圆钝状，有时可监测到涡流TCD信号。颅内高压明显时，收缩峰变尖，舒张峰减低或消失，舒张期峰速和平均速度降低，收缩期血流速度也降低，脑周围血管阻力增加，RI值增大可达0.8～0.9，PI值增大可达1.55～1.61。

6.CT、MRI及SPECT检查

CT可显示低密度区，主要位于枕叶，但不甚敏感。MRI敏感性高，可在血脑屏障破坏区显示T_2加权像高信号，主要位于颞枕叶、额叶前部皮质、基底节和小脑皮质，也可见小灶性出血或梗死灶。SPECT显示MRI T_2高信号区与脑血流量增加。经适当降血压治疗后，这些影像学改变可很快恢复正常。但小灶性出血或梗死灶持续较长时间。

四、诊断与鉴别诊断

根据起病急骤，发病时有明显血压增高，剧烈头痛、抽搐、意识改变、眼底病变等表现，应考虑为高血压脑病。治疗后，血压一旦被降低，神经症状立即消失，不留后遗症，即可确诊为高血压脑病。对血压降低后，症状体征持续数日或数月仍不消失者，应注意是否有尿毒症存在，否则即提示脑内有出血灶或梗死灶。如果血压正常后，局灶性神经体征(偏瘫、失语)等仍持续较长时间，即要注意是脑出血或脑梗死所致。

表现为癫痫或癫痫持续状态的高血压脑病，必须与原发性或其他原因的继发性癫痫鉴别；原有心房颤动病史，突发抽搐者，须注意脑栓塞；青壮年突发头痛、抽搐、血压升高应注意蛛网膜下腔出血。小儿急性肾炎所致的高血压脑病，尿和血的化验有异常；妊娠毒血症所致的高血压脑病多发生在妊娠6个月以后，且有水肿和蛋白尿，不难鉴别。

头痛伴眼底改变须与青光眼鉴别，后者除头痛外，还有眼部表现，如视盘凹陷、眼压增高等。

五、治疗与预防

(一)治疗

治疗原则是安静休息，立即控制血压，制止抽搐，减轻脑水肿，降低颅内压，保护心、肺、肾等重要脏器。

1.一般治疗

应在重症监护病房治疗。卧床休息、保持呼吸道通畅、给氧,心电、血压监护。严密观察神经系统的症状和体征。勤测血压(每隔15～30min 1次)。

2.降低血压

选用强效、作用迅速、低毒、易于撤离,不影响心输出量、对神经系统影响小的药物,静脉使用。力求简单,避免降血压幅度过大、速度过快,短期内不要求血压降至完全正常水平;对老年人或原有高血压患者,更应警惕降压过度所致的脑缺血。最初目标一般是在数分钟至2h内使平均动脉压(舒张压+1/3脉压)下降不超过25%,以后的2～6h使血压降至160/100mmHg。也有建议静脉用药的近期目标是在30～60min以内使舒张压下降10%～15%,或者降至110mmHg左右。一旦血压降至目标水平,应开始口服给药维持。

快速和不可控制的血压下降可以导致心、脑、肾缺血或坏死,或者原有的缺血或坏死加重。有些既往推荐用于静脉给药的降血压药物,由于其不良反应,目前不再主张用于治疗高血压脑病。如静脉使用肼屈嗪(肼苯哒嗪)可以导致严重、长时间和不可控制的低血压。不再推荐用于高血压脑病。舌下含服硝苯地平或者硝苯地平胶囊口服无法控制降压的速度和幅度,并可能导致严重后果,应禁止用于高血压脑病。

降血压药物的选择是控制血压的关键,可选用的降血压药物如下。

(1)拉贝洛尔:静脉注射2～5min起效,5～15min达高峰,持续2～4h。常用剂量为首次静脉推注20mg,接着每次20～80mg静脉推注,或者从2mg/min开始静脉注射;24h最大累积剂量300mg。

(2)尼卡地平:静脉使用起效在5～15min,作用持续4～6h。常用剂量为5mg/h,根据效果每5min增减2.5mg/h,直至血压满意控制,最大剂量15mg/h。

(3)硝普钠:静脉给药数秒钟至1min起效,通过扩张周围血管,明显降低外周阻力而降血压,但失效快,停药后仅维持2～15min,因此,必须静脉维持用药,在监护条件下,采用输液泵调节滴入速度,可将血压维持在理想水平;如无监护条件,应在开始治疗后每隔5～10min测血压1次。常用剂量为硝普钠50mg溶于5%葡萄糖注射液1 000mL内,以每分钟10～30滴[0.25～10μg/(kg·min)]的速度静脉滴入,因性质不稳定、易分解。必须新鲜配制,并于12h内用完;滴注瓶应用黑纸遮住,避光使用。停药时应逐渐减量,并加服血管扩张药,以免血压反跳。滴速过快可引起严重低血压,必须警惕。用药超过24h者,可引起氰化物中毒,从而导致甲状腺功能减退。如果剂量过大,可引起脑血流量减少。

(4)非诺多泮:静脉使用5min内起效,15min达到最大效果,作用持续30～60min。常用剂量为初始0.1μg/(kg·min),每次增量0.05～0.1μg/(kg·min),最大1.6μg/(kg·min)。

(5)二氮嗪:静脉注射后1min内起效,2～5min降压作用明显,可维持2～12h。一般将二氮嗪200～400mg用专用溶剂溶解后,快速静脉注射,在15～20s内注完。必要时可在0.5～3h内再注射1次,1d总量不超过1 200mg。由于该药起效快,持续时间长,以前被作为高血压脑病的首选降压药物,但由于不良反应多,且引起脑血流量减少,宜慎重选用。

(6)甲磺酸酚妥拉明:常用剂量为5～10mg静脉注射,使用后应严密监测血压。注射量大时可引起直立性低血压及较严重的心动过速。消化性溃疡病患者慎用。

(7)硫酸镁:用25%硫酸镁注射液5~10mL加入50%葡萄糖注射液40mL中,缓慢静脉注射,2h后可重复使用1次。但注射过快可引起呼吸抑制,血压急剧下降,此时,可用葡萄糖酸钙对抗。

血压降低后,即用口服降血压药物维持,可选用血管紧张素转换酶抑制药、长效钙通道阻滞药或β受体阻滞药等。利血平和甲基多巴由于具有较明显的镇静作用,影响意识观察,故被认为不宜用于高血压脑病急性期的降压治疗。

3.控制抽搐

对于频繁抽搐或呈癫痫持续状态者,可用地西泮10~20mg缓慢静脉注射,注射时应严密观察有无呼吸抑制,抽搐控制后用地西泮40~60mg加入5%葡萄糖注射液中维持滴注。也可选用鲁米那钠0.1g肌内注射,每4~6h 1次;或10%水合氯醛15mL灌肠,抽搐停止后,应鼻饲或口服苯妥英钠0.1g或丙戊酸钠0.2g,每日3次,以控制抽搐复发。

4.降低颅内压

可选用20%甘露醇125mL快速静脉滴注,每6~8h 1次。静脉注射呋塞米40~80mg也有明显的脱水、降颅压效果,且能减少血容量,降低血压。可单独应用或与甘露醇交替使用。甘油制剂脱水起效慢,人血清蛋白可加重心脏负荷,在高血压脑病时使用应慎重。

5.其他治疗

有心力衰竭者可用洋地黄治疗。有明显脑水肿、颅内高压时,使用吗啡必须慎重,以免抑制呼吸。合并应激性溃疡者应使用抗酸药和胃黏膜保护药。严重肾功能不全患者可配合透析治疗。

(二)预防

早期发现高血压病积极治疗是预防高血压脑病的关键。对各种原因引起的继发性高血压应积极治疗病因,同时有效地控制血压。原发性高血压患者平时须注意劳逸结合,生活规律化,避免过度劳累和紧张,戒烟戒酒,限制食盐每日4~5g。有药物治疗适应证者必须长期规则服用抗高血压药物,绝不能突然停药。

第四节 主动脉夹层

主动脉夹层是一种危急的主动脉疾病,具有极高病死率,约90%患者有高血压。病情异常凶险,如未予积极处理,在最初48h内,每小时病死率增加1%,1周内病死率达70%,约90%的患者在发病后的3个月内死亡。因此,对于主动脉夹层的早期诊断和处理显得至关重要。

一、流行病学特点

主动脉夹层是一种少见病,年发病率为(5~30)/1 000 000。仅有0.5%的患者因胸背部疼痛就诊于急诊。其中男性约占2/3,75%的主动脉夹层发病年龄在40~70岁,平均发病年龄为65岁。其中近端夹层通常发生于50~55岁,远端夹层发生在60~70岁。高血压是最常见的危险因素,72%以上的患者有系统性高血压病史。其他危险因素包括动脉硬化、高胆固醇血症、吸烟、特殊的遗传性疾病如马方综合征、Ehlers-Danlos 综合征、突发的减速伤以及医源性因素如介入手术或心胸手术。老年患者主动脉夹层发生多与高血压、动脉硬化相关。而年轻的主动脉夹层患者(年龄＜40 岁)的病因有所不同,以其他危险因素如马方综合征为主。

二、主动脉夹层的危险因素

主动脉夹层的常见危险因素包括:高血压;动脉硬化疾病;心脏手术病史;主动脉瘤;胶原病(如马方综合征、Ehlers-Danlos 综合征);二叶主动脉瓣(BAV);主动脉缩窄;特纳综合征;紧张作业;大血管动脉炎:巨细胞动脉炎、大动脉炎、梅毒动脉炎;摄入可卡因或麻黄碱;妊娠末 3 个月内;胸部钝挫伤或高速减速伤;医源性损伤(如主动脉内插管)。

三、病理生理

随着年龄增加主动脉中膜退行性改变是一种正常的生理过程,但如患者存在主动脉瓣病变、特纳综合征、动脉炎性疾病或遗传性胶原病等则加速这一过程。主动脉腔内血流剪切力是由心脏收缩时单位时间内快速增加的腔内压力(dp /dt)造成的。主动脉横跨心脏走行,左心室收缩产生的多余一部分动能作为潜在的能量储存在主动脉壁,在心脏舒张时将能量释放推动血液顺行流动以维持心输出量。这种作为一种储备力量的潜在能量也提高了主动脉壁的剪切力。

主动脉夹层的发生多数是在主动脉中层病变的基础上产生的。主动脉腔内增加的血流剪切力导致内膜破裂,在高压血流冲击力的作用下引发主动脉壁内膜和中外层分离,并向近远端播散,形成双腔主动脉。血液可以流动于真、假腔或在两者内同时流动。形成的假腔远端可与真腔连通,使真腔受压有所缓解,这便是远侧开窗术有效的原因。由于升主动脉和降主动脉转折最明显处受血流冲击最大,主动脉压力波动也较大,因此发生夹层的概率较高。假腔逐渐膨大造成主动脉瘤样扩张,也可继发血栓引发血肿,当上述情况发生于分支血管如肾动脉、腹腔干、肠系膜动脉、髂动脉或股动脉时管腔狭窄、血流受阻,加之血液分流入假腔时,循环血量减少,心输出量也随之减少,最终导致多器官功能衰竭。分流血液可以逆向流动,延伸到心包引起心脏压塞。夹层直接累及心包或主动脉瓣是夹层导致死亡的主要原因。经过一定时间后夹层可直接横行穿破动脉壁全层导致主动脉破裂及大出血。急性主动脉夹层是指发病 2 周内形成的夹层,这也是病死率最高的时间段。

四、分类

主动脉夹层按发病时间在 2 周内还是超过 2 周分为急性和慢性夹层。按解剖部位可分为近端夹层(累及主动脉根部或升主动脉)及远端夹层(左锁骨下动脉以下部位)。Stanford 及 DeBakey 分型系统最为常用。但有些特殊类型的主动脉夹层未能在 Stanford 及 DeBakey 分型系统中描述,如主动脉壁内血肿(IMH)、穿透性粥样溃疡(PAUs)。IMH 是由于主动脉壁内血管破裂出血引起,而无明确内膜破口。PAUs 是主动脉壁的局限性病变周围有血肿包绕,但无组织层次间的纵向撕裂,是动脉硬化性病变进展的表现。在病理生理上,IMH、PAU 有别于经典的夹层,因此被定义为夹层仍存在争议。鉴于 IMH 及 PAU 也可发展为主动脉瘤样病变、主动脉夹层或主动脉破裂,本质上与这类疾病的谱系在广义上有一定交错,也被归为主动脉夹层。

五、临床表现

胸背部或腹部突发剧烈的疼痛为主动脉夹层急性期最常见的症状，约发生于90%的患者。疼痛呈撕裂或刀割样，难以忍受。患者表现为烦躁不安，大汗淋漓，是内膜突然撕裂的表现，患者有焦虑、恐惧和濒死感觉，且为持续性，镇痛药物难以缓解。急性期约有1/3的患者出现面色苍白、四肢皮肤湿冷、脉搏快弱和呼吸急促等休克现象。

当夹层剥离累及主动脉大的分支或瘤体压迫周围组织时可引起各器官相应的表现。夹层累及主动脉瓣时，出现主动脉瓣区的舒张期或收缩期杂音，主动脉瓣关闭不全时极易发生急性左侧心力衰竭，出现心率快，呼吸困难等。夹层剥离累及冠状动脉时可引起急性心肌缺血或心肌梗死，夹层剥离破入心包时可迅速发生心脏压塞，导致猝死。发病数小时后可出现周围动脉阻塞现象，可出现颈动脉或肢体动脉搏动强弱不等，严重者可发生肢体缺血坏死。夹层累及主动脉弓部头臂动脉，可引起脑供血不足，甚至昏迷、偏瘫等。降主动脉的夹层累及肋间动脉可影响脊髓供血引起截瘫。累及腹腔脏器血管则可引起肠坏死、肝供血不足、肝功能受损、类急腹症表现或消化道出血、肾衰竭及肾性高血压等。

六、诊断

以往对于主动脉夹层的认识不足，相应的检查手段不多，因而确诊率不高，常易与急性心肌梗死等疾病相混淆。随着对心血管疾病认识的加深，对急性夹层的认识水平不断提高，无创性检查技术不断发展，其诊出率逐步提高，使大部分患者得到早期诊断。

对于急性胸背部疼痛的患者，临床表现联合辅助检查可有效地帮助诊断主动脉夹层：突发的胸部撕裂样疼痛、普通胸片上纵隔增宽或主动脉扩大/移位、双上肢脉搏血压不一致（相差20mmHg以上）。当上述3项表现和检查均不存在，发生主动脉夹层的可能性仅7%；如果仅存在胸痛或影像学表现，夹层的可能性为31%～39%；如同时存在任何两者表现，夹层的可能性达83%～100%。这种预测手段对于前来急诊就诊的96%急性主动脉夹层患者的诊断有效。然而，事先被评估为低危人群中有4%的患者最终被诊断为主动脉夹层。即便没有前述的临床证据，当可疑急性主动脉夹层时还是应行确切的影像学检查以确诊。

其他辅助检查包括以下几种。

（一）心电图检查

主动脉夹层的心电图异常可以表现为ST-T改变或左心室肥厚。

（二）胸片检查

IRAD试验显示，纵隔增宽（＞8cm）以及异常主动脉曲度是主动脉夹层的经典影像学表现，50%～60%的病例存在上述表现。但也有12%的患者胸片正常。

（三）主动脉造影

尽管以往是诊断主动脉夹层的“金标准”，但敏感性和特异性与其他创伤小的检查方法相当或略低于后者，目前已不作为一线影像学检查手段。近年来随着通过经皮主动脉腔内支架植入术来修补远端主动脉夹层的应用，主动脉造影作为一种治疗手段逐渐得到认可和应用。

螺旋CT血管造影（CTA）：CTA已成为诊断主动脉夹层最为常用的手段，在多数医院均可以急诊下完成，几分钟内即可获得影像。敏感性及特异性可达到100%，并且对于累及主动脉分支血管的夹层，CTA敏感性明显高于MRA及TEE。同传统的血管造影一样，CTA也需应用肾毒性造影剂，较少能看到夹层的入口和出口位置，对于冠脉及主动脉瓣的功能评估也受一定限制。

（四）MRA 检查

MRA 检查对于胸主动脉夹层的评估是一种较好的非创伤性检查手段。敏感性及特异性较 CTA 高，并且能够较好评估内膜破口及主动脉瓣功能。但 MRA 在许多医院不能急诊完成，并且扫描的时间依赖性较强，需要患者在近 1h 内保持静止，另外，如患者患有暗室恐惧症或体内植入起搏器等强磁性物质也不能行该检查。

（五）经食管超声（TEE）检查

敏感性与特异性相当于 CTA 及 MRA，对于胸主动脉及心包影像、主动脉瓣功能可获得较好的评估，同时也可以观察到主动脉内膜破口。TEE 的显著优点在于它的便携性，可以在床旁作出快速诊断。因此，TEE 多用于血流动力学不稳定的主动脉夹层患者的快速诊断。由于主动脉与食管、气管间的解剖学关系，TEE 对于诊断近端夹层较远端夹层更有优势。同时，TEE 在某种程度上也是有创性检查，要求患者保持安静，同时对于检查者的技术与熟练性要求较高。

可见，CTA、MRA 和 TEE 对于主动脉夹层的诊断均有较高的敏感性与特异性。因此，应根据患者情况、病变需要及客观条件及检查者情况作出选择。MRA 被认为是诊断主动脉夹层的“金标准”，适用于血流动力学稳定的主动脉夹层患者。但其影像数据获得的速度较慢，扫描过程中不能接近患者，因此不适合病情不稳定及疼痛持续剧烈的患者。床旁 TEE 对于病情不稳定不适合行 MRA 检查的患者是一种较好的选择，但对于远端病变有效性略低。主动脉弓造影通常是可疑诊断需进一步确诊或显示特殊分支血管的影像学检查手段。近十年来，CT 发展较快，可以进行三维重建，作为非心源性胸痛患者的诊断方法已被广泛接受。对于需要尽快确诊的患者，CTA 通常是首选的检查手段。

急性主动脉夹层的鉴别诊断包括急性冠脉综合征、肺栓塞、气胸、肺炎、肌肉骨骼疼痛、急性胆囊炎、食管痉挛或破裂、急性胰腺炎以及急性心包炎。急性主动脉夹层很少有无症状的情况，因此如无突发胸部疼痛则可基本排除主动脉夹层的可能。约 95％的主动脉夹层患者主诉胸背部或腹部疼痛并且患者描述疼痛为“剧痛”或“以往从没有过的剧痛”，64％的患者描述为“刀割样或撕裂样疼痛”。尽管胸背部“撕裂样”疼痛提示主动脉夹层，但无上述症状并不能完全排除此诊断。其他临床症状依据夹层所在部位不同而异，包括脉搏减弱或消失、神经系统症状、低血压、高血压以及终末器官缺血等。女性患者发病年龄较晚、症状表现迟于男性患者。对于急性胸背部疼痛以及无法解释的主动脉功能不全、局限性神经病变、脉搏异常、终末器官功能不全的患者应高度考虑主动脉夹层的诊断。

七、治疗

主动脉夹层病情异常凶险，预后很差，15min 病死率约 20％，1 年生存率只有 5％，拟诊为主动脉夹层的患者在未经主动脉造影确定诊断之前，即应开始治疗。采取以外科为主的综合性疗法。

（一）非手术处理

主动脉夹层病情异常凶险，进展迅速，需进入 ICU 进行治疗。

1.一般处理

严密监测心电图、血压、中心静脉压、肺动脉压和尿量。患者应绝对卧床休息,避免突然坐起、转身、翻身等,以免增加心脏和大血管的负担,导致动脉压力升高,引起主动脉夹层破裂。避免咳嗽和呕吐等引起腹腔内压力增高的因素。保持大小便通畅。无进食禁忌的患者应少食多餐,给予低盐、低脂和易消化的食物,补充充足热量。保持病房安静,减少探视。

2.镇痛镇静治疗

主动脉夹层的患者病情严重,疼痛剧烈,有濒死感,多伴有焦虑、恐惧等反应,应加强与患者的沟通,适时给予安慰、舒适和疏导,减轻恐惧等心理反应。必要时应用镇静剂,保证充足睡眠。避免不良情绪引起血压波动。严重胸痛发生于90%的主动脉夹层患者。首先应严密观察疼痛的部位、性质及游走性的变化,前胸、颈部、喉部和颏部疼痛多见于DeBakey Ⅰ型和Ⅱ型患者,背部疼痛多见于DeBakeyⅡ型和明显扩展到降主动脉的DeBakey Ⅰ型患者。疼痛部位扩大或突发撕裂样疼痛,常是夹层破裂的征象。另外,疼痛的伴随症状有助于判断病变累及的血管范围。伴有头晕和晕厥,可能累及颈动脉;伴有一侧或双侧上肢无脉搏动或缺血时,可能累及锁骨下动脉;伴有腹痛或无尿时,可能累及腹主动脉及其分支或累及肾动脉。瘤体压迫喉返神经可出现声音嘶哑、声带麻痹;压迫气管支气管出现呼吸困难;压迫食管引起吞咽困难。严重胸痛可诱发血压升高,加重主动脉夹层的进展,可适当应用镇痛药物缓解疼痛。

3.控制血压和心率

高血压是主动脉夹层的重要病因,约75%的患者合并有高血压。应严密监测患者血压的变化,在保证器官灌注的前提下尽可能将血压降至最低水平。因此,应给予静脉滴注短效的抗高血压药物。首选硝普钠静脉持续泵入控制血压,治疗目标是将收缩压控制在100～120mmHg。在降压的同时应静脉应用β受体阻滞剂降低心率,其负性肌力及负性频率作用可降低血流对于主动脉腔的剪切力并减小夹层延续及主动脉扩张的可能性。心率控制目标为60～75次/分。尽可能防止单独应用血管扩张药,以防止血压降低后反射性引起心动过速最终增加主动脉腔内剪切力。用药期间根据血压监测调整药物剂量。治疗过程中防止血压过低,血压过低可能引发心室功能衰竭引起近端真腔受压。

4.抗休克治疗

有15%～30%的急性主动脉夹层的患者可发展为低血压或休克,休克显著增加神经系统缺血缺氧、心肌梗死、肠缺血及下肢缺血的发生。故主动脉夹层合并休克常提示预后不良,合并低血压患者的病死率是非低血压患者的5倍。休克通常是由于泵衰竭(急性主动脉功能不全、心脏压塞或心肌缺血)、主动脉破裂、代谢性酸中毒造成。床旁TEE适用于此类患者的评估,可以快速、非创性对于主动脉瓣、心肌收缩功能和心包状况进行评估。对于休克患者需积极给予液体复苏,同时紧急术前准备,以行急诊外科手术。但对于心脏压塞导致休克的患者是否行心包穿刺仍存在争议,一些小样本试验显示心包减压可能加速血液流失进而加速血流动力学紊乱。休克导致的组织灌注减少可继发酸中毒和电解质紊乱,应给予监测和纠正。

(二)手术处理

1.手术指征

近端夹层通常累及心包、主动脉瓣及主动脉弓分支血管,因此常需要急诊手术治疗。此类患者在未手术情况下,1d、2d、7d病死率分别为38%、50%、70%。主要死因为主动脉破裂入心包腔。相反,远端夹层通常给予药物治疗,手术治疗仅用于同时合并主动脉瘤样扩张、主动脉破裂风险较大、难治性高血压、顽固性疼痛、内脏器官低灌注以及下肢缺血或轻瘫的患者,个别的分支血管闭塞的情况可通过传统动脉支架植入或球囊扩张有效解除。截瘫、下肢缺血、胸腔积液及主动脉直径大于4.5cm为预后较差的主要指征。

急诊手术指征为夹层破裂、休克、血流动力学不稳定;内脏、肾脏及脊髓病变、下肢供血不足者也需要立即手术处理。限期手术适用于持续疼痛不缓解,不能控制的高血压及急性主动脉扩张。慢性期选择性手术适用于主动脉直径扩大至6cm,对于马方综合征或Ehlers-Danlos综合征为5cm。在严格内科治疗过程中如出现下列情况即应施行外科手术治疗。

(1)主动脉壁剥离病变持续扩大:其主要表现有主动脉壁血肿明显增大,主动脉头臂分支或主动脉瓣呈现杂音和搏动减弱,提示剥离病变累及升主动脉。呈现昏迷、卒中、肢体作痛发冷、尿量减少或无尿提示主动脉主要分支受压或梗阻。

(2)主动脉壁血肿有即将破裂的危险:其主要征象为主动脉造影显示袋状夹层动脉瘤或夹层动脉瘤在数小时内明显增大,胸膜腔或心包膜腔呈现积血;内科治疗未能控制疼痛。

(3)经积极内科药物治疗4h,血压未能降低,疼痛未见减轻。

2.手术方法

对于DeBakeyⅠ、Ⅱ型夹层,手术通常在深低温体外循环停搏下进行主动脉弓探查,近来也采用中低温(15℃)+顺行脑血流灌注的方法。依据主动脉弓水平夹层扩张程度,病变的主动脉壁可采用贴附法及开放性远端吻合,或者行人工血管部分或全主动脉弓置换术、合并主动脉瓣关闭不全时,使用人工瓣膜置换主动脉瓣。对于病变广泛的DeBakey Ⅰ型夹层动脉瘤,Borst等于1983年提出“象鼻”技术,在行升主动脉及弓部置换的同时另外应用一段人工血管将其近端与弓降部吻合,远端悬浮于降主动脉内。近来较多的研究集中于手术期间的低灌注综合征,据报告其发生率约为13%,使得术者对于置管位置寻求新的替代,主要包括腋动脉置管、直接升主动脉夹层处置管以及经左心室升主动脉置管。上述技术均有各自优缺点,实际中应根据患者情况选择个性化方案。

对于DeBakeyⅢ型夹层的治疗,可采用降主动脉人工血管移植术,对于相应器官受累时,应考虑血运重建,如肾动脉或肠系膜上动脉重建术。对于破口局限者,有学者主张采用破口修复降主动脉成形术。随着无创性诊断技术的提高,对Ⅰ型夹层动脉瘤剥离内膜可准确定位,腔内支架植入术已成为急慢性主动脉夹层成功替代外科手术的治疗方法。将支架横跨覆盖于近端破口的表面,起到封堵假腔、促进主动脉愈合的作用。一般认为只要瘤体距离左锁骨下动脉超过2cm,动脉瘤本身无过度迂曲,介入通路通畅,假腔较小,就可以考虑采用覆膜支架介入治疗。这种方法可以减轻手术、麻醉、体外循环等对患者的创伤和应激。早期临床试验证实,腔内支架植入对于远端夹层较传统手术修补更加安全有效。一项综合多项实验的Meta分析表明,主动脉腔内支架植入的技术成功率可超过95%,主要并发症发生率为11%。术后30d内病死率约为5%,6个月、12个月、24个月的病死率基本持平维持在10%左右。大样本多中心研究显示,较少的并发症发生率及较低的病死率。这些中期预后显示介入手术可与传统治疗方法相媲美。但目前仍无腔内支架植入与传统手术的前瞻性随机对照实验结果,因此是否腔内支架植入可完全替代传统手术还不清楚。

对于慢性 Stanford A、B 型夹层是否手术取决于主动脉血流逆流及主动脉直径及其增长速度(直径明显增长),A 型夹层如主动脉直径超过 5cm、B 型夹层直径超过 6cm 有手术指征。应用降压药物将血压降至 100～120mmHg。一项研究发现,对于慢性 B 型夹层长期应用β肾上腺素受体阻滞剂治疗可延缓主动脉扩张的进展,缩短住院天数、减少因再发夹层行手术的次数。

3.术后并发症

急性主动脉夹层手术风险高,易致严重的并发症,包括术后再出血、截瘫、急性心力衰竭、脑血管意外、肾衰竭、肺不张、胸腔积液、迷走神经麻痹和凝血机制异常等。

4.术后治疗及随访

在对急性主动脉夹层患者的远期治疗上,应充分考虑到这些患者存在系统性疾病,全主动脉及主要分支均有潜在的夹层、继发动脉瘤或破裂的倾向。手术仅消除经撕裂口及其邻侧的假腔发生破裂的可能,尚有 15%～30%的患者死于所致病变以外的破裂。对这些患者的远期治疗上应谨慎随访,给予药物治疗以严格控制血压、有效的β受体阻滞剂以及控制血脂为主。定期复查 CTA 或 MRA 也是必要的。时间一般为术后 1 个月、3 个月、6 个月、9 个月、12 个月,之后每年复查 1 次。初发的经外科治疗存活的患者中有 1/3 在 5 年内发生夹层延续、主动脉破裂或形成主动脉瘤需再次手术治疗。

八、预后

尽管目前对于夹层的药物及手术治疗有了显著进步,但主动脉夹层的病死率仍较高。近端夹层较远端夹层更易致命。与病死率有关的独立危险因素包括:年龄超过 70 岁,以突发胸痛起病,合并低血压、休克、心脏压塞或肾衰竭,脉搏异常以及心电图异常。

主动脉夹层是一种罕见的以急性胸背部疼痛起病严重威胁生命的一种疾病。诊断的关键在于对于可疑夹层者应提高警惕,尤其对于表现为急性严重的胸背部及腹部疼痛同时合并不可解释的急性脉搏异常,神经病变或急性终末器官损害的患者。三种临床表现合并辅助检查有助于诊断:突发胸背部撕裂样疼痛、胸片显示纵隔增宽或主动脉曲度异常以及外周脉搏搏动异常双侧血压不一致(超过 20mmHg)。如果上述三种情况均不存在,急性夹层可能性很小。如果有上述任何一种表现则需要进一步证实。胸片正常并不能排除夹层,只有行 TEE、CTA 及 MRA 才能特异有效地排除主动脉夹层。主动脉造影是确诊性检查方法。近端夹层或其他主动脉夹层发展为低血压,具有极高的病死率,需要迅速给予手术评估及治疗。

第五节　重症心律失常

心律失常是指心脏冲动的频率、节律、起源部位、传导速度或激动次序的异常。正常心脏冲动起源于窦房结,先后经结间束、房室结、希氏束、左和右束支及浦肯野纤维至心室。心律失常的发生是由于多种原因引起心肌细胞的自律性、兴奋性、传导性改变,导致心脏冲动形成和(或)传导异常。临床上根据发作时心率的快慢,可将心律失常分为快速心律失常和缓慢心律失常。前者包括期前收缩、心动过速、心房颤动、心室颤动等，后者包括窦性缓慢心律失常、房室传导阻滞等。心律失常发生在无器质性心脏病者，大多病程短，可自行恢复，对血流动力学无明显影响，一般不增加心血管死亡危险性。发生于严重器质性心脏病或离子通道病的心律失常，病程较长，常有严重血流动力学障碍，可诱发心绞痛、休克、心力衰竭、晕厥甚至猝死，称为重症心律失常。常见的病因为急性冠脉综合征、陈旧性心肌梗死、慢性充血性心力衰竭（射血分数＜40％）、各类心肌病、长 Q-T 间期综合征、预激综合征等。

心律失常的诊断应从详尽采集病史入手，病史通常能提供对诊断有用的线索。心电图检查是诊断心律失常最重要的一项无创性检查技术，应记录 12 导联心电图，并记录清楚显示 P 波导联的心电图长条以备分析，通常选择 V_1 或Ⅱ导联。系统分析应包括：心房与心室节律是否规则，频率各为若干，P-R 间期是否恒定，P 波与 QRS 波群是否正常，P 波与 QRS 波群的相互关系等。

在确定心律失常类型后，对重症心律失常患者，在院前和院内对其进行急救时首先要判断有无严重血流动力学障碍，并建立静脉通道，给予吸氧、心电监护，使用电击复律和（或）抗心律失常药物迅速纠正心律失常。在血流动力学稳定、心律失常已纠正的情况下再分析、判断导致心律失常的病因和诱因，并给予相应的处理。

一、阵发性室上性心动过速

阵发性室上性心动过速，简称室上速，是一种阵发性、规则而快速的异位心律。根据起搏点部位及发生机制的不同，包括窦房折返性心动过速、心房折返性心动过速、自律性房性心动过速、房室结内折返性心动过速等。此外，利用隐匿性房室旁路逆行传导的房室折返性心动过速习惯上也归属于室上性心动过速的范畴。

由于心动过速发作时频率很快，P 波往往埋伏于前一个 T 波中，不易判定起搏点的部位，故常统称为阵发性室上性心动过速。在全部室上速病例中，房室结内折返性心动过速和房室折返性心动过速占 90％以上。

（一）病因

阵发性室上性心动过速常见于正常的青年，情绪激动、疲劳或烟酒过量常可诱发。也可见于各种心脏病患者，如冠心病、风湿性心脏病、慢性肺源性心脏病、甲状腺功能亢进性心脏病等。

（二）发病机制

折返是阵发性室上性心动过速发生的主要机制。由触发活动、自律性增高引起者为数甚少。在房室结存在双径路、房室间存在隐匿性房室旁路、窦房结细胞群之间存在功能性差异、心房内 3 条结间束或心房肌的传导性能不均衡或中断的情况下，两条传导性和不应期不一致的传导通路如形成折返环，其中一条传导通路出现单向传导阻滞时，适时的期前收缩或程序刺激在非阻滞通路上传导的时间使单向传导阻滞的通路脱离不应期，冲动在折返环中沿着一定的方向在折返环中运行，即可形成阵发性室上性心动过速。

（三）临床表现

心动过速发作突然起始与终止，持续时间长短不一。症状包括心悸、胸闷、焦虑不安、头晕，少数患者可出现晕厥、心绞痛、心力衰竭、休克。症状轻重取决于发作时心室率快速的程度、持续时间以及有无血流动力学障碍，还与原发病的严重程度有关。体检心尖区第一心音强度恒定，心律绝对规则。

（四）诊断

1.心电图特征

（1）心率150～250次/分，节律规则。

（2）QRS波群形态与时限正常，发生室内差异性传导或原有束支传导阻滞时，QRS波群形态异常。

（3）P波形态与窦性心律时不同，且常与前一个心动周期的T波重叠而不易辨认。

（4）ST段轻度下移，T波平坦或倒置。

2.评估

（1）判断有无严重的血流动力学障碍、缺氧、二氧化碳潴留和电解质紊乱。

（2）判断有无器质性心脏病、心功能状态和发作的诱因。

（3）询问既往有无阵发性心动过速发作，每次发作的持续时间、主要症状及诊治情况。

（五）急诊处理

在吸氧、心电监护、建立静脉通路后，根据患者基础的心脏状况、既往发作的情况、有无血流动力学障碍以及对心动过速的耐受程度做出处理。

1.同步直流电复律

当患者有严重的血流动力学障碍时，需要紧急电击复律。抗心律失常药物治疗无效也应施行电击复律。能量一般选择100～150J。电击复律时如患者意识清楚，应给予地西泮10～30mg静脉注射。应用洋地黄者不应电复律治疗。

2.刺激迷走神经

如患者心功能与血压正常，可先尝试刺激迷走神经的方法。颈动脉窦按摩（患者取仰卧位，先行右侧，每次5～10s，切不可两侧同时按摩，以免引起脑缺血）、Valsalva动作（深吸气后屏气、再用力作呼气）、诱导恶心，将面部浸没于冰水中等方法可使心动过速终止。

3.腺苷与钙通道阻滞药

首选治疗药物为腺苷，6～12mg静脉注射，时间1～2s。腺苷起效迅速，不良反应有胸部压迫感、呼吸困难、面部潮红、窦性心动过缓、房室传导阻滞等。由于其半衰期短于6s，不良反应即使发生也很快消失。如腺苷无效可改用维拉帕米，首次5mg稀释后静脉注射，时间3～5min，无效间隔10min再静脉注射5mg。也可使用地尔硫䓬0.25～0.35mg/kg。上述药物疗效达90%以上。如患者合并心力衰竭、低血压或为宽QRS波心动过速，尚未明确室上性心动过速的诊断时，不应选用钙通道阻滞药，宜选用腺苷静脉注射。

4.洋地黄与β受体阻滞药

毛花苷C（西地兰）0.4～0.8mg稀释后静脉缓慢注射，以后每2～4h静脉注射0.2～0.4mg，24h总量在1.6mg以内。目前洋地黄已较少应用，但对伴有心功能不全患者仍为首选。

β受体阻滞药也能有效终止心动过速，但应避免用于失代偿的心力衰竭患者，并以选用短效β受体阻滞药（如艾司洛尔）较为合适，剂量50～200μg/（kg·min）。

5.普罗帕酮

1～2mg/kg(常用70mg)稀释后静脉注射,无效间隔10～20min再静脉注射1次,一般静脉注射总量不超过280mg。由于普罗帕酮有负性肌力作用及抑制传导系统作用,且个体间存在较大差异,对有心功能不全者禁用,对有器质性心脏病、低血压、休克、心动过缓者等慎用或禁用。

6.其他

合并低血压者可应用升压药物,通过升高血压反射性地兴奋迷走神经,终止心动过速。可选用间羟胺10～20mg或甲氧明10～20mg,稀释后缓慢静脉注射。有器质性心脏病或高血压者不宜使用。

二、室性心动过速

室性心动过速简称室速,是指连续3个或3个以上的室性期前收缩,频率>100次/分所构成的快速心律失常。

(一)病因

室速常发生于各种器质性心脏病,以缺血性心脏病为最常见;其次为心肌病、心力衰竭、二尖瓣脱垂、瓣膜性心脏病等;其他病因包括代谢紊乱、电解质紊乱、长Q-T间期综合征、Brugada综合征、药物中毒等。少数室速可发生于无器质性心脏病者,称为特发性室速。

(二)发病机制

1.折返

折返形成必须具备两条解剖或功能上相互分离的传导通路、部分传导途径的单向阻滞和另一部分传导缓慢这三个条件。心室内的折返可为大折返和微折返。前者具有明确的解剖途径;后者为发生于小块心肌甚至于细胞水平的折返,是心室内的折返最常见的形式。心肌的缺血、低血钾及代谢障碍等引起心室肌细胞膜电位改变,动作电位时间、不应期、传导性的非均质性,使心肌电活动不稳定而诱发室速。

2.自律性增高

心肌缺血、缺氧、牵张过度均可使心室异位起搏点4相舒张期除极坡度增加、降低阈电位或提高静息电位的水平,使心室肌自律性增高而诱发室速。

3.触发活动

由后除极引起的异常冲动的发放。常由前一次除极活动的早期后除极或延迟后除极所诱发。它可见于局部儿茶酚胺浓度增高、心肌缺血—再灌注、低血钾、高血钙及洋地黄中毒。

(三)临床表现

室速临床症状的轻重视发作时心脏基础病变、心功能状态、频率及持续时间等不同而异,而有很大差别。非持续性室速的患者通常无症状。持续性室速常伴有明显的血流动力学障碍与心肌缺血。

临床症状包括心悸、气促、低血压、心绞痛、少尿、晕厥等。听诊心律轻度不规则,第一、二心音分裂。室速发生房室分离时,颈静脉搏动出现间歇性α波,第一心音响度及血压随每次心搏而变化;室速伴有房颤时,则第一心音响度变化和颈静脉搏动间歇性α波消失。部分室速蜕变为心室颤动而引起患者猝死。

(四)诊断与鉴别诊断

1.心电图特征

(1)3 个或 3 个以上的室性期前收缩连续出现。

(2)QRS 波群宽大、畸形,时间＞0.12s,ST-T 波方向与 QRS 波群主波方向相反。

(3)心室率通常为 100～250 次/分,心律规则,但也可不规则。

(4)心房独立活动与 QRS 波群无固定关系,形成房室分离;偶尔个别或所有心室激动逆传夺获心房。

(5)通常发作突然开始。

(6)心室夺获与室性融合波:室速发作时少数室上性冲动可下传心室,产生心室夺获,表现为在 P 波之后提前发生一次正常的 QRS 波群。室性融合波的 QRS 波群形态介于窦性与异位心室搏动之间,其意义为部分夺获心室。心室夺获与室性融合波的存在对确立室速的诊断有重要价值。

2.室速的分类

(1)按室速发作持续时间的长短分为:①持续性室速,发作时间 30s 以上,或室速发作时间未达 30s,但出现严重的血流动力学异常,需药物或电复律始能终止;②非持续性室速,发作时间短于 30s,能自行终止。

(2)按室速发作时 QRS 波群形态不同分为:①单形性室速,室速发作时,QRS 波群形态一致;②多形性室速,室速发作时,QRS 波群形态呈 2 种或 2 种以上形态。

(3)按室速发作时血流动力学的改变分为:①血流动力学稳定性室速;②血流动力学不稳定性室速。

(4)按室速持续时间和形态的不同分为:①单形性持续性室速;②单形性非持续性室速;③多形性持续性室速;④多形性非持续性室速。

3.鉴别诊断

室速与阵发性室上性心动过速伴束支传导阻滞或室内差异性传导或合并预激综合征的心电图十分相似,但各自的临床意义及治疗完全不同,因此应进行鉴别。

(1)阵发性室上性心动过速伴室内差异性传导:室速与阵发性室上性心动过速伴室内差异性传导酷似,均为宽 QRS 波群心动过速,两者应仔细鉴别。下述几点有助于阵发性室上性心动过速伴室内差异性传导的诊断:①每次心动过速均由期前发生的 P 波开始;②P 波与 QRS 波群相关,通常呈 1∶1 房室比例;③刺激迷走神经可减慢或终止心动过速。

(2)预激综合征伴心房颤动:预激综合征患者发生心房颤动,冲动沿旁道下传预激心室表现为宽 QRS 波,沿房室结下传表现为窄 QRS 波,有时两者融合 QRS 波介于两者之间。当室率较快时易与室速混淆。下述几点有助于预激综合征伴心房颤动的诊断:①心房颤动发作前后有预激综合征的心电图形;②QRS 时限＞0.20s,且由于预激心室程度不同 QRS 时限可有差异;③心律明显不齐,心率多＞200 次/分;④心动过速 QRS 波中有预激综合征心电图形时有利于预激综合征伴心房颤动的诊断。

4.评估

(1)判断血流动力学状态、有无脉搏:当心电图显示为室性心动过速或宽 QRS 波心动过速时,首先要判断患者血流动力学是否稳定、有无脉搏。

(2)确定室速的类型、持续时间。

(3)判断有无器质性心脏病、心功能状态和发作的诱因。

(4)判断 Q-T 间期有无延长、是否合并低血钾和洋地黄中毒等。

(五)急诊处理

室速的急诊处理原则是:对非持续性的室速,无症状、无晕厥史、无器质性心脏病者无须治疗;对持续性室速发作,无论有无器质性心脏病均应迅速终止发作,积极治疗原发病;对非持续性室速,有器质性心脏病患者应积极治疗。

1.吸氧

室性心动过速的患者,经常有器质性心脏病,发作时间长时即有明显缺氧,应注意氧气吸入。

2.直流电复律

无脉性室速、多形性室速应视同心室颤动,立即进行复苏抢救和非同步直流电复律,首次单相波能量为 360J,双相波能量为 150J 或 200J。伴有低血压、休克、呼吸困难、肺水肿、心绞痛、晕厥或意识丧失等严重血流动力学障碍的单形性持续性室性心动过速者,首选同步直流电复律;药物治疗无效的单形性持续性室性心动过速者,也应行同步直流电复律。首次单相波能量为 100J,如不成功,可增加能量。如血流动力学情况允许应予短时麻醉。洋地黄中毒引起的室性心动过速者,不宜用电复律,应给予药物治疗。

3.抗心律失常药物的使用

(1)胺碘酮:静脉注射胺碘酮基本不诱发尖端扭转性室速,也不加重或诱发心力衰竭。适用于血流动力学稳定的单形性室速、不伴 Q-T 间期延长的多形性室速、未能明确诊断的宽 QRS 心动过速、电复律无效或电复律后复发的室速、普鲁卡因胺或其他药物治疗无效的室速。在合并严重心功能受损或缺血的患者,胺碘酮优于其他抗心律失常药,疗效较好,促心律失常作用低。首剂静脉用药 150mg,用 5%葡萄糖注射液稀释后,于 10min 注入。首剂用药 10～15min 后仍不能转复,可重复静脉注射 150mg。室速终止后以 1mg/min 速度静脉滴注 6h,随后以 0.5mg/min 速度维持给药,原则上第 1 个 24h 不超过 1.2g,最大可达 2.2g。第 2 个 24h 及以后的维持量一般推荐 720mg/24h。静脉用胺碘酮的使用剂量和方法要因人而异,使用时间最好不要超过 4d。静脉使用胺碘酮的主要不良反应是低血压和心动过缓,减慢静脉注射速度、补充血容量、使用升压药或正性肌力药物可以预防,必要时采用临时起搏。

(2)利多卡因:近年来发现利多卡因对起源自正常心肌的室速终止有效率低;终止器质性心脏病或心力衰竭中室速的有效率不及胺碘酮和普鲁卡因胺;急性心肌梗死中预防性应用利多卡因,室颤发生率降低,但病死率上升;此外终止室速、室颤复发率高;因此利多卡因已不再是终止室速、室颤的首选药物。首剂用药 50～100mg,稀释后 3～5min 内静脉注射,必要时间隔 5～10min 后可重复 1 次,至室速消失或总量达 300mg,继以 1～4mg/min 的速度维持给药。主要不良反应有嗜睡、感觉迟钝、耳鸣、抽搐、一过性低血压等。禁忌证有高度房室传导阻滞、严重心力衰竭、休克、肝功能严重受损等。

(3)苯妥英钠:它能有效地消除由洋地黄过量引起的延迟性后除极触发活动,主要用于洋地黄中毒引起的室性和房性快速心律失常。也可用于长Q-T间期综合征所诱发的尖端扭转性室速。首剂用药100～250mg,以注射用水20～40mL稀释后5～10min内静脉注射,必要时每隔5～10min重复静脉注射100mg,但2h内不宜超过500mg,1d不宜超过1 000mg。治疗有效后改口服维持,第2日、3日维持量100mg,每日5次;以后改为每6h 1次。主要不良反应有头晕、低血压、呼吸抑制、粒细胞减少等。禁忌证有低血压、高度房室传导阻滞(洋地黄中毒例外)、严重心动过缓等。

(4)普罗帕酮:用法,1～2mg/kg(常用70mg)稀释后以10mg/min静脉注射,无效间隔10～20min再静脉注射1次,一般静脉注射总量不超过280mg。由于普罗帕酮有负性肌力作用及抑制传导系统作用,且个体间存在较大差异,对有心功能不全者禁用,对有器质性心脏病、低血压、休克、心动过缓者等慎用或禁用。

(5)普鲁卡因胺:用法,100mg稀释后3～5min内静脉注射,每隔5～10min重复1次,直至心律失常被控制或总量达1～2g,然后以1～4mg/min的速度维持给药。为避免普鲁卡因胺产生的低血压反应,用药时应有另外一个静脉通路,可随时滴入多巴胺,保持在推注普鲁卡因胺过程中血压不降。用药时应有心电图监测。应用普鲁卡因胺负荷量时可产生QRS增宽,如超过用药前50%则提示已达最大耐受量,不可继续使用。

(六)特殊类型的室性心动过速

1.尖端扭转性室速

尖端扭转性室速是多形性室速的一个特殊类型,因发作时QRS波群的振幅与波峰呈周期性改变,宛如围绕等电位线连续扭转而得名。往往连续发作3～20个冲动,间以窦性冲动,反复出现,频率200～250次/分。在非发作期可有Q-T间期延长。当室性期前收缩发生在舒张晚期时,落在前面T波的终末部分可诱发室速。由于发作时频率过快可伴有血流动力学不稳定的症状,甚至心脑缺血表现,持续发作控制不满意可恶化为心室颤动和猝死。临床见于先天性长QT间期综合征、严重的心肌损害和代谢异常、电解质紊乱(如低血钾或低血镁)、吩噻嗪类和三环类抗抑郁药及抗心律失常药物(如奎尼丁、普鲁卡因胺或丙吡胺)的使用时。

药物终止尖端扭转性室速时,首选硫酸镁,首剂2g,用5%葡萄糖注射液稀释至40mL缓慢静脉注射,时间3～5min,然后以8mg/min的速度静脉滴注。ⅠA类和Ⅰ类抗心律失常药物可使Q-T间期更加延长,故不宜应用。先天性长Q-T间期综合征治疗应选用β受体阻滞药。对于基础心室率明显缓慢者,可起搏治疗,联合应用β受体阻滞药。药物治疗无效者,可考虑左颈胸交感神经切断术或置入埋藏式心脏复律除颤器。

2.加速性室性自主心律

其又称非阵发性室速、缓慢型室速。心电图常表现为连续发生3～10个起源于心室的QRS波群,心室率通常为60～110次/分。心动过速的开始与终止呈渐进性,跟随于一个室性期前收缩之后,或当心室异位起搏点自律性高于窦性频率时发生。由于心室与窦房结两个起搏点轮流控制心室节律,融合波常出现于心律失常的开始与终止时,心室夺获也很常见。

加速性室性自主心律常发生于心脏病患者,特别是急性心肌梗死再灌注期间、心脏手术、心肌病、风湿热与洋地黄中毒。发作短暂或间歇。患者一般无症状，也不影响预后。通常无须治疗。

三、心房扑动

心房扑动简称房扑，是一种快速而规则、药物难以控制的心房异位心律，较心房颤动少见。

（一）病因

心房扑动常发生于器质性心脏病，如风湿性心脏病、冠心病、高血压心脏病、心肌病等。此外，肺栓塞，慢性充血性心力衰竭，二、三尖瓣狭窄与反流导致心房扩大，也可出现心房扑动。其他病因有甲状腺功能亢进症、酒精中毒、心包炎等，也可见于一些无器质性心脏病的患者。

（二）发病机制

心脏电生理研究表明，房扑系折返所致。因这些折返环占领了心房的大部分区域，故称为“大折返”。下腔静脉至三尖瓣环间的峡部常为典型房扑折返环的关键部位。围绕三尖瓣环呈逆钟向折返的房扑最常见，称典型房扑（Ⅰ型）；围绕三尖瓣环呈顺钟向折返的房扑较少见，称非典型房扑（Ⅱ型）。

（三）临床表现

心房扑动往往有不稳定的倾向，可恢复为窦性心律或进展为心房颤动，也可持续数月或数年。按摩颈动脉窦能突然成比例减慢心房扑动者的心室率，停止按摩后又恢复至原先心室率水平。令患者运动、施行增加交感神经张力或降低迷走神经张力的方法，可促进房室传导，使心房扑动的心室率成倍数增加。房扑患者常有心悸、呼吸困难、乏力或胸痛等症状。有些房扑患者症状较为隐匿，仅表现为活动时乏力。如房扑伴有极快的心室率，可诱发心绞痛、心力衰竭。体检可见快速的颈静脉扑动。房室传导比例发生改变时，第一心音强度也随之变化。未得到控制且心室率极快的房扑，长期发展会导致心动过速性心肌病。

（四）诊断

1.心电图特征

(1)反映心房电活动的窦性 P 波消失，代之以规律的锯齿状扑动波称为 F 波，扑动波之间的等电位线消失，在Ⅱ、Ⅲ、aVF 或 V_1 导联最为明显，典型房扑在Ⅱ、Ⅲ、aVF 导联上的扑动波呈负向，V_1 导联上的扑动波呈正向，移行至 V_6 导联时则扑动波演变成负向波。心房率为 250～350 次/分。非典型房扑，表现为Ⅱ、Ⅲ、aVF 导联上的正向扑动波和 V_1 导联上的负向扑动波，移行至 V_6 导联时则扑动波演变正向扑动波，心房率为 340～430 次/分。

(2)心室率规则或不规则，取决于房室传导比例是否恒定。当心房率为 300 次/分、未经药物治疗时，心室率通常为 150 次/分(2：1 房室传导)。使用奎尼丁、普罗帕酮等药物，心房率减慢至 200 次/分以下，房室传导比例可恢复 1：1，导致心室率显著加速。预激综合征和甲状腺功能亢进症并发房扑，房室传导比例如为 1：1，可产生极快的心室率。不规则的心室率是由于房室传导比例发生变化，如 2：1 与 4：1 传导交替所致。

(3)QRS 波群呈室上性，时限正常。当合并预激综合征、室内差异性传导和束支传导阻滞时，QRS 波增宽、畸形。

2.评估

(1)有无严重的血流动力学障碍。

(2)判断有无器质性心脏病、心功能状态和发作的诱因。

(3)判断房扑的持续时间。

(五)急诊处理

心房扑动常发生于器质性心脏病，在吸氧、心电监护、建立静脉通路后，根据患者基础的心脏状况、有无血流动力学障碍做出处理。房扑急诊处理的目的是在对原发病进行治疗的基础上将其转复为窦性心律，预防复发或单纯减慢心率以缓解临床症状。

1.心律转复

(1)直流电同步复律：是终止房扑最有效的方法。房扑发作时有严重的血流动力学障碍或出现心力衰竭，应首选直流电复律；对持续性房扑药物治疗无效者，也宜用电复律。大多数房扑仅需 50J 的单相波或更小的双相波电击，即能成功地将房扑转复为窦性心律。成功率为 95%～100%。

(2)心房快速起搏：适用于电复律无效者或已应用大剂量洋地黄不适宜复律者。成功率为 70%～80%。对典型房扑(Ⅰ型)效果较好而非典型房扑(Ⅱ型)无效。对于房扑伴 1∶1 传导或旁路前向传导，由于快速心房起搏可诱发快速心室率甚至心室颤动，故为心房快速起搏禁忌。将电极导管插至食管的心房水平，或经静脉穿刺插入电极导管至右心房处，以快于心房率 10～20 次/分开始，起搏至心房夺获后突然终止起搏，常可有效地转复房扑为窦性心律。当初始频率不能终止房扑时，在原来起搏频率基础上增加 10～20 次/分，必要时重复上述步骤。终止房扑最有效的起搏频率一般为房扑频率的 120%～130%。

(3)药物复律：对房扑复律有效的药物有以下几种。

1)伊布利特：转复房扑的有效率为 38%～76%，转复时间平均为 30min。研究证实，其复律成功与否与房扑持续时间无关。严重的器质性心脏病、Q-T 间期延长或有窦房结病变的患者，不应给予伊布利特治疗。

2)普罗帕酮：急诊转复房扑的成功率为 40%。

3)索他洛尔：1.5mg/kg 转复房扑成功率远不如伊布利特。

2.药物控制心室率

对血流动力学稳定的患者，首先以降低心室率为治疗目的。

(1)洋地黄制剂：是房扑伴心功能不全患者的首选药物。可用毛花苷 C(西地兰)0.4～0.6mg稀释后缓慢静脉注射，必要时于 2h 后再给 0.2～0.4mg，使心率控制在 100 次/分以下后改为口服地高辛维持。房扑大多数先转为房颤，如继续使用或停用洋地黄过程中，可能恢复窦性心律；少数从心房扑动转为窦性心律。

(2)钙通道阻滞药：首选维拉帕米，5～10mg 稀释后缓慢静脉注射，偶可直接复律，或经房颤转为窦性心律，口服疗效差。静脉应用地尔硫䓬也能有效控制房扑的心室率。主要不良反应为低血压。

(3)β 受体阻滞药：可减慢房扑的心室率。

(4)对于房扑伴 1∶1 房室传导，多为旁道快速前向传导。可选用延缓旁道传导的普罗帕酮、胺碘酮、普鲁卡因胺等，禁用延缓房室传导、增加旁道传导而加快室率的洋地黄和维拉帕米等。

3.药物预防发作

多非利特、氟卡尼、胺碘酮均可用于预防发作。但Ⅰc类抗心律失常药物治疗房扑时必须与β受体阻滞药或钙通道阻滞药合用,原因是Ⅰc类抗心律失常药物可减慢房扑频率,并引起1∶1房室传导。

4.抗凝治疗

研究显示,房扑复律过程中栓塞的发生率为1.7%～7.0%,未经充分抗凝的房扑患者直流电复律后栓塞风险为2.2%。房扑持续时间超过48h的患者,在采用任何方式的复律之前均应抗凝治疗。只有在下列情况下才考虑心律转复:患者抗凝治疗达标(INR值为2.0～3.0)、房扑持续时间少于48h或经食管超声未发现心房血栓。食管超声阴性者,也应给予抗凝治疗。

四、心房颤动

心房颤动又称心房纤颤,简称房颤,指心房丧失了正常的、规则的、协调的、有效的收缩功能而代之以350～600次/分的不规则颤动,是一种十分常见的心律失常。绝大多数见于器质性心脏病患者,可呈阵发性或呈持续性。在人群中的总发病率约为0.4%,65岁以上老年人发病率为3%～5%,80岁后发病率可达8%～10%。合并房颤后心脏病病死率增加2倍,如无适当抗凝,脑卒中增加5倍。

(一)病因

房颤常发生于原有心血管疾病者,常见于风湿性心脏病、冠心病、高血压心脏病、甲状腺功能亢进、缩窄性心包炎、心肌病、感染性心内膜炎以及慢性肺源性心脏病等。房颤发生在无心脏病变的中青年,称为孤立性房颤。老年房颤患者中部分是心动过缓—心动过速综合征的心动过速期表现。

(二)发病机制

目前得到公认的是多发微波折返学说和快速发放冲动学说。多发微波折返学说认为:多发微波以紊乱方式经过心房,互相碰撞、再启动和再形成,并有足够的心房组织块来维持折返。快速发放冲动学说认为:左右心房、肺静脉、腔静脉、冠状静脉窦等开口部位,或其内一定距离处(存在心房肌袖)有快速发放冲动灶,驱使周围心房组织产生心房颤动,由多发微波折返机制维持,快速发放冲动停止后心房颤动仍会持续。

(三)临床表现

房颤时心房有效收缩消失,心输出量比窦性心律时减少25%或更多。症状的轻重与患者心功能和心室率的快慢有关。轻者可仅有心悸、气促、乏力、胸闷;重者可致急性肺水肿、心绞痛、心源性休克甚至晕厥。阵发性房颤者自觉症状常较明显。房颤伴心房内附壁血栓者,可引起栓塞症状。房颤的典型体征是第一心音强弱不等,心律绝对不规则,脉搏短绌。

(四)诊断

1.心电图特征

(1)各导联中正常P波消失,代之以形态、间距及振幅均绝对不规则的心房颤动波(f波),频率为350～600次/分,通常在Ⅱ、Ⅲ、aVF或V_1导联较为明显。

(2)R-R间期绝对不规则,心室率较快;但在并发完全性房室传导阻滞或非阵发性交界性心动过速时,R-R规则,此时诊断依靠f波的存在。

(3)QRS波群呈室上性,时限正常。当合并预激综合征、室内差异性传导和束支传导阻滞时,QRS波群增宽畸形,此时心室率又很快时,极易误诊为室速,食管导联心电图对诊断很有帮助。

(4)在长R-R间期后出现的短R-R间期,其QRS波群呈室内差异性传导(常为右束支传导阻滞型)称为Ashman现象;差异传导连续发生时称为蝉联现象。

2.房颤的分类

(1)阵发性房颤:持续时间<7d(通常在48h内),能自行终止,反复发作。

(2)持续性房颤:持续时间>7d,或以前转复过,非自限性,反复发作。

(3)永久性房颤:终止后又复发,或患者无转复愿望,持久发作。

3.评估

(1)根据病史和体格检查确定患者有无器质性心脏病、心功能不全、电解质紊乱,是否正在使用洋地黄制剂。

(2)心电图中是否间歇出现或持续存在δ波,如存在则表明为WPW,洋地黄制剂和维拉帕米为禁忌药物。

(3)紧急复律是否有益处,如快速心室率所致的心肌缺血、肺水肿、血流动力学不稳定。

(4)复律后是否可维持窦律,如甲状腺疾病、左心房增大、二尖瓣疾病。

(5)发生栓塞并发症的危险因素有哪些,即是否需要抗凝治疗。

(五)急诊处理

房颤急诊处理的原则及目的:恢复并维持窦性心律;控制心室率;抗凝治疗,预防栓塞并发症。

1.复律治疗

(1)直流电同步复律:急性心肌梗死、难治性心绞痛、预激综合征等伴房颤患者,如有严重血流动力学障碍,首选直流电同步复律,初始能量200J。初始电复律失败,保持血钾在4.5~5.0mmol/L,30min静脉注射胺碘酮300mg(随后24 h静脉滴注900~1 200mg),尝试进一步除颤。血流动力学稳定、房颤时心室率快(>100次/分),用洋地黄难以控制,或房颤反复诱发心力衰竭或心绞痛,药物治疗无效,也需尽快电复律。

(2)药物复律:房颤发作在7d内的患者药物复律的效果最好。大多数这样的患者房颤是第一次发作,不少患者发作后24~48h可自行复律。房颤时间较长的患者(>7d)很少能自行复律,药物复律的成功率也大幅减少。复律成功与否与房颤的持续时间的长短、左心房大小和年龄有关。已证实有效的房颤复律药物有胺碘酮、普罗帕酮、氟卡尼、伊布利特、多非利特、奎尼丁。

1)普罗帕酮:用于房颤≤7d的患者,单剂口服450~600mg,转复有效率可达60%。但不能用于75岁以上的老年患者、心力衰竭、病态窦房结综合征、束支传导阻滞、QRS≥0.12s、不稳定心绞痛、6个月内有过心肌梗死、Ⅱ度以上房室传导阻滞者等。

2)胺碘酮:可静脉或口服应用。口服用药住院患者1.2~1.8g/d,分次服,直至总量达10g,然后0.2~0.4g/d维持;门诊患者0.6~0.8g/d,分次服,直至总量达10g后0.2~0.4g/d维持。静脉用药者为30~60min内静脉注射5~7mg/kg,然后1.2~1.8g/d持续静脉滴注或分次服，直至总量达10g后0.2～0.4g/d维持。转复有效率为20%～70%。

3）伊布利特：适用于7d左右的房颤。1mg静脉注射10min，若10min后未能转复可重复1mg。应用时必须心电监护4h。转复有效率为20%～75%。

2.控制心室率

短期迅速控制心室率：血流动力学稳定的患者最初治疗目标是迅速控制心室率，使患者心室率≤100次/分，保持血流动力学稳定，减轻患者症状，以便赢得时间，进一步选择最佳治疗方案。初次发作且在24～48h的急性房颤或部分阵发性患者心室率控制后，可能自行恢复为窦性心律。

（1）毛花苷C（西地兰）：是伴有心力衰竭、肺水肿患者的首选药物。0.2～0.4mg稀释后缓慢静脉注射，必要时于2～6h后可重复使用，24h内总量一般不超过1.2mg。若近期曾口服洋地黄制剂者，可在密切观察下给毛花苷C 0.2mg。

（2）钙通道阻滞药：地尔硫䓬15mg，稀释后静脉注射，时间2min，必要时15min后重复1次，继以15mg/h维持，调整静脉滴注速度，使心室率达到满意控制。维拉帕米5～10mg，稀释后静脉注射，时间10min，必要时30～60min后重复1次。应注意这两种药物均有一定的负性肌力作用，可导致低血压，维拉帕米更明显，伴有明显心力衰竭者不用维拉帕米。

（3）β受体阻滞药：普萘洛尔1mg静脉注射，时间5min，必要时每5min重复1次，最大剂量至5mg，维持剂量为每4h 1～3mg；或美托洛尔5mg静脉注射，时间5min，必要时每5min重复1次，最大剂量10～15mg；艾司洛尔0.25～0.5mg/kg静脉注射，时间>1min，继以50μg/（kg·min）静脉滴注维持。低血压与心力衰竭者忌用β受体阻滞药。

上述药物应在心电监护下使用，心室率控制后应继续口服该药进行维持。地尔硫䓬或β受体阻滞药与毛花苷C联合治疗能更快控制心室率，且毛花苷C的正性肌力作用可减轻地尔硫䓬和β受体阻滞药的负性肌力作用。

（4）特殊情况下房颤的药物治疗：具体如下。

预激综合征伴房颤：控制心室率避免使用β受体阻滞药、钙通道阻滞药、洋地黄制剂和腺苷等，因这些药物延缓房室结传导、房颤通过旁路下传使心室率反而增快。对心功能正常者，可选用胺碘酮、普罗帕酮、普鲁卡因胺或伊布利特等抗心律失常药物，使旁路传导减慢从而降低心室率，恢复窦律。胺碘酮用法：150mg（3～5mg/kg），用5%葡萄糖注射液稀释，于10min注入。首剂用药10～15min后仍不能转复，可重复150mg静脉注射。继以1.0～1.5mg/min速度静脉滴注1h，以后根据病情逐渐减量，24h总量不超过1.2g。

急性心肌梗死伴房颤：提示左心功能不全，可静脉注射毛花苷C或胺碘酮以减慢心室率，改善心功能。甲状腺功能亢进症伴房颤：首先予积极的抗甲状腺药物治疗。应选用非选择性β受体阻滞药（如卡维地洛）。

急性肺疾患或慢性肺部疾病伴房颤：应纠正低氧血症和酸中毒，尽量选择钙通道阻滞药控制心室率。

长期控制心室率：持久性房颤的治疗目的为控制房颤过快的心室率，可选用β受体阻滞药、钙通道阻滞药或地高辛。但应注意这些药物的禁忌证。

3.维持窦性心律

房颤心律转复后要用药维持窦性心律。除伊布利特外,用于复律的药物也用于转复后维持窦律,常用普罗帕酮、胺碘酮和多非利特,还可使用阿奇利特、索他洛尔。

4.预防栓塞并发症

慢性房颤(永久性房颤)患者有较高的栓塞发生率。过去有栓塞病史、瓣膜病、高血压、糖尿病、老年患者、左心房扩大、冠心病等使发生栓塞的危险性增大。存在以上任何一种情况,均应接受长期抗凝治疗。口服华法林,使凝血酶原时间国际标准化比率(INR)维持在2.0～3.0,能安全而有效的预防脑卒中的发生。不宜应用华法林的患者以及无以上危险因素的患者,可改用阿司匹林(每日100～300mg)。房颤持续时间不超过2d,复律前无须做抗凝治疗。否则应在复律前接受3周的华法林治疗,待心律转复后继续治疗4周。紧急复律治疗可选用静脉注射肝素或皮下注射低分子肝素,复律后仍给予4周的抗凝治疗。

在采取上述治疗的同时,要积极寻找房颤的原发疾病和诱发因素,给予相应处理。对房颤发作频繁、心室率很快、药物治疗无效者可施行射频消融、外科手术等。

五、心室扑动与心室颤动

心室扑动(简称室扑)和心室颤动(简称室颤)是最严重的心律失常。前者心室有快而微弱的收缩,后者心室各部分肌纤维发生快而不协调的颤动,对血流动力学的影响等同于心室停搏。室扑常为室颤的先兆,很快即转为室颤。而室颤则是导致心脏性猝死的常见心律失常,也是临终前循环衰竭的心律改变。原发性室颤为无循环衰竭基础上的室颤,常见于冠心病,及时电除颤可逆转。在各种心脏病的终末期发生的室扑和室颤,为继发性室扑和室颤,预后极差。

(一)病因

各种器质性心脏病及许多心外因素均可导致室扑和室颤,以冠心病、原发性心肌病、瓣膜性心脏病、高血压心脏病为最常见。原发性室颤则好发于急性心肌梗死、心肌梗死溶栓再灌注后、原发性心肌病、病态窦房结综合征、心肌炎、触电、低温、麻醉、低血钾、高血钾、酸碱平衡失调、奎尼丁、普鲁卡因胺、锑剂和洋地黄等药物中毒、长Q-T间期综合征、Brugada综合征、预激综合征合并房颤等。

(二)发病机制

室颤可以被发生于心室易损期的期前收缩所诱发,即"R on T"现象。然而,室颤也可在没有"R on T"的情况下发生,故有理论认为当一个行进的波正面碰到解剖障碍时可碎裂产生多个子波,后者可以单独存在并作为高频率的兴奋起源点触发室颤。多数学者认为心室肌结构的不均一是形成自律性增高和折返的基质,而多个研究都提示起源于浦肯野系统的触发活动在室颤发生起始阶段的重要作用。

(三)诊断

1.临床特点

典型的表现为阿—斯综合征:患者突然抽搐,意识丧失,面色苍白,几次断续的叹息样呼吸之后呼吸停止;此时心音、脉搏、血压消失、瞳孔散大。部分患者阿—斯综合征表现不明显即已猝然死亡。

2.心电图表现

(1)心室扑动:正常的 QRS-T 波群消失,代之以连续、快速、匀齐的大振幅波动,频率为150～250 次/分,一般在发生心室扑动后,常迅速转变为心室颤动,但也可转变为室性心动过速,极少数恢复窦性心律。室扑与室性心动过速的区别在于后者 QRS 与 T 波能分开,波间有等电位线,且 QRS 时限不如室扑宽。

(2)心室颤动:QRS-T 波群完全消失,代之以形状不同、大小各异、极不均匀的波动,频率为 250～500 次/分,开始时波幅尚较大,以后逐渐变小,终于消失。室颤与室扑的区别在于前者波形及节律完全不规则,且电压极小。

3.临床分型

(1)据室颤波振幅分型:具体如下。

1)粗颤型:室颤波振幅>0.5mV,多见于心肌收缩功能较好的患者,心肌蠕动幅度相对粗大有力,张力较好,对电除颤效果好。

2)细颤型:室颤波振幅<0.5mV,多见于心肌收缩功能较差的情况。对电除颤疗效差。

(2)据室颤前心功能分型:具体如下。

1)原发性室颤:又称非循环衰竭型室颤。室颤前无低血压、心力衰竭或呼吸衰竭,循环功能相对较好,室颤的发生与心肌梗死等急性病变有关,除颤成功率约为 80%。

2)继发性室颤:又称循环衰竭型室颤。室颤前常有低血压、心力衰竭或呼吸衰竭,常同时存在药物、电解质紊乱等综合因素,除颤成功率低(<20%)。

3)特发性室颤:室颤发生前后均未发现器质性心脏病,室颤常突然发生,多数来不及复苏而猝死,部分自然终止而幸存,室颤幸存者常有复发倾向,属于单纯的心电疾病。

4)无力型室颤:又称临终前室颤。临终患者约有 50%可出现室颤,室颤波频率慢,振幅低。

(四)急诊处理

1.非同步直流电击除颤

心室扑动或心室颤动一旦发生,紧急给予非同步直流电击除颤 1 次,单相波能量选择360J,双相波选择 150～200J。电击除颤后不应检查脉搏、心律,应立即进行胸外心脏按压,2min 做 5 个 30∶2,按压/通气周期后如仍然是室颤,再予除颤 1 次。

2.药物除颤

2～3 次电击后仍为室颤首选胺碘酮静脉注射,无胺碘酮或有 Q-T 间期延长,可使用利多卡因,并重复电除颤。

3.病因处理

由严重低血钾引起的室颤反复发作,应静脉滴注大量氯化钾,一般用 2～3g 氯化钾溶于5%葡萄糖注射液 500mL 内,在监护下静脉滴注,最初 24h 内常需给氯化钾 10g 左右,持续到心电图低血钾表现消失为止。由锑剂中毒引起的室颤反复发作,可反复用阿托品 1～2mg 静脉注射或肌内注射,同时也需补钾。由奎尼丁或普鲁卡因胺引起的室颤不宜用利多卡因,需用阿托品或异丙肾上腺素治疗。

4.复苏后处理

若经以上治疗心脏复跳，但仍有再次骤停的危险，并可能继发脑、心、肾损害，从而发生严重并发症和后遗症。

因此应积极的防治发生心室颤动的原发疾患，维持有效的循环和呼吸功能及水、电解质和酸碱平衡，防治脑水肿、急性肾衰竭和继发感染。

六、房室传导阻滞

房室传导阻滞又称房室阻滞，是指房室交界区脱离了生理不应期后，冲动从心房传至心室的过程中异常延迟、传导部分中断或完全被阻断。

房室传导阻滞可为暂时性或持久性。根据心电图上的表现分三度：Ⅰ度房室传导阻滞，指P-R间期延长，如心率＞50次/分且无明显症状，一般不需要特殊处理，但在急性心肌梗死时要观察发展变化；Ⅱ度房室传导阻滞，指心房冲动有部分不能传入心室，又分为一型（莫氏一型即文氏型）与二型（莫氏二型）；Ⅲ度房室传导阻滞，指房室间传导完全中断，可引起严重临床后果，要积极治疗。

Ⅱ度以上的房室传导阻滞，由于心搏脱漏，可有心动过缓及心悸、胸闷等症状；高度或完全性房室传导阻滞时严重的心动过缓可致心源性晕厥，需急诊抢救治疗。

（一）病因

正常人或运动员可发生Ⅱ度一型房室传导阻滞，与迷走神经张力增高有关，常发生于夜间。导致房室传导阻滞的常见病变为：急性心肌梗死、冠状动脉痉挛、病毒性心肌炎、心肌病、急性风湿热、钙化性主动脉瓣狭窄、心脏肿瘤（特别是心包间皮瘤）、原发性高血压、心脏手术、电解质紊乱、黏液性水肿等。

（二）发病机制

Ⅰ度及Ⅱ度一型房室传导阻滞，阻滞部位多在房室结，病理改变多不明显，或仅有暂时性房室结缺血、缺氧、水肿、轻度炎症。Ⅱ度二型及Ⅲ度房室传导阻滞，病理改变广泛而严重，且常持久存在，包括传导系统的炎症或局限性纤维化、急性前壁心肌梗死及希氏束、左右束支分叉处或双侧束支坏死、束支的广泛纤维性变。先天性完全性房室传导阻滞，可见房室结或希氏束的传导组织完全中断或缺如。

（三）临床表现

Ⅰ度房室传导阻滞常无自觉症状。Ⅱ度房室传导阻滞由于心搏脱漏，可有心悸、乏力等症状，也可无症状。Ⅲ度房室传导阻滞的症状决定于心室率的快慢与伴随病变，症状包括疲倦、乏力、头晕、晕厥、心绞痛、心力衰竭。如合并室性心律失常，患者可感到心悸不适。当Ⅰ度、Ⅱ度突然进展为Ⅲ度房室传导阻滞，因心室率过缓，心输出量减少，导致脑缺血，患者可出现暂时性意识丧失，甚至抽搐，称为阿—斯综合征，严重者可引起猝死。往往感觉疲劳、软弱、胸闷、心悸、气短或晕厥，听诊心率缓慢规律。

Ⅰ度房室传导阻滞，听诊时第一心音强度减弱。Ⅱ度一型房室传导阻滞的第一心音强度逐渐减弱并有心搏脱漏。Ⅱ度二型房室传导阻滞也有间歇性心搏脱漏，但第一心音强度恒定。Ⅰ度房室传导阻滞的第一心音强度经常变化。第二心音可呈正常或反常分裂，间或听到响亮亢进的第一心音。凡遇心房与心室同时收缩，颈静脉出现巨大的α波（大炮波）。

(四)诊断

1.心电图特征

(1)Ⅰ度房室传导阻滞:每个心房冲动都能传导至心室,仅P-R间期>0.20s,儿童>0.16~0.18s。房室传导束的任何部位传导缓慢,均可导致P-R间期延长。如QRS波群形态与时限正常,房室传导延缓部位几乎都在房室结,极少数在希氏束。QRS波群呈现束支传导阻滞图形者,传导延缓可能位于房室结和(或)希氏束浦肯野系统。希氏束电图记录可协助确定部位。

(2)Ⅱ度一型房室传导阻滞:是最常见的Ⅱ度房室传导阻滞类型。表现为P-R间期随每一心搏逐次延长,直至一个P波受阻不能下传心室,QRS波群脱漏,如此周而复始;P-R间期增量逐次减少;脱漏前的P-R间期最长,脱漏后的P-R间期最短;脱漏前R-R间期逐渐缩短,且小于脱漏后的R-R间期。最常见的房室传导比率为3∶2和5∶4。在大多数情况下,阻滞位于房室结,QRS波群正常,极少数位于希氏束下部,QRS波群呈束支传导阻滞图形。Ⅱ度一型房室传导阻滞很少发展为Ⅲ度房室传导阻滞。

(3)Ⅱ度二型房室传导阻滞:P-R间期固定,可正常或延长,QRS波群呈周期性脱漏,房室传导比例可为2∶1、3∶1、3∶2、4∶3、5∶4等。房室传导比例呈3∶1或3∶1以上者称为高度房室传导阻滞。当QRS波群增宽、形态异常时,阻滞位于希氏束—浦肯野系统。若QRS波群正常,阻滞可能位于房室结。

(4)Ⅲ度房室传导阻滞:又称完全性房室传导阻滞。全部P波不能下传,P波与QRS波群无固定关系,形成房室脱节。P-P间期<R-R间期。心室起搏点在希氏束分叉以上或之内为房室交界性心律,QRS波群形态与时限正常,心室率40~60次/分,心律较稳定;心室起搏点在希氏束以下,心室率30~40次/分,心律常不稳定。

2.评估

(1)据病史、体格检查、实验室和其他检查判断有无器质性心脏病、心功能状态和诱因。

(2)判断血流动力学状态。

(五)急诊处理

病因治疗主要针对可逆性病因和诱因。如急性感染性疾病控制感染,洋地黄中毒的治疗和电解质紊乱的纠正等。应急治疗可用药物和电起搏。

1.Ⅱ度一型房室传导阻滞

常见于急性下壁心肌梗死,阻滞是短暂的。心室率>50次/分、无症状者不必治疗,可先严密观察,注意勿发展为高度房室传导阻滞。

心室率<50次/分、有头晕和心悸症状者可用阿托品0.5~1.0mg静脉注射,或口服麻黄碱25mg,每日3次。异丙肾上腺素1~2mg加入生理盐水500mL,静脉滴注,根据心室率调节滴速。

2.Ⅱ度二型房室传导阻滞

可见于急性前壁心肌梗死,病变范围较广泛,常涉及右束支、左前分支、左后分支或引起Ⅲ度房室传导阻滞,病死率极高。

经用上述药物治疗不见好转,需安装临时起搏器。

3.洋地黄中毒的治疗

洋地黄中毒可停用洋地黄；观察病情，非低钾者一般应避免补钾；静脉注射阿托品；试用抗地高辛抗体。

4.药物应急治疗的选择

(1)异丙肾上腺素：为肾上腺能β受体激动药。兴奋心脏高位节律点窦房结和房室结，增快心率，加强心肌的收缩力，改善传导功能，提高心律的自律性，适用于Ⅲ度房室传导阻滞伴阿—斯综合征急性发作、病态窦房结综合征。心肌梗死、心绞痛患者禁用或慎用。

(2)肾上腺素：兴奋α受体及β受体，可增强心肌收缩力，增加心输出量，加快心率；扩张冠状动脉，增加血流量，使周围小血管及内脏血管收缩(对心、脑、肺血管收缩作用弱)；松弛平滑肌，解除支气管及胃肠痉挛；可兴奋心脏的高位起搏点及心脏传导系统，故心脏停搏时肾上腺素是首选药物。可用于Ⅱ度或Ⅲ度房室传导阻滞者。

(3)麻黄碱：为间接及直接兼有作用的拟肾上腺素药，对α受体、β受体有兴奋作用，升压作用弱而持久，有加快心率作用，适用于Ⅱ度及Ⅲ度房室传导阻滞症状较轻的患者。

(4)阿托品：主要是解除迷走神经对心脏的抑制作用，使心率加快。适用于治疗各种类型的房室传导阻滞、窦性心动过缓、病态窦房结综合征。

(5)肾上腺皮质激素：具有消炎、抗过敏、抗内毒素、抑制免疫反应，减轻机体对各种损伤的病理反应，有利于房室传导改善，适用于炎症或水肿等引起的急性获得性完全性心脏传导阻滞。5%碳酸氢钠或11.2%乳酸钠，除能纠正代谢性酸中毒外，还有兴奋窦房结的功能。适用于酸中毒、高血钾所致完全性房室传导阻滞及心脏停搏。

5.起搏

适用于先天性或慢性完全性心脏传导阻滞。通常选用永久按需起搏器，急性获得性完全性心脏传导阻滞可选用临时按需起搏器。

第六节　急性左侧心力衰竭

一、病因与发病机制

急性心力衰竭是指由于某种原因使心肌收缩力急剧下降或心脏前、后负荷突然加重，而引起的心输出量急剧降低所致的临床综合征，急性左侧心力衰竭以肺水肿为主要表现，个别表现为心源性晕厥，心源性休克或心脏停搏。

(一)病因

急性左侧心力衰竭常见的病因有急性心肌炎，急性广泛性心肌梗死，急进型(恶性)高血压，高血压危象，严重的二尖瓣或主动脉瓣狭窄，感染性心内膜炎或外伤所致的乳头肌功能不全，腱索断裂，瓣膜穿孔，急性二尖瓣或主动脉瓣反流，左室流出道梗阻，左房内球瓣样血栓形成，左房黏液瘤二尖瓣口嵌顿等，以及急性大量心包渗液所致急性心脏压塞。

急性左侧心力衰竭往往在以上病因基础上，在以下诱因作用下发病，常见诱因有劳累、情绪激动、感染、发热、快速或缓慢的心律失常，以及输液过多、过快等。

(二)发病机制

急性左侧心力衰竭时心脏收缩力突然严重减弱,心输出量急剧减少,或左室瓣膜性急性反流,左室舒张末压(LVEDP)迅速增高,与之相关的左房压和肺毛细血管压也相应地增高。一旦肺毛细血管压突然升高超过血浆胶体渗透压时,血清即渗入肺组织间隙,引起间质性肺水肿,如渗出速度大于淋巴回流速度,渗出液体迅速增多,则又可进一步从组织间隙通过肺泡上皮渗入肺泡,或进入终末小支气管后再到达肺泡,而引起肺泡性肺水肿。

二、临床表现

(一)病史与症状

有前述急性心源性肺水肿的病因和诱因病史,常表现为突发呼吸困难或呼吸困难加重,迫使患者端坐呼吸或前倾坐位呼吸,常呈喘息性,呼吸极度窘迫,可有三凹征和鼻翼扇动,患者往往焦虑不安、恐惧、大汗淋漓、面色苍白、口唇发绀、肢端湿冷。急性间质性肺水肿以干咳为主,急性肺泡性肺水肿时可咯出或自口鼻涌出大量白色泡沫痰或粉红色泡沫痰。

(二)体征

双肺或双肺底布满大、中、小水泡音伴哮鸣音。心率加速,肺动脉瓣区第二心音亢进,心尖区可闻及第三心音奔马律或四音奔马律,原有心脏杂音常被响亮的哮鸣音遮掩而不以满意听诊。可触及交替脉,提示心肌受损严重。血压可增高,尤其原为高血压患者,偶可极度增高,以致与高血压危象很容易混淆。血压可降低,甚至发生心源性休克,常见于大面积急性心肌梗死和严重慢性心力衰竭急性恶化。

(三)实验室检查

1.胸部X线检查

肺血增多,肺门影增宽,密度增大,界线模糊,出现Kerley B线为肺间质水肿所致,肺泡水肿表现为两肺门有呈放射状分布的大片云雾状阴影,典型者呈蝶翼状外延。可有心脏扩大等原有心脏病X线征象。

2.心电图检查

有助于判断急性肺水肿原因,如可发现急性心肌梗死心电图改变等。

3.血气分析

可见动脉血氧分压降低,通气过度者可有动脉二氧化碳分压降低,pH略升高(呼吸性碱中毒)。肺水肿严重者尤其应用较大剂量吗啡后可出现呼吸性酸中毒,pH可降低。

4.血流动力学测定

肺动脉楔压(PAWP)升高,右房压正常或轻度升高,LVEDP升高,CI降低。

三、诊断与鉴别诊断

对急性左侧心力衰竭的诊断和鉴别诊断重点在于及时鉴别和诊断急性肺水肿,急性肺水肿的诊断主要依据突然出现的呼吸困难,咯粉红色泡沫样痰,双肺满布湿性啰音等临床症状及体征,结合X线检查及病因综合判断,典型者诊断并不困难,但对不典型者,特别是早期肺水肿容易误诊。

急性肺水肿需与伴有突然出现呼吸困难的疾病相鉴别,如支气管哮喘、气胸、急性肺源性心脏病、急性呼吸衰竭，也需与其他疾病引起的肺水肿相鉴别，如急性呼吸窘迫综合征、有害气体的吸入、中枢神经系统疾病等。另外，肾脏疾病（急性肾小球肾炎和慢性尿毒症）可出现肺水肿，肺水肿可由多因素所致，需与左侧心力衰竭相鉴别。

四、急救处理

（一）病因治疗

对急性左侧心力衰竭患者在进行紧急对症处理的同时，必须对原发病因（基础心脏病）及诱因进行治疗，它直接关系到整个治疗的成败。例如，高血压心脏病引起的急性左侧心力衰竭并有严重高血压时，必须选择快速有效的降压药使血压恢复正常；快速型心律失常（如快速性房颤、室上性或室性心动过速）引起的急性左侧心力衰竭纠正心律失常或控制心室率为治疗的关键；急性心肌梗死并发肺水肿时，除应用血管扩张剂、快速利尿治疗等药物治疗外，尽早行心肌再灌注治疗，如静脉溶栓，急诊行经皮冠状动脉腔内成形术及冠状动脉内支架置入术，以挽救濒死心肌；若肺水肿系室间隔穿孔、腱索或乳头肌断裂引起，应先用血管扩张剂等内科治疗，使病情稳定后4～6周再行外科手术治疗。

（二）基础治疗

1.体位

使患者取坐位或半卧位，双腿下垂，减少静脉回心血量，有人统计双下肢下垂20min可减少回心血量400mL左右，必要时四肢轮流扎紧束脉带以减轻前负荷。

2.吸氧

立即给予吸入湿化氧以改善缺氧状态，氧流量应逐渐增加，开始2～3L/min，以后可增加至5～6L/min，突然给予大流量高浓度吸氧易引起呼吸抑制，通常将患者的动脉血氧分压提高到8.0～12.0kPa（60～90mmHg）即可。湿化瓶内可放入20%～40%酒精，或加入二甲基硅油去泡剂，有去泡沫作用。在用去泡剂治疗的同时，应间歇使用吸引器吸出气道的分泌物，保持呼吸道通畅，有利于改善通气。

（三）药物治疗

1.吗啡

吗啡是治疗急性心源性肺水肿最有效的制剂之一，主要机制：①增加容量血管容积，降低回心血量，减轻左房压；②降低呼吸频率，减轻呼吸窘迫；③镇静，减轻烦躁和恐惧，有利于降低氧耗量。

禁忌证：①慢性支气管炎及严重肺疾病，伴肺功能不全，肺心病；②颅内出血，肝衰竭及严重中枢神经系统疾病及意识不清时；③低血压慎用，休克禁用。

用法和用量：3～5mg直接或稀释后缓慢静脉注射，若无效可间隔15～20min重复一次，用药过程中应严密观察呼吸，如出现呼吸抑制，可用纳洛酮0.4mg拮抗。

2.快速利尿剂

静脉注射利尿剂可迅速去除体内水分，减少循环血量及回心血量，减轻前负荷，减轻肺水肿，有研究者观察到单独使用呋塞米治疗左侧心力衰竭时，在尚未出现大量利尿前，肺内啰音已减少，呼吸困难改善，认为速尿还具有扩张肺小动脉、降低肺动脉压的效果。速尿静脉注射初剂量为 20～40mg，如果患者既往为慢性心力衰竭，可再给 40～120mg。在急性心肌梗死左侧心力衰竭时应慎用，因此类心力衰竭血容量增多不明显，以免引起低血压，且应防止过度利尿导致低血钾，血容量急剧降低也可引起休克。

3.血管扩张剂

主要机制：扩张容量血管，减少回心血量，使血液从肺循环转移向体循环，起到内放血作用，降低 PAWP；扩张阻力血管，减轻后负荷，降低左室射血阻力，从而增加 EF 和心输出量，LVEDP 下降，PAWP 降低；降低左室舒张末压，使室壁张力下降，舒张期心肌供血改善，有助于减轻心肌缺血；扩张阻力血管，心脏做功减少，降低心肌耗氧量。

(1)硝酸甘油：主要扩张小静脉，减轻心脏前负荷。用法：10mg 溶于 250mL 注射液中，在密切监测血压的情况下，从 10μg/min 开始，逐渐增加剂量(每 5min 增加 5μg/min)，直到肺水肿缓解或已增大到 200μg/min，维持该剂量静脉滴注，直至病情稳定再逐步减量。硝酸异山梨酯，10mg 舌下含服，可 20min 重复 1 次，其效应可维持 9h。

(2)硝普钠：该药既扩张小动脉又扩张小静脉，因而可减轻心脏前、后负荷。对急性心肌梗死导致的急性肺水肿效果优于硝酸甘油，尤其适用于严重高血压心脏病伴急性左侧心力衰竭者。用法：以 25～50mg 溶于 500～1000mL 注射用液中，避光条件下，由 5～10μg/min 开始，在保持血压不低于 13.3kPa(100mmHg)的情况下，逐渐增加剂量(每 5～10min 增加 5μg/min)，直至出现明显疗效或已达到 40～50μg/min，则维持该剂量持续静脉滴注。使用硝普钠时应不宜过长，一般不超过 24h，以免氰化物蓄积。

(3)酚妥拉明：是一种 α 肾上腺素能受体阻滞剂，松弛血管平滑肌而有较强的扩血管作用，减轻心脏后负荷，又有轻微扩张静脉，减轻心脏前负荷作用，以上作用改善左室功能，增加心输出量，可降低毛细血管前、后括约肌张力，改善微循环，扩张支气管减轻呼吸道阻力，改善急性肺水肿时病理生理状态。

4.洋地黄类正性肌力药

速效强心苷适用于左室负荷过重引起的急性肺水肿，如高血压心脏病，风心病，二尖瓣关闭不全及主动脉瓣病变(关闭不全或狭窄)，输血或补液过多过快引起的肺水肿。一般选用毛花苷丙或毒毛花子苷 K 等快速制剂。毛花苷丙适用于心室率快或伴快速型心房颤动等心律失常的肺水肿，如 2 周内未用过洋地黄，可给予毛花苷丙 0.4～0.8mg 加入 5%葡萄糖注射液 20～40mL 内缓慢静脉注射(5min 以上)，必要时在用药后 2h 或 4h 再给予 0.1～0.2mg，总剂量不宜超过 1.2mg。如心率不快(＜100 次/分)也可给予毒毛苷 K，首剂 0.125～0.25mg，加入 5%葡萄糖注射液中缓慢静脉注射 5～10min，必要时可在数小时后再给 0.25mg，24h 总量小于 0.75mg，若发病前 2 周曾用过洋地黄，强心苷宜从小量开始，以后视病情逐渐增加剂量，一般可在密切观察下先给毛花苷丙 0.2mg 或毒毛花苷 K 0.125mg，若无中毒症状可酌情在 2～4h 后重复以上剂量。

在急性心肌梗死发生的 24h 内一般主张尽可能不使用洋地黄制剂，因为此时期心肌对洋地黄非常敏感，容易激发心律失常，加剧心肌缺血、缺氧。但急性心肌梗死 24h 内若合并快速心房颤动者，也需考虑应用。

5.β受体激动剂

常用者为多巴胺及多巴酚丁胺。

多巴胺可兴奋 β_1、α_1 受体及多巴胺受体，不同剂量兴奋不同的受体而有不同的血流动力学效应。静脉滴速小于 2μg/(kg·min)时主要兴奋多巴胺受体，2～5μg/(kg·min)时有明显的强心、利尿作用；而剂量大于 5μg/(kg·min)时才对血管起收缩作用，使血压升高。

多巴胺和多巴酚丁胺对心肌收缩的增强作用较洋地黄弱，且又有扩血管作用。因此，在急性心肌梗死并发急性左侧心力衰竭时常作为首选药物。

多巴胺宜从 0.5～1.0μg/(kg·min)开始，逐渐增加剂量至心输出量及心排血指数增加，心功能改善为止，一般用 2～6μg/(kg·min)。多巴酚丁胺常用剂量为2～10μg/(kg·min)，最高可用至 40μg/(kg·min)，因人而异，该药半衰期短，仅 2～3min，静脉滴注方便，易于调整剂量，它对外周血管的收缩及心率增快作用较多巴胺小，因而对于有低血压的心力衰竭患者宜选用有较强收缩血管作用的多巴胺，对伴有心率较快，而血压正常的心力衰竭患者可选用多巴酚丁胺。需要指出的是，对重度左侧心力衰竭(肺水肿时)多巴胺的强心作用所起到的效果很微弱，仍需考虑应用洋地黄制剂。

多巴胺禁忌证为有室性心律失常，高血压心脏病并发的急性左侧心力衰竭。

6.氨茶碱

氨茶碱为磷酸二酯酶抑制剂，可解除支气管痉挛，减轻呼吸困难。0.25g 溶于 20～40mg 葡萄糖注射液中缓慢静脉注射，注意若注射过快可引起心动过速，心前区疼痛和低血压，甚至严重心律失常。急性心肌梗死者禁用，在难以鉴别心源性哮喘或支气管哮喘时是首选的治疗方法。

7.糖皮质激素

糖皮质激素可降低周围血管阻力、减少回心血量、解除支气管痉挛、降低肺毛细血管壁通透性及减轻肺水肿。可用地塞米松 10～20mg 静脉注射。

(四)特殊治疗

对各种药物治疗无效的患者或伴有低血压及休克者可考虑实施机械辅助循环，常用的为经皮主动脉内气囊反搏术(IABP)，从股动脉插入一特制的导管，顶端置于降主动脉的起始部位，此导管头部有 30mm 气囊，可注入 20～40mL 二氧化碳气体，将导管另一端连接于带气泵的机器上，该机器由心电图 R 波触发充气、放气。当心脏收缩时，气囊放气使射血流经主动脉，当心室舒张、主动脉瓣关闭时，气囊充气堵住血流，从而提高降主动脉上段的舒张压，增加冠状动脉灌流量，改善心肌供血。这种辅助循环装置既能使心肌得到较好的灌注，又能减轻后负荷，帮助患者度过危机。

第七节　充血性心力衰竭

充血性心力衰竭又称慢性心力衰竭或慢性心功能不全，指慢性原发性心肌病变和心室因长期压力或容量负荷过重，致心肌收缩力减弱，心室顺应性降低，导致心输出量降低。早期机体通过各种代偿机制，包括根据 Frank-Starling 定律的内在反射机制，即当心输出量减少导致心室舒张末期容量和室壁张力增加，心腔扩大时，心肌细胞伸张增加，在适当范围内可使心肌收缩力增加；通过颈动脉窦及主动脉弓压力感受器，反射性地兴奋交感—肾上腺素系统的外在后备机制，提高心率和加强心肌收缩力；通过肾素—血管紧张素—醛固酮系统调整血容量，以及心肌细胞肥大、心腔扩大等一系列代偿机制，使心输出量尚能满足机体需要时称为代偿期。后期即使通过充分代偿机制也不能维持足够的排出量，以及神经体液激素过度激活、心脏重塑，使心功能进一步恶化，称为失代偿期。

根据充血性心力衰竭首先或主要发生在那一侧心腔，可分为左侧心力衰竭、右侧心力衰竭和全心力衰竭 3 种临床类型。分述如下。

一、左侧心力衰竭的诊断

左侧心力衰竭是指左心不能将肺静脉回流血液充分排出，引起肺淤血和动脉系统缺血，重要脏器供血不足。左侧心力衰竭可进一步分为左心房衰竭和左心室衰竭。前者常见病因有二尖瓣狭窄、左心房黏液瘤、左心房巨大血栓或赘生物阻塞二尖瓣口，导致左心室充盈受阻，左心房淤血、扩大，继而导致肺淤血；后者常见病因包括高血压、缺血性心脏病、心肌炎、心肌病、主动脉瓣狭窄和(或)关闭不全、二尖瓣关闭不全、克山病、急性肾小球肾炎，以及室间隔缺损、动脉导管未闭、主动脉缩窄等先天性心脏病。

(一)临床表现特点

1.呼吸困难

呼吸困难是最主要的临床症状，根据病情轻重，由开始仅在剧烈运动或体力劳动后出现呼吸困难，直至轻微活动甚至休息时也感呼吸困难，当肺淤血和肺水肿严重时可出现端坐呼吸或夜间阵发性呼吸困难等。此外，可伴有咳嗽、咯血、咳白色或粉红色泡沫样痰(急性肺水肿)、乏力、发绀、心悸等症状。严重者可出现潮式呼吸，是脑部严重缺血、缺氧所致。

2.不同病因的心脏病尚有不同病史

并可出现相应的特殊症状，如缺血性心脏病患者可有心绞痛、心肌梗死、乳头肌功能不全等表现；高血压患者有头晕、头痛，甚至脑血管意外的症状；二尖瓣狭窄者可有风湿热史和声音嘶哑；而肥厚型心肌病者可有晕厥史等。

3.左心室衰竭者常有心浊音界向左下扩大(左心室肥大)

心尖区呈抬举性搏动，心率加快，第一心音减弱，出现各种心律失常，心尖区可有收缩期吹风样杂音(左心室扩大，二尖瓣相对关闭不全)，常有病理性第三心音、第四心音(奔马律)，脉搏强弱交替(即交替脉)。

此外,不同心脏病尚可出现相应体征,如主动脉瓣病变可在相应瓣膜区出现收缩期或舒张期杂音;室间隔缺损可在胸骨左缘第三、第四肋间出现3级以上收缩期杂音;二尖瓣关闭不全者在心尖区有3级以上收缩期反流性杂音等。肺底有小水泡音,可伴哮鸣音,约1/4患者有胸腔积液体征。

左心房衰竭临床上以二尖瓣狭窄和左房黏液瘤最常见,除有肺水肿体征外,可有第一心音亢进,心尖区舒张期杂音,前者尚有二尖瓣开瓣音,后者可出现肿瘤扑落音。当肺动脉高压时,可出现肺动脉瓣第二音亢进和格雷厄姆·斯蒂尔杂音等体征。

(二)实验室及其他辅助检查

1.胸部X线检查

常有左心室和(或)左心房扩大,肺淤血或肺水肿征,出现Kerley B线(肺淋巴管扩张,肺小叶间隔变粗所致)。不同病因尚有相应X线表现,如主动脉瓣病变心脏常呈靴型心,主动脉增宽、伸长等;而二尖瓣狭窄常呈梨形心改变,食管吞钡常有左心房局限性压迹等。慢性左侧心力衰竭患者尚可有胸腔积液X线征。

2.心电图检查

左心房和(或)左心室肥大ST-T改变,V_1导联P波终末电势负值增大≤−0.02mm/s。此外,可出现各种心律失常图形,左心房明显扩大者,尤其是二尖瓣狭窄、扩大型心肌病,常出现心房颤动。

3.超声心动图检查

除可直接显示瓣膜病变、室间隔缺损和其他先天性畸形外,尚可检测心腔大小和室壁活动情况,并可做有关心功能检查,对确立左侧心力衰竭的病因、衡量病变严重程度和评估心功能状况颇有帮助。

4.B型利钠肽(BNP)测定

在急诊情况下结合临床评估应用,可有助于鉴别引起呼吸困难的原因是心力衰竭还是其他原因,应用这种方法可减少住院时间与治疗费用。

5.其他检查

在某些情况下,左心室功能不全程度尚可用左侧、右侧血流导向气囊导管和心血管X线电影造影术等创伤性检查,以及放射性核素扫描、血池显像,收缩时间间期测定、超声多普勒彩色血流显像或频谱分析等无创性方法予以评价。常用指标有容积指数、心输出量、心排血指数、射血分数、肺动脉楔压等。

二、右侧心力衰竭的诊断

右侧心力衰竭是指右心不能将静脉回流血液充分地排出,引起体静脉系统淤血和动脉系统供血不足。常继发于左侧心力衰竭所致肺动脉高压,也可因肺源性心脏病、肺动脉栓塞、肺动脉瓣狭窄或关闭不全、原发性肺动脉高压症、房间隔缺损、法洛四联症、主动脉窦瘤破入右心、心肌炎、心肌病、甲状腺功能亢进性心脏病等疾病所致。

(一)临床表现特点

(1)常有尿少,夜尿增多,胃肠道淤血症状如恶心、呕吐、食欲缺乏等,也可出现心悸、气促、乏力等症状。

(2)体循环淤血征象,包括下垂性水肿、胸腔积液、腹腔积液、颈静脉怒张并搏动、肝颈静脉反流征阳性、发绀、腹胀、肝大,甚至出现黄疸、心源性肝硬化等。

(3)可有相应心脏病的有关体征,因右侧心力衰竭多继发于左侧心力衰竭基础上,故常有左、右心扩大,心前区抬举性搏动,肝有扩张性搏动,以及三尖瓣听诊区有收缩期杂音(三尖瓣相对性关闭不全)、右心室性和第三心音或奔马律。

(二)实验室及其他辅助检查

1.X 线检查

可有右心或左、右心扩大,上腔静脉和奇静脉扩张,可伴有双侧或单侧胸腔积液征。

2.心电图检查

右心房、右心室肥大,ST-T 改变,电轴右偏等。

3.超声心动图检查

常有右心房、右心室肥大,右心室流出道增宽,以及相应心脏病改变。

4.其他检查

静脉压明显增高。重度右侧心力衰竭时可有肝、肾功能异常。

三、全心力衰竭的治疗

同时伴有肺循环和体循环淤血表现,其临床表现为左、右侧心力衰竭征象的综合,但可以某一侧心力衰竭为主。不少右侧心力衰竭是继发于左侧心力衰竭,一旦出现右侧心力衰竭后,肺淤血和左侧心力衰竭的症状反而得以部分缓解。

心力衰竭的治疗应包括病因治疗和心力衰竭本身的治疗两个方面。

(一)病因治疗

病因治疗为治疗心力衰竭的基本措施。不少心脏病的病因是可以根治或控制的,因此必须认真对待,如多数先天性心脏病若能及时诊断,可以获得手术根治,若迟至发生不可逆性的血流动力学变化,如原先左向右分流变为右向左分流,则往往会失去手术时机,心力衰竭也难以纠治。先天性或获得性心瓣膜病变可通过介入性球囊导管扩张术、分离术、瓣膜修补成形术或人造瓣膜置换术,使患者心功能状态获得明显改善。脚气性心脏病、贫血性心脏病、甲状腺功能亢进性或甲状腺功能减退性心脏病,若能及时诊治,均可阻止心力衰竭的发生,或使心力衰竭明显好转或消失。高血压患者采用有效的降血压措施,可以有效地控制心力衰竭。缺血性心脏病、心肌炎、心肌病等通过适当的内科治疗,也可使病情改善。因此,针对病因进行相应治疗,在防治心力衰竭方面具有重要的价值。

控制或消除心力衰竭的诱因。患者心功能的恶化常与某些诱因有关,控制或消除这些诱因常能使患者的心功能明显改善,起到事半功倍的作用。临床上心力衰竭最常见诱因包括感染,特别是呼吸道感染、严重心律失常、过度疲劳、风湿活动、情绪激动或忧虑、肺栓塞、妊娠和分娩等，必须针对诱因进行相应治疗，如应用抗生素控制感染、应用抗心律失常药物或电治疗消除心律失常、应用激素或阿司匹林治疗风湿活动等。

(二)心力衰竭本身的治疗

包括减轻心脏负荷、提高心肌收缩力、改善心脏泵血功能等。减轻心脏负荷的措施有休息、镇静、限制水钠摄入，应用利尿剂和容量血管扩张剂以降低心脏前负荷，使用阻力血管扩张剂以降低心脏后负荷。提高心肌收缩力的措施主要是应用洋地黄类及其他正性肌力药物，改善心室重塑应使用β受体阻滞剂和血管紧张素转换酶抑制剂，现分述如下。

1.休息

休息是减轻心脏负荷和能量消耗的重要措施之一，但休息的程度应根据心力衰竭的轻重而定。心功能属于轻度降低者，可根据具体情况允许做一些轻度活动；而心功能3～4级者，则应卧床休息。急性左侧心力衰竭者宜采取半坐卧位。但是长期卧床休息易发生静脉血栓、肢体失用性萎缩、食欲缺乏等症状。因此，待病情改善后应鼓励患者做轻度力所能及的活动，做到劳逸结合，这样有利于康复。必须指出，休息不仅仅局限于体力上的休息，还应包括脑力、精神上的休息，对于焦虑、烦躁不安、失眠的患者，可酌情应用镇静剂，如地西泮等，同时要做好耐心细致的思想工作，取得患者的配合，树立战胜疾病的坚强信心。

2.限制水钠摄入

心力衰竭患者的饮食宜清淡和少食多餐，食物应富含维生素和易于消化，并注意热量平衡。对于肥胖、冠心病患者宜低热量、低脂饮食，适当减轻体重。长期营养不良的慢性患者则要保证营养，提高体质。鉴于心力衰竭的水肿与静脉及毛细血管淤血、细胞外液增加有关，而水肿的发生多继发于钠的潴留。因此适当限制钠的摄入对消除水肿有效。一般认为轻度心力衰竭者每日氯化钠摄入应控制在5g以下，中度心力衰竭者2.5g，重度心力衰竭者不超过1.0g，而不加盐的正常人饮食中每日含氯化钠2～4g。因此，对于重度心力衰竭或顽固性心力衰竭者，必要时应采取戒盐饮食。但是长期的严格戒盐往往会影响患者的食欲，必须权衡利弊。近年来，由于各种利尿剂的不断问世，目前过分严格地限制钠盐摄入已无必要，特别是大量利尿时，有时由于钠盐排泄过多会造成低钠血症，而血钠过低也会影响利尿剂的疗效，应予注意。在限钠的情况下，水分一般可不加限制，但重度心力衰竭、明显水肿者，每日水分摄入应控制在2 000mL左右。

3.利尿剂的应用

经适当限制水钠摄入后仍有水肿者，可使用利尿剂，它可消肿、减少血容量和减轻心脏前负荷。此外，利尿剂还能降低血压而减轻心脏后负荷，从而增加心输出量，改善心功能。

(1)噻嗪类：大多数噻嗪类利尿剂口服后迅速吸收，口服2h左右达血浓度高峰，作用持续15h以上，多数以原形药从尿中排出，主要由近曲小管分泌。其作用部位是髓袢升支粗段的皮质部，抑制该段肾小管对氯化物、钠及水的重吸收，从而促进肾脏对氯化钠的排泄而产生利尿作用。同时由于转运到远曲小管钠增加，遂与钾进行交换，促进了钾的分泌和丢失，故长期使用可引起低钠血症、低氯血症和低钾血症及碱血症。不良反应除可造成上述电解质紊乱外，尚可引起高尿酸血症，这是由于在近曲小管，噻嗪类可与尿酸竞争同一载体，干扰尿酸分泌，致血中尿酸浓度增高，也可使血糖升高，这是由于噻嗪类能抑制胰岛素的释放及葡萄糖的利用所致。为了减轻上述不良反应，服药期间要补充钾盐或潴钾利尿剂联用。合并糖尿病、痛风的患者应慎用。

常用制剂包括：①氢氯噻嗪 25mg，每日 2～3 次；②苄氟噻嗪 5mg，每日 1～2 次；③环戊氯噻嗪 0.25mg，每日 2 次；④氯噻酮 50～100mg，每日 1 次。

噻嗪类属中效利尿剂，一般适用于轻、中度充血性心力衰竭的治疗，对于急、重度心力衰竭或顽固性心力衰竭，则需与其他利尿剂合用或改用强利尿剂。长期服用时，使用最小维持量，必要时间歇服用，这样不仅利尿效果较好，且可减少水、电解质紊乱。

(2)袢利尿剂：该类药物主要作用于髓袢升支的髓质部及皮质部，抑制其对钠、氯的再吸收，促进钠、氯、钾的排出和影响肾髓质高渗透压的形成，从而干扰尿的浓缩过程。此外，对近曲小管、肾小球滤过率也有作用。本类药物属强利尿剂，视病情可口服或注射，主要适用于急性心力衰竭和重度充血性心力衰竭的患者。

常用制剂有以下几种。

1)呋塞米：20～40mg，每日 1～3 次，口服后 20～30min 开始利尿，1～2h 达高峰，持续 6～8h；20～40mg，每日 1～2 次，肌内注射或静脉注射，注后 2～5min 开始利尿，30～90min 达高峰，持续 4～6h；对于严重顽固性心力衰竭、明显水肿者，有时可采用冲击剂量，每日用量可达 400～600mg，分次静脉注射或静脉滴注，待利尿和心力衰竭改善后减量，常能取得较好疗效；由于本药属强利尿剂，不良反应包括水、电解质紊乱，低血容量，低血钾、低血氯性碱中毒，长期应用可使听力减退、高尿酸血症和胃肠道症状；为了避免不良反应，一般从小剂量开始，酌情加量，并适当补充钾盐或与潴钾利尿剂联用，以避免水、电解质紊乱。

2)依他尼酸：其作用机制与呋塞米相似，但不良反应较大。一般剂量为 25～50mg，每日 1～2 次，服后 30min 开始利尿，2h 达高峰，持续 6～8h；静脉注射 25～50mg，注后 2～10min 开始利尿，1～2h 达作用高峰，持续 2～3h。

3)布美他尼：其作用与呋塞相似，1～2mg，每日 1～2 次，口服，服后 30min 开始利尿，1～1.5h 达高峰，持续 5～6h；0.5～2mg，每日 1 次，静脉注射，注后 10min 开始利尿，30min 后达高峰，持续 2h。其利尿作用强度为呋塞米的 20～25 倍，不良反应较少，可引起水、电解质紊乱，偶可使血糖、血尿酸增高。

4)天尼酸：一般剂量为 250～500mg，每日 1～2 次，口服 1h 开始利尿，3～5h 达高峰，持续 12～24h。

(3)潴钾利尿剂(含醛固酮拮抗剂)：主要作用于远曲小管的远端，有排钠、排氯的作用，对钾则相对潴留，单独应用时其利尿作用弱且起效慢，长期应用可导致血钾增高，临床上常与排钾利尿剂(如噻嗪类和袢利尿剂)联用，这样既可加强利尿作用，又可减轻电解质的紊乱。

常用制剂有以下几种。

1)螺内酯：尤适用于继发性醛固酮增多性顽固性水肿。常用量为 20～40mg，每日 3～4

次。不良反应少，偶有头痛、嗜睡现象，伴肾功能不全及高血钾者忌用；目前认为，本药除利尿作用外，尚能改善心脏重塑，尤其适用于心功能Ⅳ级患者。

2）氨苯蝶啶：50～100mg，每日3次，服后1h开始利尿，4～6h达高峰，持续12～16h。目前认为，本药并非通过拮抗醛固酮起作用，而是作用于远曲小管和集合管，抑制钠的重吸收和钾的排泄，使尿中钠、氯排出增加而利尿，对 K^+ 则有潴留作用。不良反应较少，偶有嗜睡及胃肠道相关症状。

3）阿米洛利（氨氯吡咪）：其作用机制与氨苯蝶啶相似，一般剂量为5～10mg，每日1～2次。

（4）其他利尿剂：如汞撒利，由于毒性大，现已少用；碳酸酐酶抑制剂如乙酰唑胺，因利尿作用弱，且易产生耐受性，也很少应用。

4.血管扩张剂的应用

20世纪70年代以来，各种新型正性肌力药物的问世，血管扩张剂的广泛使用，大幅提高了心力衰竭的治疗效果，使不少以往认为是顽固性（难治性）心力衰竭变为可治。血管扩张剂治疗心力衰竭的机制或是降低外周血管阻力和心室排血阻力，减轻心脏的后负荷，或是降低静脉张力，扩张容量血管使回心血量减少，从而降低心室舒张末期容量，减轻心脏的前负荷，减少心肌耗氧，改善心室功能。

血管扩张剂主要适用于心功能Ⅲ～Ⅳ级的慢性充血性心力衰竭；对于瓣膜反流性心脏病（如二尖瓣、主动脉瓣关闭不全）、室间隔缺损等，可减少反流或分流，增加前向心输出量；但主动脉瓣关闭不全者不宜将血压尤其是舒张压过分降低，以免冠状动脉灌注减少，诱发或加重心绞痛及心肌缺血。对于二尖瓣和（或）主动脉瓣狭窄及左心室流出道梗阻患者，不宜应用动脉扩张剂，可用静脉扩张剂。此外，血容量不足、低血压和肾衰竭者不宜用血管扩张剂。目前认为，单纯血管扩张剂虽可改善临床症状，但长期使用并不能改善心力衰竭的预后。根据血管扩张剂的作用部位和血流动力学反应不同，大致可分为3类。

（1）扩张静脉为主：代表药物为硝酸酯类，以硝酸甘油应用最广，视疾病情况采用皮肤、舌下、口服或静脉给药。对于急性心力衰竭和危重患者通常选用静脉给药，一般患者可口服或舌下含服。现已证实，本类药物小剂量时主要扩张外周静脉，中等剂量能降低心室前负荷，较大剂量有扩张动脉作用。最理想的患者是经洋地黄和利尿剂治疗后，仍有呼吸困难和端坐呼吸，左室充盈压增高超过2.7kPa（20mmHg），低心输出量和外周阻力增高的患者。对于左室充盈压＜2.7kPa（20mmHg）的患者，因其可引起低血压和心动过速，不仅不能改善心力衰竭，而且反而使心输出量减少，应予注意。一般开始剂量为2～10μg/min，视病情可每隔5～15min递增2～10μg/min。硝酸酯类不良反应有头胀、头痛、心动过速、面红、恶心等，偶有直立性低血压，适当减量或停药后多能消失。

（2）扩张小动脉为主：本类药物主要降低心脏后负荷，对于外周阻力增高为主、心输出量降低的心力衰竭患者最为理想。常用药物包括肼屈嗪、乌拉地尔、血管紧张素转换酶抑制剂。肼屈嗪口服剂量为25～50mg，每日3次，尤其适用于慢性心力衰竭，若与硝酸酯类如硝酸异山梨酯联用，可获最大每搏量。但长期服用本药，可通过肾素—血管紧张素—醛固酮系统导致水钠潴留，可合用利尿剂来克服。此外，长期服用偶可引起红斑狼疮、类风湿关节炎和周围神经病等不良反应，停药后多能消失。

乌拉地尔具有外周和中枢阻断α受体的作用，适用于急性肺水肿及难治性心力衰竭，特别是左侧心力衰竭伴外周阻力明显增高者，但急性肺水肿并非首选。静脉使用，开始用量为6mg/min，维持量为120mg/h。

血管紧张素转换酶抑制剂已成为防治充血性心力衰竭的基石，除有禁忌外，几乎所有心力衰竭患者均应使用血管紧张素转换酶抑制剂，其禁忌证为低血压、明显肾功能不全和双侧肾动脉狭窄。血管紧张素转换酶抑制剂治疗心力衰竭的作用机制包括以下几方面。①抑制血管紧张素Ⅰ转变成缩血管活性更强的血管紧张素Ⅱ；抑制缓激肽的降解，增加循环前列环素水平，从而扩张外周小动脉和静脉系统，减轻心脏的前、后负荷。②抑制心脏、血管组织的肾素—血管紧张素系统，可能防止心室和血管重塑。③抑制交感神经系统，降低循环儿茶酚胺水平(其活性水平直接与心力衰竭预后有关)，因而血管紧张素转换酶抑制剂扩张血管不伴有反射心动过速和继发性血去甲肾上腺素升高。此外，可使心力衰竭患者下调的β受体密度上升而改善心室功能。④有助于纠正心力衰竭患者低钾血症、低镁血症，降低室性心律失常的发生率。血管紧张素转换抑制剂常用制剂有卡托普利 6.25～25mg，每 8h 1 次，必要时可增至每日150mg；依那普利 2.5～5mg，每日 1～2 次，可增至 10mg，每日 2 次；培哚普利 2～4mg，每日 1 次；培那普利 10～20mg，每日 1 次；福辛普利 5～20mg，每日 1 次等。

(3)动、静脉扩张剂：临床上主要使用的是硝普钠，急性肺水肿时硝普钠常为首选，本药需静脉给药，且需避光使用，应临时新鲜配制，并于 4～6h 更换 1 次，开始量为 2～10μg/min，每5～10min 增加 2～10μg，直至获效。使用过程中应密切注意血压、心率和全身情况，对血压偏低者可与多巴胺或多巴酚丁胺合用。不良反应有低血压、嗜睡、恶心、呕吐等。长期用药时，血中代谢产物硫氰化物浓度过高，可引起神经中毒的表现及甲状腺功能低下。

选用血管扩张剂视病情而定，一般选用原则是：急性肺水肿为主，多选用硝普钠，其他则首选硝酸甘油。

5.增强心肌收缩力

正性肌力性药物大致分为两大类，即洋地黄和非洋地黄类正性肌力药物，现分述如下。

(1)强心苷：以洋地黄为代表的强心苷，迄今仍是治疗心力衰竭的主要正性肌力药物。目前认为洋地黄应用的目的在于改善收缩性心力衰竭患者的临床状况，它没有明显降低心力衰竭患者病死率的作用，因而不推荐应用于心功能Ⅰ级患者。它能直接增强心肌收缩力，对功能不全的心脏，心肌净耗氧量明显降低。此外，能减慢心率，减慢房室传导，缩短心肌细胞的复极过程，使周围血管收缩，抑制肾小管对钠的再吸收而产生直接利尿作用。但洋地黄正性肌力作用机制迄今尚未完全阐明。现已证实，钙是启动心肌收缩的关键物质，治疗量的洋地黄能增加兴奋时胞质内 Ca^{2+} 浓度，从而增强兴奋—收缩偶联过程。目前认为，心肌细胞收缩所需的 Ca^{2+}，主要不是来自肌浆网或线粒体，而是来自细胞膜外，洋地黄类的强心作用在于它能增加

Ca 进入细胞内，从而促进肌凝蛋白和肌纤维蛋白结合的过程。此外，尚能抑制细胞膜上钠钾ATP 酶（离子主动运转酶系）的活性，使 Na^{+}-K^{+} 交换系统活性降低，导致细胞内 K^{+} 减少而 Na^{+} 相对增加，以致细胞内 Na^{+}-Ca^{2+} 交换活跃，促进 Ca^{2+} 内流增加。洋地黄通过直接或间接对自主神经系统的作用，以及心功能的改善，使心率减慢。洋地黄通过减慢心肌细胞动作电位曲线 0 位相上升速率，降低膜反应性而减慢传导，缩短动作电位间期，缩短不应期，使 Q-T 间期缩短，改变 1、2 位相的斜率使 ST 段偏移，增强 4 位相舒张期自动除极，可兴奋低位异位起搏点的自律性，导致心律失常。中毒量洋地黄还可直接作用于心脏传导系统，造成部分或完全性传导阻滞。

洋地黄的适应证：①充血性心力衰竭，尤其心功能Ⅲ～Ⅳ级收缩性心力衰竭；②心力衰竭伴快速心房颤动（肥厚型心肌病或预激综合征所致者应属禁忌或慎用）；③对于窦性心律的慢性心力衰竭应先用利尿剂和血管扩张剂（包括血管紧张素转换酶抑制剂），只有在上述治疗无效，无低血钾情况下，给予洋地黄；④非洋地黄引起的心律失常，包括快速心室率性心房扑动或颤动、阵发性室上性心动过速（预激综合征所致者慎用）等；⑤曾有心力衰竭史患者或疑有潜在心功能低下者，施行外科手术（包括心脏手术）、妊娠、分娩或并发其他严重疾病时，可预防性酌情应用洋地黄，以预防心力衰竭发生。

下列情况不宜应用洋地黄：预激综合征合并心房颤动，洋地黄可缩短旁路不应期而导致心室颤动。Ⅱ度及Ⅲ度房室传导阻滞。病态窦房结综合征（无起搏器保护者），特别是老年人。单纯舒张功能不全性心力衰竭，如肥厚型心肌病，尤其伴流出道梗阻者。对于急性心肌梗死早期（前 24h 内）、心肌炎、肺源性心脏病、巨大心脏等情况下合并心力衰竭，洋地黄应慎用，剂量宜小，并应密切观察和作相应治疗。对二尖瓣狭窄（心房颤动合并右侧心力衰竭除外）除能减慢心率外，其他帮助不大。大量心包积液或缩窄性心包炎，洋地黄疗效欠佳。洋地黄中毒所致心肌收缩力减退或引起心律失常是洋地黄绝对禁忌证。此外，室性心动过速也属洋地黄禁忌。

洋地黄类制剂及用法：根据给药后起效的快慢，大致可分为速效、中效和慢效 3 种制剂。常用速效制剂有毒毛花苷 K、毛花苷丙（西地兰）、羊角拗苷、铃兰毒苷、黄夹苷（强心灵）和冰凉花总苷（福寿草总苷）等，经静脉给药后多在 5～30min 内起效，主要用于急重心力衰竭患者。中效制剂常用的有地高辛、甲基地高辛等，口服后 1～2h 内起效，为临床上最常用制剂。慢效制剂常用的有洋地黄叶和洋地黄毒苷等。对于慢性心力衰竭一般情况下可选用中效或慢效制剂，危重或急性心力衰竭患者可选用速效制剂，待症状控制后，改用中效或慢效制剂维持。

强心苷给药方法有两种。①速给法：多采用静脉注射速效洋地黄制剂，如毛花苷 C 可视病情先静脉注射 0.2～0.4mg，2～4h 后再注 0.2～0.4mg；毒毛花苷 K 首剂 0.25mg，2h 后再注 0.125～0.25mg；铃兰毒苷首剂 0.1mg，加入 5％葡萄糖注射液 20mL，中缓慢静脉注射，2～4h 后再注 0.05～0.1mg；羊角拗苷首剂 0.25～0.5mg，2～4h 后再注 0.25mg。这种在治疗上最初快速给予较大剂量洋地黄类制剂，能迅速发挥最高疗效而又不出现不良反应所需要的剂量称为洋地黄负荷量或洋地黄化量。目前此法主要用于治疗急性左侧心力衰竭或快速心房颤动伴心力衰竭者，也适用于危重的充血性心力衰竭患者，有效后改口服维持。②每日维持量疗法：

适用于病情不太急的慢性心力衰竭患者。目前临床应用最广的是地高辛 0.125～0.25mg，每日 1 次，口服，心房颤动和个别患者为每日 0.375～0.5mg，有 5 个半衰期(即 1.5×5＝7.5d)后血浓度即可达到治疗水平。

现已证实，洋地黄治疗心力衰竭时剂量与心肌的收缩效应呈线性关系，并非全或无，即使用小剂量也可使心肌收缩力增强，随剂量增加收缩力也随之增强，但剂量超过一定限度后，收缩力不仅不再增加甚至下降。因此，盲目增加洋地黄剂量不仅易出现中毒反应，且能加重心力衰竭。因此，传统的先给予饱和量(负荷量)，继以维持量疗法，由于易致洋地黄中毒，现已少用，除非属较急或危重的心力衰竭。在一般情况下宜采用每日维持量疗法，其优点是既可降低洋地黄用量，又可减少其不良反应。

应用洋地黄类药物的注意事项：使用洋地黄应坚持个体化用药的原则，但对每个具体患者确定其最佳治疗剂量并非易事，一般而言，剂量与体重有关，但肥胖者矫正剂量应以标准体重为准，而不是根据实际体重计算。老年人、肾功能损害者、消瘦者，以及同时服用增加洋地黄吸收(尤其口服制剂)、提高有效血浓度或延长其半衰期的药物，如口服吗啡类(可待因、罂粟碱等)，抗胆碱能药物(阿托品、莨菪碱、丙胺太林等)，青霉素、红霉素、氯霉素、新霉素和四环素类抗生素，阿司匹林、吲哚美辛和布洛芬等抗炎镇痛药，利血平、胍乙啶等降压药，α 受体阻滞药，奎尼丁、维拉帕米、胺碘酮、丙吡胺等抗心律失常药，肾上腺皮质激素和利尿剂等，洋地黄应适当减量，以免血清浓度过高导致不良反应发生。相反，考来烯胺(消胆胺)、甲氧氯普胺(胃复安)，抗酸剂如三硅酸镁、氢氧化铝等均能降低地高辛的胃肠道吸收，使其血清浓度降低。而酚妥拉明、硝普钠等血管扩张剂可使地高辛肾小管排泌增加，使血清有效浓度降低，苯巴比妥、苯妥英钠和保泰松可加速洋地黄在肝内生物转化过程，也可使血清有效浓度降低。故洋地黄与上述药物联用时，则要适当增加剂量。此外，应用洋地黄过程中应密切监测电解质水平，尤其注意低钾血症、低镁血症可诱发或加重洋地黄毒性反应。近年来应用放射免疫法测定血液中洋地黄的浓度，对防止洋地黄中毒有一定作用，一般地高辛有效血浓度在 1～1.5μg/L，超过 2μg/L 时易发生中毒。但无中毒者和有中毒者血清洋地黄浓度间仍有明显重叠现象，因此，临床症状的改善及中毒症状的出现与否仍然是调整洋地黄用量的重要依据。

洋地黄的不良反应：洋地黄治疗量与中毒量仅相差 1.6 倍，两者十分接近，使用不当易发生中毒，常见的诱因包括电解质紊乱，特别是低血钾、低血镁和高钙血症。甲状腺功能减退。老年患者。肾功能减退。风湿活动、心肌炎等对洋地黄敏感性增加。肺源性心脏病、严重缺氧、急性心肌梗死、心肌病、心脏极度扩大等对洋地黄的耐受性降低。同时使用可提高洋地黄血浓度的药物等。

洋地黄中毒在心脏方面的毒性主要表现有频率和节律的变化，其中，以室性期前收缩最常见，可呈二联律、三联律或多源性，其次是伴或不伴有传导阻滞的房性心动过速、非阵发性交界性心动过速，严重中毒者可引起室性心动过速与心室颤动。洋地黄也可引起心动过缓，包括窦性心动过缓，窦房阻滞或Ⅰ度、Ⅱ度、Ⅲ度房室传导阻滞等。心律失常是洋地黄中毒的主要表现，老年人在充血性心力衰竭治疗过程中若出现缓慢性心律失常，应考虑到洋地黄中毒的可能。洋地黄心外毒性反应包括胃肠道症状，如厌食、恶心、呕吐、腹泻等；视觉障碍包括视物模糊、色视、出现盲点、复视等；神经系统反应有头痛、抑郁、失眠、乏力等。

洋地黄中毒的治疗：一旦发现中毒应立即停用，一般情况下若属快速性心律失常（无论是室性或室上性），即使血钾不低也可适当补钾，因为血钾正常并不代表细胞内不缺钾，只要血钾不高就可以了。心律失常较轻者可口服10％氯化钾10～15mL，或缓释钾片1.0g，每4～6h 1次，直至心律失常纠正。较重者，尤其伴低钾血症者，应静脉给药，一般用量为10％氯化钾10～20mL，加入5％葡萄糖注射液250～500mL中静脉滴注，每小时滴注0.5g左右，并进行心电监护，直至控制异位心律。在紧急室性心律失常时，也可立即静脉注射利多卡因50～100mg，必要时隔5～10min重复1次，但1h总量不宜超过300mg，然后静脉滴注维持。若利多卡因无效，也可改为苯妥英钠，首剂100mg，加入20mL注射用水中，缓慢静脉注射，必要时5～10min后重复给药，总量不宜超过300mg，以免发生低血压、呼吸抑制，待症状改善后改为口服100mg，每日3次。洋地黄中毒致缓慢性心律失常，则不宜在无血钾检查结果时补钾，若同时合并室性期前收缩，可先用苯妥英钠，待测得血钾结果后再决定是否补钾。重度房室传导阻滞、肾衰竭、少尿者不宜补钾。心动过缓伴阿—斯综合征发作者宜安置临时心脏起搏器，一般情况下可用阿托品类治疗，如阿托品0.5～1mg肌内注射，视病情每4～8h 1次。病情轻者也可口服。基于低血钾常伴有低镁血症，硫酸镁不仅能纠正低血镁，而且可兴奋受洋地黄抑制的钠钾ATP酶，制止心肌钾的丢失，也适用于洋地黄中毒所致心律失常。一般剂量为25％硫酸镁10mL，加入5％葡萄糖注射液250mL中静脉滴注；当血钾＜3.5mmol/L，加10％氯化钾5～7mL，此为1剂之量，每日可给1～2剂。心律失常纠正后预防用药为隔日或每日1剂。对于严重快速心律失常者，可用25％硫酸镁10mL，加入5％葡萄糖注射液20mL中缓慢静脉注射。此外，也可用门冬氨酸钾镁20mL（每10mL内含镁、钾各500mg）加入5％葡萄糖注射液250mL中静脉滴注。经上述非特异性疗法仍不能控制的严重心律失常，可采用特异性地高辛抗体进行治疗。用法是治疗前即刻记录心电图及有关电解质（钾、钠、钙、镁）检查，常规做地高辛特异的性抗体 $F(ab')_2$ 皮试：先将 $F(ab')_2$ 0.1mL，加生理盐水0.9mL，做皮试，其观察方法同青霉素皮试。若皮试阴性，在心电图或心电示波器监护下，将地高辛特异性抗体 $F(ab')_2$ 800mg，用生理盐水稀释成20mL，缓慢静脉注射，如30min后无任何好转可重复注射1次，直至心律失常消失，一般情况下总量为800～2 400mg。必须指出，使用地高辛性特异抗体 $F(ab')_2$ 之前应肯定为洋地黄中毒才可使用，更不要将洋地黄不足误诊为中毒，加重。

在基层若无地高辛特异性抗体 $F(ab')_2$，而上述抗心律失常药物又无效时，可考虑施行食管心房调搏术或安置临时起搏器，应用超速抑制或通过程序刺激法多能控制心律失常。至于电击复律，一般不主张用于洋地黄中毒所致室性心动过速，以免发生心室颤动。只有在其他方法均无效情况下，采用低能量（5～10J，一般应＜50J）电击。

（2）非洋地黄类正性肌力药物：该类药物是近年来发展最为迅速的药物之一，临床上应用较广的包括以下几类。

1）β受体激动剂：目前应用较多的如多巴胺和多巴酚丁胺，两者均能兴奋心脏β受体，激活腺苷环化酶，使三磷酸腺苷(ATP)转化为 cAMP，促进 Ca^{2+} 进入心肌细胞膜，选择性地增强心肌收缩力，增加心输出量和降低肺动脉楔压，改善心功能。但前者使血压、体循环血管阻力、左室充盈压、心率增加；后者主要兴奋 β_1 受体，对血压、左室充盈压和心率影响较小，且能降低体循环血管阻力。因此，对于心输出量低、左室充盈压高、体循环血管阻力正常或低下，特别是合并低血压时宜选多巴胺；而心输出量低、左室充盈压高体循环血管阻力和动脉压在正常范围的患者，应选用多巴酚丁胺。因两药均需静脉给药，故多用于急性心力衰竭或危重患者。基于充血性心力衰竭时，心室肌 β 受体数量减少或调低，持久兴奋不足以维持正性肌力作用，故本药应与洋地黄交替使用，或采用间歇用药。多巴胺常规用量开始为 0.5～1.0μg/(kg·min)，可逐渐增至 2～10μg/(kg·min)。多巴酚丁胺用量一般为 2～10μg/(kg·min)，每日总量可达 80～240mg，但滴速不宜过快，以免引起头痛、恶心、呕吐、心悸和心律失常等不良反应。

近年来，应用较广的 β 受体激动剂还有普瑞特罗(对羟苯心安)，其为 β_2 受体激动剂，口服或静脉注射均有效，作用持久，具有明显正性肌力作用，增加心输出量而无收缩血管作用，且能增加洋地黄的正性肌力作用而不引起的心律失常。静脉注射剂量为每次 2.5～5mg，5～10min 达最大作用，作用持续 3h；口服为 5～20mg，每日 3 次。由于本药不良反应较大，大剂量可引起心肌缺血，近年来已较少使用。多培沙明通过降低心脏前、后负荷和正性肌力作用，能明显提高每搏量、心输出量和降低心室充盈压；通过增加肝、肾等内脏器官的血流，可改善重要脏器的功能，增加尿量和钠的排泄。此外，多培沙明尚能改善心室顺应性。常规剂量为 0.25～1.0 μg/(kg·min)，静脉滴注。若剂量高于 1.0μg/(kg·min)，可产生心悸，诱发心律失常、心绞痛等不良反应。吡布特罗(吡丁醇)为 β_2 受体激动剂，对 β_1 受体也具兴奋作用。用法为 20mg，每日 3 次。沙丁胺醇作用与吡布特罗相似，口服剂量为 4～8mg，每日 3～4 次。扎莫特罗属新型 β_1 受体兴奋、保护双重作用的药物。用法为每次 0.2μg/kg，静脉注射；200mg，每日 2 次，口服。异波帕明(多巴胺异丁酯)，一般剂量为 100～200mg，每日 2～3 次。

2)双异吡啶类：该类药物中，临床应用最广的是氨利酮(氨吡酮)和米利酮(二联吡啶酮)。该类药物主要通过选择性抑制磷酸二酯酶Ⅰc 起作用，抑制 cAMP 降低，使细胞内 cAMP 含量增加，后者通过 3 种途径调节或潜在性激发心肌收缩，即：通过肌膜 Ca^{2+} 通道磷酸化，促进 Ca^{2+} 跨膜内流增加。肌质网有关蛋白磷酸化，激活钙 ATP 酶，使肌质网摄取和释放 Ca^{2+} 增加。收缩蛋白磷酸化，特别是肌钙蛋白Ⅰ和肌球蛋白磷酸化，使心肌收缩力增强和正性松弛作用。血管平滑肌细胞内 cAMP 增加，使平滑肌细胞的肌质网摄取 Ca^{2+} 增加，细胞质 Ca^{2+} 减少，导致血管扩张。本类药物与洋地黄合用时具有协同作用。氨利酮一般推荐首次负荷量为 0.75mg/kg，静脉注射，必要时 30min 后重复 1 次，然后每分钟 5～10μg/kg，静脉滴注。口服剂量为 100～200mg，每日 2～3 次，服后 1h 内起作用，最大作用时间 1～3h，持续 4～6h。本药若与肼屈嗪联用可明显提高心输出量、降低肺动脉楔压，适用于顽固性心力衰竭。不良反应包括胃肠道症状、血小板减少和腹痛等。近年来，氨利酮逐渐被作用更强的米利酮代替。米利酮不仅有明显的正性肌力作用，比氨利酮强 10～40 倍，而且能选择性地松弛血管平滑肌，具有扩张周围血管作用，并可改善左心室舒张功能，在改善血流动力学的同时不增加氧耗、不使动脉压下降，是较理想的抗心力衰竭的药物之一。剂量为25～75μg/kg，静脉注射，从小剂量开始，根据需要递增。口服剂量为2.5～10mg，每日2～4次。

3)咪唑类化合物：如依诺昔酮(氢甲苯咪酮)，具有正性肌力和扩张血管双重作用，其强心作用与心脏磷酸二酯酶同工酶Ⅲ抑制有关，使心肌cAMP浓度增高，促进心肌细胞Ca^{2+}内流，肌浆网主动摄取Ca^{2+}及激活磷酸化酶而使糖原分解增加，ATP生成增多而使心肌收缩力增强。此外，高浓度时尚能抑制钠钾ATP酶，使心肌细胞外Na^{+}浓度降低，细胞内Na^{+}浓度，通过抑制Ca^{2+}与载体结合而减少Ca^{2+}外流，以及Na^{+}促进肌浆网释放Ca^{2+}而产生正性肌力作用，其扩血管作用也可能与平滑肌内cAMP浓度增加有关。血管平滑肌内cAMP增加，蛋白激酶激活后促进Ca^{2+}外运，阻止Ca^{2+}内流，使细胞内Ca^{2+}浓度降低，平滑肌兴奋—收缩耦联过程受阻，因而外周血管扩张。依诺昔酮剂量为每次0.5mg/kg，静脉注射，注射后10min有明显血流动力学效应，作用持续6h左右。口服剂量为每次3mg/kg，视病情可每日2～3次。

4)其他类似药物：匹罗昔酮50mg，每日2～3次，口服；静脉注射为0.5mg/kg。硫马唑，首剂0.1～0.4mg/kg，静脉注射，继之以0.35mg/min，静脉滴注，每30min可酌加剂量，但不宜超过1.4mg/min，连续静脉滴注72h；口服剂量为50～200mg，每日3次。

鉴于非洋地黄类正性肌力药物仅短期内改善血流动力学效应，长期应用时缺乏持续血流动力学效应，应用不当可诱发严重心律失常，甚至使病死率增加，因此仅适用于充血性心力衰竭急性恶化时，或心力衰竭经利尿剂、ACEI、地高辛和血管扩张剂联合治疗仍无效的患者。

6.改善心肌代谢和供能

有学者认为，对于重症心力衰竭患者虽可酌情应用能量合剂和营养心肌药物，如ATP、辅酶A、辅酶Q_{10}、细胞色素C和1,6-二磷酸果糖(FDP)，但无明显疗效的循证医学证据。

7.血管紧张素转化酶(ACE)抑制剂

ACE抑制剂应从小剂量开始，并根据血压等情况逐渐增加剂量，同时监测血压和肾功能的变化。

8.β受体阻滞剂

病情稳定后从小剂量开始使用。

9.其他治疗措施

包括吸氧、支持疗法、对症治疗、加强护理等。

第六章　内分泌系统急危重症

第一节　甲状腺危象

甲状腺危象又称甲状腺危象，是指危及生命的甲状腺功能亢进状态。甲状腺危象是在原有甲亢病情未获有效控制时，由于一些诱因，如精神刺激、感染、手术、创伤等存在和激发下，出现原有症状突然加剧的一组综合征。甲状腺危象发病率不高，占甲亢住院患者的1%～2%，但病死率却高达30%～60%。本病可发生于任何年龄，以老年人多见，女性明显高于男性。

一、诱因与发病机制

甲状腺危象的发生往往都有诱因，由内科疾病引发的较由外科疾病引起的多见，且病情较外科性诱因引起者严重。

(一)内科性诱因

1.感染

感染为最常见病因。常见感染部位是呼吸道，其次为胃肠道和泌尿系统。

2.应激

应激致甲状腺激素大量释放入血。精神过度紧张、过度劳累、高温、饥饿、药物反应、心绞痛、心力衰竭、糖尿病酸中毒、低血糖、高钙血症、肺栓塞、分娩和妊娠等为常见的应激情况。

3.药物

过量非甾体类抗炎药、化疗药物、抗甲状腺药物不适当应用、医源性甲状腺激素摄入过多等。

(二)外科性诱因

1.甲亢未被控制而行手术

术前未用抗甲状腺药准备，或准备不充分，或虽用抗甲状腺药但停用过久，或用碘剂做术前准备时，用药时间过长。

2.手术与麻醉时的应激

手术本身的应激、手术挤压甲状腺、术中乙醚麻醉均可使大量甲状腺激素释放入血。甲状腺本身的外伤、手术或身体其他部位的急症手术均能诱发危象。术后4～16h发生者，考虑与手术有关，16h以后出现者，需寻找感染病灶或其他原因。

(三)其他因素

甲状腺危象确切的发病机制和病理生理目前还不是很清楚，可能的因素如下。

1.大量甲状腺激素释放入循环血中

甲亢患者服用大量甲状腺激素、甲状腺手术，不适当停用碘剂、放射性碘治疗后，大量甲状腺激素会释放入循环血中。

2.血中游离甲状腺素增加

感染、甲状腺以外其他部位的手术等应激，使血中甲状腺激素结合蛋白浓度减少，与其结合的甲状腺激素解离。

3.机体对甲状腺激素反应的改变

在某些因素的影响下，患者各系统的脏器及周围组织对过多的甲状腺激素适应能力降低。

4.肾上腺素能的活性增加

患者血中甲状腺激素增多，儿茶酚胺的作用增强。

5.甲状腺素在肝中清除降低

手术前后、其他非甲状腺疾病、进食热量的减少，均引起 T_4 清除减少，使血中甲状腺激素量增加。

二、临床表现

甲状腺危象是原有甲亢症状的急剧加重，主要临床表现为明显的高代谢症状和过量的肾上腺素能反应，可分为典型和不典型两类。

（一）典型表现

甲状腺危象的典型症状主要表现在以下 4 个方面。

1.高热

高热是甲状腺危象的特征性表现，也是与重症甲亢的重要鉴别点。体温急剧升高，常在 39 ℃以上，一般解热措施无效。大汗淋漓，皮肤潮红，继而可汗闭、皮肤苍白和脱水。

2.中枢神经系统症状

有精神障碍，常见焦虑、震颤、极度烦躁不安、谵妄、嗜睡，最后陷入昏迷。

3.循环系统症状

心动过速，心率常在 160 次/分以上，与体温升高不成比例。可出现心律失常，或充血性心力衰竭、肺动脉高压、肺水肿，最终出现血压下降、心源性休克，以致循环衰竭而死亡。甲亢性心脏病者更易发生甲状腺危象，预后差。

4.消化系统症状

早期表现是恶心、腹痛。食欲极差，恶心、呕吐频繁，腹痛、腹泻明显。体重锐减、肝脾大、肝功能异常，随病情发展出现肝衰竭及黄疸，黄疸提示预后不良。由于进食差、呕吐、腹泻及大量出汗，最终出现电解质紊乱。

（二）不典型表现

发生甲状腺危象的患者如果原来有全身多脏器功能衰竭、恶病质等，危象症状常不典型。尤其是甲亢症状不典型的患者，发生危象时症状也很不典型，可能只具有上述典型危象的部分症状，或仅表现出某一系统的症状。如淡漠型甲亢患者发生危象时与典型甲亢患者相反，无神经精神等兴奋表现，也无怕热、多汗，表现为淡漠加重，极度衰弱，嗜睡、反应迟钝，甚至木僵、昏迷，体温可中度上升或体温过低，皮肤干皱、汗少，心率加快不明显，甚至缓慢，极易误诊。

三、实验室与影像学检查

本病的常见实验室与影像学检查项目如下所示。

1.甲状腺功能检查

甲状腺功能表现为亢进，FT_3、FT_4升高，TSH 降低，但血中甲状腺激素水平的高低与疾病的严重程度不成比例。有学者认为出现甲状腺危象时，患者血中甲状腺激素水平明显高于无危象的甲亢患者，有学者则见到出现甲状腺危象时，甲状腺激素水平并不明显升高。因此测定血中甲状腺激素水平对诊断甲状腺危象的帮助不大，但当检测到甲状腺激素水平显著高于正常值时，对诊断和判断预后具有一定的意义。

2.基础代谢率检查

多在 60%以上。

3.超声检查

甲状腺弥散性或结节性肿大，血流丰富，可见“火海征”，频谱多普勒显示甲状腺动脉的频谱为高速低阻频谱。

四、诊断与鉴别诊断

任何一例甲亢患者，出现病情的加重，伴有高热、心动过速、恶心、呕吐及精神的改变，均应考虑到甲状腺危象的可能。对于无既往甲亢病史，症状又不典型的患者，临床应详细询问其病史，认真进行体格检查，突眼征、甲状腺肿大伴血管杂音、胫前黏液性水肿等症状有助于诊断。对怀疑有甲状腺危象的患者，应立即进行血液及甲状腺超声等实验室检查。

甲状腺危象大体分为危象前期和危象期两个阶段。甲状腺危象在诊断过程中应与其他有部分相似症状的疾病相鉴别。

（一）中枢性高热

患者体温可高达 41～42℃，但皮肤干燥少汗，四肢温度低于躯干，无与体温改变相应的心率变化。温度易随外界环境变化而波动，白天稍低，夜间高。

（二）败血症

有高热及意识改变，但发热多为弛张热，热起急骤，伴有畏寒、寒战，热退时伴出汗；心率多与体温相一致；血培养有细菌生长；甲状腺功能正常或为高 T_3综合征。

（三）低血糖昏迷

可有大汗、心率快及精神症状，甚至昏迷，但多有引起低血糖的原因。一般不伴体温升高，血糖常<2.8mmol/L，给予葡萄糖后病情立刻改善。注意排除甲状腺危象同时合并低血糖。

（四）肝性脑病

有黄疸、肝功能损害、意识的改变，但患者大多有慢性肝病病史和诱发脑病的因素，伴扑翼样震颤和肝硬化腹腔积液，血氨升高，一般不伴高热和明显的心动过速，甲状腺功能多正常或为正常甲状腺功能病态综合征。

(五)肾上腺危象

多伴高热,体温可达40℃以上,有低血压、低血容量休克、心动过速、恶心、呕吐、意识的改变,但多有引起肾上腺皮质功能不全原发病症状和体征,可伴有低血糖、顽固性低钠血症,血钾一般正常,血皮质醇和ACTH测定有助诊断。

(六)嗜铬细胞瘤危象

可有头痛、心悸、多汗三联症,出现高血压危象时可伴意识改变。常有多器官功能衰竭,多不伴高热,血尿儿茶酚胺及其代谢产物明显升高,肾上腺影像学检查可见肿瘤、结节或增生。

(七)妊娠期合并Wernicke脑病

有精神症状,如意识不清、谵妄、昏迷、心动过速等。可通过询问病史、甲状腺B超以及颅脑磁共振检查帮助诊断。

五、治疗

甲状腺危象前期或甲状腺危象一经诊断,不需等待实验结果,应尽早开始治疗。治疗目的是纠正严重的甲状腺毒症和诱发疾病,保护机体脏器,防止器官的功能衰竭。有条件的医院应在内科ICU进行甲状腺危象患者的监护治疗。

(一)降低循环中甲状腺激素的水平

降低循环中甲状腺激素的水平可通过3种方式:抑制甲状腺激素的合成;抑制甲状腺激素的释放;通过血液透析、腹膜透析、血浆置换等治疗手段迅速降低血液中甲状腺激素的水平,但由于临床应用经验较少,其临床疗效及使用后的并发症有待进一步观察。

硫脲类抗甲状腺药可以抑制甲状腺激素的合成。碘剂能迅速抑制甲状腺结合蛋白水解,从而减少甲状腺激素的释放。同时大剂量碘剂还能抑制T_3与细胞受体的结合,尤其对于由甲状腺炎或外源性甲状腺激素摄入过多引起的甲状腺危象,碘剂往往比抗甲状腺药物更有效。对碘剂过敏者,可改用碳酸锂0.5~1.5g/d,分3次口服。碘剂一般在给予硫脲类抗甲状腺药1h后使用,但在临床应用时,常两种药同期使用不需等待。有报告,碘化物碘番酸钠盐更有效。硫脲类抗甲状腺药物和碘化物只能减少甲状腺激素的合成与释放,不能迅速降低血中T_3和T_4的水平,而透析、血液置换治疗方法可以迅速降低。

(二)抑制T_4向T_3转化,降低周围组织对甲状腺激素的反应

常用药物有β受体阻滞剂如普萘洛尔(心得安)、利血平和胍乙啶、糖皮质激素等。应当注意的是,普萘洛尔应慎用或禁用于心功能不全,尤其心输出量减少的心功能不全、心脏传导阻滞、心房扑动、支气管哮喘等患者。

(三)对症支持治疗

对症治疗的措施如下。

(1)密切监测心、脑、肾等器官功能,防止发生多器官功能衰竭。

(2)补液:补充葡萄糖、维生素,以纠正电解质紊乱,保证热量供应,提高抗病能力。

(3)氧疗:防止低氧血症和电解质紊乱可能诱发的心、脑、肾等脏器损伤,急性肝衰竭,急性横纹肌溶解。

(4)高热时物理降温,或给予解热药,或人工冬眠疗法(人工冬眠疗法:哌替啶 100mg,氯丙嗪、异丙嗪各 50mg,混合后静脉持续泵入),口服药物可用对乙酰氨基酚,但禁用乙酰水杨酸类制剂。

(5)去除诱因,防治并发症。

第二节　糖尿病酮症酸中毒

一、诱因与发病机制

酮症酸中毒是糖尿病的一种严重急性并发症,血浆酮体浓度超过 2.0mmol/L 时的状态称为酮症。当酮酸集聚而使机体内发生代谢性酸中毒时,称为酮症酸中毒。严重者可发生酸中毒昏迷,危及生命。

(一)诱因

应激状态常是发生酮症酸中毒的诱因,比较多见的有以下几种。

(1)急性感染,如呼吸道感染、肺部感染、尿路感染、皮肤化脓性感染、胃肠道感染、胆管感染、急性胰腺炎等,在任何感染病症发生严重时。

(2)严重创伤、外科手术、麻醉、外伤、其他严重疾病如心肌梗死、心力衰竭等应激情况下。

(3)胃肠功能紊乱,如呕吐、腹泻或进食过量时。

(4)治疗过程中口服降糖药或胰岛素用量不足或停用。

(5)严重精神刺激。

(6)妊娠,尤其是分娩。

(7)少数糖尿患者反复多次出现酮症酸中毒时,应考虑有精神因素、治疗不当或不配合治疗等因素。

发生酮症酸中毒的病例往往有几种诱因同时存在,但也有些病例诱因不明。

(二)发病机制

糖尿病患者由于各种诱因,增加了胰岛素的负担,使糖尿病加重,由于体内胰岛素严重缺乏,可产生大量酮体(乙酰乙酸、β 羟丁酸及丙酮)。同时,应激激素(糖皮质激素、儿茶酚胺、胰高糖素及生长激素等)水平明显上升,加上末梢组织对葡萄糖及酮体的利用减少。这些原因使酮症酸中患者血糖明显增高,葡萄糖及酮体的生成增多而利用减少,使其在血中浓度异常增高。血糖水平可高达 27.8mmol/L(500mg/dL)以上,血浆酮体≥8mmol/L。

由于高血糖、高酮体、酸中毒和电解质紊乱等变化,使机体代谢造成紊乱,引起一系列临床症状,严重时致昏迷,危及生命。

二、临床表现

发病前一日至数日,患者糖尿病症状加重,已有烦渴、多饮、多尿加重、极度软弱无力。脱水明显,水分的丢失可高达体重的 10%。患者口干、舌干色红、皮肤干燥、缺乏弹性,重者眼球下陷、脉速而弱、四肢厥冷，血压降低，休克，严重时因肾血流量不足而出现少尿。呼吸深而快，呼气有酮味，如烂苹果味，当血 pH≤7 时，可因脑干受到抑制，呼吸减慢。可有饮食减少、恶心、呕吐、腹痛等；有时可出现腹部压痛，以至腹肌紧张而被误诊为外科急腹症。当病情进一步加重时，则出现意识不清，并逐渐进入昏迷状态。

三、诊断与鉴别诊断

(一)诊断

在急诊室如果发现患者意识不清伴有脱水、呼气时有烂苹果气味，就要考虑糖尿病酮症酸中毒的诊断。

(1)注意既往糖尿病病史，近期治疗情况，有无急性感染、腹泻、饮食失调、食糖过多，以往未发现糖尿病而误用糖过多、严重精神刺激、停用或大量减少胰岛素、降糖药等情况。

(2)体检可注意脱水程度，有无呼吸深而快、呼气酮昧及周围循环衰竭等体征。

(3)实验室检查可见：

1)血糖明显增高，常在 16.7～27.8mmol/L。

2)血酮增高，常≥8mmol/L(正常低于 2.0mmol/L)。

3)血二氧化碳结合力可降到 10mmol/L(10mEq/L)以下。

4)血 pH 下降至 7.35 以下。有学者据此将糖尿病酮症分为：轻度(pH＞7.3)、中度(pH 为 7.1～7.3)和重度(pH＜7.1)。

5)血钾早期可正常或偏低，晚期血钾可升高；血钠、血氯降低。

6)血浆渗透压升高。

7)尿糖及酮体强阳性。

8)白细胞数增高，可达 15×10^9/L 以上，中性粒细胞增多，有时可达$(20\sim30)\times10^9$/L，甚至出现类白血病反应。

9)尿常规可见蛋白质及管型，晚期可有氮质血症。

10)大多数患者血清淀粉酶可增高。

有学者提出糖尿病酮症酸中毒的诊断可根据病情分为 3 个阶段：只有酮体阳性者，视为糖尿病酮症；如果出现酸中毒的表现，视为糖尿病酮症酸中毒；如果出现了意识障碍和昏迷等症状，可诊为糖尿病酮症酸中毒昏迷。

(二)鉴别诊断

(1)注意鉴别和排除伴有意识障碍和昏迷的其他疾病。如果发现患者伴有明显脱水、呼气时有烂苹果气味，就要考虑糖尿病酮症酸中毒的诊断。

(2)注意鉴别和排除伴有恶心、呕吐、腹痛，腹部压痛，以及腹肌紧张等外科急腹症的疾病。如果发现患者有明确糖尿病病史，以上典型症状及血糖、酮体明显增高，以及酸中毒和电解质紊乱等变化，就要考虑糖尿病酮症酸中毒的诊断。

(3)约有 90%的糖尿病酮症酸中毒患者血清淀粉酶增高。血清淀粉酶升高与腹痛及呕吐症状不相称，因此不足以作为胰腺炎的诊断依据。若高度怀疑有胰腺炎，则可测定血浆脂酶，对诊断很有帮助。

四、预防

坚持严格控制血糖是糖尿病患者预防酮症酸中毒发生的最有效措施。预防措施包括:①预防感染;②依赖胰岛素者不可随便停药;③糖尿病患者遇到手术、分娩等应激时应更严格的控制血糖;④发生发热、恶心、呕吐等不适时,不能终止胰岛素治疗,而应积极控制病症;⑤对于1型糖尿病患者,往往因酮症酸中毒作为第一症状就诊,故应时刻警惕其发生的可能性。

五、急诊处理

若患者处于昏迷状态,要尽快明确诊断。一旦明确诊断,即进行紧急抢救措施。

(一)胰岛素治疗

注射普通胰岛素,可应用“小剂量胰岛素”治疗方案:初次胰岛素静脉滴注(于生理盐水中),剂量5～10U/h计算[0.1U/(kg·h)],同时肌内注射10～20U;待血糖降至13.9mmol/L(250mg/dL)时,胰岛素改为每2h皮下注射1次,剂量可按尿糖++++16U、+++ 12U、++8U、+4U;如果用胰岛素及液体治疗2～3h后血糖仍不下降,则可能有胰岛素抵抗,应将每小时胰岛素剂量加倍。

胰岛素用法还可以为:①肌内注射法,开始肌内注射20U,以后每小时肌内注射5U;②静脉滴注法,胰岛素用量为4～6 U/h,溶于生理盐水中。

经上述治疗如果有效,则血糖将以每小时3.3～6.7mmol/L(60～120mg/dL)的速度下降,在治疗过程中,需保持尿糖在+以上。在充分补充液体的情况下,若给胰岛素的头2h内血糖下降少于每小时2mmol/L(36mg/dL),原用肌内注射法者应改为静脉滴注,而原用静脉滴注法者应将胰岛素用量加倍。在治疗开始后的第4h必须明确是否有胰岛素抵抗及是否需要增加胰岛素用量。当血糖下降到13.9mmol/L(250mg/dL)时,静脉补液改为5%～10%葡萄糖注射液。胰岛素用量改为每2h肌内注射4～6U,或每小时静脉滴注2～3U。上述的胰岛素治疗方法必须持续到动脉血pH恢复正常,或血、尿酮体消失。

使用胰岛素泵或微量输液泵,以均衡速度泵入胰岛素5～10U/h是目前较好的降血糖方法,已在许多医院普遍使用,也得到很好的效果。

有统计表明,小剂量治疗后,血糖降至13.9mmol/L的时间为(3.8±1.15)h,也有报告为(6.7±0.8)h。酮症纠正时间为(5.45±3.64)h。有效的治疗可使血糖以每小时3.3～6.7mmol/L(60～120mg)的速度下降。有人认为在用静脉滴注后,在治疗开始2～4h内血糖下降不及30%,或在6～8h内不及50%者,应将剂量加倍。肌内注射后,如2h后血糖无变化,应改为静脉滴注法。

治疗中应避免胰岛素用量过大、操之过急而发生低血糖,或因血糖下降过速,导致脑水肿及低血钾。

(二)纠正失水

严重的酮症酸中毒,可能已丧失12L水分,800mmol的钠和钾、少量氯和镁。以每千克体重计,丢失水分75～100mL,钠8mmol,氯5mmol,钾6mmol。因为脱水,可使有效容量下降,造成严重危害,甚至死亡。患者因灌注不足,补生理盐水:初2～4h应快速静脉滴注生理盐水或复方氯化钠2 000mL,24h内,年轻患者可用至6 000mL左右,年老及心肾功能不全者补液不可超过4 000mL。不宜过快过多。有学者指出在有心肌病或老年患者要用中心静脉压测定指导补液。一般情况下，在初起24h内补液量不应超过体重的10%。至血糖下降至13.9mmol/L(250mg/dL)以下，改用5%葡萄糖注射液，或5%葡萄糖盐水。当患者能进食时，鼓励进流食、半流食。

(三)补钾

有学者认为在本症时丢钾可达39g，部分钾又进入细胞内，此则与胰岛素剂量成正比。头24h内，即使用小剂量胰岛素疗法，仍需用氯化钾7.5～15g，以后至少继续补钾1周，才能完全补足全身所缺的钾。如血钾低或正常，尿量充分，于治疗后3～4h注意补钾，即静脉滴注氯化钾1～1.5g/(500mL·h)，第1日可补钾6～9g。补钾时宜在心电图监护下进行，或2～3h测血钾，防止产生高血钾。如用碳酸氢钠，钾进入细胞更快，主张以每100mL碳酸氢钠中加氯化钾1～1.5g，缓慢静脉滴注。每小时补钾1g以上者，应用心电监护。

有学者强调补钾量应参考血钾水平，具体方法如下：

(1)血钾＜3mmol/L，补钾量为26～39mmol/h(氯化钾2～3g/h)。

(2)血钾为3～4mmol/L，补钾量为20～26mmol/h(氯化钾1.5～2g/h)。

(3)血钾为4～5mmol/L，补钾量为5.5～13mmol/h(氯化钾0.5～1g/h)。

(4)血钾＞5.5mmol/L停止补钾，每2～4h测定血钾一次，并且连续监测心电图，若T波高耸，提示有高血钾；若T波低平并有U波，表示低血钾。酮症纠正时间为(5.45±3.64)h。有效的治疗可使血糖以每小时3.3～6.7mmol/L(60～120mg/dL)的速度下降。有学者认为在用静脉滴注后，在治疗开始2～4h内血糖下降不及30%；或在6～8h内不及50%者，应将剂量加倍。肌内注射后，如2h后血糖无变化，应改为静脉滴注法。

治疗中应避免胰岛素用量过大、操之过急而发生低血糖，或因血糖下降过速，导致脑水肿及低血钾。

(四)纠正酸中毒

发生糖尿病酮症酸中毒时，使用碳酸氢钠要十分谨慎。血pH＞7.15时不用碱剂，pH＜7.0或 HCO_3^- ＜10mmol/L或二氧化碳结合力低于6.735mmol/L时，尤其是存在低血压、心律失常、循环衰竭或昏迷时，应考虑补碱。用5%碳酸氢钠150mL，pH为7.0～7.15时用半量。必要时可重复输入碳酸氢钠，直到动脉血pH＞7.1。不能应用乳酸钠；同时密切注意血钾浓度，如下降，则补充之。

(五)低磷治疗

酮症酸中毒可致低磷。低磷可使组织缺氧外，还可使心肌收缩受到抑制。补磷可使酸中毒纠正较快，且减少昏迷与降低病死率。用法：磷酸缓冲液(磷酸二氢钾0.4g，磷酸氢二钾2.0g加生理盐水600mL及蒸馏水400mL)静脉滴注。如滴注太快，可发生低血钙，不能常规应用，仅限于重症，伴有呼吸、循环衰竭者。

(六)寻找并去除诱因

因为患者经常死于诱因，而非酮症酸中毒。

(七)护理工作

(1)仔细填写病症观察表，如主要的体征、实验室检查结果及治疗措施。在观察表中应及时记录出入量及进行胰岛素治疗的详细情况。

(2)开始治疗时,每小时测血糖1次,每2～3h测1次电解质及pH。

(3)昏迷护理常规施行,测血压每小时1次。插胃管,防止发生呕吐及吸入性肺炎。放置导尿管,假若患者能自行排尿,则不必导尿,以免并发尿路感染。

(4)对于原有心力衰竭、肾衰竭及虚脱患者,应该测量中心静脉压,以便了解低血容量的严重程度,并用以指导输液的速度。对病情严重、有心血管功能障碍者,应静脉插管测定其中心静脉压。

六、治愈标准

(1)症状消失,失水纠正,意识、血压正常。

(2)血酮体水平正常,尿酮体阴性。

(3)血二氧化碳结合力、血pH正常。

(4)血电解质正常。

七、预后

酮症酸中毒的病死率在国外专科医院为5%～15%。一般医院高达20%～30%。老年人中则可达50%以上。如长时间地昏迷不醒,低血钾、少尿、无尿或长时间肠麻痹的患者的预后很差。早期诊断、合理治疗能使病死率显著降低。

第三节　非酮症性高血糖高渗性糖尿病昏迷

非酮症性高血糖高渗性糖尿病昏迷(NKHDC)是糖尿病的严重急性并发症。特点是血糖极高,没有明显的酮症酸中毒,因高血糖引起血浆高渗性脱水和进行性意识障碍的临床综合征。

一、病因与发病机制

诱发因素常见的有:大量口服或静脉输注糖液,使用糖皮质激素、利尿剂(如呋塞米、噻嗪类、山梨醇)、免疫抑制剂、氯丙嗪、苯妥英钠、普萘洛尔等药物,急性感染,手术,以及脑血管意外、急性心肌梗死、心力衰竭等应激状态,腹膜透析和血液透析等。详细的发病机制还有待于进一步阐明。可能由于本病患者体内仍有一定数量的胰岛素,虽然由于各种不同原因而使其生物效应不足,但其数量足以抑制脂肪细胞脂肪分解,而不能抑制肝糖原分解和糖原异生,肝脏产生葡萄糖增加释入血,同时葡萄糖因胰岛素不足不能透过细胞膜而为脂肪、肌肉摄取与利用,导致血糖上升。

脂肪分解受抑制,游离脂肪酸增加不多,使肝脏没有足够的底物形成较多的酮体。加以本病患者抗胰岛素激素(如生长激素、糖皮质激素等)水平虽然升高,但其出现时间较酮症酸中毒患者为迟,且其上升程度不足以引起生酮作用。血糖升高,大量尿糖从肾排出,引起高渗性利尿,从而导致脱水和血容量减少。

二、临床表现

(一)前驱期表现

NKHDC起病多隐蔽,在出现神经系统症状和进入昏迷前常有一段过程,即前驱期,表现为糖尿病症状如口渴、多尿和倦怠、无力等症状的加重，反应迟钝，表情淡漠，引起这些症状的基本原因是由于渗透性利尿失水。这一期可由几天到数周不等，发展比糖尿病酮症酸中毒慢，如能对 NKHDC 提高警惕，在前驱期及时发现并诊断，则对患者的治疗和预后大有好处，但可惜往往由于前驱期症状不明显，一则易被患者本人和医生所忽视，再者常易被其他并发症症状所掩盖和混淆，而使诊断困难和延误。

(二)典型期的临床表现

如前驱期得不到及时治疗，则病情继续发展，由于严重的失水引起血浆高渗和血容量减少，患者主要表现为严重的脱水和神经系统两组症状和体征，我们观察的全部患者都有明显的脱水表现，外观患者的唇舌干裂、眼窝塌陷、皮肤失去弹性，由于血容量不足，大部分患者有血压减低、心跳加速，少数患者呈休克状态，有的由于严重脱水而无尿，神经系统方则表现为不同程度的意识障碍，从意识不清、嗜睡直至昏迷，可以有一过性偏瘫。病理反射和癫痫样发作，出现神经系统症状常是促使患者前来就诊的原因，因此常误诊为一般的脑血管意外而导致误诊、误治，后果严重。和酮症酸中毒不一样，NKHDC 没有典型的酸中毒呼吸，如患者出现中枢性过度换气现象，则应考虑是否合并有败血症和脑血管意外。

三、实验室及其他检查

(1)血常规。由于脱水血液浓缩，血红蛋白增高，白细胞计数多在 10×10^9/L 以上。

(2)血糖极高，＞33.3mmol/L，多数＞44.4mmol/L。

(3)血电解质改变不明显。

(4)尿糖强阳性，尿酮体阴性或弱阳性。

(5)血浆渗透压增高血浆渗透压可按下面公式计算：

血浆渗透压(mmol/L)＝2(Na^+＋K^+)＋血糖(mg/dL)/18＋BUN(mg/dL)/2.8 正常范围 280～300mOsm/L，NKHDC 多在 340mOsm/L 以上。

其他血肌酐和尿素氮多增高，原因可由于肾脏本身因素，但大部分患者是由于高度脱水肾前因素所致，因而血肌酐和尿素氮一般随急性期补液治疗后而下降，如仍不下降或特别高者预后不良。

四、诊断

NKHDC 的病死率极高，能否及时诊断直接关系到患者的治疗和预后。从上述 NKHDC 的临床表现看，对本症的诊断并不困难，关键是所有的临床医生要提高对本症的警惕和认识，特别是对中、老年患者有以下临床症状者，无论有无糖尿病病史，均提示有 NKHDC 的可能，应立即进行实验室检查：一是进行性意识障碍和明显脱水表现者；二是中枢神经系统症状和体征，如癫痫样抽搐和病理反射征阳性者；三是合并感染、心肌梗死、手术等应激情况下出现多尿者；四是大量摄糖，静脉输糖或应用激素、苯妥英钠、心得安等可致血糖增高的药物时出现多尿和意识改变者；五是水入量不足、失水和用利尿药、脱水治疗与透析治疗等。

实验室检查和诊断指标：对上述可疑 NKHDC 者应立即取血查血糖、血电解质(钠、钾、氯)、尿素氮和肌酐、二氧化碳结合力(CO_2CP)，有条件做血酮和血气分析，查尿糖和酮体，做心电图。NKHDC 实验室诊断指标：血糖＞33.3mmol/L；有效血浆渗透压＞320mOsm/L，有效血浆渗透压指不计算血尿素氮提供的渗透压;尿糖强阳性,尿酮体阴性或弱阳性。

五、鉴别诊断

首先,需与非糖尿病脑血管意外患者相鉴别,这种患者血糖多不高,或有轻度应激性血糖增高,但不可能>33.3mmol/L。需与其他原因的糖尿病性昏迷相鉴别。

六、危重指标

所有的 NKHDC 患者均为危重患者,但有下列表现者大多预后不良。一是昏迷持续 48h 尚未恢复者;二是高血浆渗透压于 48h 内未能纠正者;三是昏迷伴癫痫样抽搐和病理反射征阳性者;四是血肌酐和尿素氮增高而持续不降低者;五是患者合并有革兰阴性细菌性感染者。

七、治疗

尽快补液以恢复血容量,纠正脱水及高渗状态,降低血糖,纠正代谢紊乱,积极查询并清除诱因,治疗各种并发症,降低病死率。

(一)补液

迅速补液,扩充血容量,纠正血浆高渗状态,是本症治疗中的关键。

1.补液的种类和浓度

具体用法可按以下 3 种情况。

(1)有低血容量休克者,应先静脉滴注等渗盐水,以较快地提高血容量,升高血压,但因其含钠高,有时可造成血钠及血浆渗透压进一步升高而加重昏迷,故应在血容量恢复,血压回升至正常且稳定而血浆渗透压仍高时,改用低张液(4.5g/L 氯化钠或 6g/L 氯化钠)。

(2)血压正常,血钠>150mmol/L,应首先静脉滴注 4.5～6g/L 氯化钠溶液,使血浆渗透压迅速下降。因其含钠量低,输入后可有 1/3 进入细胞内,大量使用易发生溶血或导致继发性脑水肿及低血容量休克危险,故血浆渗透压降至 330mmol/L 以下时,血钠在 140～150mmol/L 时,应改输等渗氯化钠溶液。若血糖降至 13.8～16.5mmol/L,改用 5%葡萄糖注射液或葡萄糖盐水。

(3)休克患者或收缩压持续>10.6kPa 者,除补等渗液外,应间断输血浆或全血。

2.补液量估计

补液总量可按体重的 10%估算。

3.补液速度

一般按先快后慢的原则,头 4h 补总量的 1/3,1.5～2L,头 8h、12h 补总量的 1/2 加尿量,其余在 24～48h 内补足。但在估计输液量及速度时,应根据病情随时调整仔细观察并记录尿量,血压和脉率,应注意监测中心静脉压和心电图等。

4.鼻饲管内补给部分液体

可减少静脉补液量,减轻心肺负荷,对部分无胃肠道症状患者可试用,但不能以此代替输液,以防失去抢救良机。

(二)胰岛素治疗

本症患者一般对胰岛素较敏感,有的患者尚能分泌一定量的胰岛素,故患者对胰岛素的需要量比酮症酸中毒者少。目前，多采用小剂量静脉滴注，一般5～6U/h与补液同时进行，大多数患者在4～8h后血糖降至14mmol/L左右时，改用5％葡萄糖注射液或葡萄糖盐水静脉注射，病情稳定后改为皮下注射胰岛素。应每1～2h监测血糖1次，对胰岛素却有抵抗者，在治疗2～4h内血糖下降不到30％者应加大剂量。

(三)补钾

尿量充分，宜早期补钾。用量根据尿量、血钾值、心电监护灵活掌握。

(四)无须补充碱剂

本症患者，一般不需要补充碱剂。

(五)治疗各种诱因与并发症

1.控制感染

感染是本症最常见的诱因，也是引起患者后期死亡的主要因素，必须积极控制各种感染并发症。强调诊断一经确立，即应选用强有力抗生素。

2.维持重要脏器功能

合并心脏疾病患者，如心力衰竭，应控制输液量及速度避免引起低血钾和高血钾；保持血渗透压，血糖下降速度，以免引起脑水肿；加强支持疗法等。

第四节　肾上腺危象

一、诱因与发病机制

肾上腺危象又称急性肾上腺皮质功能衰竭。是一种急性肾上腺皮质功能低减的状态。自从1911年华氏和1918年佛氏报告了某些暴发性脑膜炎患者的猝死与急性肾上腺皮质功能不全有着密切的关系后，引起医学界注意。此症发生后急剧凶险，如在诊断和治疗上认识不清或稍失时机，常有贻误患者生命的危险。绝大部分患者呈现为全身功能衰竭的表现，如不及时抢救，可导致死亡。

肾上腺为稳定机体内环境的重要器官，具有高度的适宜能力。只有双侧肾上腺皮质破坏90％以上后，肾上腺产生的皮质激素才不能满足机体的需要，才会出现肾上腺皮质功能不全的各种临床表现。如果肾上腺皮质是逐渐受损的，如结核侵蚀性损害或自身免疫所致“特发性”，最后导致的是慢性肾上腺皮质功能不全。在原有慢性功能不全基础上，遇有感染、创伤、手术、分娩、过度劳累、大量出汗、呕吐、腹泻、失水或突然中断肾上腺皮质激素治疗等应激情况时机体对糖皮质激素的需要量显著增加，就有可能发生肾上腺危象。

有些病例的肾上腺病理损害是急骤发生的，如急性肾上腺出血、坏死或栓塞，如席汉综合征等，可使肾上腺皮质急剧损害，糖皮质类固醇及盐皮质类固醇分泌均突然减少，出现急性肾上腺皮质功能衰竭的表现。

二、临床表现

慢性肾上腺皮质功能减退症可分成原发性和继发性，所出现的肾上腺危象其临床表现及特征各有不同。这里主要指原发性肾上腺皮质功能减退症出现危象的临床表现。

(一)慢性肾上腺皮质功能减退症出现危象的临床表现

(1)大多患者有发热,体温可达40℃以上。

(2)直立性低血压,甚至出现低血容量休克,心动过速、四肢厥冷、发绀虚脱。

(3)极度虚弱无力、萎靡淡漠和嗜睡。

(4)也可烦躁不安和谵妄惊厥,甚至昏迷。

(5)消化功能障碍,厌食、恶心、呕吐和腹泻。

(6)低血糖昏迷。

(7)严重时,可出现重度脱水、低血钠、高血钾及酸中毒。

(二)急性肾上腺出血者引起的肾上腺危象的临床表现

(1)华—佛综合征的特征为急性的致死性的败血症。突然发热,迅速出现不可逆的循环衰竭;皮肤出现丘疹样瘀斑;病情危重,病死率极高。极少出现肾上腺皮质功能减退症的其他征象。

(2)应用抗凝剂治疗或创伤或手术后引起的肾上腺出血而致肾上腺危象的临床特征为类似急腹症的症状,如双肋、背部或腹部疼痛、腹胀、腹肌紧张、反跳痛,常伴有血压下降、面色苍白、昏迷、恶心、呕吐、严重腹泻、发绀。病情发展可出现不可逆的休克,出人意料地急剧变化而死亡。典型的低血钠和高血钾在2～3d后才出现。

急性肾上腺危象的临床表现有低血压及休克、发热、脱水、血容量减少、恶心、呕吐、食欲缺乏、虚弱、淡漠、抑郁、低血糖等。

三、诊断与鉴别诊断

(一)诊断

(1)有慢性肾上腺皮质功能减退症遭受强烈应激或感染、肾上腺手术、长期使用糖皮质激素后骤然停药或应激后诱发、急性严重感染等病史。并注意有无各种原因所致的急性肾上腺皮质出血情况。

(2)起病时有前驱症状,如周身不适、头痛、腹痛、呕吐、腹泻等。随后出现全身衰竭、高热、厌食、恶心、呕吐、腹泻、腹痛加重、失水、血压下降、重度休克、紫癜、意识障碍、昏迷等症状。

(3)实验室检查:血常规中嗜酸性粒细胞计数增多,明显低血钠、高血钾、低血糖,血尿素氮、肌酐升高。测血皮质醇及尿游离皮质醇值明显低于正常。血浆促肾上腺皮质激素(ACTH)在原发性肾上腺皮质功能减退症中升高,必要时再进行肾上腺的储备功能(ACTH)试验。

(二)鉴别诊断

主要除外急性胃肠病、胃肠道传染病、急腹症、感染性休克等易误诊的病症。

(1)食欲缺乏、恶心及呕吐等急性胃肠病或胃肠道传染病均可使血容量减少及脱水加重,导致低血容量性休克。但对于原因不明的低血容量性休克应考虑到肾上腺皮质功能减退的可能性。

(2)腹痛酷似急腹症。但患者虚弱、淡漠、思想混乱,且多有发热。有慢性原发性肾上腺皮质功能减退症者,一般均有色素沉着。急性肾上腺皮质出血病例无色素沉着表现。但其他有助于诊断的指征可见低血钠，高血钾，低血糖，淋巴细胞和嗜酸性粒细胞增多。此症危重，若延误治疗，将导致休克、昏迷，甚至死亡。

(3)假如患者已处于休克状态，经过补充血容量和迅速纠正电解质和酸碱的失衡，以及其他抗休克措施后仍无好转时，应排除其他引起休克的原因，考虑有否并发肾上腺皮质危象的可能。立即抽血检查上述各项项目，以明确诊断。

四、预防

肾上腺危象的出现常比较突然，临床上具有重症感染，严重创伤，较大手术、胃肠道紊乱，应用抗凝剂治疗期间或骤然停用皮质激素等诱发情况。因此，危象发生时其症状常被其他疾病的症状掩盖而被忽视。即使危象发生后作出了诊断和治疗，有时仍难免患者的死亡。故采取措施进行预防，具有更重要的意义。

(1)对应激反应较强的患者应给予外源性皮质激素制剂的补充。尤其是在患者还未发生循环衰竭或预定进行大手术之前给予适当的补充，对防止休克和肾上腺危象的发生具有一定的价值。

用药方法：可静脉滴注氢化可的松 100mg，每 6h 1 次，可以保证体内已有皮质素的贮备。危重患者或手术当日，可于 24h 内给予氢化可的松的总量达 300mg，根据病情需要以后可以逐渐减量或延长给药时间。

(2)积极控制感染，纠正水与电解质的失衡，改善全身营养状态(包括各种维生素和术前的适量输血)。

(3)假如患者患有慢性的慢性肾上腺皮质功能不全时，则应给予醋酸可的松片剂 25mg/d(分 2 次服用)，必要时加以调整，作为维持剂量长期服用。如为原发性者，必要时还应补充少量盐皮质激素。

五、急诊处理

急性肾上腺危象诊断确定之后，应立即积极抢救。治疗措施包括立即使用足够量的糖皮质类固醇，积极控制感染，纠正水与电解质和酸碱失衡，同时采取对心血管系统的支持疗法、治疗诱发因素及并发症。

(一)糖皮质激素应用

(1)皮质醇(半琥珀酸或磷酸氢可的松)100mg，溶于 5%葡萄糖注射液或生理盐水中静脉滴注，于头 2～4h 内迅速静脉滴注，视病情每 4～8h 1 次，共 24h；第 1d 用量可达300～500mg。

(2)当病情稳定，第 2 或 3d 可将氢化可的松减至 300mg，分次静脉滴注。如病情好转，继续减至每日 200mg，继而 100mg。或肌内注射醋酸可的松 25mg，每 6～8h 1 次；逐渐减到维持量(在第 4～5d 时)。若有严重的疾病同时存在，则氢化可的松每 6h 50～100mg 静脉滴注，直至病情稳定后逐渐减量。

(3)如病情好转，呕吐停止，可进食者，可改为口服。为氢化可的松片剂 20～40mg 或泼尼松 5～10mg，每日 3～4 次。注意病情反跳。当氢化可的松用量在 50～60mg/24h 以下时常需要盐皮质激素，口服 9α-氟氢可的松 0.05～0.2mg/d。

(4)维持量治疗期，若有并发症或出现并发症时可从维持量增到 200～400mg/d。使用皮质醇的注意事项：①病情严重者，尤其有并发症如败血症等，进行大剂量皮质醇的治疗要持续较久,使用皮质醇 100mg,每 6～8h 1 次,直至病情稳定;②在原发性肾上腺皮质功能减退症,当每日剂量减到 50～60mg 时,应加用 9α-氟氢可的松 0.05～0.2mg,每日 1 次;③在急性肾上腺危象的危急期,禁用醋酸可的松肌内注射,因为该药吸收很慢,需在肝中转为皮质醇才有生物效应,故不易达到有效的血浆浓度。

(二)补液

一般认为肾上腺危象时总脱水量很少超过总体液量的 10%,估计液体量的补充约为正常体重的 6%。开始 24h 内可静脉补葡萄糖生理盐水 2 000～3 000mL。补液量应根据失水程度、患者的年龄和心功能情况而定。以纠正低血容量、低血压及低血糖。迅速纠正水及电解质紊乱。

(三)病因及诱因的治疗和支持疗法

积极控制感染,应用有效抗感染药物。同时寻找诱发因素,并积极去除诱因。给予全身性的支持疗法。抗休克,给氧,并适当给予血管活性药物。

(四)治愈标准

(1)症状消失,血压正常。

(2)血电解质、血糖、血浆皮质醇、尿游离皮质醇含量正常。

第五节　黏液水肿危象

一、诱因与发病机制

甲状腺功能减退(简称甲减)发生黏液水肿的患者,由于某种诱因,出现了昏迷或休克者,称黏液水肿性休克,也可称黏液水肿危象。引起甲减的病变可以在甲状腺本身(即原发性),也可以在脑垂体前叶(即继发性)。发生黏液水肿时,细胞的氧化磷酸化过程不能如常进行,从而体内供能显著减少,各代谢过程都很迟缓,不能应付应激时的需要。另外,黏液水肿时,肾上腺皮质处于相对功能不全的状态,加之受体对儿茶酚胺反应迟钝,所以对突如其来的强刺激,身体不能立即做出有效的反应。

(1)黏液水肿患者遇到强烈刺激,最常见的是感染,如肺炎、结核、肾盂肾炎等;遇到创伤、麻醉、手术等强烈刺激时,往往失去适应能力,出现危象。

(2)患甲减的年老患者只是由于黏液水肿长期未得到治疗或中断治疗,大多在冬季寒冷时发展到昏迷或休克。

(3)黏液水肿患者使用巴比妥类及冬眠灵等镇静药物,可通过抑制中枢神经活动,使已经减慢的代谢过程更加迟缓。心率和呼吸进一步减慢,供给脑细胞活动的血液氧气和能量更加减少,所以易发生昏迷。

(4)黏液水肿患者伴有严重躯体疾病,如有心力衰竭,心输出量进一步下降,以致脑组织的供血减少,脑细胞代谢障碍导致昏迷。

二、临床表现

黏液水肿的早期临床表现常不被注意，发生危象时，多有诱因，而作为诱因的临床征象却较易察知，所以往往把诱因当作主病，而忽略了黏液水肿性昏迷的存在，以致引起严重后果。

（1）发生黏液水肿性昏迷的患者绝大多数在40岁以上，60岁上的约占65%，男与女的比例约为1∶5。

（2）临床表现为嗜睡、低温（<35℃）、呼吸减慢、心动过缓、血压下降、四肢肌肉松弛、反射减弱或消失，甚至昏迷、休克，可因心肾功能不全而危及生命。

（3）患者特征性的外貌和皮肤改变，面容愚笨水肿，虽休克而皮肤干燥，合并感染而发热时，皮肤仍呈黄白色，并不红润，毛发脱落，尤其是眉毛与睫毛异常稀疏，唇厚，舌体胖大甚至达到口内容纳不下的程度。患者的腱反射常可引出，但松弛期延长。

（4）部分患者发生危象时有明显的腹痛、腹胀，严重的可酷似机械性肠梗阻，但肠鸣音稀少。透视常不能发现肠管内有气液面，灌肠将长期便秘而积留的粪便排净，也不能缓解（在国外报告中个别患者做了盲肠造瘘术）。

三、诊断与鉴别诊断

（一）诊断

（1）注意有无地方性缺碘，有无服^{131}I史或甲状腺手术史，是否自幼发病，有无服过量抗甲状腺药史。如为婴儿注意母亲妊娠期有无服抗甲状腺药或碘化物史。注意有无下丘脑或垂体疾病史。

（2）体温低于35℃，呼吸浅慢，心动过缓，血压降低，反射消失，意识不清，昏迷。

（3）声音嘶哑，皮肤干燥、水肿、发黄，唇厚舌大、腹满脐疝，皮肤温度低，毛发干枯、耳聋、心动过缓、心界扩大、心音低钝、心包积液，跟腱反射松弛时间延长。

（4）实验室检查：

1）血清TT_4、TT_3、FT_4、FT_3低于正常，血清促甲状腺激素（TSH）测定，原发性甲减TSH升高；继发性甲减TSH减少，甲状腺摄碘^{131}I率明显降低（3h<10%；24h<15%）。

2）血红细胞、血红蛋白常低于正常，血糖低于正常，约有70%的患者血钠降低，常为稀释性低钠。

3）测定血胆固醇，病变始于甲状腺本身的可见胆固醇明显升高（约占68%），病变在垂体或下丘脑的胆固醇多属正常。

4）颅骨X线片、薄分层摄影等检查：必要时做MRI扫描等以检查引起甲减的原因。胸透检查可见心包积液。

5）心电图示有低电压，超声心动图检查可见心包积液。

6）必要时脑电图检查，可出现三相波。

7）必要时脑脊液检查，黏液水肿性昏迷患者的脑脊液除压力可稍高，蛋白量可稍有增加外，余皆正常。

8）必要时可做下丘脑促甲状腺激素释放激素（TRH）兴奋试验：静脉注射TRH 400～600μg，于注射前，注射后20min、60min和90min测血清TSH，原发性甲减TSH升高，对TRH的刺激反应增强，继发性甲减，TSH减少，如病变在垂体，对TRH的刺激无反应，如病变在下丘脑，多呈延迟反应。

9）甲状腺自身抗体检查：测血抗甲状腺微粒体抗体（TPOAb）和抗甲状腺球蛋白抗体（TgAb），以助诊断有否自身免疫性甲状腺炎疾病。

（二）鉴别诊断

昏迷或休克的患者，既往病史中有过能引起甲减的疾患（如甲状腺手术、甲状腺炎，碘 131 治疗等），或已诊为黏液水肿，病程中未用或中断了甲状腺激素治疗或出现了诱发疾患，再加上黏液水肿的特异外貌和其他征象，一般不难诊断。但据不完全统计，入院当时能作出诊断的不足 1/7，大都是因为病史询问不详，把注意力都集中到也可以引起昏迷和休克的诱发疾患上，而将黏液水肿的征象忽略。所以在诊断未明确前，需与引起昏迷和休克的疾患鉴别。

（1）延误诊断较多的是感染诱发的黏液水肿性昏迷，常被误为感染性脑病或感染性休克。若能注意到虽有感染，体温反不升，无寒战，虽有休克，但皮肤干燥、脉搏缓慢，再进一步详询病史，并注意检查外貌和皮肤，应想到黏液水肿性昏迷的可能。如实验室检查发现血胆固醇明显升高和心电图示低电压，不需借助甲状腺功能检查也能确诊。

（2）心力衰竭诱发的黏液水肿性昏迷常被误诊为单纯心力衰竭引起的心源性休克或意识不清。两者不同的是单纯心力衰竭发展到休克或昏迷时，心率和呼吸多明显增快，体温不降低，下肢水肿较颜面显著，且为可凹性，肤色发绀。而黏液水肿患者发生危象时，原来的心动过缓，呼吸减慢和低体温依然不变，患者面部水肿也极明显，且为非可凹性，除唇、舌可见发绀外，皮肤色泽仍呈苍白、蜡黄色，足以鉴别。

（3）以腹胀腹痛为主要表现的黏液水肿性昏迷常被误为肠梗阻合并电解质紊乱而致休克或昏迷。但患者无呕吐、腹泻、大汗等失液途径，X 线透视肠腔中也无宽的气液面，膈肌虽升高，但心率、呼吸都不快，肠鸣音稀少，无腹膜炎征象等。观察外貌，皮肤和检查血胆固醇和电解质检查（黏液水肿性昏迷患者电解质可无改变或仅有低钠），常可得出诊断。

（4）黏液水肿性昏迷患者有时很像慢性肾炎合并尿毒症性昏迷。但肾病性的慢性肾炎的水肿松软，为可凹性，眉毛不脱落，唇不厚，舌也不会胖大，心率、呼吸都增快，血压不低，这几项表现恰与黏液水肿相反。必要时可查尿蛋白和沉渣以及血中尿素氮。如稍加注意，不难鉴别。

四、预防

预防黏液水肿患者发生危象的根本措施在于早期对黏液水肿作出诊断，并早期予以适当的治疗，当可避免。

（1）对病史或外貌、皮肤有甲减迹象的手术患者，尤其是中年以上的妇女，术前应详查甲状腺功能。如有减退，择期手术者，应准备完善再作，如为急症手术，应经静脉滴注三碘甲状腺原氨酸（T_3）和氢化可的松。

（2）对已确诊为黏液水肿者，应勿中断代替疗法，并要避免感染和勿用可诱发昏迷的药物。

五、急诊处理

黏液水肿的原始病变无论出于何处，发生危象时的紧急治疗措施没有原则上的不同；主要是补充甲状腺激素，使代谢恢复，兼顾肾上腺，呼吸、循环功能和水钠平衡。黏液水肿性昏迷诊断确立后，可一面积极治疗，一面进一步探讨黏液水肿是原发于甲状腺，还是继发于腺脑垂体疾患。

（一）甲状腺激素替代治疗

出现黏液水肿性昏迷时应即刻补充甲状腺激素。严重者静脉注射三碘甲腺原氨酸钠

($L\text{-}T_3$)首次 40～120μg,以后每 6h5～15μg,至患者清醒改为口服。或首次静脉注射左旋甲状腺素钠($L\text{-}T_4$)100～300μg,以后每日注射 50μg,待患者苏醒后改为口服,如无注射剂,可以碘赛罗宁片剂(每次 20～30μg,每 4～6h 1 次)或 $L\text{-}T_4$ 片剂(量同前)、或干甲状腺片每次 30～60mg,每 4～6h 1 次,经胃管给药,清醒后改为口服。有心脏病者起始量为一般用量的 1/5～1/4。

开始口服时可用 $L\text{-}T_4$,或 $L\text{-}T_3$ 以及两者的混合剂。对长期用药以 $L\text{-}T_4$ 较佳。维持量为 $L\text{-}T_4$ 100～200ug/d。或用干甲状腺片 10～20mg/d,以后每 2～3 周增加 10～20mg,直至奏效。如合并有肾上腺皮质功能减退,应先用小剂量氢化可的松再行甲状腺片替代治疗。

注意事项有以下几点。①应用 $L\text{-}T_3$ 发挥作用快,适于急救,但有效半衰期短,药量较难掌握适当,开始常需多次给药。且大量应用,可导致心绞痛。心肌梗死或心律失常。而且在血中的浓度较难查知。大部患者在给药后 6～8h 即可出现好转征象。②$L\text{-}T_4$ 比起 T_3 来,其对心脏毒性小,不易引起心肌缺血或心律不齐,血中浓度易查到,可指导用药量,半衰期长,药量较易掌握,且不需要频繁给药。给药后 6～24h 意识障碍即可开始好转。

(二)应用糖皮质激素

黏液水肿性昏迷患者,尤其是病史较长的,接受 T_3 或 T_4 治疗后,代谢由极低水平突然升高,脑垂体前叶和肾上腺常不能相应地发生反应,加之有一部分患者是由于脑垂体前叶病变引起的甲减,所以在给 T_3 之前或同时,应给予糖皮质激素类药物。一般常选用氢化可的松,每 24h 100～300mg,加入 5%～10%葡萄糖注射液静脉滴注,以后每 6h 50～100mg 滴注,待患者清醒及血压稳定后减量,乃至停药。

(三)升压药的使用

深重休克患者可经静脉滴注升压药。比较适用于黏液水肿性昏迷的升压药是多巴胺,它对心脏的影响较小,且可增加肾血流量,间羟胺本身升压作用弱,所以此药不很适用。不要将血压提得太高,一般保持在平时血压的低限值,达到患者尿量正常即可。

(四)慎重补液

可输给高渗葡萄糖注射液,5%～10%葡萄糖生理盐水 500～1 000mL/d,缓慢静脉滴注,必要时输血。入水量不宜过多。切不可为了促进糖的利用而加用普通胰岛素,以免剂量掌握不当,引起低血糖昏迷。

(五)低钠的处理

对黏液水肿性昏迷患者,除有明显的失盐、脱水者外,不主张根据低血钠的水平,充分补给。

(六)控制感染

可酌情选用抗生素防治肺部、泌尿系感染。

(七)其他治疗

三磷酸腺苷是直接供能药,可以应用。同时应补给 B 族维生素和维生素 C 等。贫血者补铁剂、维生素 B_{12}、叶酸或肝制剂等。胃酸缺乏者口服稀盐酸。

(八)中医中药治疗

用甲状腺激素一时不能增加到理想剂量时,可用助阳温肾补气药,如黄芪、党参、仙灵脾、仙茅、补骨脂等。

(九)护理

加强护理并监测心肺功能,电解质,血 T_3、T_4,皮质醇,酸碱平衡及尿量和血压等指标。

六、治愈标准

(1)症状、体征消失,黏液水肿消退。

(2)体温、心率恢复正常。

(3)甲状腺功能明显好转,血脂正常。

七、预后

黏液水肿危象患者入院后立即作出诊断和进行代替疗法者,除非诱发疾患严重,一般都能恢复。入院前未经治疗的、入院后诊断延误的、有心力衰竭的和深重休克的患者病死率较高。死亡原因多为重度周围循环衰竭和心力衰竭。

第七章　神经系统急危重症

第一节　急性颅内压增高

急性颅内压增高是多种疾病共有的一种症候群。正常成人侧卧时颅内压力经腰椎穿刺测定为 0.69～0.78kPa(7～8cmH_2O)，若超过 1.96kPa(20cmH_2O)时为颅内压增高。

一、颅内压的生理调节

颅腔除了血管与外界相通外，基本上可看作是一个不可伸缩的容器，其总容积是不变的。颅腔内的 3 种内容物——脑、血液及脑脊液，它们都是不能被压缩的。但脑脊液与血液在一定范围内是可以被置换的。所以颅腔内任何一种内容物的体积增大时，必然导致其他两种内容物的体积代偿性减少来相适应。如果调节作用失效，或颅内容物体积增长过多过速，超出调节功能所能够代偿，就出现颅内压增高。脑脊液从侧脑室内脉络丛分泌产生，经室间孔入第三脑室，再经大脑导水管到第四脑室，然后经侧孔和正中孔进入蛛网膜下腔。主要经蛛网膜颗粒吸收入静脉窦，小部分由软脑膜或蛛网膜的毛细血管所吸收。

脑血流量是保证脑正常功能所必需的，它决定于脑动脉灌注压(脑血流的输入压与输出压之差)。当脑动脉血压升高时，血管收缩，限制过多的血液进入颅内。当脑动脉压力下降时，血管扩张，使脑血流量不致有过多的下降。当颅内压增高时，脑灌注压减少，因而脑血流量减少。一般认为颅内压增高需要依靠减少脑血流量来调节时，说明脑代偿功能已达到衰竭前期了。

在 3 种内容物中，脑实质的体积变动很少，而脑血流量在一定范围内由脑血管的自动调节反应而保持相对稳定状态。所以，颅内压主要是依靠脑脊液量的变化来调节。

颅内压的调节很大程度取决于机体本身的生理和病理情况。调节有一定的限度，超过这个限度就引起颅内压增高。

二、颅内压增高的病理生理

临床常见下列几种情况。①颅内容物的体积增加超过机体生理代偿的限度，如颅内肿瘤、脓肿、急性脑水肿等。②颅内病变破坏了生理调节功能，如严重脑外伤、脑缺血、缺氧等。③病变发展过于迅速，使脑的代偿功能来不及发挥作用，如急性颅内大出血、急性颅脑外伤等。④病变引起脑脊液循环通路阻塞。⑤全身情况差使颅内压调节作用衰竭，如毒血症和缺氧状态。

颅内压增高有 2 种类型。①弥散性增高，如脑膜脑炎、蛛网膜下腔出血、全脑水肿等。②先有局部的压力增高，通过脑的移位及压力传送到别处才使整个颅内压升高，如脑瘤、脑出血等。

三、诊断

(一)临床表现特点

在极短的时间内发生的颅内压增高称为急性颅内压增高。可见于脑外伤引起的硬膜外血肿、脑内血肿、脑挫裂伤等或急性脑部感染、脑炎、脑膜炎等引起的严重脑水肿;脑室出血或近脑室系统的肿瘤或脑脓肿等。

1.头痛

急性颅内压增高意识尚未丧失之前,头痛剧烈,常伴喷射性呕吐。头痛常在前额与双颞,头痛与病变部位常不相关。

2.视盘水肿

急性颅内压增高可在数小时内见视盘水肿,视盘周围出血。但急性颅内压增高不一定都呈现视盘水肿。因而视盘水肿是颅内压增高的重要体征,但无否定的意义。

3.意识障碍

意识障碍是急性颅内压增高的最重要症状之一,可表现为不同程度的嗜睡、昏迷等。

4.脑疝

整个颅腔被大脑镰和小脑幕分成3个相通的腔,并以枕骨大孔与脊髓腔相通。当颅内某一分腔有占位病变时,压力高、体积大的部分就向其他分腔挤压、推移而形成脑疝。脑疝压迫,使血液循环及脑脊液循环受阻,进一步加剧颅内高压,最终危及生命。常见的脑疝有小脑幕切迹疝及枕骨大孔疝。

(1)小脑幕切迹疝:通常是一侧大脑半球占位性病变所致,由于颞叶海马钩回疝入小脑幕切迹孔,压迫同侧动眼神经和中脑,患者呈进行性意识障碍,病变侧瞳孔扩大、对光反射消失,病情进一步恶化时双侧瞳孔散大、去大脑强直,最终呼吸、心跳停止。

(2)枕骨大孔疝:主要见于颅后窝病变。由于小脑扁桃体疝入枕骨大孔,延髓受压。临床表现为突然昏迷、呼吸停止、双瞳孔散大,随后心跳停止而死亡。

5.其他症状

可有头晕耳鸣、烦躁不安、展神经麻痹、复视、抽搐等。儿童患者常有头围增大、颅缝分离、头皮静脉怒张等。颅内压增高严重时,可有生命体征变化,血压升高、脉搏变慢及呼吸节律趋慢。生命体征变化是颅内压增高的危险征象。

(二)诊断要点

1.是否急性颅内压增高

急性发病的头痛、呕吐、视盘水肿及很快出现意识障碍、抽搐等则应考虑有急性颅内压增高。应做颅脑CT或MRI检查并密切观察临床症状、体征的变化。

2.颅内压增高的程度

颅内压增高程度可分3级:压力在1.96~2.55kPa(20~26cmH_2O)为轻度增高;压力在2.55~5.30kPa(26~54cmH_2O)为中度增高;超过5.30kPa(54cmH_2O)为重度增高。如出现以下情况说明颅内压增高已非常严重。

(1)头痛发作频繁,反复呕吐,眼底检查发现视盘水肿进行性加重者。

(2)意识障碍逐渐加深者。

(3)血压上升、脉搏减慢、呼吸节律变慢者表示颅内压增高较严重。

(4)观察过程中出现瞳孔大小不等者。

3.颅内压增高的原因

应详细询问病史并体检，做有关的实验室检查，同时做脑脊液检查，脑 CT、MRI、脑电图、脑血管造影等辅助检查可提供重要的诊断资料，从而采取相应的治疗措施。

四、治疗

（一）降低颅内压

1.脱水治疗

（1）高渗性脱水：20％甘露醇 250mL 静脉滴注，于 20～40min 内滴完，每 6h 1 次，作用迅速，可以维持 4～8h，为目前首选的降颅压药物。甘油可以口服，剂量为每日 1～2g/kg；也可静脉滴注，剂量为每日 0.7～1g/kg。成人可用 10％甘油每日 500mL，滴注速度应慢，以防溶血。同时应限制液体入量和钠盐摄入量，并注意电解质平衡，有心功能不全者应预防因血容量突然增加而致急性左侧心力衰竭及肺水肿。

（2）利尿剂：可利尿脱水，常用呋塞米（速尿）和依他尼酸（利尿酸），其脱水作用不及高渗脱水剂，但与甘露醇合用可减少其用量。用法：成人一般剂量为每次 20～40mg，每日 1～6 次，肌内注射或静脉注射。

（3）血清清蛋白：每次 50mL，每日 1 次，连续用 2～3d。应注意心功能。

（4）激素：主要在于改善血脑屏障功能及降低毛细血管通透性。常用地塞米松，每日 10～20mg，静脉滴注或肌内注射。

2.减少脑脊液容量

对阻塞性或交通性脑积水患者可做脑脊液分流手术，对紧急患者可做脑室穿刺引流术，暂时缓解颅内高压。也可以口服碳酸酐酶抑制剂，如乙酰唑胺（醋唑磺胺），可抑制脑脊液生成，剂量为 250mg，每日 2～3 次。

3.其他治疗

对严重脑水肿伴躁动、发热、抽搐或去大脑强直者，可采用冬眠低温治疗，充分供氧，必要时可气管切开以改善呼吸道阻力。有条件时可使用颅内压监护仪，有利于指导脱水剂的应用和及时抢救。

（二）病因治疗

颅内高压危象改善后，应及时明确病因，以便进行病因治疗。

第二节　短暂性脑缺血发作

短暂性脑缺血发作是指由于某种因素造成的一过性脑缺血，表现为局灶性神经功能缺损的症状与体征，可持续数分钟至数小时，反复发作、最长 24h 内完全恢复、不留任何后遗症。根据本病病因及其病理变化，人们越来越认识到称为 AICS（急性缺血性脑血管综合征）似乎更加确切。

一、病因与发病机制

（一）微栓子学说

大动脉分叉处长期受血流剪切力的影响，使血管内皮受到损伤，内皮下胶原暴露，吸附血小板，纤维蛋白原及胆固醇等黏附形成粥样斑块。在某些因素作用下，血管壁粥样硬化斑块脱落，形成栓子并迅速崩解成微栓子，在血流冲击下，沿着一定的路径流动而栓堵某一支血管，从而产生一系列临床症状。这种从内皮损伤、斑块形成到斑块脱落的过程可反复发生。微栓子中一些稍大的栓子栓堵血管后，由于梗阻部位的小动脉内皮完整，梗阻后受到刺激，分泌出足够的链激酶，使栓子很快溶解，血管再通而症状消失；而一些微小栓子栓堵在小动脉的远端或末梢，因其供血范围较小可不出现症状，只是由于栓子对动静脉壁的刺激使其发生痉挛，并反射性波及到邻近一些小动脉而产生神经功能缺失症状，一旦痉挛解除，症状即消失。

部分栓子来源于心脏，如室壁血栓、心脏瓣膜病，尤其是房颤患者，少数情况可来源于其他部位，如肺静脉栓子等。

(二)末梢低灌学说

脑动脉管壁硬化、管腔狭窄，任何原因造成血压降低，就会由于血管自身调节能力差，脑血流量下降而发生局灶性脑供血不足；血压回升后，脑血流恢复正常，神经症状即消失。

(三)血流动力学改变

颅内外动脉因粥样硬化导致管腔严重狭窄，可引起一过性脑供血不足；供应脑部血流的动脉受压(如颈椎骨质增生)或受各种刺激出现痉挛时，也可出现一过性局灶脑缺血。

(四)血液成分改变

血小板功能亢进，纤维蛋白原增高，血细胞比容增高等因素使血液处于高凝高黏状态，血液有形成分在脑微血管中淤积，阻塞微血管，影响脑供氧供血，可发生一过性脑供血不足。

二、分型及临床表现

据统计，约90%的TIA发生在颈内动脉供血区域，7%在椎—基底动脉供血区域，3%两者共有。TIA好发于中老年人(50～70岁)，男性多于女性。发病突然，症状发展至高峰多在2min内，一般不超过5min，不少患者仅数秒至数分钟，24h内完全恢复，常反复发作，每次发作的神经症状基本相同，不遗留神经功能缺损体征。

(一)大动脉低血流量TIA

大动脉低血流量TIA时间短暂(通常几分钟到几小时)，具有复发性、重复刻板性。每年发作几次，但是有时发作更频繁(每周1次或每日几次)。

1.颈内动脉系统低血流量TIA

颈内动脉起源处或在颈内动脉颅内部分(虹吸弯)是动脉粥样硬化性狭窄的好发部位，当来自Willis环的侧支循环到同侧的大脑中或大脑前动脉血流障碍时，就会发生TIA。颅外或颅内动脉任何部位的血管阻塞，如果供应相应缺血脑的侧支血流异常，都可以导致血流减少性TIA。

这些部位缺血产生的症状：单肢或一侧上下肢无力、瘫痪；单肢或一侧上下肢麻木、感觉减退或丧失。可发生失语、失算、失用。一侧视力障碍，常见单眼一过性黑矇(TMB)。上述症状可合并发生。

2.椎—基底动脉系统低血流TIA

(1)椎动脉远端或椎—基底动脉结合处的缺血：各种形式的头晕可能伴有或不伴有眩晕；单肢或多肢无力、瘫痪，姿势张力短暂丧失(猝倒发作)；短暂性全面性遗忘(TGA)：发作时出现短时间的记忆丧失，持续半小时至数小时。发作时不能记忆新事物，对时间、地点定向障碍，患者对此有自知力；一侧身体或面部麻木感、构音障碍或复视。

(2)基底动脉中段近端的狭窄所致的桥脑缺血：可以引起双侧下肢和，上肢的力弱或麻木及头晕伴有沉重感。

(3)基底动脉尖的缺血或大脑后动脉近端的缺血：可以表现出上述症状反复出现，也可以表现为无法克制的困倦、垂直性复视、眼睑下垂、上视困难。

(二)栓塞性 TIA

栓塞性 TIA 是以不连续性、单发的、时间持续长为特点的局灶性神经系统症状。其典型症状会持续几小时。发作次数少提示栓塞来自其他部位。当栓塞在近端血管时，复发性的栓塞可以堵塞在上级血管的不同分支导致不同的症状。可以来自动脉的病变的栓塞，心脏病变的栓塞或是其他栓子来源的栓塞。必要的全面检查来寻找栓子的来源对于预防卒中发生是非常有必要的。

1.颈内动脉系统栓塞性 TIA

栓子可以很大，以致堵塞大脑中动脉主干，产生深部白质和基底节、内囊豆纹动脉支配区对侧的偏瘫症状。当软脑膜侧支循环不足时，可以产生皮质的症状。包括优势半球受累所致的失语或非优势半球受累所致的忽略和疾病感缺失。小的栓子堵塞 MCA 主干的分支可以导致许多局灶的症状：由于对侧额叶运动系统缺血导致包括手或上肢和手的麻木、力弱和(或)沉重感；这些症状也可以只限局在拇指和手的麻木或肿胀，提示手支配区感觉传导通路或顶叶皮质联系纤维的局灶性缺血；短暂性的单侧视觉障碍通常提示动脉血栓性病变在颈内动脉系统近端发出的眼动脉分支。

2.椎—基底动脉系统栓塞性 TIA

临床症状变化因栓子堵塞的椎动脉或基底动脉分支不同而表现出不同的症状，栓子可以引起短暂性的共济失调、头晕、复视、构音障碍、象限盲、偏盲、对侧面部和肢体麻木以及局灶性听力损害。当基底动脉尖栓塞时，可以出现突然和明显的木僵或昏迷，这是由于双侧的丘脑中部，下丘脑和中脑网状激活系统缺血所致。栓子在大脑后动脉远端分支堵塞血管，导致视野同向偏盲或记忆力障碍(额叶中内侧缺血)。

(三)腔隙或小的穿通动脉 TIA

腔隙性或小的穿通动脉 TIA 是由于来自 MCA 主干、基底动脉或椎动脉或 Willis 环的颅内穿通动脉狭窄导致脑供血不足，脑组织深部小动脉发生闭塞；或颅内动脉深穿支由于高血压造成脂质透明样变而导致闭塞。这些小血管 TIA 引起的症状与腔隙卒中相似，而且腔隙性梗死常发生在这种 TIA 之后。因此，可以见到由于内囊、脑桥或丘脑的缺血导致的面部、上肢和下肢的力弱或麻木，呐吃笨拙手综合征。

(四)其他

某些非动脉粥样硬化病因，如烟雾病结节性动脉炎、脑肿瘤、药物等均可引起 TIA。颈椎病、颅内动脉炎、动脉痉挛等都可能与 TIA 发生有关。TIA 个别情况下可由非缺血原因所致，如偏头痛、肿瘤、硬膜下血肿或脑出血，有 10%的 TIA 是由微出血造成，只有特殊的 MR 技术才能发现。此外，代谢异常如低血糖、高血糖偶尔也可引起局限性神经功能缺损。还有一部分患者在临床表现上为 TIA,而 MR 却能发现梗死灶,这是所谓梗死型 TIA。

三、辅助检查

患者病史和特征影响着诊断性检查的顺序和范围,因此对 TIA 患者并无常规的、标准的检查方法。

(一)CT 或 MRI 检查

常无异常发现,发作时 MRI 弥散加权成像(DWI)和灌注加权成像(PWI)可发现脑局部缺血性改变。

(二)彩色经颅多普勒超声(TCD)

局部脑血流检查可显示血管狭窄、动脉粥样硬化斑块,有时可监测到微栓子流经脑动脉。其中峰值流速最有意义,MCA 峰值流速 140 以上即为狭窄。

(三)数字减影血管造影(DSA)

可发现颈内动脉的粥样硬化斑块、溃疡、狭窄和畸形。

(四)单光子发射计算机断层扫描(SPECT)

可发现局部脑血流灌注量减少程度及缺血部位,在 TIA 的早期进行 SPECT 检查,可大幅提高 TIA 的确诊率。

(五)心脏影像检查

心脏检查对 TIA 患者预后的判断有意义。

四、鉴别诊断

需与以下情况相鉴别:颅动脉炎,晕厥,偏头痛,脑膜瘤,心律失常,心脏栓子(心房纤颤和二尖瓣病变、二尖瓣脱垂、心房黏液瘤等),癫痫,梅尼埃病,阿—斯综合征等。

TIA 与脑梗死的关系:TIA 是脑梗死的高危人群,只是由于其再灌注及时,缺血后的神经细胞损伤轻微,一系列级联反应尚未产生,细胞功能得以恢复。文献报告,TIA 病例在发作后 90d 内引起脑梗死的可能性为 10%,多在头几天,5 年间为 24%～29%。有 TIA 病史的患者患脑梗死的机会是无 TIA 史患者的 13 倍,患脑出血的机会是 4.6 倍。从病理上分析,缺血发作持续 60min 以上,脑梗死发生的危险性达 84%。

容易发展成脑梗死的 TIA:进展型 TIA(每日发作 2 次以上或 90d 内 5 次发作);30d 内新发生的 TIA;血流动力学异常的 TIA;药物治疗无效的 TIA;责任动脉狭窄超过 70%者;动脉粥样硬化斑块破溃者;伴有动脉血栓形成者;有轻微脑梗死病史者;合并房颤者;前循环的 TIA;65 岁以上;合并糖尿病等全身性疾病。

五、危险因素及预后

吸烟和高血压是最常见最重要的独立危险因素。其他比较重要的危险因素包括高脂血症、心脏病、糖尿病等。长期高血压使血管阻力增加;当急性血管闭塞时产生严重的低血流量,因侧支循环受到影响而加大缺血的范围;心脏病是另一导致 TIA 的重要危险因素,冠心病、心肌梗死、房颤等均可使心输出量下降而导致脑灌注量不足,同时心脏附壁血栓脱落可致脑血管堵塞;糖尿病者不仅颅内大、中、小血管的粥样硬化性改变严重,而且常伴有小动脉和毛细血管的微血管病。

关于其预后主要取决于病因。一般认为约 1/3 发展为脑梗死,1/3 继续发作,1/3 可自行缓解。90d 的脑梗死率可达 10%。以下情况为高危人群：血管狭窄者责任血管管腔闭塞 70% 以上，合并房颤者，颈动脉 TIA，男性，65 岁以上老年人，每日发作 2 次以上者，合并代谢综合征等严重全身性疾病。

统计发现，脑梗死病灶的大小与有无 TIA 病史有关，一般来讲，有过 TIA 病史的梗死病灶比没有过 TIA 病史的梗死病灶面积要小，可能与侧支循环的及时开放有关。

六、治疗

短暂性脑缺血发作治疗的意义主要防止发展为脑梗死，主要是寻找并及时祛除危险因素，尽快终止发作，防止最终造成不可逆的脑梗死。

治疗手段包括药物抗栓、狭窄的动脉内放支架等。颈内动脉系统低血流量 TIA 和椎—基底动脉系统低血流 TIA 禁忌草率降压，对该类型的 TIA 维持一定的血压非常重要。双侧动脉狭窄者应保持在收缩压 150mmHg 以上为宜。应及早请介入会诊植入支架。由于操作科室还没有明确规定，目前我国放置支架的普及程度还远远不够；颈内动脉系统栓塞性 TIA 和椎—基底动脉系统栓塞性 TIA 可使用阿司匹林、噻氯匹定、氯吡格雷；心源性栓塞性 TIA 可使用肝素等抗凝剂；其他非动脉粥样硬化病因，如烟雾病、结节性动脉炎、颅内动脉炎、血糖异常、脑肿瘤、药物、颈椎病等更要治本。

第三节　脑出血

脑出血（ICH）是由高血压等引起的原发于脑实质的出血。占全部脑血管病的 20%～30%，居第二位，仅次于脑血栓形成，而其病死率和致残率在各种脑血管疾病中居于首位。包括高血压病性脑出血和非高血压病性脑出血（又称特发性脑出血）两大类。出血可来源于脑动脉、静脉或毛细血管的坏死、破裂，但以脑内动脉出血最为常见也最重要。

一、病因与发病机制

（一）高血压性脑出血

占脑出血发病率的 70%～80%，临床上所说的脑出血主要是高血压性出血，50 岁以上的中老年人为好发人群。系脑实质小动脉的微动脉瘤破裂出血所致。其中，脑底穿动脉，如豆纹动脉、丘脑穿动脉；基底动脉的旁正中动脉，如脑桥旁中央穿支等，均为好发血管，引起壳核、丘脑、脑桥等部位的出血。其中，豆纹动脉从大脑中动脉发出后，分支呈直角，所受血流冲击明显大于其他血管，因此该血管破裂导致壳核出血最常见。微动脉瘤是长期高血压刺激小动脉内膜的结果，直径多为 500μm，少数达 3mm，血管内膜水肿，通透性增加，导致血浆中脂质成分沉积于管壁，加之管壁营养障碍，而发生透明脂肪变性，在自身调节功能障碍和血流冲击等诸多因素共同作用下形成微动脉瘤，当血压骤然升高时，血液自血管壁渗出或动脉瘤直接破裂，血液进入脑组织形成血肿。另外，高血压使纤维蛋白溶解酶渗入血管壁，致血管发生纤维样坏死，也是引起血管破裂出血的原因之一。

（二）非高血压性脑出血

（1）脑动脉淀粉样血管病：软脑膜动脉、皮质及皮质下动脉最易受累。淀粉样物质沉积于上述血管壁中、外层，导致血管增生变厚、管腔狭窄，在血流冲击下被动扩张，乃至破裂。脑动脉淀粉样变也可形成粟粒样动脉瘤，而发生破裂出血。

(2)隐匿性血管畸形：有时血管造影及术中都未能证实，有时术中及病理可发现异常。病变多见于脑内，临床经过及预后都较平稳。

(3)其他：动静脉畸形、动脉瘤、凝血异常的血液病、脑转移瘤、硬脑膜窦血栓形成、夹层动脉瘤、应用抗凝剂或溶栓治疗等。

二、病理生理

脑出血好发于基底节的壳核及内囊区约占70%，也好发于脑叶、丘脑，脑干、小脑等部位。因高血压、脑淀粉样血管病、动静脉畸形和动脉瘤等引起的脑出血，其出血方式常为血管破裂，出血量大，症状出现快，也较重；因脑静脉血栓形成及其他原因所致的栓塞、血液病、感染等引起的脑出血常可表现为点状、环状出血，出血量一般不大，症状也较轻。一支血管破裂出血后，其附近血管也可因机械压迫扭曲而破裂，或因缺血、缺氧而坏死，导致瀑布式出血，使血肿体积扩大或形成分叶状出血。壳核出血常侵入内囊和破入侧脑室，使血液充满脑室系统和蛛网膜下腔；丘脑出血常破入第三脑室或侧脑室，向外损伤内囊；脑桥或小脑出血则可直接破入蛛网膜下腔和第四脑室。

血管破裂出血形成血肿，大多数脑内出血为液性血肿，可造成纤维束分离，并压迫周围组织而撕裂通过的小静脉和毛细血管，从而加重出血，使血肿进一步扩大。同时，出血激活血小板内、外源性凝血途径，脑组织中也富含凝血活酶，而血肿本身也有一定的压迫止血作用，故脑出血多在1～2h内达高峰，其后：形成血栓不再出血。脑出血是一种急性脑占位性损伤，造成周围脑组织受压、移位及崩解，引起周围脑组织血液循环和代谢紊乱及酸中毒、血管运动麻痹、血脑屏障受损、漏出增加，使脑水肿、颅内压进行性升高，是脑组织和脑室移位、变形，甚至形成脑疝。脑疝引起脑干的缺血、出血、坏死，是各类脑出血死亡最常见的原因。急性期过后血肿内的血浆及有形成分逐渐被吸收、吞噬、清除，胶质增生，小出血灶形成胶质瘢痕，大出血灶形成脑卒中。

三、临床表现

(一)各部位脑出血共有的临床表现

脑出血常见于50～70岁的中老年人，男性略多，有高血压病史，常由于情绪激动、剧烈活动、大便用力等导致血压骤升的因素诱发。多在白天活动状态下突然发病，数分钟或数小时达到高峰，其表现根据出血部位和出血量多少及机体反应而异。多先有严重头痛、恶心、呕吐等颅内压急剧增高症状，继之偏瘫、偏身感觉障碍、偏盲及失语等局灶性神经障碍体征，意识状况恶化明显，大多数患者逐渐出现意识障碍，最后进入昏迷状态。

脑出血的常见症状和体征有头痛、呕吐、意识障碍、偏瘫、失语、颈项强直，可能有视盘水肿。

昏迷继续加深者，呼吸深沉呈鼾式呼吸，脉缓，有力，面色潮红，血压升高，大汗淋漓，大小便失禁，偶有抽搐发作。重者一侧瞳孔散大，对侧偏瘫，说明已发生颞叶钩回疝，继之脉快，体温升高，血压下降。

(二)壳核出血

为高血压性脑出血最常见的部位,约占60%,多为豆纹动脉破裂出血所致,由于该动脉形成微动脉瘤,易于破裂出血。外侧组动脉破裂引起外囊出血。内侧组常为内囊、丘脑出血。壳核出血还易破入脑室及蛛网膜下腔。临床表现为典型的“三偏”症状,即突发病灶对侧偏瘫、偏身感觉障碍、同向偏盲。双侧眼球向病灶侧凝视,主侧半球可有失语;单纯内囊出血一般症状较轻,预后较佳,与腔隙性梗死不易区分;出血量大者可有意识障碍。

(三)丘脑出血

占所有脑出血的12%~24%,其症状取决于出血发展的方向。丘脑出血较壳核出血更快。大脑中动脉丘脑膝状体动脉破裂可引起整个丘脑出血或丘脑外侧出血。丘脑穿通动脉破裂出血可引起丘脑内侧出血。

丘脑出血量少而局限时,可表现为Djevine-Roussy综合征,即对侧半身的深浅感觉缺失,自发性偏侧疼痛,感觉过敏,但表现多不典型;出血量较多时,发病以意识障碍、偏瘫为主,优势半球出血可有丘脑性失语,常为经皮质感觉性或混合性失语,非优势侧出血可出现体象障碍。

严重的全丘脑出血,能引起四肢瘫痪、抽搐、去大脑强直、眼位障碍、瞳孔大小不等、呕吐、脑膜刺激征、高热等。血肿一旦压迫第三脑室造成移位或下丘脑出血,出现高热、脉快、血压升高等下丘脑综合征时表明预后不佳。

神经眼科学检查对丘脑出血常具诊断价值,以上视麻痹和眼球固定、瞳孔对光反射迟钝最常见。所有眼部体征常常是血肿直接或间接累及中脑结构的结果。

临床可见丘脑综合征三大征象:①垂直注视麻痹;②感觉运动障碍;③意识障碍。

(四)尾状核出血

豆纹动脉内侧组(最大者为回返动脉)破裂所致。占高血压脑出血的1.5%~5.3%,由于尾状核头部与侧脑室接触面积大,出血易破入侧脑室,对内囊压迫较轻,患者一般无意识障碍,而不出现神经定位体征,以脑膜刺激征和血性脑脊液为主要表现,预后良好,有时CT检查时偶然发现,临床上往往容易被忽略。如出血量大也会压迫内囊引起相应体征,破入脑室的血量过多,可导致继发性脑积水。应与蛛网膜下腔出血、原发性脑室出血相鉴别。

(五)脑叶出血

又称脑白质或皮质下出血,占全部脑出血的1/3左右,常见的病因有脑淀粉样血管病、血液病、使用抗凝血药物、血管畸形,高血压引起者相对较少。常仅局限于一叶,也可同时累及毗邻的两叶白质,顶叶、额叶最常单独受累,联合受累时,以颞顶叶、顶枕叶多见。脑叶出血的临床特点为:意识障碍少而轻;偏瘫与同向凝视少,程度轻;脑膜刺激征多见;顶叶出血常有对侧肢体严重感觉障碍、偏瘫、同向偏盲;颞叶出血优势半球侧可引起感觉性失语、言语理解困难,非优势侧半球出血可引起意识模糊、认知障碍,常与同向偏盲、上位象限盲并存;额叶出血以对侧运动障碍突出,有智力障碍、尿失禁等,优势半球出血是可有突出的运动性失语;枕叶出血可有皮质盲。

(六)脑桥出血

为脑干出血最为常见。系基底动脉的旁正中旁支、短旋支的侧旁支破裂所致,约占出血卒中的10%。脑桥出血由于破坏或阻断脑干网状上行激活系统,常突发深昏迷而无先兆,可在数小时内死亡。若开始于一侧脑桥出血，表现交叉性瘫痪，头和双眼同向凝视病变对侧或核间性眼肌麻痹。脑桥出血常迅速波及双侧，四肢弛缓性瘫痪（休克期）和双侧面瘫。个别病例有去脑强直的表现。双侧脑桥出血头、眼回到正中位置，呈针尖样瞳孔，是脑桥出血的特征，可Horner征阳性，此系脑桥内交感神经纤维受损所致。脑桥出血后，如出现双侧瞳孔散大，对光反射消失，脉搏血压失调，体温不断，上升或突然下降，呼吸不规则等为病情危重的表现。

（七）中脑出血

罕见。轻症表现为一侧或双侧动眼神经不全瘫痪或Weber综合征；重症表现为深昏迷，四肢弛缓性瘫痪，可迅速死亡。

（八）脑室出血

占脑出血的3%～5%。包括原发性脑室内出血、脉络丛动脉瘤、动静脉畸形、脑室壁血管破裂等。继发性脑室出血是脑实质内出血破入脑室所致，壳核出血引起基底节区血肿可通过纤维束进入侧脑室前角而破入脑室。多数病例为脑室小量出血，常有头痛、呕吐、脑膜刺激征，一般无意识障碍及局灶性神经缺损症状，血性脑脊液，似蛛网膜下腔出血，可完全恢复，预后良好。大量脑室出血常起病急剧，迅速出现昏迷、频繁呕吐、针尖样瞳孔、眼球分离斜视或浮动、四肢弛缓性瘫痪及去大脑强直发作等，病情危重，预后差，常迅速死亡。

（九）小脑出血

占脑出血发病率的2%～4%，好发于小脑上动脉，多在一侧小脑半球齿状核及附近，蚓部少。常无定位体征，诊断困难。患者多有高血压动脉硬化史，发病初期大多意识清楚或有轻度意识障碍，表现眩晕、频繁呕吐、枕部剧烈头痛和平衡障碍等，可有吞咽及发音困难，而无明显的肢体瘫痪。重症者起病比一般脑出血更急，昏迷更深，引起枕骨大孔疝而死亡。轻型发病是可见眼震，共济失调，肌张力降低等小脑症状。

四、辅助检查

（一）脑脊液检查

几乎均有颅内压升高，脑脊液呈洗肉水样均匀血性。有致脑疝的危险，仅在不能行影像学检查且无明显颅内压升高的表现时进行，疑诊小脑出血时禁行腰椎穿刺。

（二）CT检查

CT检查是临床定性、定量诊断可靠的影像学依据。发病1周以内，CT扫描脑血肿呈现高密度占位信号，边界清楚，1周后血肿周围可出现环状强化，此环可直接反映原血肿的大小和形状。血肿一般于第4周变为等密度或低密度区。发病2个月后血肿完全吸收，呈低密度囊腔，边缘清楚。脑组织结构不同程度破坏，可有中线移位及脑室扩大等。可与脑梗死等疾病有效鉴别，诊断正确率近100%。

（三）MRI检查

对幕下出血的检查优于CT，可区别陈旧性脑出血和脑梗死，可显示脑血管畸形的流空现象。脑出血的MRI表现可见：发病第1日内，血肿呈T_1等信号或略高信号，T_2，呈高信号或混合信号。第2日起的1周内，T_1为等信号，T_2为低信号，血肿周围出现明显长T_1低信号、长T_2高信号水肿带。第2～4周，T_1、T_2均为周边高、中央低信号。第2个月，出现T_1、T_2高信号，而周边区可有T_1、T_2低信号。2个月后，若病灶为实质性瘢痕则为T_1、T_2高信号，若为含液囊腔，则为 T_1 低信号，T_2 高信号，周边为低信号的含铁血黄素与沉积环。

(四)血管造影

有助于查清出血原因，如动脉瘤、动静脉畸形、动脉炎等引起的出血。

(五)其他

外周血白细胞可暂时增高达(10～20)×10^9/L，凝血活酶时间和部分凝血活酶时间异常提示凝血功能障碍。心电图可出现特殊类型的改变，引起"高大 T 波"等"脑心综合征"。

五、诊断与鉴别诊断

(一)诊断

50 岁以上中老年患者，在活动或情绪激动时突然发病，迅速出现偏瘫、失语等局灶性神经功能缺损症状，应疑诊脑出血。结合上述临床特点和辅助检查一般可以确诊。

(二)鉴别诊断

(1)脑血栓形成：本病多在安静及血压下降状态下发病，如休息、睡眠中发病，症状呈进行性加重。意识多保持清晰。脑脊液呈无色透明。脑血管造影显示血管主干或分支闭塞。脑 CT 检查示脑受累区出现界限清楚的楔形或不规则低密度区。

(2)蛛网膜下腔出血：多见于青壮年，起病急，可以分秒计，剧烈头痛，喷射性呕吐及颈项强直。脑脊液呈血性。头颅 CT 示脑沟及脑池中出现高密度影。

(3)出血性梗死：多有心脏病、房颤、颈动脉狭窄等病史，起病急剧，即刻达峰值，颅内压无或轻度增高，为散在出血点或融合成片，病变多位于大脑皮质和脑叶，出血形态符合血管支配区，无或有轻度占位效应，无脑室出血，脑血管造影可见血管阻塞。

(4)病毒性脑炎：先有高热、头痛，以后出现昏迷。有颈项强直，脑脊液可浑浊，白细胞增多。

(5)昏迷：对发病突然、迅速出现昏迷且局灶体征不明显者，应与能引起昏迷的全身性中毒如一氧化碳中毒昏迷及全身代谢性疾病如糖尿病酮症酸中毒昏迷等鉴别。

六、治疗

脑出血的抢救治疗原则是：挽救生命，降低神经功能残疾程度，系统全面的康复治疗以及减少复发。

(一)内科治疗

(1)一般处理：卧床休息，避免搬动，争取就地抢救。维持营养、电解质、液体及酸碱平衡：脑出血患者每日液体入量可控制在最近 1d 尿量加 500mL 非显性失水，如有高热、多汗者应按每升高 1℃增加 300mL 液体计算。注意每日补钾 1～2g，防止低钠血症，以免加重脑水肿；3d 后仍不能进食者要给予鼻饲。患者意识障碍，要保持呼吸道通畅，必要时行气管切开术。躁动者谨慎使用镇静剂。

(2)降低颅内压：颅内压增高由于早期血肿占位效应和亚急性期的血肿周围组织水肿所致，有效控制颅内压是挽救患者免于死亡并改善预后的必要手段。对疑有颅内压增高及意识水平下降(GCS＜9)的患者应考虑监测颅内压。常用药物如下。

1)20%甘露醇：迅速升高血浆渗透压，形成血、脑组织之间的渗透压差，并产生渗透性利尿，用药 20～30min 后颅压下降，作用维持 4～6h。使用时应遵循以下原则：病初 24h 不预防性使用,除非针对脑疝及脑疝危险者;剂量 0.25～0.5g/kg,每 4～6h 1 次。可同时使用呋塞米(每次 10mg)协同维持渗透梯度;总使用时间不应超过 5d,以避免反跳与其他不良反应。心力衰竭、肾功能不全者慎用。

2)利尿剂:常用呋塞米,与甘露醇配合使用。

3)甘油:症状较轻或病情好转时使用,10%复方甘油溶液 500mL,每日 1 次,静脉注射,3～6h 滴完;作用缓和。

4)清蛋白:有效降低脑水肿,降低颅内压,较少反跳作用。每日 100mL,3～5d。

5)其他:适当使用地塞米松,注意感染及消化性溃疡等并发症;颅内压特别高以上方法效果差时可审慎考虑使用巴比妥昏迷法,可降低脑血流量,减少脑容积,降低血压,清除氧自由基,改善脑水肿,剂量安全限度为每日 10mg/kg,可分次小量给予。

(3)控制血压:收缩压高于 180mmHg,舒张压高于 105mmHg,或平均动脉压大于 130mmHg,在降颅内压的同时慎重使用降压药,如拉贝洛尔、乌拉地尔、硝普钠等,使血压降至 160/100mmHg 左右。血压未达以上水平者暂不予降压药物。

(4)加强护理防治并发症:脑出血昏迷患者易因误吸、插管、导尿等发生肺部及泌尿系感染,应适当应用抗生素。为预防痫性发作,可考虑使用苯妥英钠 1 个月,若其间无发作,应逐渐减量直至停用。中枢性高热宜先行物理降温,效果差时可用多巴胺受体激动剂如溴隐亭 3.75mg/d,逐渐加量至 7.5～15mg/d,分次服用。

(5)其他治疗:病程早期的精神障碍与后期的心理问题均应积极处理,以加快恢复。康复治疗应视患者的实际情况,尽早开始。

(二)外科治疗

目前的研究结果认为,手术对大血肿可改善生命预后,无助于功能恢复,对小血肿可改善存活者生活质量,无助于生命预后。常用的手术方法有开颅血肿清除术、钻孔扩大骨窗血肿清除术、椎孔穿刺血肿吸除术、立体定向血肿引流术和脑室引流术。

手术适应证:①小脑出血直径>3cm,症状持续恶化,或有脑干受压和脑积水者应尽快手术;②中到大量脑叶出血,症状持续恶化的年轻患者;③患者有明确血管病灶如动脉瘤、动静脉畸形等,且其部位适于手术者。

手术禁忌证:症状较轻,病灶<10mL;症状较重,GCS≤4 分;小脑出血者例外。

第四节　脑血栓形成与脑梗死

一、脑血栓形成概述

脑血栓形成(CD)又称缺血性卒中(CIS),是指在脑动脉本身病变基础上,继发血液有形成分凝集于血管腔内,造成管腔狭窄或闭塞,在无足够侧支循环供血的情况下,该动脉供应的脑组织发生缺血变性坏死,出现相应的神经系统受损表现或影像学上显示出软化灶,称为脑血栓形成。约 90%的脑血栓形成是在脑动脉粥样硬化的基础上发生的。脑梗死约占全部脑卒中的 80%。

脑梗死主要包括4类。①大面积脑梗死：通常是颈内动脉主干、大脑中动脉主干或皮质支的完全性卒中，患者表现为病灶对侧完全性偏瘫、偏身感觉障碍及向病灶对侧的凝视麻痹，可有头痛和意识障碍，并呈进行性加重。②分水岭脑梗死（CWSI）：指相邻血管供血区之间分水岭区或边缘带的局部缺血。多由于血流动力学障碍所致。结合CT可分为皮质前型，为大脑前与大脑中动脉供血区的分水岭脑梗死；皮质后型，为大脑中动脉与大脑后动脉，或大脑前、中、后动脉皮质支间的分水岭区；皮质下型，为大脑前、中、后动脉皮质支与深穿支间或大脑前动脉回返支与大脑中动脉的豆纹动脉间的分水岭区梗死。③出血性脑梗死：由于脑梗死供血区内动脉坏死后血液漏出继发出血，常见于大面积脑梗死后。④多发性脑梗死：指两个或两个以上不同的供血系统脑血管闭塞引起的梗死，多为反复发生脑梗死的后果。

（一）临床表现

本病好发于中年以后，60岁以后动脉硬化性脑梗死发病率增高。男性较女性为多。起病前多有前驱症状，表现为头痛、眩晕、短暂性肢体麻木、无力，约25%的患者有短暂性脑缺血发作史。起病较缓慢。患者多在安静和睡眠中起病。

动脉硬化性脑梗死发病后意识常清醒，如果大脑半球较大面积梗死、缺血、水肿可影响间脑和脑干的功能，起病后不久出现意识障碍。如果发病后即有意识不清，要考虑椎—基底动脉系统梗死。动脉硬化性脑梗死可发生于脑动脉的任何一分支，不同的分支可有不同的临床特征，常见的有以下几种。

1.颈内动脉闭塞时

临床主要表现病灶侧单眼失明（一过性黑矇，偶可为永久性视力障碍），或病灶侧Horner征，对侧肢体运动或感觉障碍及对侧同向偏盲，主侧半球受累可有运动性失语。颈内动脉闭塞也可不出现局灶症状，这取决于前、后交通动脉，眼动脉、脑浅表动脉等侧支循环的代偿功能。

2.大脑中动脉闭塞

大脑中动脉是颈内动脉的延续，是最容易发生闭塞的血管。

（1）主干闭塞时引起对侧偏瘫、偏身感觉障碍和偏盲，主侧半球主干闭塞可有失语、失写、失读。

（2）大脑中动脉深支或豆纹动脉闭塞可引起对侧偏瘫，一般无感觉障碍或同向偏盲。

（3）大脑中动脉各皮质支闭塞可分别引起运动性失语、感觉性失语、失读、失写、失用，偏瘫以面部及上肢为重。

3.大脑前动脉闭塞

（1）皮质支闭塞时产生对侧下肢的感觉及运动障碍，伴有尿潴留。

（2）深穿支闭塞可致对侧中枢性面瘫、舌瘫及上肢瘫痪，也可产生情感淡漠、欣快等精神障碍及强握反射。

4.大脑后动脉闭塞

大脑后动脉大多由基底动脉的终末支分出，但有5%～30%的患者，其中一侧起源于颈内动脉。

（1）皮质支闭塞：主要为视觉通路缺血引起的视觉障碍，对侧同向偏盲或上象限盲。

（2）深穿支闭塞：出现典型的丘脑综合征，对侧半身感觉减退伴丘脑性疼痛，对侧肢体舞蹈样徐动症等。

5.基底动脉闭塞

该动脉发生闭塞的临床症状较复杂，也较少见。常见症状为眩晕、眼球震颤、复视、交叉性瘫痪或交叉性感觉障碍，肢体共济失调，若主干闭塞则出现四肢瘫痪、眼肌麻痹、瞳孔缩小，常伴有面神经、展神经、三叉神经、迷走神经及舌下神经的麻痹及小脑症状等，严重者可迅速昏迷，发热达 41～42℃，以至死亡。基底动脉因部分阻塞引起脑桥腹侧广泛软化，则临床上可产生闭锁综合征，患者四肢瘫痪，不能讲话，但意识清楚，面无表情，缄默无声，仅能以眼球垂直活动示意。

在椎—基底动脉系统血栓形成中，小脑后下动脉血栓形成是最常见的，称为延髓外侧部综合征，表现为眩晕、恶心、呕吐、眼震、同侧面部感觉缺失、同侧霍纳（Horner）综合征、吞咽困难、声音嘶哑、同侧肢体共济失调及对侧面部以下痛、温觉缺失。

小脑后下动脉的变异性较大，故小脑后下动脉闭塞所引起的临床症状较为复杂和多变，但必须具备两条基本症状即一侧后组脑神经麻痹，对侧痛、温觉消失或减退，才可诊断。

根据缺血性卒中病程分为以下几种类型。

(1)进展型：指缺血发作 6h 后，病情仍在进行性加重。此类患者占 40％以上，造成进展的原因很多，如血栓的扩展，其他血管或侧支血管阻塞、脑水肿、高血糖、高温、感染、心肺功能不全，多数是由于前两种原因引起的。据报告，进展型颈内动脉系统占 28％，椎—基底动脉系统占 54％。

(2)稳定型：发病后病情无明显变化者，倾向于稳定型卒中，一般认为颈内动脉系统缺血发作 24h 以上，椎—基底动脉系统缺血发作 72h 以上者，病情稳定，可考虑稳定型卒中。此类型卒中，CT 所见与临床表现相符的梗死灶机会多，提示脑组织已经有了不可逆的病损。

(3)完全性卒中：指发病后神经功能缺失症状较重较完全，常于数小时内(＜6h)达到高峰。

(4)可逆性缺血性神经功能缺损(RIND)：指缺血性局灶性神经障碍在 3 周之内完全恢复者。

(二)辅助检查

1.CT 扫描

发病 24～48h 后可见相应部位的低密度灶，边界欠清晰，并有一定的占位效应。早期 CT 扫描阴性不能排除本病。

2.MRI 检查

可较早期发现脑梗死，特别是脑干和小脑的病灶。T_1 和 T_2 弛豫时间延长，加权图像上 T_1 在病灶区呈低信号强度，T_2 呈高信号强度，也可发现脑移位受压。与 CT 相比，MRI 显示病灶早，能早期发现大面积脑梗死，清晰显示小病灶及颅后窝的梗死灶，病灶检出率达 95％，功能性 MRI 如弥散加权 MRI 可于缺血早期发现病变，发病 0.5h 即可显示长 T_1、长 T_2 梗死灶。

3.血管造影

DSA 或 MRA 可发现血管狭窄和闭塞的部位，可显示动脉炎、Moyamoya 病、动脉瘤和血管畸形等。

4.脑脊液检查

通常脑脊液压力、常规及生化检查正常，大面积脑梗死者脑脊液压力可增高，出血性脑梗死脑脊液中可见红细胞。

5.其他

彩色多普勒超声检查(TCD)可发现颈动脉及颈内动脉的狭窄、动脉粥样硬化斑或血栓形成。超声心动图检查有助于发现心脏附壁血栓、心房黏液瘤和二尖瓣脱垂。PET能显示脑梗死灶的局部脑血流、氧代谢及葡萄糖代谢，并监测缺血半暗带及对远隔部位代谢的影响。

(三)诊断与鉴别诊断

1.脑血栓形成的诊断

主要有以下几点。

(1)多发生于中老年人。

(2)静态下发病多见，不少患者在睡眠中发病。

(3)病后几小时或几天内病情达高峰。

(4)出现面、舌及肢体瘫痪，共济失调，感觉障碍等定位症状和体征。

(5)脑CT提示症状相应的部位有低密度影或脑MRI显示长T_1和长T_2异常信号。

(6)多数患者腰椎穿刺检查提示颅内压、脑脊液常规和生化检查正常。

(7)有高血压、糖尿病、高血脂、心脏病及脑卒中史。

(8)病前有过短暂性脑缺血发作者。

2.鉴别诊断

脑血栓形成注意与下列疾病相鉴别。

(1)脑出血：有10%～20%脑出血患者由于出血量不多，在发病时意识清楚及脑脊液正常，不易与脑血栓形成区别。必须行脑CT扫描才能鉴别。

(2)脑肿瘤：有部分脑血栓形成患者由于发展至高峰的时间较慢，单从临床表现方面不易与脑肿瘤区别。脑肿瘤患者腰椎穿刺发现颅内压高，脑脊液中蛋白增高。脑CT或MRI提示脑肿瘤周围水肿显著，瘤体有增强效应，严重者有明显的占位效应。但是，有时脑CT和MRI也仍无法鉴别。此时，可做脑活检或按脑血栓进行治疗，定期复查CT或MRI以便区别。

(3)颅内硬膜下血肿：可以表现为进行性肢体偏瘫、感觉障碍、失语等，而没有明确的外伤史。主要鉴别依靠脑CT扫描发现颅骨旁有月牙状的高、低或等密度影，伴占位效应如脑室受压和中线移位，增强扫描后可见硬脑膜强化影。

(4)炎性占位性病变：细菌性脑脓肿、阿米巴性脑脓肿等炎性占位性病变可表现在短时间内逐渐出现肢体瘫痪、感觉障碍、失语、意识障碍等临床表现，尤其在无明显的炎症性表现时，难与脑血栓形成区别。但是，腰椎穿刺检查、脑CT和MRI检查有助于鉴别。

(5)癔症：对于以单个症状出现的脑血栓形成如突然失语、单肢瘫痪、意识障碍等，需要与癔症相鉴别。癔症可询问出明显的诱因，检查无定位体征及脑影像学检查正常。

(6)脑栓塞：临床表现与脑血栓形成相类似，但脑栓塞在动态下突然发病，有明确的栓子来源。

(7)偏侧性帕金森病：有的帕金森病患者表现为单侧肢体肌张力增高，而无震颤时，往往被误认为脑血栓形成。通过体格检查可发现该侧肢体有明显的强直性肌张力增高,无锥体束征及影像学上的异常,即可区别。

(8)颅脑外伤:临床表现可与脑血栓形成相似,但通过询问出外伤史,则可鉴别。但部分外伤患者可合并或并发脑血栓形成。

(9)高血压脑病:椎—基底动脉系统的血栓形成表现为眩晕、恶心、呕吐,甚至意识障碍时,在原有高血压的基础上,血压又急剧升高,此时应注意与高血压脑病鉴别。高血压脑病可以表现为突然头痛、眩晕、恶心、呕吐,严重者意识障碍。后者的舒张压均在16kPa(120mmHg)以上,脑CT或MRI检查呈阴性时,则不易区别。有效鉴别方法如下先进行降血压治疗,如血压下降后病情迅速好转者为高血压脑病,如无明显改善者,则为椎—基动脉血栓形成。复查CT或MRI有助于两者的鉴别。脑血栓形成的治疗原则是尽量解除血栓及增加侧支循环,改善缺血梗死区的血液循环;积极消除脑水肿,减轻脑组织损伤;尽早进行神经功能锻炼,促进康复,防止复发。

(四)治疗

治疗脑血栓形成的药物和方法有上百种,各家医院的用法大同小异。但是,至今为止,仍无特殊有效的治疗方法。脑血栓形成的恢复程度取决于梗死的部位及大小、侧支循环代偿能力和神经功能障碍的康复效果。一般来讲,在进行性卒中即脑血栓形成在不断地加重时,应尽早进行抗凝治疗;在脑血栓形成的早期,有条件时,应尽早进行溶栓治疗;如果丧失上述机会或病情不允许,则进行一般性治疗。在药物治疗中,如果病情已经稳定,应尽早进行早期康复治疗。不论是完全恢复正常或留有后遗症者,应长期进行综合性预防,以防止脑血栓的复发。

急性期的治疗原则:超早期治疗。提高全民的急救意识,为获得最佳疗效力争超早期溶栓治疗。针对脑梗死后的缺血瀑布及再灌注损伤进行综合保护治疗。采取个性化治疗原则。

整体化观念:脑部病变是整体的一部分,要考虑脑与心脏及其他器官功能的相互影响,如脑心综合征、多脏器功能衰竭,积极预防并发症,采取对症支持疗法,并进行早期康复治疗。对卒中的危险因素及时给予预防性干预措施。最终达到挽救生命、降低病残及预防复发的目的。

1.超早期溶栓治疗

(1)溶栓治疗急性脑梗死的目的:在缺血脑组织出现坏死之前,溶解血栓、再通闭塞的脑血管,及时恢复供血,从而挽救缺血脑组织,避免缺血脑组织发生坏死。在缺血脑组织出现坏死之前进行溶栓治疗,这是溶栓治疗的前提。只有在缺血脑组织出现坏死之前进行溶栓治疗,溶栓治疗才有意义。

(2)溶栓治疗时间窗:脑组织对缺血耐受性特别差。脑供血一旦发生障碍,很快就会出现神经功能异常;缺血达一定程度后,脑细胞就不可避免地发生缺血坏死。脑组织对局部缺血较全脑缺血的耐受时间要长。实际上,局部脑缺血中心缺血区很快发生坏死,只是缺血周边半暗带区对缺血的耐受时间较长。溶栓治疗的主要目的是挽救那些尚没有坏死的缺血周边半暗带脑组织。缺血性脑卒中可进行有效治疗的时间称为治疗时间窗。不同个体的溶栓治疗时间窗存在较大的个体差异。根据现有的研究资料,总的来看,急性脑梗死发病3h内绝大多数患者采用溶栓治疗是有效的;发病3～6h大部分溶栓治疗可能有效;发病6～12h小部分溶栓治疗可能有效,但急性脑梗死溶栓治疗时间窗的最后确定有待于目前正在进行的大规模、多中心、随机、双盲、安慰剂对照临床试验结果。

(3)影响溶栓治疗时间窗的因素：主要有以下几个。

1)种属：不同种属存在较大的差异。如小鼠局部脑梗死的治疗时间窗<3h，而猴和人一般认为至少为6h。

2)临床病情：脑梗死患者出现昏睡、昏迷等严重意识障碍，眼球凝视麻痹，肢体近端和远端均完全瘫痪，以及脑CT已显示低密度改变，均表明有较短的治疗时间窗，临床上几乎无机会可溶栓。而肢体瘫痪等临床病情较轻时，一般溶栓治疗的治疗时间窗较长。

3)脑梗死类型：房颤所致的心源性脑栓塞患者，栓子常较大，多堵塞颈内动脉和大脑中动脉主干，迅速造成严重的脑缺血，若此时患者上下肢体瘫痪均较完全，治疗时间窗通常为4h内。而对于血管闭塞不全的脑血栓形成患者，由于局部脑缺血相对较轻，溶栓治疗时间窗常较长。

4)侧支循环状态：如大脑中动脉深穿支堵塞，因为是终末动脉，故发生缺血时侧支循环很差，其供血区脑组织的治疗时间窗常在3h内；而大脑中动脉M_2或M_3段堵塞时，由于大脑皮质有较好的侧支循环，因而不少患者的治疗时间窗可以超过6h。

5)体温和脑组织的代谢率：低温和降低脑组织的代谢可提高脑组织对缺血的耐受性，可延长治疗时间窗，而高温可增加脑组织的代谢，治疗时间窗缩短。

6)神经保护药应用：许多神经保护药可以明显地延长试验动物缺血治疗的时间窗，并可减少短暂性局部缺血造成的脑梗死体积。因而，溶栓治疗联合神经保护药治疗有广阔的应用前景，但目前缺少有效的神经保护药。

7)脑细胞内外环境：脑细胞内外环境状态与脑组织对缺血的耐受性密切相关，当患者有水、电解质及酸碱代谢紊乱等表现时，治疗时间窗明显缩短。

(4)临床上常用的溶栓药物：尿激酶(UK)、链激酶(SK)、重组的组织型纤溶酶原激活药(rt-PA)。尿激酶在我国应用最多，常用量25万～100万U，加入5%葡萄糖注射液或生理盐水中静脉滴注，30min～2h滴完，剂量应根据患者的具体情况来确定，也可采用DSA监测下选择性介入动脉溶栓；rt-PA是选择纤维蛋白溶解药，与血栓中纤维蛋白形成复合体后增强了与纤溶酶原的亲和力，使纤溶作用局限于血栓形成的部位，每次用量为0.9mg/kg体重，总量不超过90mg；有较高的安全性和有效性，rt-PA溶栓治疗宜在发病后3h进行。

(5)适应证：凡年龄<70岁；无意识障碍；发病在6h内，进展性卒中可延迟到12h；治疗前收缩压<26.7kPa(200mmHg)或舒张压<16kPa(120mmHg)；CT排除颅内出血；排除TIA；无出血性疾病及出血素质；患者或家属同意，都可进行溶栓治疗。

(6)溶栓方法：上述溶栓药的给药途径有两种。

1)静脉滴注：应用静脉滴注UK和SK治疗诊断非常明确的早期或超早期的缺血性脑血管病，也获得一定的疗效。

2)选择性动脉注射：属血管介入性治疗，用于治疗缺血性脑血管病，并获得较好的疗效。选择性动脉注射有两种途径：一种是选择性脑动脉注射法，即经股动脉或肘动脉穿刺后，先进行脑血管造影，明确血栓所在的部位，再将导管插至颈动脉或椎—基底动脉的分支，直接将溶栓药注入血栓所在的动脉或直接注入血栓处，达到较准确的选择性溶栓作用。且在注入溶栓药后，还可立即再进行血管造影了解溶栓的效果；另一种是颈动脉注射法，适用于治疗颈动脉系统的血栓形成，用常规注射器穿刺后，将溶栓药物注入发生血栓侧的颈动脉，达到溶栓作用。但是，动脉内溶栓有一定的出血并发症，因此，动脉内溶栓的条件是：明确为较大的动脉闭塞；脑CT扫描呈阴性，无出血的证据；允许有小范围的轻度脑沟回改变，但无明显的大片低密度梗死灶；血管造影证实有与症状和体征相一致的动脉闭塞改变；收缩压在24kPa(180mmHg)以下，舒张压在14.6kPa(110mmHg)以下；无意识障碍，提示病情尚未发展至高峰者。值得注意的是，在进行动脉溶栓之前一定要明确是椎—基底动脉系统还是颈动脉系统的血栓形成，否则，误做溶栓，延误治疗。

局部动脉灌注溶栓剂较全身静脉用药剂量小，血栓局部药物浓度高，并可根据DSA观察血栓溶解情况以决定是否继续用药。但DSA及选择性插管，治疗时间将延迟45min～3h。目前文献报告的局部动脉内溶栓治疗脑梗死血管再通率为58%～100%，临床好转率为53%～94%，均高于静脉内用药(36%～89%，26%～85%)。但因患者入选标准、溶栓剂种类、剂量、观察时间不一，比较缺乏可比性，故哪种用药途径疗效较好仍不清楚。故有学者建议，先尽早静脉应用溶栓剂，短期无效者再进行局部动脉内溶栓。应用溶栓药物治疗目前尚无统一标准，由于个体差异，剂量波动范围也大。不同的溶栓药物和不同的给药途径，用药的剂量也不同。①尿激酶：静脉注射的剂量分为两种。一种是大剂量，100万～200万U溶于生理盐水500～1 000mL中，静脉滴注，仅用1次；另一种是小剂量，20万～50万U溶于生理盐水500mL中，静脉滴注，每日1次，可连用3～5次。动脉内注射的剂量为10万～30万U。②rt-PA：美国国立卫生院的试验结果认为，rt-PA治疗剂量≤0.85mg/kg体重、总剂量<90mg是安全的。其中10%可静脉推注，剩余90%的剂量在24h内静脉滴注。

(7)溶栓并发症：脑梗死病灶继发出血，致命的再灌流损伤及脑组织水肿是溶栓治疗的潜在危险；再闭塞率可达10%～20%。所有溶栓药在临床应用中均有可能产生颅内出血的并发症，包括脑内和脑外出血。影响溶栓药物疗效与安全性的主要并发症是脑内出血。脑内出血分脑出血及梗死性出血。前者指CT检查显示在非梗死区出现高密度的血肿，多数伴有相应的临床症状和体征，少数可以没有任何临床表现；后者指梗死区的脑血管在阻塞后再通，血液外渗所致，CT扫描显示出梗死灶周围有单独或融合的斑片状出血，一般不形成血肿。出血并发症可以导致病情加重，但有的可能没有任何表现。溶栓后的脑内出血在尸检的发现率为17%～65%，远低于临床上的表现率。溶栓导致脑内出血的原因可能是：①缺血后血管壁受损，易破裂；②继发性纤溶及凝血障碍；③动脉再通后灌注压增高；④软化脑组织对血管的支持作用减弱。脑外出血主要见于胃肠道及泌尿系。

迄今为止，仍无大宗随机双盲对比性的临床应用研究结果，大多为个案病例或开放性临床应用研究，尤其是对选择病例方面，有较多的差别，因此，溶栓治疗的确切效果各家报告不一样，差别较大。但较为肯定的是溶栓后的出血并发症较高。Grond等、Chiu等、Trouillas等及Tanne等分别对60例、30例、100例及75例动脉血栓形成的患者行rt-PA静脉溶栓治疗，症状性脑出血的发生率为6.6%.7%、7%和7%。rt-PA静脉溶栓会增加脑出血的危险和脑出血死亡的机会。如果其他条件确实完全相同，治疗组的病死率只可能高于对照组。目前，溶栓治疗还只能作为研究课题，不能常规应用。因此，溶栓治疗的有效性和安全性必须依靠临床对照试验来进行回答。

2.抗凝治疗

(1)抗凝治疗的目的:目的在于防止血栓扩展和新血栓形成。高凝状态是缺血性脑血管病发生和发展的重要环节,主要与凝血因子,尤其是第Ⅷ因子和纤维蛋白原增多及其活性增高有关。所以,抗凝治疗主要通过抗凝血,阻止血栓发展和防止血栓形成,达到治疗或预防脑血栓形成的目的。

(2)常用药物:有肝素、低分子肝素及华法林等。低分子肝素与内皮细胞和血浆蛋白的亲和力低,其经肾排泄时更多的是不饱和机制起作用,所以,低分子肝素的清除与剂量无关,而其半衰期比普通肝素长 2～4 倍。用药时不必行试验室监测,低分子肝素对患者的血小板减少和肝素诱导的抗血小板抗体发生率下降。硫酸鱼精蛋白可 100%中和低分子肝素的抗凝血因子活性,可以中和 60%～70%的抗凝血因子活性。急性缺血性脑卒中的治疗,可用低分子肝素钙 4 000U 皮下注射,每日 2 次,共 10d。口服抗凝药物如下。

1)双香豆素及其衍生物:能阻碍血液中凝血酶原的形成,使其含量降低,其抗凝作用显效较慢(用药后 24～48h,甚至 72h),持续时间长,单独应用仅适用于发展较缓慢的患者或用于心房颤动患者脑卒中的预防。口服抗凝剂中,华法林和新抗凝片的开始剂量分别为 4～6mg 和 1～2mg,开始治疗的 10d 内测定凝血酶原时间和活动度应每日 1 次,以后每周 3 次,待凝血酶原活动度稳定于治疗所需的指标时,则 7～10d 测定 1 次,同时应检测国际规格化比值(INF)。

2)藻酸双酯钠:又称多糖硫酸酯(多糖硫酸盐,PSS),系从海洋生长的褐藻中提取的一种类肝素药物。但作用强度是肝素的 1/3,而抗凝时间与肝素相同。主要作用是抗凝血、降低血液黏稠度、降低血脂及改善脑微循环。用法:按 2～4mg/kg 体重加入 5%葡萄糖注射液 500mL,静脉滴注,每分钟 30 滴,每日 1 次,10d 为 1 个疗程。或口服,每次 0.1g,每日 1 次,可长期使用。个别患者可能出现皮疹、头痛、恶心、皮下出血点。

(3)抗凝治疗的适应证:①短暂性脑缺血发作;②进行性缺血性脑卒中;③椎—基底动脉系统血栓形成;④反复发作的脑栓塞;⑤应用于心房颤动患者的卒中预防。

(4)抗凝治疗的禁忌证:①有消化道溃疡病史者;②有出血倾向者、血液病患者;③高血压[血压 24/13.3kPa(180/100mmHg)以上];④有严重肝、肾疾病者;⑤临床不能除外颅内出血者。

(5)抗凝治疗的注意事项:①抗凝治疗前应进行脑部 CT 检查,以排除脑出血病变,高龄、较重的脑动脉硬化和高血压患者采用抗凝治疗应慎重;②抗凝治疗对凝血酶原活动度应维持在 15%～25%,部分凝血活酶时间应维持在 1.5 倍之内;③肝素抗凝治疗维持在 7～10d,口服抗凝剂维持 2～6 个月,也可维持在 1 年以上;④口服抗凝药的用量较国外文献报告的剂量为小,其 1/3～1/2 的剂量就可以达到有效的凝血酶原活动度的指标;⑤抗凝治疗过程中应经常注意皮肤、黏膜是否有出血点,小便检查是否有红细胞,大便潜血试验是否阳性,若发现异常应及时停用抗凝药物;⑥抗凝治疗过程中应避免针灸、外科小手术等,以免引起出血。

3.降纤治疗

降纤治疗可以降解血栓蛋白质、增加纤溶系统活性、抑制血栓形成或促进血栓溶解。此类药物应早期应用(发病 6h 以内),特别适用于合并高纤维蛋白原血症者。降纤酶、东菱克栓酶、安克洛酶和蚓激酶均属这一类药物。但降纤至何种程度,如何减少出血并发症等问题尚待解决。有报告,发病后 3h 给予 Ancrod 可改善患者的预后。

4.扩容治疗

扩容治疗主要是通过增加血容量,降低血液黏稠度,起到改善脑微循环作用。

(1)右旋糖酐-40:主要作用为阻止红细胞和血小板聚集,降低血液黏稠度,以改善循环。用法:10%右旋糖酐-40 500mL,静脉滴注,每日 1 次,10d 为 1 个疗程。可在间隔 10～20d 后,再重复使用 1 个疗程。有过敏体质者,应做过敏皮试阴性后方可使用。心功能不全者应使用半量,并慢滴。患有糖尿病者,应同时加用相应胰岛素治疗。高血压患者慎用。有意识障碍或提示脑水肿明显者禁用。无论有无高血压,均需要观察血压情况。

(2)706 代血浆(6%羟乙基淀粉):作用和用法与右旋糖酐-40 相同,只是不需要做过敏试验。

5.扩血管治疗

血管扩张药过去曾被广泛应用,此法在脑梗死急性期不宜使用。原因为缺血区的血管因缺血、缺氧及组织中的乳酸聚集已造成病理性的血管扩张,此时应用血管扩张药,则造成脑内正常血管扩张,也波及全身血管,以至于使病变区的血管局部血流下降,加重脑水肿,即所谓“盗血”现象。如有出血性梗死时可能会加重出血,因此,只在病变轻、无水肿的小梗死灶或脑梗死发病 3 周后无脑水肿者可酌情使用,且应注意有无低血压。

(1)罂粟碱:具有非特异性血管平滑肌的松弛作用,直接扩张脑血管,降低脑血管阻力,增加脑局部血流量。用法:60mg 加入 5%葡萄糖注射液 500mL 中,静脉滴注,每日 1 次,可连用 3～5d;或 20～30mg,肌内注射,每日 1 次,可连用 5～7d;或每次 30～60mg 口服,每日 3 次,连用 7～10d。注意本药每日用量不应超过 300mg,不宜长期使用,以免成瘾。在用药时可能因血管明显扩张导致明显头痛。

(2)己酮可可碱:直接抑制血管平滑肌的磷酸二酯酶,达到扩张血管的作用;还能抑制血小板和红细胞的聚集。用法:100～200mg 加入 5%葡萄糖注射液 500mL 中,静脉滴注,每日 1 次,连用 7～10d。或口服每次 100～300mg,每日 3 次,连用 7～10d。本药禁用于刚患心肌梗死、严重冠状动脉硬化、高血压者及孕妇。输液过快者可出现呕吐及腹泻。

(3)环扁桃酯:又称三甲基环已扁桃酸或抗栓丸。能持续性松弛血管平滑肌,增加脑血流量,但作用较罂粟碱弱。用法:每次 0.2～0.4g 口服,每日 3 次,连用 10～15d。也可长期应用。

(4)氢化麦角碱:为麦角碱的衍生物。其直接激活多巴胺和 5-HT 受体,也阻断去甲肾上腺素对血管受体的作用,使脑血管扩张,改善脑微循环,增加脑血流量。用法:每次口服 1～2mg,每日 3 次,1～3 个月为 1 个疗程,或长期使用。本药易引起直立性低血压,因此,低血压患者禁用。

6.钙通道阻滞药

其通过阻断钙离子的跨膜内流而起作用,从而缓解平滑肌的收缩、保护脑细胞、抗动脉粥样硬化、维持红细胞变形能力及抑制血小板聚集。

(1)尼莫地平:又称硝苯甲氧乙基异丙啶。为选择性地作用于脑血管平滑肌的钙通道阻滞药,对脑以外的血管作用较小,因此,不起降血压作用。主要缓解血管痉挛,抑制肾上腺素能介导的血管收缩，增加脑组织葡萄糖利用率，重新分布缺血区血流量。用法：每次口服 20～40mg，每日 3 次，可经常使用。

(2)尼莫通：为尼莫地平的同类药物，只是水溶性较高。每次口服 30～60mg，每日 3 次，可经常使用。

(3)尼卡地平：又称硝苯苄胺啶。系作用较强的钙通道阻滞药。选择性作用于脑动脉、冠状动脉及外周血管，增加心脑血流量和改善循环，同时有明显的降血压作用。用法：每次口服 20～40mg，每日 3 次，可经常使用。

(4)桂利嗪(桂利嗪、肉桂苯哌嗪、桂益嗪)：为哌嗪类钙通道阻滞药，扩张血管平滑肌，能改善心、脑循环。还有防止血管脆化作用。用法：每次口服 25～50mg，每日 3 次，可经常使用。

(5)盐酸氟桂利嗪：与桂利嗪为同一类药物。用法：每次口服 5～10mg，每日 1 次，连用 10～15d。因本药可增加脑脊液，故颅内压增高者不用。

7.抗血小板药

主要通过失活脂肪酸环化酶，阻止血小板合成 TXA_2，并抑制血小板释放 ADP、5-HT、肾上腺素、组胺等活性物质，以抑制血小板聚集，达到改善微循环及抗凝作用。

(1)阿司匹林：又称乙酸水杨酸，有抑制环氧化酶，使血小板膜蛋白己酰化，并能抑制血小板膜上的胶原糖基转移酶的作用。由于环氧化酶受到抑制，血小板膜上的花生四烯酸不能被合成为过氧化物 PGI_2 和 TXA_2，因而能阻止血小板的聚集和释放反应。在体外，阿司匹林可抑制肾上腺素、胶原、抗原—抗体复合物、低浓度凝血酶所引起的血小板释放反应。具有强而持久的抗血小板聚集作用。成人口服 0.1～0.3g 即可抑制 TXA_2 的形成，其作用可持续 7～10d，这一作用在阻止血栓形成，特别在防治心脑血管血栓性疾病中具有重要意义。

血管壁的内皮细胞存在前列环素合成酶，能促进前列环素(PGI_2)的合成，PGI_2 为一种强大的抗血小板聚集物质。试验证明，不同剂量的阿司匹林对血小板 TXA_2 与血管壁内皮细胞 PGI_2 形成有不同的影响。小剂量(2mg/kg 体重)即可完全抑制人的血小板 TXA_2 的合成，但不抑制血管壁内皮细胞 PGI_2 的合成，产生较强的抗血小板聚集作用，但大剂量(100～200mg/kg体重)时血小板 TXA_2 和血管壁内皮细胞 PGI_2 的合成均被抑制，故抗血小板聚集作用减弱，有促进血栓形成的可能性。但大剂量长期服用阿司匹林的临床试验表明无血栓形成的增加。小剂量(3～6mg/kg 体重)或大剂量(25～80mg/kg 体重)都能延长出血时间，说明阿司匹林对血小板环氧化酶的作用较对血管壁内皮细胞前列环素合成酶作用占优势。因此，一般认为小剂量(160～325mg/d)对多数人有抗血栓作用，中剂量(500～1 500mg/d)对某些人有效，大剂量(1 500mg/d 以上)才可促进血栓形成。1994 年抗血小板治疗协作组统计了 145 个研究中心 20 000 例症状性动脉硬化病变的高危人群，服用阿司匹林后的预防效果，与安慰剂比较，阿司匹林可降低非致命或致命血管事件发生率 27%，降低心血管病死率 18%。不同剂量的阿司匹林预防作用相同。国际卒中试验(1997 年)在 36 个国家 467 所医院的 19 435 例急性缺血性卒中患者中应用或不应用阿司匹林和皮下注射肝素的随机对照研究，患者入组后给予治疗持续 14d 或直到出院，统计 2 周病死率、6 个月病死率及生活自理情况。研究结果表明，急性缺血性卒中采用肝素治疗未显示任何临床疗效，而应用阿司匹林，病死率及非致命性卒中复发率明显降低。认为如无明确的禁忌证，急性缺血性卒中后应立即给予阿司匹林，初始剂量为300mg/d，小剂量长期应用有助于改善预后，1998年5月在英国爱丁堡举行的第七届欧洲卒中年会认为，阿司匹林在缺血性卒中的急性期使用和二级预防疗效肯定，只要无禁忌证在卒中发生后尽快使用。急性发病者可首次口服300mg，而后每日1次口服100mg；1周后，改为每日晚饭后口服50mg或每次25mg，每日1次，可以达到长期预防脑血栓复发的效果。至今认为本药是较好的预防性药物，且较经济、安全、方便。阿司匹林的应用剂量一直是阿司匹林疗法的争论点之一，山东大学齐鲁医院神经内科通过观察不同剂量（25～100mg/d）对血小板积聚率、TXA_2和血管内皮细胞PGI_2合成的影响，认为50mg/d为中国人最佳剂量，并在多中心长期随访研究中证实了它的疗效。但长期使用即使小剂量阿司匹林也有一定的不良反应，长期服用对消化道有刺激性，发生食欲缺乏、恶心，严重时可致消化道出血。据统计，大约17.5%的患者有恶心等消化道反应，2.6%的患者有消化道出血，3.4%的患者有过敏反应，因此，对有溃疡病者应注意慎用。

（2）噻氯匹定：能抑制纤维蛋白原与血小板受体之间的附着，致使纤维蛋白原在血小板相互集中中不能发挥桥联作用；刺激血小板腺苷酸环化酶，使血小板内cAMP增高，抑制血小板聚集；减少TXA_2的合成；稳定血小板膜，抑制ADP、胶原诱导的血小板聚集。因此，噻氯匹定药理作用是对血小板聚集的各个阶段都有抑制作用，即减少血小板的黏附，抑制血小板的聚集，增强血小板的解聚作用，以上特性表现为出血时间延长，对凝血试验无影响。服药后24～48h才开始起抗血小板作用，3～5d后作用达高峰，停药后其作用仍可维持3d。口服每次125～250mg，每日1～2次，进餐时服用。可随患者具体情况而调整剂量。噻氯匹定对椎—基底动脉系统缺血性卒中的预防作用优于颈内动脉系统，并且效果优于阿司匹林，它同样可以预防卒中的复发。

噻氯匹定的不良反应有粒细胞减少，发生率约为0.8%，常发生在服药后最初3周，其他尚有腹泻、皮疹（约2%）等，停药后不良反应一般可消失。极个别患者有胆汁淤积性黄疸和（或）转氨酶升高。不宜与阿司匹林等非甾体类抗炎药和口服抗凝药合用。由于可产生粒细胞减少，服药后前3个月内每2周做白细胞数监测。由于延长出血时间，对有出血倾向的器质性病变如活动性溃疡或急性出血性卒中、白细胞减少症、血小板减少症等患者禁用。

（3）氯吡格雷：氯吡格雷的化学结构与噻氯匹定相近。活性高于噻氯匹定。氯吡格雷通过选择性不可逆地和血小板ADP受体结合，抑制血小板聚集防止血栓形成和减轻动脉粥样硬化。氯吡格雷75mg/d与噻氯匹定250mg每日2次抑制效率相同。不良反应有皮疹、腹泻、消化不良、消化道出血等。

（4）双嘧达莫：又称潘生丁、双嘧哌胺醇。通过抑制血小板中磷酸二酯酶的活性，也有可能刺激腺苷酸环化酶，使血小板内环磷酸腺苷（cAMP）增高，从而抑制ADP所诱导的初发和次发血小板聚集反应。在高浓度下可抑制血小板对胶原、肾上腺素和凝血酶的释放反应。双嘧达莫可能还有增强动脉壁合成前列环素、抑制血小板生成TXA_2的作用。口服每次50～100mg，每日3次，可长期服用。合用阿司匹林更有效。不良反应有恶心、头痛、眩晕、面部潮红等。

8.中药治疗

有些中药主要通过活血化瘀作用对治疗缺血性脑血管病有一定作用，可以使用。

(1)丹参制剂:主要成分为丹参酮,具有扩张脑血管、改善微循环、促进纤维蛋白原降解、降低血液黏稠度、提高脑组织抗缺氧力的作用。用法:丹参注射液10～20mL加入5%葡萄糖注射液500mL或右旋糖酐-40 500mL中,静脉滴注,每日1次,10～15d为1个疗程。也可2～4mL,肌内注射,每日1次,10d为1个疗程。丹参片或复方丹参片,每次口服3片,每日3次,可长期服用。

(2)川芎嗪:主要成分为四甲基吡嗪。药理研究表明,川芎嗪能通过血脑屏障,主要分布在大脑半球、脑干等处,对血管平滑肌有解痉作用,能扩张小血管,减小脑血管阻力,增加脑血流量,改善微循环;川芎嗪能降低血小板表面活性及聚集性,对已形成的血小板聚集有解聚作用,能抑制ADP对血小板的聚集作用;川芎嗪对血管内皮细胞有保护作用,对缺血、缺氧引起的脑水肿有较好的防治作用;川芎嗪作为一种钙通道阻滞药,可改善脑缺血后再灌注后的能量代谢、电生理及线粒体功能,可抗自由基的氧化作用,对脑缺血及再灌注后神经细胞功能有保护作用。用法:川芎嗪注射液80～160mg加入5%葡萄糖注射液500mL中,静脉滴注,每日1次,10～15d为1个疗程。川芎嗪片口服,每日3次,每次0.1～0.2g,可长期服用。

9.防治脑水肿

一旦发生脑血栓形成,很快出现缺血性脑水肿,其包括细胞毒性水肿和血管源性水肿。脑水肿进一步加剧神经细胞的坏死,严重大块梗死者,还可引起颅内压增高,发生脑疝致死。所以,缺血性脑水肿不仅加重脑梗死的病理生理过程,影响神经功能障碍的恢复,还可导致死亡。因此,脑血栓形成后,尤其梗死面积大、病情重或进展型卒中、意识障碍的患者应及时积极治疗脑水肿。防治脑水肿的方法包括使用高渗脱水药、利尿药和清蛋白,控制入水量等。

(1)高渗性脱水治疗:通过提高血浆渗透压,造成血液与脑之间的渗透压梯度加大,脑组织内水分向血液移动,达到脑组织脱水作用;高渗性血液通过反射机制抑制脉络丛分泌脑脊液,使脑脊液生成减少;高渗性脱水最终通过增加排尿量的同时,也加速排泄梗死区代谢产物。最后减轻梗死区及半暗带水肿,挽救神经细胞,防止脑疝发生危及生命。

缺血性脑水肿的发生和发展尽管是一个严重的并发症,但也是一个自然过程。在脑血栓形成后的10d内脑水肿最重,只要在此期间在药物的协助下,加强脱水,经过一段时间后,缺血性脑水肿会自然消退。

1)甘露醇:是一种己六醇。至今仍为最好、最强的脱水药。其主要有以下作用:快速注入静脉后,因它不易从毛细血管外渗入组织,而迅速提高血浆渗透压,使组织间液水分向血管内转移,产生脱水作用;同时增加尿量及尿Na^+、K^+的排出;还有清除各种自由基、减轻组织损害的作用。静脉应用后在10min开始发生作用,2～3h达高峰。用法:根据脑梗死的大小和心、肾功能状态决定用量和次数。一般认为最佳有效量是每次0.5～1g/kg体重,即每次20%甘露醇125～250mL静脉快速滴注,每日2～4次,直至脑水肿减轻。但是,小灶梗死者,可每日1次;或心功能不全者,每次125mL,每日2～3次。肾功能不好者尽量减少用量,并配合其他利尿药治疗。

2)甘油:即丙三醇,其相对分子质量为92,有人认为甘油优于甘露醇,由于甘油可提供热量,仅10%～20%无变化地从尿中排出,可减少导致水、电解质紊乱与反跳现象,可溶于水和酒精中,为正常人的代谢产物,大部分在肝脏内代谢,转变为葡萄糖、糖原和其他糖类,小部分构成其他酯类。甘油无毒性，是目前最常用的口服脱水药。其治疗脑水肿的机制可能是通过提高血浆渗透压，使组织水分(尤其是含水多的组织)转移到血浆内，因而引起脑组织脱水。最初曾用于静脉注射以降低颅压。现认为口服同样有效。用药后30～60min起作用，治疗作用时间较甘露醇稍晚，维持时间短，疗效不如前者。因此，有时插在上述脱水药2次用药之间给予，以防止"反跳现象"。口服甘油无毒，在体内能产生比等量葡萄糖稍高的热量，因此，尚有补充热量的作用，且无"反跳现象"。Contoce认为，甘油比其他高渗药更为理想，其优点有：迅速而显著地降低颅内压；长期重复用药无反跳现象；无毒性。甘油的不良反应轻微，可有头痛、头晕、咽部不适、口渴、恶心、呕吐、上腹部不适及血压轻度下降等。由于甘油可引起高血糖和糖尿，故糖尿病患者不宜使用。甘油过大剂量应用或浓度大于10%时，可产生注射部位的静脉炎，或引起溶血、血红蛋白尿，甚至急性肾衰竭等不良反应。甘油自胃肠道吸收，临床上多口服，昏迷患者则用鼻饲，配制时将甘油溶于生理盐水内稀释成50%溶液，剂量每次0.5～2g/kg体重，每日总量可达5g/kg体重以上。一般开始剂量1.5g/kg体重，以后每3h 0.5～0.7g/kg体重，一连数日。静脉注射为10%甘油溶液500mL，成人每日10%甘油500mL，共使用5～6次。

(2)利尿药：主要通过增加肾小球滤过，减少肾小管再吸收和抑制。肾小管的分泌，增加尿量，造成机体脱水，最后使脑组织脱水。同时还可控制钠离子进入脑组织减轻水肿，控制钠离子进入脑脊液，以降低脑脊液生成率的50%左右。但是，上述作用必须以肾功能正常为前提。

1)呋塞米：又称速尿、利尿磺酸、呋喃苯胺酸、速尿灵、利尿灵等。是作用快、时间短和最强的利尿药，主要通过抑制髓袢升支 Cl^- 的主动再吸收而起作用。注射后5min起效，1h达高峰，并维持达3h。对合并有高血压、心功能不全者疗效更佳。如患者有肾功能障碍或用较大剂量甘露醇治疗后效果仍不佳时，可单独或与甘露醇交替应用本药。用法：每次20～80mg，肌内注射或静脉推注，每日4次。口服者每次20～80mg，每日2～3次。其不良反应为电解质紊乱、过度脱水、血压下降、血小板减少、粒细胞减少、贫血、皮疹等。

2)依他尼酸：又称利尿酸、Edecrin。作用类似于呋塞米。应用指征同呋塞米。用法：每次25～50mg加入5%葡萄糖注射液或生理盐水100mL中，缓慢滴注。3～5d为1个疗程。所配溶液在24h内用完。可出现血栓性静脉炎、电解质紊乱、过度脱水、神经性耳聋、高尿酸血症、高血糖、出血倾向、肝肾功能损害等不良反应。

3)清蛋白：对于严重的大面积脑梗死引起的脑水肿，加用清蛋白，有明显的脱水效果。用法：每次10～15g，静脉滴注，每日或隔日1次，连用5～7d。本药价格较贵，个别患者有过敏反应或造成医源性肝炎。

10.神经细胞活化药

至今有不少这类药物试验报告有一定的营养神经细胞和促进神经细胞活化的作用，主要对于不完全受损的细胞起作用，个别报告甚至认为有极佳效果。但是，在临床实践中，并没有明显效果，而且价格较贵。

(1)脑活素：主要成分为动物脑(猪脑)水解后精制的必需和非必需氨基酸、单胺类神经介质、肽类激素和酶前体。据认为该药能通过血脑屏障，直接进入神经细胞，影响细胞呼吸链，调节细胞神经递质，激活腺苷酸环化酶，参与细胞内蛋白质合成等。用法：20～50mL加入生理盐水 500mL 中，静脉滴注，每日 1 次，10～15d 为 1 个疗程。

(2)胞磷胆碱：在生物学上，胞磷胆碱是合成磷脂胆碱的前体，胆碱在卵磷脂的生物合成中具有重要作用，而卵磷脂是神经细胞膜的重要组成部分。胞磷胆碱还参与细胞核酸、蛋白质和糖的代谢，促使葡萄糖合成乙酰胆碱，防止脑水肿。用法：500～1 000mg 加入 5%葡萄糖注射液 500mL 中，静脉滴注，每日 1 次，10～15d 为 1 个疗程；250mg，肌内注射，每日 1 次，每个疗程为 2～4 周。少数患者用药后出现兴奋性症状，诱发癫痫或精神症状。

(3)丁咯地尔：主要成分为 Buflomedil hydrochloride。主要作用：①阻断 α 肾上腺素能受体；②抑制血小板聚集；③提高及改善红细胞变形能力；④有较弱的非特异性钙拮抗作用。

用法：200mg 加入生理盐水或 5%葡萄糖注射液 500mL 中，静脉缓慢滴注，每日 1 次，10d 为1 个疗程。也可肌内注射，每次 50mL，每日 2 次，10d 为 1 个疗程。但是，产妇和正在发生出血性疾病的患者禁用。少数患者可有肠胃不适、头痛、眩晕及肢体烧灼痛感。

11.其他内科治疗

由于脑血栓形成的主要原因系高血压、高血脂、糖尿病、心脏病等内科疾病，或发生脑血栓形成时，大多合并许多内科疾病。但是，并发严重的内科疾病多见于脑干梗死和较大范围的大脑半球梗死。有时，患者由于严重的内科并发症如心力衰竭、肺水肿及感染、肾衰竭等致死。因此，除针对性治疗脑血栓形成外，还应治疗合并的内科疾病。

(1)调整血压：急性脑梗死患者一过性血压增高常见，因此，降血压药应慎用。国外平均血压[MBP，(收缩压＋舒张压×2)÷3]＞17.3kPa(130mmHg)或收缩压(SBP)＞29.3kPa(220mmHg)，可谨慎应用降压药。一般不主张使用降压药以免减少脑血流灌注，加重脑梗死。如血压低，应查明原因是否为血容量减少，补液纠正血容量，必要时应用升压药。对分水岭梗死，则应对其病因进行治疗，如纠正低血压、治疗休克、补充血容量、对心脏病进行治疗等。

(2)控制血糖：临床和实验病理研究证实，高血糖加重急性脑梗死及局灶性缺血再灌注损伤，故急性缺血性脑血管病在发病 24h 内不宜输入高糖，以免加重酸中毒。有高血糖者要纠正，低血糖也要注意，一旦出现要控制。

(3)心脏疾病的预防：积极治疗原发心脏疾病。但严重的脑血栓形成可合并心肌缺血或心律失常，严重者出现心力衰竭者，除了积极治疗外，补液应限制速度和量，甘露醇应半量应用，加用利尿药。

(4)保证营养与防治水、电解质及酸碱平衡紊乱：出现球麻痹或意识障碍的患者主要靠静脉输液和胃管鼻饲或经皮胃管补充营养。应该保证每日的水、电解质和能量的补给。在应用葡萄糖的问题上，尽管国内外的动物试验研究认为高血糖和低血糖对脑梗死有加重作用，但是，也应保证每日的需要量，如有糖尿病或反应性高血糖者，在应用相应剂量的胰岛素下补给葡萄糖。对于不能进食和长期大量使用脱水药者，每日检测血生化，如有异常，及时纠正。

(5)防治感染：对于严重瘫痪、球麻痹、意识障碍者，容易合并肺部感染，可常规使用青霉素 320 万 U 加入生理盐水 100mL 中，静脉滴注，每日 2 次。如果效果不理想，应根据痰培养结果及时改换抗生素。对于严重的球麻痹和意识障碍者，由于自己不能咳嗽排痰，应尽早做气管切开，以利于吸痰，这是防治肺部感染的最好方法。

(6)加强护理：由于脑血栓形成患者在急性期大多数不能自理生活，应每 2h 翻身 1 次，加拍背部协助排痰，防止压疮和肺部感染的发生。

12.外科治疗

颈内动脉和大脑中动脉血栓形成者，可出现大片脑梗死，且在发病后3～7d，可因缺血性脑水肿，导致脑室受压、中线移位及脑疝发生，危及生命。此时，应积极进行颞下减压和清除梗死组织，以挽救生命。

13.康复治疗

主张早期进行康复治疗，即使在急性期也应注意到瘫痪肢体的位置。病情稳定者，可以尽早开始肢体功能锻炼和语言训练。这既可明显地降低脑血栓形成患者的致残率，也可减少并发症和后遗症如肩周炎、肢体挛缩、失用性肌萎缩、痴呆等的发生。

二、脑栓塞

脑栓塞是指脑动脉被异常的栓子(血液中异常的固体、液体、气体)阻塞，使其远端脑组织发生缺血性坏死，出现相应的神经功能障碍。栓子以血液栓子为主，占所有栓子的90%；另外还有脂肪、空气、癌栓、医源物体等。脑栓塞发生率占急性脑血管病的15%～20%，占全身动脉栓塞的50%。

(一)临床表现

1.发病年龄

本病起病年龄不一，若因风湿性心脏病所致，患者以中青年为主；若因冠心病、心肌梗死、心律失常所致者，患者以中老年人居多。

2.起病急骤

大多数患者无任何前驱症状，多在活动中起病，局限性神经缺损症状常于数秒或数分钟发展到高峰，是发展最急的脑卒中，且多表现为完全性卒中，少数患者在数日内呈阶梯样或进行性恶化。50%～60%的患者起病时有意识障碍，但持续时间短暂。

3.局灶性神经症状

栓塞引起的神经功能障碍取决于栓子的数目、栓塞范围和部位。栓塞发生在颈内动脉系统特别是大脑中动脉最常见，临床表现突起的偏瘫、偏身感觉障碍和偏盲，在主侧半球可有失语，也可出现单瘫、运动性或感觉性失语等。9%～18%的患者出现局灶性癫痫发作。本病约10%的栓子达椎—基底动脉系统，临床表现为眩晕、呕吐、复视、眼震、共济失调、交叉性瘫痪、构音障碍及吞咽困难等。若累及网状结构则出现昏迷与高热，若阻塞基底动脉主干可突然出现昏迷和四肢瘫痪，预后极差。

4.其他症状

本病以心源性脑栓塞最常见，故有风湿性心脏病或冠心病、严重心律失常的症状和体征；部分患者有心脏手术、长骨骨折、血管内治疗史；部分患者有脑外多处栓塞证据，如皮肤、球结膜、肺、肾、脾和肠系膜等栓塞和相应的临床症状和体征。

(二)辅助检查

目的：明确脑栓塞的部位和病因(如心源性、血管源性及其他栓子来源的检查)。

1.心电图或24h动态心电图观察

可了解有无心律失常、心肌梗死等。

2.超声心动图检查

有助于显示瓣膜疾患、二尖瓣脱垂、心内膜病变等。

3.颈动脉超声检查

可显示颈动脉及颈内外动脉分叉处的血管情况，有无管壁粥样硬化斑及管腔狭窄等。

4.腰椎穿刺脑脊液检查

可以正常，若红细胞增多可考虑出血性梗死，若白细胞增多考虑有感染性栓塞的可能，有大血管阻塞、有广泛性脑水肿者脑脊液压力增高。

5.脑血管造影

颅外颈动脉造影可显示动脉壁病变，数字减影血管造影(DSA)能提高血管病变诊断的准确性，有否血管腔狭窄、动脉粥样硬化溃疡、血管内膜粗糙等情况。新一代的MRA能显示血管及血流情况，且为无创伤性检查。

6.头颅CT扫描

发病24～48h后可见低密度梗死灶，若为出血性梗死则在低密度灶内可见高密度影。

7.MRI检查

能更早发现梗死灶，对脑干及小脑扫描明显优于CT。

(三)诊断与鉴别诊断

1.诊断

(1)起病急骤，起病后常于数秒内病情达高峰。

(2)主要表现为偏瘫、偏身感觉障碍和偏盲，在主侧半球则有运动性失语或感觉性失语。少数患者为眩晕、呕吐、眼震及共济失调。

(3)多数患者为心源性脑栓塞，故有风心病或冠心病、心律失常的症状和体征。

(4)头颅CT或MRI检查可明确诊断。

2.鉴别诊断

在无前驱症状下，动态中突然发病并迅速达高峰，有明确的定位症状和体征；如询查出心脏病、动脉粥样硬化、骨折、心脏手术、大血管穿刺术等原因可确诊。头颅CT和MRI能协助明确脑栓塞的部位和大小。腰椎穿刺检查有助于了解颅内压、炎性栓塞及出血性梗死。脑栓塞应注意与其他类型的急性脑血管病区别。尤其是出血性脑血管病，主要靠头颅CT和MRI检查加以区别。

(四)治疗

治疗原则为积极改善侧支循环、减轻脑水肿、防治出血和治疗原发病。

1.脑栓塞治疗

其治疗原则与脑血栓形成相同。但应注意以下几点。

(1)脑栓塞容易合并出血性梗死或出现大片缺血性水肿，所以，在急性期不主张应用较强的抗凝和溶栓药物如肝素、双香豆素类药、尿激酶，t-PA、噻氯匹定等。

(2)发生在颈内动脉末端或大脑中动脉主干的大面积脑栓塞，以及小脑梗死可发生严重的脑水肿，继发脑疝，应积极进行脱水、降颅压治疗，必要时需要进行颅骨骨瓣切除减压，以挽救生命。由心源性所致者，有些伴有心功能不全。在用脱水药时应酌情减量，甘露醇与呋塞米交替使用。

(3)其他原因引起的脑栓塞,要有相应的治疗。如空气栓塞者,可应用高压氧治疗。脂肪栓塞者,加用5%碳酸氢钠250mL,静脉滴注,每日2次;也可用小剂量肝素10～50mg,每6h 1次;或10%酒精溶液500mL,静脉滴注,以溶解脂肪。

(4)部分心源性脑栓塞患者发病后3h内,用较强的血管扩张药如罂粟碱静脉滴注,可收到意想不到的满意疗效。

2.原发病治疗

针对性治疗原发病有利于脑栓塞的恢复和防止复发。如先天性心脏病或风湿性心脏病患者,有手术适应证者,应积极手术治疗;有亚急性细菌性心内膜炎者,应彻底治疗;有心律失常者,努力纠正;骨折患者,减少活动,稳定骨折部位。急性期过后,针对血栓栓塞容易复发,可长期使用小剂量的阿司匹林、双香豆素类药物或噻氯匹定;也可经常检查心脏超声,监测血栓块大小,以调整抗血小板药物或抗凝药物。

(五)预后与防治

脑栓塞的病死率为20%,主要是由于大块梗死和出血性梗死引起大片脑水肿、高颅压而致死;或脑干梗死直接致死;也可因合并严重心功能不全、肺部感染、多部位栓塞等导致死亡。多数患者有不同程度的神经功能障碍。有20%的患者可再次复发。近年内国外有报告通过介入的办法在心耳置入保护器(过滤器)可以减少心源性栓塞的发生。

三、分水岭脑梗死

分水岭脑梗死(CWSI)是指脑内相邻血管供血区之间分水岭区或边缘带的局部缺血。CWSI多由于血流动力学障碍所致;典型者发生于颈内动脉严重狭窄或闭塞伴全身血压降低时,也可由心源性或动脉源性栓塞引起。约占脑梗死的10%。临床常呈卒中样发病,多无意识障碍,症状较轻,恢复较快。根据梗死部位的不同,重要的分水岭区包括:大脑前动脉和大脑中动脉皮质支的边缘区,梗死位于大脑凸面旁矢状带,称为前分水岭区梗死;大脑中动脉和大脑后动脉皮质支的边缘区,梗死位于侧脑室体后端的扇形区,称为后上分水岭梗死;大脑前、中、后动脉共同供血的顶、颞、枕叶三角区,梗死位于侧脑室三角部外缘,称为后下分水岭梗死;大脑中动脉皮质支与深穿支交界的弯曲地带,称为皮质下分水岭脑梗死;大脑主要动脉末端的边缘区,称为幕下性分水岭梗死。这种分型准确地表达了CWSI在脑部的空间位置。

(一)临床表现

分水岭梗死临床表现较复杂,因其梗死部位不同而各异,最终确诊仍需要影像学证实。

根据临床和CT表现,各型临床特征如下。

1.皮质前型

该病变主要位于大脑前、中动脉交界处,相当于额中回前部,相当于Brodmann8、9、10、45、46区,向上向后累及4区上部。主要表现为以上肢为主的中枢性肢体瘫痪,舌面瘫少见,半数伴有感觉异常。病变在优势半球者伴皮质运动性失语。可有情感障碍、强握反射和局灶性癫痫;双侧病变出现四肢瘫、智能减退。

2.皮质后型

病变位于大脑中、后动脉交界处,即顶枕颞交界区。此部位梗死常表现为偏盲,多以下象限盲为主，伴黄斑回避现象。此外，常见皮质性感觉障碍，偏瘫较轻或无，约1/2的患者有情感淡漠，可有记忆力减退和Gerstmann综合征（角回受损），优势半球受累表现为皮质型感觉性失语，偶见失用症，非主侧偶见体象障碍。

3.皮质下型

病变位于大脑中动脉皮质支与穿通支的分水岭区。梗死位于侧脑室旁及基底节区的白质，基底节区的纤维走行较集中，此处梗死常出现偏瘫和偏身感觉障碍。

除前型有对侧轻瘫，或有类帕金森综合征外，其余各型之间在临床症状及体征上无明显特征性，诊断需要依靠影像学检查。

分水岭梗死以老年人多见，其特点为呈多灶型者多，常见单侧多灶或双侧梗死。合并其他缺血病变者多，如腔隙梗死、皮质或深部梗死、皮质下动脉硬化性脑病等，合并痴呆多见，复发性脑血管病多见，发病时血压偏低者多见。

（二）辅助检查

1.CT扫描

脑分水岭梗死的CT征象与一般脑梗死相同，位于大脑主要动脉的边缘交界区，呈楔形，宽边向外、尖角向内的低密度灶。

2.MRI表现

对病灶显示较CT清晰，新一代MRI可显示血管及血液流动情况，可部分代替脑血管造影。病灶区呈长 T_1 与长 T_2。

（三）诊断与鉴别诊断

诊断主要依靠临床表现及影像学检查。头颅CT或MRI可发现典型的梗死病灶。

（四）治疗

1.病因治疗

对可能引起脑血栓形成病因的处理，积极治疗颈动脉疾病和心脏病，注意医源性低血压的纠正，注意水与电解质紊乱的调整等。

2.CWSI的治疗与脑血栓形成相同

可应用扩血管、改善脑微循环、抗血小板凝聚的药物和钙通道阻滞药。对于严重颈动脉狭窄、闭塞的患者可考虑做颈动脉内膜切除术或颈动脉成形术。

3.注意防止医源性的分水岭脑梗死，如过度的降压治疗、脱水治疗等

尤其是卒中的患者，急性期血压的管理特别重要。现在有很多卒中以后血压管理的指南。尽管这些指南各异，但是基本的观点是相同的，主要的内容如下。

（1）卒中后血压的增高常是一种脑血管供血调节性的，是一种保护性的调节，不可盲目地进行干预。

（2）除非收缩压＞29.3kPa（220mmHg），或舒张压＞16kPa（120mmHg），或者患者的平均动脉压＞17.3kPa（130mmHg），才考虑降压治疗，降压治疗通常不选用长效的、快速的降压制剂。

（3）降压治疗过程中要密切观测患者神经系统的症状及体征变化。

四、腔隙性脑梗死

腔隙性脑梗死占所有卒中病例的15%～20%，是指发生在大脑半球深部白质及脑干的缺血性微梗死，多因动脉的深穿支闭塞致脑组织缺血、坏死、液化并由吞噬细胞移走而形成腔隙，其形状与大小不等，直径多在0.05～1.5cm。腔隙主要位于基底节，特别是壳核、丘脑、内囊及脑桥，偶尔也可位于脑回的白质。病灶极少见于脑表面灰质、胼胝体、视辐射、大脑半球的半卵圆中心、延髓、小脑及脊髓。大多数腔隙梗死发生在大脑前、中动脉的豆纹动脉分支，大脑后动脉的丘脑穿通动脉及基底动脉的旁正中分支的支配区。腔隙性脑梗死是最常见的一种高血压性脑血管病变。病变血管可见透明变性、玻璃样脂肪变、玻璃样小动脉坏死、血管壁坏死和小动脉硬化。

(一)临床表现

本病起病突然，也可渐进性亚急性起病，出现偏身感觉或运动障碍等局限症状，多数无意识障碍，症状在12h～3d发展至高峰，少数临床无局灶体征或仅表现有头痛、头晕、呃逆、不自主运动或心情不稳定。1/5～1/3的患者病前有TIA表现，说明本病与TIA有一定关系，临床表现呈多种多样，但总的来说，相对的单一性和不累及大脑的高级功能例如语言、行为，非优势半球控制的动作、记忆和视觉。症状轻而局限，预后也佳。

1.腔隙综合征

腔隙性脑梗死的临床表现取决于腔隙的独特位置，Fisher等将它分为21种综合征。

纯运动性轻偏瘫(PMH)；纯感觉卒中或TIA；共济失调性轻偏瘫；构音障碍手笨拙综合征；伴运动性失语的PMH；无面瘫型PMH；中脑丘脑综合征；丘脑性痴呆；伴水平凝视麻痹的PMH；伴动眼神经瘫的交叉PMH；伴展神经麻痹的PMH；伴精神紊乱的PMH；伴动眼神经麻痹的交叉小脑共济失调；感觉运动性卒中；半身投掷症；基底动脉下部分支综合征；延髓外侧综合征；脑桥外侧综合征；记忆丧失综合征；闭锁综合征(双侧PMH)；其他包括下肢无力易于跌倒、纯构音障碍、急性丘脑肌张力障碍。临床上以纯运动性轻偏瘫(PMH)、纯感觉卒中或TIA、共济失调性轻偏瘫、构音障碍手笨拙综合征、伴运动性失语的PMH、伴动眼神经瘫的交叉PMH较多，约占腔隙性梗死的80%。

(1)纯运动性轻偏瘫(PMH)：病变损伤皮质脊髓束脑中任何一处，即病灶可位于放射冠、内囊、脑桥或延髓。本型最常见，约占61%。其主要表现为轻偏瘫，对侧面、上下肢同等程度的轻偏瘫，有的则表现为脸、臂无力，有的仅有小腿乏力。可有主观感觉异常，但无客观感觉障碍。

(2)纯感觉卒中或TIA：病变多位于丘脑腹后外侧核，感觉障碍严格按正中线分开两半。主要表现是仅有偏身感觉障碍，如对侧面部及肢体有麻木、发热、烧灼、针刺与沉重等感觉，检查时多为主观感觉体验，极少客观感觉缺失，无运动、偏盲或失语等症状。一般可数周内恢复，但有些症状可持续存在。

(3)共济失调性轻偏瘫：病变在脑桥基底部上、中1/3交界处与内囊。主要表现为对侧肢体共济失调与偏轻瘫，下肢重于上肢。

(4)构音障碍手笨拙综合征：脑桥基底部上、中1/3交界处与内囊膝部病灶均可引起本征。表现为严重的构音障碍，可伴吞咽困难、对侧偏身共济失调，上肢重于下肢，无力与笨拙，可伴中枢性面瘫与舌瘫与锥体束征。

(5)运动性失语的 PMH:系豆纹动脉血栓形成而引起。病灶位于内囊膝部和前肢及邻近的放射冠白质。表现对侧偏轻瘫伴运动性失语。

(6)感觉运动性卒中:病变在丘脑腹后外侧核与内囊后肢。主要临床表现对侧肢体感觉障碍及偏轻瘫,无意识障碍、记忆力障碍、失语、失用及失认。除以上所述之外,近年来有学者发现 11%～70%属于无症状脑梗死,因病灶位于脑部的“静区”或病灶极小,因而症状不明显。CT 或 MRI 发现多是腔隙性梗死。

MRI 扫描:MRI 对腔隙梗死检出率优于 CT,特别是早期,脑干、小脑部位的腔隙,早期 CT 显示不清的病灶 MRI 可分辨出长 T_1 与 T_2 的腔隙灶,T_2 加权像尤为敏感。

2.腔隙状态

多发性腔隙脑梗死可广泛损害中枢神经,累及双侧锥体束,出现严重的精神障碍、痴呆、假性球麻痹、双侧锥体束征、类帕金森综合征和尿、便失禁等,病情呈阶梯状恶化,最终表现如下结果。

(1)多发梗死性痴呆。

(2)假性球麻痹。

(3)不自主舞蹈样动作。

(4)步态异常。

(5)腔隙预警综合征,即多次反复发作的 TIA 是发生腔隙性梗死的警号。

(二)辅助检查

1.CT 扫描

CT 诊断阳性率介于 49%～92%。CT 扫描诊断腔隙的最佳时期是在发病后的 1～2 周内。CT 扫描腔隙灶多为低密度,边界清晰,形态为圆形、椭圆形或楔形,直径平均 3～13mm。由于体积小,脑干部位不易检出。卒中后首次 CT 扫描的阳性率为 39%,复查 CT 有助于提高阳性率。绝大多数病灶位于内囊后肢和放射冠区。纯运动、感觉运动综合征病灶大于共济失调轻偏瘫、构音障碍—手笨拙综合征及纯感觉性腔隙性梗死。对于纯运动性卒中,病灶在内囊的越低下部分则瘫痪越重,与病灶大小无关。增强 CT 对提高阳性率似乎作用不大。

2.MRI 扫描

对新、旧梗死的鉴别有意义。增强后能提高阳性率。MRI 对腔隙梗死检出率优于 CT,特别是早期,脑干、小脑部位的腔隙,早期 CT 显示不清的病灶 MRI 可分辨出长 T_1 与长 T_2 的腔隙灶,T_2 加权像尤为敏感。

3.血管造影

因为引起腔梗的血管分支口径极小,普通造影意义不大,有可能检出一些血管畸形或动脉瘤。

4.EEG 检查

腔梗对大脑功能的影响小,故 EEG 异常的发生率低,资料表明 CT 阳性的患者 EEG 无明显异常,对诊断或判断预后无价值。

5.诱发电位检查

取决于梗死的部位，一般情况下只有CT显示梗死灶较大伴有运动障碍时才可能有异常。

6.血液流变学

多为高凝状态。

(三)治疗

约20%的腔隙性梗死患者发病前出现短暂性脑缺血发作，30%起病后病情缓慢进展。对于小的深部梗死的坏死组织无特殊治疗。主要还应从病因及危险因素着手。动脉粥样硬化是最主要的病因。目前治疗的方向为纠正脑血管病的危险因素，如高血压、糖尿病和吸烟。抗血小板药如阿司匹林、噻氯匹定可以应用，但尚未证实有效，抗凝治疗也未被证实有效。颅外颈动脉狭窄只能被认为是无症状性的，除非它是唯一病因。

高血压的处理同其他类型的脑梗死，在急性期的头几天，收缩压>25.3kPa(190mmHg)，舒张压>14.6kPa(110mmHg)才需要处理，急性期过后血压须很好控制。心脏疾病(缺血性心脏病、房颤、瓣膜病)和糖尿病作为危险因素必须得到诊断和治疗。当动脉炎是腔隙性脑梗死病因时，不同的动脉炎分别用青霉素、吡喹酮、抗结核药、糖皮质激素治疗。不同症状的腔梗有其特殊的治疗方法，有运动损害的所有患者，用低分子肝素预防深静脉血栓是其原则。运动康复尽可能愈早愈好。感觉性卒中出现痛觉过敏时，可用阿米替林、卡马西平、氯硝西泮治疗。有偏侧舞蹈征或肌张力不全时予氟哌啶醇1～5mg，每日3次，可以减轻症状，但不是都有效。总之，重在预防。

(四)预后

该病预后良好，病死率及致残率较低，但易复发。

五、无症状脑梗死

无症状脑梗死是脑梗死的一种特殊类型，一般认为高龄患者既往无脑卒中病史，临床上无自觉症状，无神经系统局灶体征，通过CT、MRI检查发现了梗死灶，称为无症状脑梗死。

(一)发生率

无症状脑梗死的发生率与检测设置种类及敏感度明显相关，确切发生率不详，文献报告在11%～70%，公认的发生率为10%～21%。

(二)病因与发病机制

无症状脑梗死确有脑血管病发病的危险因素如高血压、糖尿病、高脂血症、房颤、TIA、颈动脉狭窄、吸烟等。可以说大部分无症状脑梗死都可找到卒中的危险因素。无症状脑梗死的发病机制与动脉硬化性脑梗死相同。之所以无症状，是因为梗死灶位于脑的静区或非优势半球，梗死造成的损伤缓慢发展，而产生了侧支循环代偿机制。此外，症状可能在患者睡眠时发生，而在患者清醒后又缓解或梗死灶小，为腔隙性梗死。

(三)辅助检查

CT检查发现率为10%～38%，MRI发现率可高达47%。无症状脑梗死首次CT或MRI检查发现有腔隙性梗死或脑室周围白质病变。主要病变部位在皮质下，而且在基底节附近，一般范围较小，在0.5～1.5cm，大多数无症状脑梗死是单个病灶(80%)。

电生理方面揭示了无症状脑梗死患者事件相关电位P300潜伏期延长。

（四）鉴别诊断

1.血管周围腔隙与无症状脑梗死在 MRI 上的脑鉴别

（1）大小：前者一般直径在 1mm 左右，不超过 3mm。

（2）形态：前者为圆形或线形，后者多为条状、片状或不规则形。

（3）小灶性脑梗死在 T_1 加权像为低信号；T_2 加权像为高信号，而血管周围腔隙在 T_1 加权像常无变化，T_2 加权像为高信号。

（4）部位：血管周围腔隙多分布于大脑凸面及侧脑室后角周围，小灶死以基底节、丘脑、半卵圆为中心等。

2.多发性硬化

多发生于中壮年，病程中缓解与复发交替进行，CT 扫描在脑的白质、视神经、脑干，小脑及脑室周围可见多处低密度斑，除急性期外，增强时无强化。而无症状梗死多见于老年人，有高血压病史，CT 发现脑血管的深穿支分布区的小梗死，增强时有强化反应。

（五）防治

无症状脑梗死是有症状卒中的先兆，需要引起重视，治疗的重点是预防。

1.针对危险因素进行干预

（1）高血压患者，积极控制血压，治疗动脉硬化。

（2）常规进行心脏方面的检查并予以纠正。

（3）积极治疗糖尿病。

（4）尽量戒酒、烟。

（5）高黏滞血症者，应定期输入右旋糖酐-40。

2.药物预防

阿司匹林 50mg 每晚服用。如合并溃疡病，则可服用噻氯匹定每日 250mg。

六、出血性脑梗死

在脑梗死特别是脑栓塞引起的缺血区内常伴有自发性出血性改变（HT），表现为出血性梗死（HI）或脑实质内血肿（PH），PH 进一步又可分为梗死区内的 PH 和远离梗死区的 PH。临床上 CT 检出 HI 的频率为 7.5％～43％，MRI 的检出率为 69％。尸检中证实的为 71％，多为脑栓塞，尤其是心源性栓塞。近年来，由于抗凝与溶栓治疗的广泛应用，HI 引起了临床上的重视。

出血性梗死与缺血性梗死相比，在坏死组织中可发现许多红细胞。在一些病例中，红细胞浓度足够高，在 CT 或 MRI 扫描上出现与出血相一致的高密度表现。同时，尸检标本显示出血灶的范围从散布于梗死之中的瘀斑到几乎与血肿有相同表现的一个由许多瘀斑融合而成片的大的病灶。出血性梗死发生的时间变化很大，早至动脉闭塞后几小时，迟至 2 周或更晚。

出血性梗死的解释长期以来被认为是由于闭塞缓解后梗死血管床再灌注所致。例如，可能发生于栓子破碎或向远处移行后或在已经形成的大面积梗死的背景下闭塞大血管早期再通所致。这可能是动脉血进入毛细血管重新形成的血压导致红细胞从缺氧的血管壁渗出。再灌注越强烈，毛细血管壁损伤越严重，出血性梗死融合得越多。假设缺血性梗死反映了可恢复的未闭腔隙，那么它可能是栓塞性闭塞后自发性或机化所致的结果，而血栓形成所造成的闭塞很难缓解。在心源性栓塞所致的梗死中有很小的出血发生率支持这个假说。

最近,这个关于出血性梗死的解释受到第三代 CT 和 MRI 扫描所见的挑战。这些研究发现出血性梗死常在位于动脉床处的持续梗死的远端发展,这些动脉床只暴露于逆行的侧支循环处。出血性病灶的严重程度由于所观察到的大动脉再通造成的血肿扩展的大小而不同。在那些以前的病例,瘀斑及散在性的出血性梗死的发生可能与动脉血压的急剧上升和梗死的突发程度、严重程度及大小有关。推测血肿最初可能围绕在大的梗死周围并压迫软膜血管,当血肿消退时,逆流的血液通过软膜的侧支循环再灌注并导致瘀斑性出血性梗死。

(一)临床表现

1.按 HI 的发生时间分为

(1)早发型:即缺血性卒中后 3d 内发生的。缺血性卒中后早期发生 HI 常与栓子迁移有关,早发型 HI 常有临床症状突然加重而持续不缓解,甚至出现意识障碍、瞳孔改变。多为重型。CT 以血肿型多,预后差,病死率高。

(2)晚发型:多在缺血性卒中 8d 后发生,此型发病常与梗死区侧支循环的建立有关,晚发型的 HI 临床症状加重不明显,甚至好转。多为轻、中型。预后好,CT 多为非血肿型。在临床上易被忽视漏诊。

2.根据临床症状演变将 HI 分 3 型

(1)轻型:HI 发病时间晚,多在卒中多于 7d 后发生,甚至在神经症状好转时发生,发病后原有症状、体征不加重,预后好。

(2)中型:HI 发病时间多在卒中 4～7d,发病后原有的神经症状、体征不缓解或加重,表现为头痛、肢瘫加重,但无瞳孔改变及意识障碍,预后较好。

(3)重型:HI 发病多在卒中少于 3d 内,表现原有神经症状、体征突然加重,有瞳孔改变及意识障碍,预后差。

脑梗死的患者在病情稳定或好转中,突然出现新的症状和体征,要考虑到有 HI 的可能。HI 有诊断价值的临床表现有头痛、呕吐、意识障碍、脑膜刺激征、偏瘫、失语、瞳孔改变、眼底视盘水肿等。有条件者尽快做 CT 扫描以确诊。

(二)辅助检查

1.腰椎穿刺及脑脊液检查

脑脊液压力常增高,镜检可查到红细胞,蛋白含量也升高。

2.脑血管造影检查

可发现原闭塞血管重新开通及造影剂外渗现象。

3.头颅 CT 扫描

(1)平扫:在原有低密度梗死灶内出现点状、斑片状、环状、条索状混杂密度影或团块状的高密度影。出血量大时,在低密度区内有高密度血肿图像,且常有占位效应,病灶周围呈明显水肿。此时若无出血前的 CT 对比,有时很难与原发性脑出血鉴别。HI 的急性期及亚急性期 CT 呈高密度影,慢性期则呈等密度或低密度影,且可被增强 CT 扫描发现。因脑梗死患者临床上多不行强化 CT 扫描,故易被漏诊。

(2)增强扫描:在低密度区内有脑回状或斑片状或团块状强化影。有研究者统计,86%的继发性出血有强化反应。

4.MRI 检查

(1)急性期：T_1加权像为高信号与正常信号相间；T_2加权像为轻微低信号改变。

(2)亚急性期：T_1及 T_2加权像均为高信号改变。

(3)慢性期：T_2加权像为低信号改变。

(三)诊断

(1)具有典型的临床特点：①有脑梗死，特别是心源性、大面积脑梗死的可靠依据；②神经功能障碍一般较重，或呈进行性加重；或在病情稳定、好转后突然恶化；③在应用抗凝剂、溶栓药或进行扩容、扩血管治疗期间，出现症状严重恶化及神经功能障碍加重。

(2)腰椎穿刺及脑脊液检测，有颅内压升高；脑脊液中有红细胞发现。

(3)影像学检查提示为典型的出血性梗死图像。

(4)排除了原发性脑出血、脑瘤性出血及其他颅内出血性疾病。

诊断主要依靠临床表现和影像学检查。HI 多发生在梗死后 1～2 周，如患者症状明显加重，出现意识障碍、颅高压症状等，尤其是在溶栓、抗凝治疗后加重者，应及时复查 CT，避免延误诊治。

(四)治疗与预后

发生 HI 后应按脑出血的治疗原则进行治疗，停溶栓、抗凝、扩容等治疗，给予脱水、降颅压治疗。对于 HI 则应视具体病情做不同处理。本病不良预后与梗死面积、实质内出血面积有关。不同类型的 HT 有着不同的临床预后，HT 一般对预后无影响，而大面积脑梗死、颅内大血肿、出现脑疝形成征象、高血糖等与预后不良有关。

七、大面积脑梗死

尚无明确定义，有称梗死面积直径＞4.0cm，或梗死面波及两个脑叶以上者，也有称梗死范围大于同侧大脑半球 1/2 或 2/3 的面积。CT 或 MRI 检查显示梗死灶以大脑中动脉供血区为多见，其他还有 MCA(大脑中动脉)＋ACA(大脑前动脉)，MCA＋PCA(大脑后动脉)等。大面积脑梗死是脑梗死中较严重的一类，由于脑梗死的面积大，往往引起脑水肿、颅内高压，患者出现意识障碍，病情凶险，与脑出血难以区别。此病约占脑梗死的 10%。

(一)诊断与鉴别诊断

依靠临床表现及影像学检查。头颅 CT 或 MRI 检查能早期明确诊断。CT 扫描可提供某些大梗死的早期征象：脑实质密度减低、脑回消失、脑沟模糊、脑室受压，MRI 较 CT 优越，常规 MRI 最早可在发病后 5～6h 显示异常改变，弥散加权 MRI(DWI)在起病后 1～2h 即可显示出缺血病灶。因其病情严重，易误诊为脑出血，必要时应及时复查头颅 CT 或 MRI。

(二)治疗

1.积极控制脑水肿，降低颅内压

大面积脑梗死后最重要的病理机制是不同程度的脑水肿，早期死亡的原因主要是继发于脑水肿的脑疝形成。发病 12h CT 有 ICA(颈内动脉)远端或 MCA 近端闭塞所致大片脑梗死征象时，24～72h 将发生严重半球水肿，最早在发病后 20h 即可出现脑疝，故大面积脑梗死时应积极控制脑水肿，降低颅内压。除常规应用脱水降颅压药物以外，如果以提高存活率为治疗目的,应早期考虑外科手术减压。关于手术的最佳时机,一直是悬而未决的问题。以往的减压手术多是在那些被认为不进行手术治疗可能近期将会死亡的患者中进行,现在认为对于药物难以控制的颅高压者应立即手术,尤其是对50岁以下的患者。早期的减压手术对控制梗死灶的扩大、防止继发性脑疝、争取较好的预后至关重要。老年患者由于存在脑萎缩,增加了对脑梗死后脑水肿的代偿,临床上脑疝症状不明显或中线移位不明显,则也可先给予药物降颅压。

2.溶栓与抗凝

Bollaert应用尿激酶早期局部动脉内溶栓治疗严重大脑中动脉卒中显示有积极的治疗效果,如能部分或完全再通或出现侧支循环则梗死体积明显缩小,预后较好,未再通或无侧支循环者均出现大块梗死灶,预后较差。但CT扫描呈现大面积脑梗死的早期征象时则不宜进行溶栓治疗。有报告认为,尼莫地平和肝素联合治疗大面积脑梗死具有良好的协同作用,较单用尼莫地平有更加显著的临床效果。

3.防治并发症

大面积脑梗死急性期并发症多,对神经功能缺损和预后将产生不利影响。因此,早期发现和处理并发症是急性期处理的重要环节。主要并发症如下。

(1)癫痫:大面积脑梗死后易发生癫痫,其中,脑栓塞要比脑血栓形成发生率高。发作类型以单纯部分性发作居多,其次为全身性强直—阵挛发作、强直性发作、癫痫持续状态等。对此类患者应尽可能及早控制癫痫发作,对首次发作者应给予抗癫痫治疗1个月,频繁抽搐或抽搐时间较长者应按癫痫长期用药。但无论接受抗癫痫治疗与否,仍有可能出现迟发性癫痫发作,故有学者提出对首次发作者暂不予抗癫痫治疗,如发作频繁或呈持续状态者才给予抗癫痫治疗。

(2)心脏并发症:包括心肌缺血、心律失常、心力衰竭等。心律失常有房颤、心动过速或过缓、Q-T间期延长等,常为一过性,随着颅内病变的好转和经过抗心律失常治疗后可在短期内消失。

(3)肺部感染:是常见的并发症之一。大面积脑梗死后由于昏迷、卧床、误吸、全身抵抗力低下等综合原因,易并发肺部感染。呼吸道管理是预防肺部感染的关键,如发生感染宜早期、联合、大剂量应用抗生素,根据痰培养调整抗生素种类。

(4)上消化道出血:是卒中严重并发症之一。呕血、黑便是上消化道出血的重要征象,应尽早检查大便潜血或抽取胃液做潜血试验以早期诊断和处理。急性期可给予预防性用药,一旦发生出血应积极予H_2受体拮抗药、止血药、输血治疗等。

大面积脑梗死后颅内出血转化多见,尤其是心源性栓塞者,溶栓和抗凝治疗增加继发出血的危险性,出血多发生于脑梗死后1～2周内,常使临床症状加重,脑CT检查是最常用和可靠的检查手段,病情恶化时应及时复查。治疗上按脑出血处理。

第五节　癫痫持续状态

癫痫持续状态是神经科急危症,包括小发作持续状态、部分性癫痫发作持续状态,而以大发作持续状态最为多见和严重。大发作持续状态是指强直—阵挛发作的持续和频繁发作,发作间期意识不恢复；或者指一次癫痫发作持续30min以上。如不及时治疗，可因生命功能衰竭而死亡，或造成持久性脑损害后遗症。癫痫持续状态的急诊治疗主要是指大发作持续状态的治疗，为本节主要介绍内容，其他临床类型持续状态的治疗均可参照之。

一、病因

长期服用抗癫痫药物过程中突然停药是引起癫痫持续状态的最常见原因，约占本症的30%。其次为脑炎、脑膜炎。脑血管意外如脑出血、蛛网膜下腔出血、脑栓塞、动脉硬化性脑梗死，头颅外伤引起的颅内血肿、脑挫伤等，颅内肿瘤，脑囊虫病等颅内疾病也是常见的原因。此外，颅外感染的高热感染中毒状态、低血糖、低血钙、高钠血症、药物、食物中毒等也可引起癫痫持续状态。

二、诊断

(一)临床表现特点

癫痫大发作的特点为意识丧失及全身抽搐。患者突然意识丧失，跌倒在地，全身肌肉发生持续性收缩、头向后仰、上肢屈曲或伸直、两手握拳、拇指内收、下肢伸直、足内翻，称为强直性抽搐期，持续约20s。随后患者的肌肉呈强烈的屈伸运动，称为阵挛性抽搐期，约40s。在强直期至阵挛期间，可出现下列情况：开始时多有尖叫一声，是由于呼吸肌和声带肌同时收缩，肺内空气从变窄的声门挤出所致。由于呼吸肌强烈收缩，呼吸暂停，皮肤自苍白转为青紫；由于咀嚼肌收缩而咬破舌头，口吐带血泡沫。膀胱及腹壁肌肉强烈收缩可发生尿失禁。同时，在惊厥期中出现心率增快，血压升高，汗液、唾液和支气管分泌物增多，瞳孔散大、对光反射消失和深浅反射消失。此后由昏迷转为睡眠渐清醒，或先有短暂意识模糊后才清醒。自发作开始至意识恢复历时5～15min。如有延长性睡眠，可以数小时才清醒。

全面性强直阵挛发作(GTCS)在短时间内频繁发生，发作间期意识不清者，称为癫痫大发作持续状态。大发作持续状态超过20min，可使大脑皮质氧分压(PO_2)降低，也可引起脑水肿和选择性脑区细胞死亡。如果大发作持续状态超过60min，则可出现继发性代谢障碍并发症，乳酸增高，高血糖后的低血糖，脑脊液压力升高，高热、大汗，失水，继高血压后出现低血压，甚至休克。由于肌肉极度抽搐引起肌细胞溶解，肌球蛋白尿，导致下肾单位变性，最后发生心血管、呼吸与肾衰竭。癫痫大发作持续状态的病死率为10%～33%。发作持续时间在60min以内者，可望免于造成严重、持久的脑损害或死亡；发作持续时间达10h者常留有神经系统后遗症，达13h以上者可能致死。

(二)诊断要点

根据典型病史及观察到的发作状态即可诊断，必要时可做脑电图检查以帮助诊断。

进一步寻找病因。特发性癫痫的患者脑部并无可以导致症状的结构性变化或代谢异常，而与遗传因素有较密切的关系。症状性癫痫由多种脑部病损和代谢障碍引起，如颅脑外伤、各种脑炎、脑膜炎、脑脓肿、脑寄生虫、颅内肿瘤、脑血管畸形、蛛网膜下腔出血、脑出血、脑梗死等。胰岛细胞瘤所致的低血糖、糖尿病、甲状腺功能亢进及甲状旁腺功能减退等也可以导致发作。对疑为症状性癫痫的患者，可选择颅脑计算机X线断层摄影(CT)或磁共振成像(MRI)。脑电图、放射性核素脑扫描(SPECT)、脑血管造影、心电图及有关生化检查以助诊断。

三、治疗

(一)一般治疗

(1)使患者平卧,头偏向一侧,让分泌物流出,以免窒息;松解衣领、腰带,适当扶持而不是按压抽搐肢体,以免发生骨折或脱臼。

(2)用裹上纱布的压舌板或毛巾、手帕塞入齿间,以防咬伤舌头。应取出义齿。

(3)供给氧气,保持呼吸道通畅。

(二)药物治疗

在选用药物时,应考虑患者的年龄、全身情况、抽搐的严重程度以及引起持续状态的原因,以求尽快控制发作。

1.地西泮

(1)地西泮:首剂10~20mg,注射速度小于2mg/min,以免抑制呼吸。每次静脉注射剂量不得超过20mg。地西泮静脉注射后数分钟即达有效浓度,在30~60min内血药浓度降低50%。如发作未能控制,半小时后可重复1次。如仍控制不好,可将100~200mg地西泮溶于5%葡萄糖氯化钠液500mL中,于12~24h内缓慢静脉滴注,根据发作的情况调整滴速,如发作已控制,剩余药液不必继续滴入。24h内地西泮总入量不得超过200mg。

(2)氯硝西泮:一般用量为每次1~4mg,肌内注射或静脉注射。本药起效快,常可控制发作达数小时。也可将氯硝西泮4~8mg,加入生理盐水500mL中缓慢静脉滴注。本药注射可使脑电图的癫痫放电立即停止。本药可出现嗜睡或肌弛缓的不良反应,要注意观察呼吸及循环的改变。24h内总入量不超过10mg。

2.联合用药

应用地西泮2~3次后症状不缓解者,可合并使用苯巴比妥或水合氯醛,常可奏效。

(1)巴比妥类:较安定类易产生呼吸抑制和血压下降。

苯巴比妥钠:本药起效慢,但作用持久,常于地西泮控制发作后作为长效药物起维持作用。常用量0.1~0.2g肌内注射,4~6h后可重复使用,24h总量不超过0.4g,使用中要注意观察呼吸改变。

硫喷妥钠及异戊巴比妥(阿米妥钠):为快效作用的巴比妥类药物,其呼吸抑制作用较明显,在地西泮及其他药物无效时可谨慎试用。并需事先准备好气管插管及人工呼吸机,注射过程需严密观察呼吸情况,如出现呼吸抑制需马上停药,并进行人工辅助呼吸。常用量:异戊巴比妥0.3~0.5g,溶于10mL注射用水中,以0.1g/min的速度静脉注射,直至发作停止,剩余药液不再推入。儿童用量,1岁为0.1g,5岁为0.2g。

(2)苯妥英钠(大仑丁):作用持久,多与其他药物配合。本药为脂溶性,静脉用药后15min即可在脑内达高峰浓度。由于苯妥英钠70%~95%与蛋白质结合,只有10%有抗惊厥作用,所以需用较大剂量,首剂负荷量为15~20mg/kg,溶于生理盐水500mL中缓慢静脉滴注,12h后给维持量,按每日5mg/kg计算,24h给维持量1次。静脉用药速度要慢,不超过50mg/min,若注射太快可使血压下降、呼吸减慢、心率变慢,甚至心跳停止。注射时要有心电监护,观察心率及血压变化。糖尿病患者忌用。

(3)水合氯醛:作为辅助抗癫痫持续状态药物,成人用10%水合氯醛,每次10~20mL,保留灌肠或鼻饲。儿童用量为0.4～0.5mL/kg。大剂量使用可引起呼吸抑制或血压下降，可抑制心肌收缩力。

(4)丙戊酸钠注射液：常用剂量每日600～2 000mg。首剂400～800mg，3～5min内缓慢静脉注射，30min左右继以1mg/(kg·h)静脉滴注维持，并根据临床效果调整剂量。

3.全身麻醉

经上述药物治疗仍不能控制发作且危及生命者，可考虑全身麻醉控制抽搐。

抽搐停止后，若患者未清醒，可予苯巴比妥钠0.1～0.2g肌内注射，每8～12h 1次维持，或鼻饲抗癫痫药，以后应进行长期抗癫痫治疗。

(三)并发症及其防治

治疗过程中应密切观察生命体征，维持正常呼吸、循环、体温，注意供给足够热量及液体，维持水、电解质平衡，纠正酸中毒，避免低血糖加重脑损害，防治肺部感染。

1.呼吸衰竭

严重的癫痫持续状态以及某些抗癫痫药可引起呼吸衰竭；吸入呕吐物或呼吸道分泌物可引起呼吸道阻塞，加重呼吸困难。保持呼吸道通畅，吸氧，适当应用呼吸中枢兴奋剂可改善呼吸功能，必要时可行气管切开或插管，应用人工呼吸机辅助呼吸。

2.脑水肿

癫痫持续状态可引起严重的脑水肿，加重昏迷，并使抗癫痫药物难以进入脑组织，发作更难控制。可使用甘露醇、呋塞米(速尿)，必要时可予肾上腺皮质激素以减轻脑水肿。

3.其他

出现循环衰竭时予抗休克治疗；高热时物理降温及使用退热药，必要时予亚冬眠疗法；另应注意防压疮及做好大小便护理，还可应用三磷酸腺苷(ATP)、辅酶A、细胞色素C等以减轻或防止癫痫持续状态后的智力障碍。

(四)病因治疗

应寻找诱发癫痫持续状态的原因，对症治疗。同时应努力寻找可能存在的器质性脑损害，如脑脓肿、硬膜下血肿、出血性梗死等，并采取必要的诊断措施，以便进行相应的治疗。

第六节　颅内动脉瘤

一、概述

颅内动脉瘤是由于动脉壁局部脆弱、内部压力增加，导致动脉内腔局部扩张，而引起的一种瘤状突出。大部分未破裂的颅内动脉瘤并无任何临床表现，多在尸检时被发现。少数较大的未破裂动脉瘤可表现为发作性头痛、压迫性神经受损征等。如果瘤体破裂则导致颅内出血，以蛛网膜下腔出血最为常见。

根据尸检结果统计，颅内动脉瘤的发病率为0.2%～1.0%，年发病率为(1.7～6.7)/10万人口。

颅内动脉瘤破裂病死率高，再出血率高，但手术治愈率也高，所以具有极高的治疗价值，关键是及时发现，及时诊断和及时治疗。随着CT血管成像(CTA)、磁共振血管成像(MRA)、数字减影血管造影(DSA)的临床应用，提高了诊断的安全性与可靠性；显微神经外科技术的应用、新手术入路的开发、动脉瘤夹的不断改进等，使颅内动脉瘤不论它的部位、大小几乎都可采用手术治疗，明显增加了治愈率。

二、病因

颅内动脉瘤的病因尚不完全清楚，主要分为先天性和后天性两大类。其中先天性占绝大多数，占70%～90%；后天性占10%～30%，包括动脉粥样硬化性动脉瘤、感染性动脉瘤、外伤性动脉瘤及其他原因导致的动脉瘤。

三、发病机制

(一)解剖因素

脑动脉的管壁较身体其他部位同口径动脉的管壁要薄，它的内弹力层虽很坚强，但中层与外层都较薄弱，且缺少弹力纤维。脑动脉在颅内的行程较迂回曲折，在通过蛛网膜下腔处，没有周围组织的支持。另外，由于脑血流供应的需求量大，脑血管所承受的血流冲击比其他部位同口径动脉要大，这一解剖特点是脑动脉好发动脉瘤的潜在原因。

(二)先天因素

对于先天性动脉瘤的产生，研究得比较多。有关病因的学说大致可归纳为3种。

1.缺乏中膜学说

该学说认为脑动脉分叉部的动脉中层(肌肉层)往往缺如，而分叉部又正好是血流改变方向处，流势湍急，所受压力也较大，故容易形成动脉瘤。也有学者反对，他们提出脑膜动脉一般也是中膜缺如，但它们几乎不发生动脉瘤，所以，否认这种缺乏中膜之说。

2.胚胎血管残余说

该学说认为颅内动脉瘤是由胎生时脑血管的遗残部发生的，在血管发育过程中有小动脉丛的产生，但随后都渐渐萎缩消失了，如果脑部遗留有小动脉丛的残余，加上这些残余小动脉缺乏中膜，致使小动脉丛的远心端变性，近心端扩张，形成动脉瘤。

3.血管发育异常说

认为在胎生时脑血管发育过程中，如果有脑血管发育异常，在那些血管发育异常的部位常发生动脉瘤。例如，动脉瘤发生率在脑底动脉环发育异常的人中比该动脉环发育正常的人多得多，这和脑底动脉环发育异常引起局部血流不均衡有很大关系。

(三)后天因素

主要与血管壁变性、血流动力学变化、感染、外伤等有关。

1.动脉粥样硬化

脑动脉壁发生粥样硬化，从而使管壁内的弹力纤维减少甚至消失，从而削弱了动脉壁对血液及血流冲击的承受力。因此，管壁的局部出现向外膨突而形成动脉瘤。

2.感染因素

当颅内发生感染时，脑动脉周围出现炎性病变；或外来感染性栓子栓堵某段脑动脉，使脑动脉壁损伤，壁内弹力纤维和肌组织断裂坏死。在血流持续性冲击下，动脉管壁向外突出形成动脉瘤。此种动脉瘤又可称为菌病性动脉瘤。

3.血流动力学发生改变

如烟雾病时，大脑前中动脉狭窄闭塞，后循环即为主要的供血动脉，从而使椎—基底动脉中血管壁较薄弱部分突出形成动脉瘤。

4.外伤因素

由于颅底外伤或手术时，异物、器械、骨片等直接损伤或持续牵拉脑动脉，造成壁内弹力纤维和平滑肌断裂坏死，管壁变薄，在血管内压力的作用下形成动脉瘤。此原因所致的动脉瘤分为真性动脉瘤和假性动脉瘤。

5.其他原因

除了上述原因外，某些因素也可导致脑动脉瘤的发生，如肿瘤破坏性地浸润局部脑动脉，使动脉壁受到破坏，发生动脉瘤。

总之，动脉瘤的发生并非由某种单一因素所构成，先天性与后天性原因也不能机械分开，应从各种因素相互联系的角度来看。所以，有学者认为先天发育异常、后天的动脉硬化再加上高血压，可以认为是动脉瘤形成的 3 种主要因素，只是在不同年龄的患者中各种因素的作用有所不同而已。

四、危险因素

(一)性别

性别是颅内动脉瘤发生、发展的高危因素。女性比男性更易患动脉瘤。相关报告表明，女性直到 50 岁以后，其动脉瘤的概率才明显增加，绝经后女性发病率高于绝经前女性。这主要是由于激素因素引起的，即雌激素有利于抑制颅内动脉瘤的形成；另外，脑血管管壁内的胶原蛋白含量在绝经后明显减少，进一步促进了动脉瘤的形成。

(二)吸烟、饮酒、吸毒

1.吸烟

有研究表明，吸烟作为高危因素或独立危险因素，可以明显促进及增加颅内动脉瘤破裂的机会。其主要原因是吸烟可以引起及加重动脉粥样硬化，从而导致动脉壁的剪切力发生变化，血管壁内膜层增厚及管壁脆性增加促进了管壁中弹力蛋白的降解，从而形成动脉瘤；进而促进已存在的动脉瘤增长，最终引起动脉瘤破裂。

2.饮酒

饮酒也被认为是颅内动脉瘤的危险因素。这主要是因为饮酒可以在短期内影响血压的变化，从而引起动脉瘤破裂，而酒精本身并不是导致颅内动脉瘤形成及促进其生长的主要原因。

3.吸毒

可卡因中毒有助于颅内小动脉瘤的发生与破裂，这主要由于暂时性高血压及心动过速所引起；而长期使用可卡因者能够改变颅内动脉瘤的自然进程。因此，可卡因滥用对于颅内动脉瘤来说，是一个危险因素，尤其是对于年轻的可卡因吸食者来说，更是如此。

(三)动脉粥样硬化

动脉粥样硬化可使动脉的顺应性和抗张强度降低。不仅限于冠状动脉，更易发生在颅内动脉，而颅内动脉位于蛛网膜下腔，缺乏血管外组织支持；与颅外动脉相比，无外弹性膜，管壁较颅外相同直径的动脉薄。颅内动脉硬化本身可以导致血管弹性减弱，血管脆性增加，血管壁内弹力膜受损。因此,极易在上述血管壁病变的基础上,出现管壁损坏甚至断裂,引发颅内动脉瘤。

(四)高血压

有研究发现,高血压是颅内动脉瘤的高危因素。持续及进展性血压升高使全身小动脉张力的增加,导致小动脉玻璃样变、中层平滑肌细胞增殖、管壁增厚、管腔狭窄,从而导致重要靶器官如心、脑、肾的缺血损伤。同时,高血压可促进动脉粥样硬化的形成及发展,后者引起血管壁发生退行性改变,使动脉的顺应性和抗张强度降低,从而在动脉瘤形成过程中起重要作用。

(五)糖尿病

糖尿病的血管病变主要表现在微血管瘤形成、微循环障碍和微血管基底膜增厚。但关于高血糖在颅内动脉瘤中所起的作用,仍需进行更加深入的研究。

五、分类

(一)根据病因分为 5 类

(1)囊状(浆果状)动脉瘤:是血管中层与内膜弹力层先天性缺损所致的脑动脉主干局限性扩张,常带有蒂。

(2)梭形动脉瘤:动脉粥样硬化使动脉弹性丧失,由此引起动脉节段性迂曲、延长与扩张。

(3)菌病性动脉瘤:脑动脉炎导致血管壁限局性薄弱与扩张。

(4)粟粒状动脉瘤:又称微动脉瘤,多由高血压引起,也可见于烟雾病(moyamoya)等。高血压使供应基底节、丘脑,脑干、小脑的穿支动脉肌层与弹力层变性,由此引起粟粒状动脉瘤。破裂后易致成脑出血。

(5)外伤性脑动脉瘤。

(二)根据大小分为 4 类

(1)小型动脉瘤:其直径小于 4.0mm,破裂出血发生率小于 2%。

(2)一般型动脉瘤:直径在 5.0~15.0mm,其破裂出血率高达 40%以上。

(3)大型动脉瘤:直径在 15.0~25.0mm。

(4)巨型动脉瘤:直径大于 25.0mm,最大可达 50.0mm。在未破裂前,可出现压迫症状。

六、病理

(一)大体所见

动脉瘤多发生在脑底动脉环上,占 70%~90%。动脉环的前部由颈内动脉系组成,形成的动脉瘤较多,占 70%~80%,多在两个动脉交接处,如按发生的多少为序,见于大脑前动脉与前交通动脉、颈内动脉和后交通动脉、大脑中动脉与大脑前动脉之间等;脑底动脉环的后部由椎—基底动脉系组成,动脉瘤发生率占 10%~20%,可见于两个大脑后动脉之间、大脑后动脉与后交通动脉之间;也可见于其他动脉分支处,如各脑动脉的远侧分支上,约占 15%。儿童以颈内动脉多见,成人以前交通动脉多见。约 80%的动脉瘤为单发,约 20%动脉瘤为多发。多发者部位可分布于同一动脉上,也可在相对称的动脉上,但多数是分散在不同脑动脉上,没有固定的规律,其中一个是主要的,其他伴发的比较小。

(二)光镜下所见

主要是内弹力层纤维断裂和不完整,平滑肌细胞减少或缺如,整个中层结构变薄。内膜的内皮细胞依不同原因而不同，如先天性动脉瘤壁内膜的内皮细胞仍可完整；而动脉硬化性动脉瘤壁的内皮细胞增生、泡沫样变性、坏死或破溃缺如，有的呈粥样硬化性改变；感染性动脉瘤壁内皮细胞也有明显变性坏死，同时外层有炎症细胞浸润。动脉瘤腔内血流呈旋涡样或缓慢，有的可见到附壁血栓形成，甚至血栓充满整个瘤腔内，尤其当发生出血后更易形成血栓。此时，在进行脑血管造影时不易发现动脉瘤。

（三）伴发病变

常见的有颅内动静脉畸形、颈动脉狭窄或闭塞、烟雾病、脑肿瘤（特别是垂体腺瘤）、主动脉弓狭窄、多囊肾等。

七、临床表现

由于颅内动脉瘤发生的部位、大小及是否破裂临床表现各不相同，相当一部分瘤体稳定、未破裂的动脉瘤可以终身无临床症状，仅在尸检时才发现动脉瘤，极少数患者在做头部 CT 或 MRI 时偶然发现动脉瘤存在；只有当动脉瘤本身发生膨胀或出血时，才会出现临床症状。动脉瘤的临床症状可见于任何年龄，以成年人多见，也可见于儿童或老年人。起病较快，动脉瘤出血时，多有情绪激动或突然用力等诱因。

（一）未破裂动脉瘤

1.症状

（1）头痛：较少见，各部位的动脉瘤均可引起。部分患者反复头痛可长达数年或数十年，类似偏头痛的表现，如出现发作性头痛、头晕、恶心、呕吐等。部分患者呈急性起病。

（2）抽搐：很少见。类似癫痫发作，一般为巨大动脉瘤引起邻近脑皮质刺激或压迫的结果，抽搐最多的是大脑中动脉的动脉瘤。

2.体征

（1）动脉瘤压迫症状：主要表现为脑神经麻痹，比较少见。动脉瘤急性扩张时，可直接压迫或牵拉神经，引起神经移位；或因动脉瘤压迫邻近静脉，导致静脉淤血而致神经水肿；或由于引起蛛网膜粘连等所致。

1）动眼神经麻痹：脑神经麻痹中最常见的一种，也是颅内动脉瘤最常见的首发症状。多由颈内动脉后交通动脉段的动脉瘤所致。动眼神经的麻痹可以是不完全性的，以眼睑下垂较常见，可伴有瞳孔扩大及固定，患侧眼痛或头痛。眼睑下垂是因提上睑肌的纤维居该神经的周边部，易受外力压迫。瞳孔受累是因缩瞳纤维居动眼神经上方周边部，因此，来自上方的压迫必引起缩瞳纤维的麻痹。

2）视野缺损：少见。由于动脉瘤压迫视觉通路的结果，根据动脉瘤的位置不同，产生不同的视野缺损。颈内动脉眼动脉段的动脉瘤、大脑前动脉或前交通动脉的动脉瘤常引起视神经及视神经交叉处的压迫，产生与垂体腺瘤很相似的视野缺损。颈内动脉上其他部位的动脉瘤常压迫一侧视神经或视束的外侧，产生单眼的鼻侧偏盲或双眼的同向性偏盲。后交通动脉上的动脉瘤常压迫视交叉后视束，较多出现病变对侧的同向性偏盲。

3）三叉神经痛或三叉神经的部分麻痹：少见。由于动脉瘤刺激或压迫三叉神经根或半月神经节的结果。较常见于海绵窦后部及颈内动脉管内的动脉瘤。表现为患侧面部的阵发性刺痛及其相应区域内的面部的浅感觉减退，同侧角膜反射的减退或消失，咬肌无力，张口时下颌偏向患侧等症状体征。

4)类海绵窦综合征:少见。常见于海绵窦部位的颈内动脉瘤。主要表现为同侧动眼神经、滑车神经、展神经受压出现复视和眼球活动障碍,三叉神经的眼支受损可出现同侧额部疼痛或痛觉减退;如动脉瘤较大使静脉回流障碍者可出现同侧眼球结膜充血与水肿,伴有眼球突出。当动脉瘤破裂时可形成颈内动脉海绵窦瘘,出现眼球搏动及颅内机器轰鸣般的杂音。

(2)脑缺血:动脉瘤内的血栓脱落进入远端而导致动脉栓塞,也可引起脑缺血。破裂的动脉瘤因血流缓慢而形成血栓,也可导致脑缺血,较大的动脉瘤更容易发生血栓。脑缺血发生后可出现精神症状、对侧肢体瘫痪、感觉障碍、言语障碍等。

(二)动脉瘤破裂

动脉瘤破裂是颅内动脉瘤最突出的临床表现,也是颅内动脉瘤的最大危险,并有反复破裂的可能。其破裂与否取决于动脉瘤体的结构及厚度、大小和促发破裂的诱因。

1.蛛网膜下腔出血

蛛网膜下腔出血是颅内动脉瘤最常见的临床表现。

2.动脉痉挛

动脉瘤破裂时,可出现超早期、早期或迟发性动脉痉挛,导致脑组织缺血甚至梗死。

八、辅助检查

(一)脑血管造影

目前,数字减影血管造影(DSA)是诊断颅内动脉瘤的金标准和常用方法,是确诊颅内动脉瘤最可靠、最直接的手段。DSA是怀疑有颅内动脉瘤及蛛网膜下腔出血患者应首选的检查。脑血管造影能清楚地显示动脉瘤的部位、大小、形态、数量;有否脑动脉痉挛及其部位;是否伴有其他血管畸形及了解侧支循环情况。其优点是一次性穿刺后,经股动脉插管行4条血管造影,可同时或分别显示主动脉弓、两侧颈总动脉、颈内动脉、颈外动脉、椎动脉及其各级分支有否动脉瘤,便于动态观察并可以进行血管内治疗。但DSA是一种有创检查,有一定的风险,检查时易引起动脉瘤的破裂,加重或诱发血管痉挛的发生,并且不能很好地显示动脉瘤与周围血管等结构的空间解剖关系,操作复杂,费用高,时间长。在脑血管造影过程中,均可能因血管痉挛、动脉瘤内血栓形成、动脉瘤与其他动脉重叠而导致动脉瘤不被发现。所以,第一次造影阴性者,应在几周后重复脑血管造影,有重新发现动脉瘤的可能。虽然其诊断准确率达95%以上,但不能同时显示脑组织是一大缺陷,有时显示瘤颈也有困难。DSA也有假阴性发生,如动脉瘤血栓形成、瘤与其他动脉重叠、动脉痉挛等均可造成漏诊。有文献报告,约有15%的蛛网膜下腔出血患者,DSA不能发现动脉瘤,其原因主要有:①出血后动脉痉挛,致使动脉瘤不显影或显影不满意;②动脉瘤瘤腔内有血栓形成;③桥静脉破裂性蛛网膜下腔出血,可发生于任何部位,CT和MRI显示出血局限于破裂血管邻近区,首次和随访血管造影总是阴性,预后良好。

(二)头部CTA

CTA是指经静脉注入对比剂后,利用螺旋CT对靶血管在内的受检层面进行连续不间断的薄层立体容积扫描,然后运用计算机进行图像后处理,最后使靶血管立体显示的血管成像技术。CTA作为一种简单、快速、无创、可靠的血管检查方法,具有很多的优势:CTA诊断颅内动脉瘤的敏感性在96%～100%，特异性在98%～100%。有报告，CTA能诊断出直径4mm以上的颅内动脉瘤，部分直径2mm以上的动脉瘤CTA也能够明确诊断，而且能够详细了解动脉瘤的方位、形态、瘤颈的大小及与主要动脉的立体位置关系，为动脉瘤手术操作提供重要资料。CTA显示动脉瘤的优点如下。快捷，能够很快的获得数据。血管成像范围广，能很容易完成头颈部联合。无限制地观察角度、三维立体成像，可对原始图像进行旋转、切割，进行多方位的立体观察，有助于动脉瘤的检出与手术方案的选择。能够提供更为全面的解剖信息：能显示瘤壁的钙化、与周围骨质的关系、动脉瘤的邻近结构及其关系、瘤体与瘤颈的关系及瘤腔内的血栓。血管成像显示更直观、更准确，CTA的轴位原始图像是最真实的信息，是进行图像后处理的基础，各种重建技术对病变的诊断都应该在轴位原始图像上得到验证。无创、经济：与DSA相比，CTA检查几乎没有危险，并发症少。造影剂进入动脉时的压力明显低于DSA的注药压力，创伤和风险小，患者在检查过程中所接受的放射线的剂量少于DSA检查，其检查费用约为DSA检查费用的40%，可适用于病变筛查。操作简便，只需外周静脉注射造影剂，不受颅外血管条件限制，不需选择性插管。可同时显示脑组织及颈椎病变，如动脉瘤的并发症蛛网膜下腔出血等。

CTA的后处理技术：CT血管减影成像技术是CTA后处理技术中很重要的一部分。通过减影，去除骨性结构对血管的影响，尤其适用于贴近颅底及颈椎的颅内动脉与椎动脉的显示，还可以进行静脉窦的成像。另外，减影后的血管重建不需要复杂的阈值调节，根据不同时相快速重建目标动脉或静脉，快速进行VRT及MIP重建方式的切换，达到不同效果的血管图像，即可实现与DSA相似的效果。CT血管减影成像技术在临床上应用广泛，可用于脑动脉瘤、脑血管畸形、颈动脉狭窄等的诊断和术前评估；对颈动脉狭窄支架、动脉瘤夹闭或栓塞术后进行随访；还用于颅内肿瘤的术前检查，了解肿瘤与动静脉关系等。

目前CTA常用的重建方法有6种：MPR、CPR、MIP、表面遮盖法(SSD)、VRT、CTVE。

1.MPR

MPR是以横断面图像为基础，在后处理中重建出二维重建图像，主要包括冠状面、矢状面和任意角度斜位图像。MPR克服了CT扫描单纯横断面的不足，对病灶的定位和空间关系有重要意义。它保留了所有的原始数据，但整体感不如三维成像。

2.CPR

CPR是MPR的延伸与发展，能将走行扭曲，不同平面的血管伸展拉直，在一个平面上展现出血管的全貌，尤其适用于走行于骨性管道内的血管，使病变血管的显示更为直观，对动脉粥样硬化斑块狭窄的显示较VRT图像优越，对病变的定位较MIP准确，应用简单，在血管的重建中起重要作用。

3.MIP

MIP是对观察野中沿视线方向上每个最大密度的像素进行投影，反映组织的密度差异，对比度高，特别适于显示相对高密度的深层组织和结构，如骨骼、增强的血管和强化的肿瘤等。MIP在CTA中应用普遍，通常选用薄层MIP技术。

4.SSD

SSD按表面数学模式进行计算处理，该技术广泛应用于骨骼系统。

5.VRT

VRT 功能非常强大,可以 100%的利用容积内的扫描数据。其信息量大,重建速度快,是真正的血管三维立体实时重建技术。它适用于显示重叠的血管、Willis 环及其血管与邻近解剖结构的空间关系,由于其三维立体图像可用于准确观测动脉瘤的大小、生长方向及瘤口的直径,可准确显示瘤体与载瘤动脉的关系,为临床治疗方式的选择提供了可靠的客观依据。

6.CTVE

CTVE 是利用计算机软件功能将螺旋 CT 的容积数据进行后处理所重组出的类似于纤维内镜所见的空腔器官内壁的立体图像,主要用于观察管腔内情况,包括管壁的钙化及腔内的斑块等结构。

综上所述,MPR 是最简单的重建方法,MIP 在血管重建中应用最广泛,滑动薄层 MIP 是观察血管的一种很好的方法。但这两种技术均为二维影像,空间解剖关系显示差。VRT 重建图像接近真实的解剖结构,目前在 CTA 重建技术中应用价值最高,也是 CTA 主导的后处理方法。CTVE 可以作为 CTA 检查的辅助后处理方法,但在实际应用中影响因素较多,包括血管增强的强度、对比剂浓度、注射速率和延时时间及个体差异等。SSD 因对血管 CT 值设置阈值难度较大,不能真实、准确地显示血管管腔,目前已不应用。目前 CTA 成像的诊断应以原始图像为基础,MIP、MPR、VRT 作为主导重建方式,将 CTVE 作为辅助观察手段,联合应用,相互结合,才可以最大限度地展示现代 CTA 的价值,更好地为临床服务。

总之,CTA 对脑动脉瘤的检出率可达到 96%~100%,对行血管内治疗的病例,CTA 对治疗路径、DSA 检查时间、对比剂用量、栓塞材料选择均有指导作用。

(三)头部 CT 扫描

CT 发现动脉瘤的机会较少,因为多数动脉瘤直径小于 1.0cm,不易为分辨率低的 CT 装置所发现,同时,脑底动脉瘤易被邻近复杂结构干扰而显示不清。使用高分辨率的 CT 装置并用薄扫检查有可能发现直径为 0.5cm 的小动脉瘤。

1.未破裂动脉瘤

动脉瘤的 CT 表现与瘤腔内有无血栓有关。Ⅰ型为薄壁无血栓动脉瘤,显示为边缘较清楚的圆形稍高密度区,有明显均一强化。Ⅱ型为有部分血栓动脉瘤,表现为中心或偏心高密度区,为内含血液的瘤腔,而周围或偏侧等密度区则为与瘤壁相连的血栓区,外层高密度为囊壁纤维组织层。增强检查血栓无强化,而动脉瘤中心的瘤腔和外层囊壁有明显强化,形成中心高密度区和外周高密度环,间隔以等密度带。Ⅲ型为完全血栓化的动脉瘤,表现为等密度病灶,无中心区强化,有或没有外层的环状强化。各型均无周围脑水肿,可有血栓的点状钙化或瘤壁的弧线状钙化。腔内的强化是造影剂于瘤腔内滞留引起,而瘤壁强化则可能是瘤壁纤维组织中造影剂外渗所致,类似于正常硬膜的强化。增强检查腔内及瘤壁可强化,故可显示动脉瘤的形态。

2.破裂动脉瘤

动脉瘤破裂后,CT 上多不能显示瘤体,但可出现蛛网膜下腔出血、脑积水、脑水肿、脑梗死、脑疝和脑干出血等改变。

(四)头部 MRI 和 MRA

MRI 可清楚地显示较大动脉瘤的部位、大小及形状,瘤体内有否血栓及血流情况,瘤蒂部位及大小,动脉瘤周围组织关系。动脉瘤的 MRI 表现与其大小和是否伴有血栓形成及其他继发改变有关。动脉瘤在 MRI 上主要表现如下。

(1)瘤体内无血栓形成 MRI 可直接显示脑动脉瘤,由于快速流空效应瘤体呈圆形无信号影,增强时 T_1WI 呈较均匀的强化。

(2)瘤内部分血栓形成血栓成分主要为游离的正铁血红素(MHB)和含铁血黄素,血栓均在瘤壁内面,可呈同心圆状,瘤腔因此缩窄而占瘤体一部分,其中 MHB 在所有序列上均呈高信号;瘤壁上沉积的含铁血黄素在所有序列上均呈低信号;血流与涡流因流空效应而呈无信号;钙化也呈无信号。根据部位、形态、同心圆状分层混杂信号即可确诊。

(3)完全血栓化脑动脉瘤可呈混杂信号,其中 MHB 在所有成像序列中均呈高信号,陈旧出血残留的含铁血黄素在所有成像序列中均呈低信号,而钙化则无信号,完整瘤体信号的强度取决于混杂成分的比例。

(4)约 20%的动脉瘤破裂会伴发脑内血肿,根据血肿部位可帮助判断出血的动脉瘤,如前交通动脉瘤破裂所致脑内血肿位于额叶、透明隔区、下丘脑;大脑前动脉瘤破裂所致的血肿与前交通动脉瘤相同,可进入胼周裂与扣带回裂;颈内动脉瘤破裂可致额叶血肿、额角积血、下丘脑血肿及三脑室积血;大脑中动脉瘤破裂所致的血肿位于额叶、颞叶、岛叶,可破入额角及三角部。

MRA 是近年来发展起来的非创伤性脑血管成像术,已广泛应用于脑血管病的诊断。其优点是可直接显示动脉瘤及与所在血管的关系,并不需要造影剂。但 MRA 仅能显示较大的血管,对较小血管的检查不如 DSA,因此对小型动脉瘤 MRA 可能漏诊,仍需 DSA 检查。

(五)腰椎穿刺检查

主要是明确是否有蛛网膜下腔出血。

九、诊断

经常出现发作性头痛并突然出现脑神经或脑组织受压迫症状,或发生蛛网膜下腔出血者,应高度怀疑存在动脉瘤。经脑 CT、MRI、MRA、CTA 或 DSA 发现动脉瘤时即可确诊。绝大多数的脑动脉瘤均是在发生蛛网膜下腔出血后,进行脑 CT、MRI、MRA、CTA 或 DSA 检查时确诊的。但有不少患者在偶然进行上述检查时,意外发现患有脑动脉瘤。

十、鉴别诊断

(一)脑神经损伤应与下列疾病鉴别

1.Tolosa-Hunt 综合征

此综合征原因不明,可能因海绵窦和蝶骨嵴的硬脑膜有非特异性炎症肉芽组织,并延伸至眶上裂,引起眼眶疼痛并出现动眼神经、滑车神经、展神经和三叉神经第一支功能障碍。

2.糖尿病性眼肌瘫痪

糖尿病并发的脑神经麻痹以动眼神经和展神经麻痹最多见。在后天性单发的动眼神经麻痹中,糖尿病性者占 6%~25%。在后天性单发的展神经麻痹中,有糖尿病者占 15%~20%。动眼神经受累时,瞳孔常保持正常,因缩瞳纤维居于动眼神经的上方周边部,不易受到糖尿病性缺血病变的影响，这与动脉瘤引起的动眼神经麻痹几乎都有瞳孔扩大是不同的。眼肌瘫痪可随糖尿病被控制而好转或恢复。

3.脑动脉硬化性血管病

此病有高血压及动脉硬化的老年患者常可突然发生眼肌瘫痪。其发病原理如下。

(1)供应神经干或神经核的血管发生缺血。

(2)受邻近硬化的或扩张的血管压迫，如大脑后动脉和小脑上动脉的硬化或扩张可引起动眼神经和滑车神经麻痹；内听动脉和小脑前下动脉的硬化或扩张可引起展神经麻痹。

(3)脑干内出血或兼有蛛网膜下腔出血。CT 增强扫描或 MRI 有助诊断。

4.海绵窦综合征

此综合征是由于海绵窦血栓形成或血栓性海绵窦炎引起的，常继发于面部各种细菌性感染。其临床表现为眼眶内软组织、上下眼睑、球结膜、额部头皮及鼻根部充血水肿，眼球突出，眼球各方向运动障碍，瞳孔扩大，对光反射消失及眼与额部疼痛或麻木，伴有寒战和发热。眼球突出是由于球后组织淤血和水肿的结果。

如果海绵窦内血栓阻塞重新开通或侧支循环建立，则眼球突出可显著减轻。如眼眶内有化脓感染者，则眼球突出可更加重。部分患者可出现视盘水肿、视力减退，甚至完全失明。两侧海绵窦由环窦相连，因此一侧海绵窦血栓形成往往可于数日内经环窦扩散至对侧而出现两侧症状。海绵窦内的炎症可扩散及附近组织引起脑膜炎、脑脓肿等。

5.重症肌无力

重症肌无力是眼肌瘫痪的常见原因，是神经肌肉接头间传递障碍所引起，并非神经本身疾患，只侵犯眼外肌(横纹肌)，不侵犯眼内肌(平滑肌)，只有眼外肌瘫痪(复视、上睑下垂和眼球运动障碍)，而瞳孔反射正常。咽喉部肌肉或肢体的横纹肌均可受累。本病的特点为肌肉容易疲劳，症状可因连续运动而加重，休息后减轻。患者常于晨起时症状最轻，每到下午或傍晚症状加重。疲劳试验使症状加重，注射新斯的明后症状立即好转或消失。

6.眼肌瘫痪性偏头痛

有少数偏头痛患者在头痛发作时或发作后出现同侧程度不等的瞳孔扩大、眼外肌瘫痪(动眼神经或展神经麻痹及复视)，持续数日甚至数月后恢复。患者多有反复发作偏头痛或家族史。必须指出眼肌瘫痪性偏头痛，常有颅内器质性病变，须进行相关的检查。

(二)头外伤

多由颅底骨折引起。眼外肌挫伤，可使受损伤的肌肉瘫痪(以提上睑肌最多见)；眼眶骨折及因此而引起的眶内出血，可使几个眼外肌瘫痪，上、下斜肌最易受损；在眶上裂和视神经孔部位的眶尖骨折可引起动眼神经、滑车神经、展神经及三叉神经眼支的麻痹；在此区内的动眼神经及交感神经纤维均严重受损时，可因副交感及交感神经纤维的功能障碍相互抵消，而致瞳孔大小仍如常人，但对光反射消失。

(三)脑肿瘤

颅内原发性或转移性肿瘤均可引起眼球运动的麻痹。原发性肿瘤中的脑干肿瘤是引起动眼神经、滑车神经和展神经核型麻痹的常见原因。大脑半球的肿瘤可因天幕疝而有同侧动眼神经麻痹和对侧偏瘫。

(四)偏头痛

绝大多数是血管舒缩功能障碍引起的头痛,只有极少数是因为颅底动脉瘤所致。进行脑CT扫描和MRI检查有助于区别。

(五)脑血管畸形

可有血管性头痛及蛛网膜下腔出血的表现,但脑血管造影可明确诊断。但有个别患者可同时患有脑血管畸形合并脑动脉瘤的现象。

十一、治疗

颅内动脉瘤是自发性蛛网膜下腔出血(SAH)最常见的病因。脑动脉造影是诊断动脉瘤的金标准。动脉瘤出血后再出血和脑血管痉挛是致死和致残的主要原因。出血后48h内再出血的发生率最高,手术治疗的延误足以造成再出血的时间窗。脑动脉瘤的治疗原则主要是尽早进行神经血管介入性栓塞或手术切除,以防止发生蛛网膜下腔出血或复发。原则上对SAH患者应尽早行脑血管造影,对已发现的颅内动脉瘤进行早期外科干预,但需结合患者的临床情况和具体的医疗条件予以实施。

目前动脉瘤的治疗主要有动脉瘤瘤颈夹闭术和血管内栓塞术,清楚地显示动脉瘤的大体解剖结构是选择合适治疗的关键。由于CTA可获得血管的空间立体结构,并可多方位、多角度旋转以使病变得以清晰显示,可更好分析动脉瘤构造,对介入治疗和手术入路的设计、手术安全操作提供直观的影像学资料和准确的数字资料,大幅方便了临床手术或介入治疗方案的制订。CTA作为无创伤的诊断方法,可以在术前提供有价值的诊断信息,对术前治疗方案的指定和介入器材的准备有重要的价值。CTA在动脉瘤手术和栓塞中的价值:通过图像的旋转,术者可通过“按图索骥”的方法找到动脉瘤并成功夹闭;由于CTA能显示A段的优势侧,有助于确定从何侧颈内动脉进行插管,提供最佳的栓塞工作角度,特别有益于老年主动脉弓过度扭曲者;能测量动脉瘤的大小,了解颈内动脉虹吸段是否有急剧的转弯,有助于确定是否需要采用瘤颈辅助技术;能充分了解动脉瘤与一些分支的关系,防止误栓。CTA在动脉瘤术后的评价中的价值:动脉瘤钛夹夹闭术后,CTA可以较好地评价术后瘤体的闭塞程度、有无瘤颈的残留、载瘤动脉及大血管的通畅程度、有无血管痉挛及瘤夹的放置与移位等,而钛夹引起的金属伪影非常轻微,并不影响对图像的观察;动脉瘤栓塞术后,利用VRT、MIP技术可很好地显示动脉瘤内栓塞材料的位置与瘤体的闭塞情况。当栓塞物为金属时,CTA是最佳的微创检查方法。

(一)血管内治疗

1.手术指征

下列情况可进行血管内治疗。

(1)未出血的各种颅内囊状动脉瘤,特别是手术难度大而可脱性球囊较易导入的脑基底部动脉瘤。

(2)直接手术不可达到的部位或动脉瘤位于颅内重要部位,手术难以奏效。如巨大动脉瘤,包括颈内动脉海绵窦段、岩段、颈部、基底动脉或椎动脉等。

(3)梭形宽颈、无颈动脉瘤或钙化明显,手术夹闭困难者。

(4)全身情况太差,难以耐受手术,或囊状动脉瘤破裂出血后,全身情况不适于开颅手术者;手术夹闭失败者或患者拒绝开颅手术者。

治疗颅内动脉瘤的目的在于将瘤体和瘤颈从血液循环中孤立开来,瘤颈大小是选择治疗方法和影响预后的主要因素。一般将瘤颈直径在1～3mm的称为小瘤颈,直径在4～10mm的称为宽瘤颈。约85%的小瘤颈动脉瘤可以完全栓塞,而宽瘤颈病例中仅15%左右能完全栓塞。依据栓塞的部位不同,血管内治疗可以分为单纯动脉瘤栓塞和动脉瘤及其供血母动脉联合栓塞两大类。

2.血管内栓塞治疗的方法

栓塞治疗应将动脉瘤栓塞,保留载瘤动脉通畅。从栓塞技术和材料分类,颅内动脉瘤的血管内栓塞治疗主要有可脱性球囊和可脱式弹簧圈两种,各有其特点。

(1)可脱性球囊栓塞治疗:是用引导管将特制的球囊送至病变区永久性充填动脉瘤或阻断载瘤动脉而达到治疗目的,已在临床开展20多年。除用于动脉瘤外,还广泛用于海绵窦颈内动脉瘘、先天性动静脉瘘及脑动静脉畸形等病变。采用可脱性球囊进行动脉瘤的血管内治疗,必须具备两个基本条件,即球囊要直接置入动脉瘤内,囊内还应充满能和球囊一起迅速凝固的物质。用于直接栓塞的材料主要有硅胶和乳胶两大类,硅与组织的相容性更优,且对血管壁的影响和损伤更轻微,是目前常用的栓塞材料。

(2)可脱性螺旋圈栓塞术:具体如下。

游离微螺旋圈栓塞术:基本原理和方法与可脱性球囊相似,即采用微导管将螺旋圈直接送入动脉瘤或载瘤动脉内,达到栓塞和治疗目的。特制的螺旋圈比可脱性球囊更能进入小血管,能更好地对脑血管畸形和颅内动脉瘤进行栓塞及诱发血栓形成。铂金及钨丝螺旋圈是应用较广泛的材料;但由于其不能收缩,无法随动脉瘤的大小和形状塑形,因此存在刺破动脉瘤的潜在危险。

电解可脱性铂金微弹簧圈栓塞术:用微导管将铂金微弹簧圈送入颅内动脉瘤后,在体外对导丝通以弱电流,使弹簧圈周围凝结成血栓,将动脉瘤闭塞。再将电流加强,使铂金微弹簧圈从不锈钢导线上脱离,解脱在动脉瘤内。电解可脱性微弹簧圈进行动脉瘤血管内治疗基于两大电化学原则:即电血栓形成和电解。电血栓形成的基本原理是用带正电荷的铂金弹簧圈插入血管内,吸附带负电荷的红细胞、血小板等而形成血栓。弹簧圈作为血栓的核心,既可诱发和促进血栓形成,也可避免血栓脱落和降解。电解是通过电流的作用,使带阳离子的导体产生解离,将铂金弹簧圈与不锈钢丝的焊接部分熔化并解脱。可脱性弹簧圈对组织损伤比球囊轻微,发生动脉瘤破裂出血的危险性也较小,有较广阔的应用前景。

各种部位及各种大小的动脉瘤,约80%可经过动脉内途径治疗,仅20%因导管技术或不合适的动脉瘤颈等问题而需要显微外科手术。需手术结扎动脉瘤者,应争取在复发高峰期和血管痉挛高峰期前手术。

(二)手术治疗

1.手术指征

(1)直径≥10mm的未破裂动脉瘤。

(2)动脉瘤蛛网膜下腔出血后,患者一般情况尚好和神经功能状况稳定(Hunt和Hess分级≤Ⅲ级)可进行早期手术(≤96h)。

(3)蛛网膜下腔出血合并有占位效应的大血肿应尽早手术。

(4)CT 扫描发现明显脑水肿,伴有症状性血管痉挛表现和 Hunt 和 Hess 分级≥Ⅲ级,应待病情稳定和神经功能改善后选择性手术治疗。

2.手术方法

理想的手术治疗目标是将动脉瘤排除于循环以外而不造成载瘤动脉的狭窄或闭塞和动脉瘤的残留。应根据患者的临床状况、动脉瘤的解剖位置、大小和复杂程度、外科医师的技能实施手术。

近年来开颅术中借助导航系统和内镜正在逐步开展,对提高治疗效果有一定帮助。手术方法如下。

(1)结扎瘤蒂:可以闭塞瘤腔,达到治愈。

(2)颅内孤立动脉瘤:在颅内结扎供应血管的远端和近端。

(3)在动脉瘤近端结扎供应血管:以减低瘤腔内的压力,达到缩小瘤体的目的,以减少破裂。

(4)用金属夹夹住动脉瘤瘤体:以闭塞瘤腔,效果较好。

(5)用肌肉片或其他物质塞入瘤腔内:以堵塞瘤腔,或插入特制细铜丝作为栓塞瘤腔或腔内血栓形成的核心栓子,效果较好。

(6)肌肉片或筋膜或软组织包裹动脉瘤:可以增加瘤壁强度,减少再破裂。

十二、预后

颅内动脉瘤的预后主要取决于动脉瘤的破裂与否,防止动脉瘤破裂、再发是提高患者存活率的关键。如果动脉瘤始终不破裂者谈不上预后的好坏。

因此,脑动脉瘤的预后主要与发生蛛网膜下腔出血有关,而后者的预后与众多的因素相关,如年龄,原有疾病,动脉瘤的大小、部位、性质,临床分级,选择手术的时间和有无动脉痉挛及其程度。

第七节　重症肌无力危象

重症肌无力(MG)是一种自身免疫性疾病,是神经肌肉接头处传递发生障碍所引起一组临床症候,主要表现为受累骨骼肌极易疲劳,经休息或服用抗胆碱药物后症状可获缓解。

重症肌无力危象是指重症肌无力患者因各种因素所致病情加重(如机体感染、过度劳累、妊娠分娩、手术、外伤、治疗不当、精神创伤等)而出现的严重呼吸困难、吞咽障碍状态。重症肌无力危象的发生率占重症肌无力患者总数的 9.8%～26%。重症肌无力患者是否发生了危象,主要依据是否出现了严重的呼吸困难的临床表现。重症肌无力危象通常分为 3 种,即因胆碱酯酶抑制剂用量不足所致的肌无力性危象;因胆碱酯酶抑制剂用量过大所致的胆碱能性危象以及与胆碱酯酶抑制剂用量无关的反拗性危象。不同性质的危象处理方法不同,因此,尽快鉴别危象性质很有必要。

一、病因与发病机制

(一)病因

重症肌无力病程中,常因以下诱因发生肌无力危象。

(1)感染,尤以呼吸道感染最常见。

(2)突然停用抗胆碱酯酶类药物或用药过量。

(3)精神紧张、劳累过度、月经、妊娠和分娩。

(4)阻滞神经—肌肉传递的药物的应用如氨基糖苷类、多肽类抗生素等。

(5)大剂量皮质类固醇药物应用的初期。

(6)外伤,包括外科手术的创伤以及脱水、电解质紊乱等。

(二)发病机制

重症肌无力确切的发病机制尚未阐明,研究显示病变在突触后膜,主要是血清中抗乙酰胆碱受体(AChR)的抗体增加,并且沉积在突触后膜上,导致有效的 AChR 数目减少,从而使突触后膜传递障碍,导致肌无力。另外,10%～15%的 MG 患者合并胸腺瘤,推测可能有遗传因素的参与。在 MG 患者中,相当数量的患者合并有其他自身免疫性疾病,如甲状腺功能亢进、系统性红斑狼疮、类风湿性关节炎、天疱疮等。

二、诊断

(一)临床表现

1.肌无力性危象

大多是由于疾病本身的发展所致。常发生于没有用过或仅用小剂量胆碱酯酶抑制剂的全身型重症患者,特别是Ⅲ型和Ⅳ型患者更易发生。有时患者尽管按以前用的剂量服用了胆碱酯酶抑制剂,但当存在某些危象诱发因素时,如合并感染、过度疲劳、精神刺激、月经、分娩、手术、外伤或应用了对神经肌肉传导有阻滞作用的药物,而未能相应适当增加胆碱酯酶抑制剂的剂量,也诱发危象。此时患者的肌无力症状突然变得极为严重,由于咽喉肌和呼吸肌无力,患者不能吞咽和咳痰,呼吸极为困难,常端坐呼吸,呼吸次数增多,呼吸动度变小,可见三凹征,严重时烦躁不安,大汗淋漓,甚至有窒息感,口唇和指甲发绀等。

2.胆碱能性危象

见于长期服用较大剂量的胆碱酯酶抑制剂的患者。胆碱能性危象在发生严重的呼吸困难和窒息感之前常先表现出明显的胆碱酯酶抑制剂的不良反应。

(1)毒蕈碱样不良反应:①平滑肌症状,如上腹部不适、食欲缺乏、恶心、呕吐、腹痛、腹泻、肠鸣音亢进、尿频、大小便失禁、里急后重、瞳孔缩小及支气管痉挛等;②腺体症状,如多汗、流泪、皮肤湿冷、唾液及气管分泌物明显增多。

(2)烟碱样不良反应:表现骨骼肌症状,如肌束震颤、肌肉痉挛和肌肉无力(因过多的乙酰胆碱与终板受体长时间结合,即过度去极化而不能复极化,使肌肉暂时不能接受神经冲动,无法产生适当的动作电位所致)。

(3)中枢神经的不良反应:激动、焦虑、失眠、噩梦、眩晕、头痛、精神错乱、晕厥、惊厥、昏迷等。长期服用胆碱酯酶抑制剂的患者,特别是服用较大剂量者,在出现了上述不良反应的前提下,若突然出现全身极度无力,吞咽及咳痰不能,呼吸极度困难,唾液明显增多,全身大汗淋漓,瞳孔缩小，口唇发绀，甚至严重窒息者应考虑到胆碱能危象的可能。

但发生危象的患者大多是长期服用胆碱酯酶抑制剂的患者，即使是肌无力危象，因其毒蕈碱样不良反应也很明显，有时就好像是胆碱能危象；相反，有的患者由于并用了阿托品，其毒蕈碱样不良反应常被掩盖或削弱，尽管是胆碱能性危象，有时却看成是肌无力性危象。因此，不能仅仅根据临床表现鉴别，而应进一做药物试验。

3.反拗性危象

胆碱酯酶抑制剂的剂量未变，但突然对该药失效而出现了严重的呼吸困难。常见于急性暴发型（Ⅲ型）的患者，或发生于胸腺切除术后数日，也可因感染、电解质紊乱或其他不明原因所致。通常无胆碱能不良反应。

以上三种危象中，肌无力性危象最常见，其次为反拗性危象，真正的胆碱能性危象甚为罕见。

（二）实验室及其他检查

1.腾喜龙试验

腾喜龙为作用时间极短的胆碱酯酶抑制剂。每支 1mL（10mg）。通常试验先缓慢静脉注射 2mg，若明显改善则停止注射，若无任何反应则可将另 8mg 注完。该药在静脉注射中或静脉注射后立即发挥作用，4～5min 作用则消失。对危象患者若用药后肌无力改善则为肌无力危象，若反而加重则为胆碱能性危象。若腾喜龙试验无法判断则可能为混合性（或反拗性危象）。Magyar 报告，静脉注射 10mg 腾喜龙后尽管最大吸气量增加，肌力改善，但是最大呼气量反而减少。这是由于腾喜龙的毒蕈碱样作用诱发支气管痉挛和分泌物增加，使总通气阻力增加。由于这一不良反应较抗肌无力作用更加持久，故应警惕用量过大的危险性，特别是对那些已合并肺部感染的患者尤应谨慎。另外，在危象时患者大多有焦虑、紧张，不能很好合作，再加上本药作用时间太短，判断常有一定困难，此也为腾喜龙的不足之处。对有严重的窦缓和Ⅱ度以上房室传导阻滞的患者及哮喘病患者应慎用。

2.新斯的明试验

腾喜龙试验难以断定时则可采用新斯的明试验。用甲基硫酸新斯的明 1.0～1.5mg 肌内注射，为避免不良反应可并用阿托品 0.5～1.0mg 肌内注射，10～30min 后若见呼吸、吞咽及四肢肌力明显好转时则为肌无力危象，反而加重则为胆碱能性危象。但对呼吸极度困难、口唇发绀，已处于窒息状态的患者，必须立即行气管插管或气管切开，千万不要因为药物试验而贻误了抢救时机。对于腾喜龙试验或新斯的明试验均无明显反应也无显著加重者则为混合性危象。这种危象出现时常伴有感染，或用过禁忌药物，也可发生在胸腺手术后数日内或大剂量激素治疗的早期。

3.心电图检查

发生了危象的患者必须注意对其进行心电监护。日本的武上俊彦报告，在死亡的 MG 危象患者中有的与心脏损害有关，尸检证实为心肌炎。对危象患者严密观察心脏损害情况以便及时采取抢救措施至关重要。Berrouschot 等报告，在 63 例肌无力危象中有 11 例（17%）发生了严重的心律失常，其中 6 例因此而致死。Saphir 等发现，在死亡的 67 例 MG 患者尸检发现有心肌炎改变者 26 例，高达 39%。

4.胸部X线检查

对危象患者抓紧时间拍正、侧位胸片，不仅可及时发现有无肺炎或肺不张，还可发现有无新生物以及有无胸腔积液或心包积液等。这些病变的存在常常是呼吸困难不易减轻、危象不易缓解的重要原因。

三、治疗

在危象的早期经腾喜龙试验或新斯的明试验证实为肌无力性危象时应增加胆碱酯酶抑制剂的用量，可立即给予硫酸新斯的明1mg肌内注射，必要时每20～30min重复1次。为减少毒蕈碱样不良反应，可合用少量阿托品，但不应常规地大剂量应用，因为它可以使支气管分泌物黏稠，容易堵塞支气管而造成肺不张的危险。临床症状好转后可逐渐改为口服胆碱酯酶抑制剂。早期的肌无力危象经过上述处理有时可以解除。如果是胆碱能危象则应停用胆碱酯酶抑制剂，并立即给予阿托品1～2mg静脉注射。若经上述药物处理不见好转，无论是肌无力危象还是胆碱能危象，以及难以判断的反拗性危象，特别是当已经有发绀甚至已经发生窒息不允许再做试验时，均必须立即采取下列紧急抢救措施。

(一)确保呼吸功能

果断、迅速地行气管插管或气管切开，及时吸痰，确保呼吸道通畅最为重要。对呼吸微弱的患者必须给予正压人工呼吸，以保持足够的通气量，纠正缺氧状态。无论是胆碱能危象还是反拗性危象，此项措施必须当机立断，不可稍微迟延，更不应该待昏迷以后再做。是否需要气管插管主要依赖临床表现，也可以参考下列指标：肺活量＜15mL/kg；最大吸力＜20cmH_2O；最大呼力＜40cmH_2O；血PaO_2＜50mmHg(在不吸氧的情况下)；血$PaCO_2$＞50mmHg；血pH＜7.25，应立即气管插管。

如果呼吸困难极为严重，不能检查肺功能或血气分析结果尚未出来，则不必等待化验结果，应立即行气管插管，插管的延误可能导致死亡。对未合并肺部感染、痰液不多的危象患者可行经鼻气管插管，若合并肺部感染，痰液较多，可行气管切开，切开前先插管。Thoma等在73次危象中行气管切开29次，占40%。丛志强等在172次危象中行气管切开71次，占41.3%。呼吸困难改善后拔管不应太早，待吞咽和咳嗽反射恢复，而且经完全堵管48～72h试验无不良反应时方可拔管。拔管过早有多次切开的危险。Osserman在15例气管切开的患者中，计切过35次(11例切开过2次，3例切开过3次，1例切开过4次)。对于有发热和肺部感染的患者应特别注意不要过早拔管。拔管的决定主要根据无呼吸困难的临床表现外，也需要参考一些必要的实验室指标：①平均肺活量达到25mL/kg(约70kg体重的患者可达到1.75L)；②最大吸力达到40cmH_2O；③最大呼力达50cmH_2O；④血PaO_2＞80mmHg；⑤血$PaCO_2$＜50mmHg；⑥血pH正常(7.35～7.45)。

(二)暂停胆碱酯酶抑制剂

在做好气管插管或切开，装上人工呼吸器，建立适当的呼吸之后，在严密监护下应停用胆碱酯酶抑制剂24～72h，待终板的AChR感受性恢复时，再从小剂量慢慢增加胆碱酯酶抑制剂。这样不仅对胆碱能危象和反拗性危象有效，而且对肌无力危象也有益。因停用几天胆碱酯酶抑制剂可明显减少唾液和气管分泌物的分泌量，不必使用能引起分泌物黏稠的阿托品。文献报告，使用胆碱酯酶抑制剂能使肺部阻力增加2倍，危象时的呼吸困难除因呼吸无力外，有时可能与使用了大剂量胆碱酯酶抑制剂使分泌物增多，支气管痉挛和肺阻力增加有关。停药 2～3d 后再重做腾喜龙试验或新斯的明试验，若明显改善，则重新开始给予适量的新斯的明肌内注射。当患者能吞咽时尽快改为口服，口服溴吡斯的明应从小剂量开始，逐渐增至最佳剂量，在该药的帮助下力争早日解除吞咽困难和呼吸困难，早日停用人工呼吸器。

(三)积极控制感染

肺部感染或上呼吸道感染常常是肌无力危象的诱因或并发症，若不控制感染则危象难以解除。在尚未做气管插管或切开的患者，应尽量避免使用能引起神经肌肉传导障碍而使危象进一步加重的抗生素，如氨基糖苷类抗生素、洁霉素等。已行气管插管或切开，使用人工呼吸器后，则应该根据药敏试验结果，采用最有效的广谱抗生素，而且剂量和疗程均要足。对高热持续不退的顽固性肺炎，可采用抗生素气管内滴入的方法；对合并肺不张的危象患者可采用支气管肺泡灌洗，常可获得显著效果。

(四)迅速降温

发热可缩短突触后膜去极化时间和增加抗胆碱酯酶活力，而使神经肌肉传导障碍加重。短暂性的体温升高本身对危象的诱发和危象的持续时间均起重要作用。因此，在对病因治疗的基础上，应迅速采用冰袋、50％酒精擦澡、冰盐水洗胃和冰毯等物理降温措施。

(五)大剂量糖皮质激素疗法

许多危象是由于 AChR 抗体增多所致，抓紧时机用大剂量糖皮质激素疗法，迅速抑制体液免疫反应，减少抗体的产生，是治疗危象的积极措施。但是，由于大剂量激素引起症状一过性加重，故在尚未做气管插管或切开的危象患者，暂时先不采用大剂量冲击疗法，若已经做了气管插管或切开，大多主张采用较大剂量。一般可用泼尼松 60～80mg/d，晨顿服，或地塞米松 10～20mg/d，静脉滴注。待呼吸困难恢复后再逐渐减量。Arsma 等报告，用特大剂量甲泼尼龙(每次 2 000mg，静脉滴注，每隔 5d 1 次，可用 2～3 次)治疗 MG 危象均获迅速改善。也可每日用甲泼尼龙 1 000mg 静脉滴注，连用 3d 为一个疗程，若无效，1 周后可冲击第二疗程。每一个疗程后可用较小剂量泼尼松或地塞米松维持。每日的甲泼尼龙稀释于生理盐水 500mL，缓慢静脉滴注 12h 以上，滴注太快可引起不良反应。经冲击疗法使危象缓解后则改为较小剂量的泼尼松口服。

(六)血浆置换疗法

本法可将 AChR 抗体除掉，使 AChR 的功能恢复。有学者发现，在治疗 MG 危象中一次交换 4.5L 的血液可除去 71％的 AChR 抗体，第 1 日危象明显改善。Dau 提出，解除危象是血浆交换疗法的第一个适应证。通常每次交换 2 000～3 000mL 新鲜冰冻血浆，隔日 1 次，3～4 次为一个疗程。危象缓解后仍应口服泼尼松以维持疗效，因为血浆交换的有效期较短，仅为 1 周至 2 个月。Stascker 等研究发现，抢救肌无力危象患者时血浆置换优于静脉注射丙种球蛋白。用丙种球蛋白治疗无效的患者用血浆置换仍可有效。本疗法不仅能迅速清除 AChR 抗体，而且能调节 T 细胞的功能，为治疗 MG 危象的一线疗法。

(七)换血疗法

当使用大剂量糖皮质激素疗法未能使危象迅速缓解时，可并用换血疗法。每次先放血 200～300mL，然后输新鲜血 200～300mL，每周 1～2 次，常可使危象期明显缩短，呼吸困难早期改善。试验研究发现,MG 患者的血中添加健康人的 T 细胞可抑制 AChR 抗体的产生,说明健康人血中的抑制性 T 细胞具有良好的抑制功能,而 MG 患者的抑制性 T 细胞的功能不足。还有学者用试验证明,若把健康人 T 细胞培养液的上清液加入 MG 患者的血中也有抑制患者产生 AChR 抗体的作用,说明这种上清液中有抑制因子存在。放血可放出一部分抗体以及产生抗体的淋巴细胞;输血可输入对免疫反应有抑制作用的抑制性 T 细胞及抑制因子。该方法简便,价格便宜,在基层医院容易开展。

(八)大剂量免疫球蛋白疗法

免疫球蛋白每日 400mg/kg,静脉注射,共 5d。一般用于老年患者无法进行血浆交换者,或没有血浆交换设备时选用。

第八章　血液系统急危重症

第一节　急性白血病

白血病是一种造血系统的恶性肿瘤，其主要表现为异常的白细胞及其幼稚细胞(即白血病细胞)在骨髓或其他造血组织中进行性、失控的异常增生，浸润各种组织，使正常血细胞生成减少，产生相应的临床表现。

一、病因与分类

(一)病因

人类白血病的病因至今未明。许多因素被认为和白血病发生有关。病毒可能为其主要因素，此外尚有遗传因素、放射、化学毒物或药物等因素。

1.病毒

已经证实成人 T 细胞白血病病毒(HIV-Ⅰ)是引起成人 T 细胞白血病(ATL)的主要原因。

2.电离辐射

照射剂量与白血病发病率密切相关。电离辐射可引起骨髓抑制、免疫缺陷、染色体断裂和重组。

3.化学因素

多引起急性非淋巴细胞白血病(ANLL)，常有白血病前期。苯、乙双吗啉、烷化剂可导致染色体畸变。

(二)分类

1.按细胞不成熟程度和自然病程分型

根据白血病细胞不成熟的程度和自然病程，分为急性白血病和慢性白血病两大类。急性白血病的骨髓和外周血中主要的白血病细胞为原始细胞，慢性白血病的骨髓和外周血中主要的白血病细胞为成熟和幼稚阶段的细胞。

2.按白血病细胞的类型分类

根据白血病细胞的类型，急性白血病可分为急性淋巴细胞白血病(ALL)和急性非淋巴细胞白血病(ANLL)两大类。

形态学分型(FAB 分型)如下。

(1)ALL：急性淋巴细胞白血病又分为 L_1～L_3。

1)L_1：胞体小，较一致；胞浆少；核型规则、核仁小而不清楚，少见或不见。

2)L_2：胞体大，不均一；胞浆常较多；核型不规则，常呈凹陷、折叠。核仁清楚，一个或多个。

3)L_3：胞体大，均一；胞浆多，深蓝色，有较多空泡，呈蜂窝状；核型规则；核仁清楚，一个或多个。

(2)ANLL:急性非淋巴细胞白血病又分为 M_0~M_7。

1)M_0(急性髓细胞性白血病微分化型):骨髓(BM)原始细胞占非红系细胞(NEC)90%及以上。过氧化物酶染色(MPO)或苏丹黑染色(SBB)阳性率<3%。

2)M_1(粒细胞未分化型):BM 原始细胞Ⅰ型及Ⅱ型占非红系细胞(NEC)90%及以上。MPO 或 SBB 阳性率≥3%,胞浆内可有细小颗粒或 Auer 小体。

3)M_2(粒细胞部分分化型):BM 原始细胞Ⅰ型及Ⅱ型占非红系细胞(NEC)30%~89%,单核细胞<20%,分化的粒细胞>10%。

4)M_3(颗粒增多的早幼粒细胞型):BM 中以颗粒增多的异常早幼粒细胞增生为主,在 NEC 中>30%。

5)M_4(粒—单细胞型):BM 中 NEC 的原始细胞>30%,原粒及以下各阶段细胞占 30%~79%,各阶段单核细胞>20%和(或)外周血原粒>5×10^9/L,另有 M_4 变异型,称 M_4E_0,嗜酸细胞>NEC 的 5%,且胞浆中同时出现嗜碱颗粒,和(或)伴不分叶的嗜酸性粒细胞。

6)M_5(单核细胞型):又分为 M_{5a}(原始单核细胞型)及 M_{5b};前者 BM 中原始细胞≥80%,后者则>30%。

7)M_6(红白血病):BM 中原始细胞占 NEC 的 30%及以上,红系占有核细胞总数的 50%及以上。

8)M_7(巨核细胞型):BM 原巨核细胞≥30%。

二、临床表现

起病大多急骤,表现为贫血、出血、感染、组织器官浸润。

(一)贫血

表现为乏力、苍白、头痛、耳鸣,严重者引起心、肺功能衰竭。

(二)发热和感染

白血病本身也可引起发热,但多为继发感染所致,以口腔、肛周、呼吸道、泌尿系、皮肤感染多见,严重时败血症,以革兰阴性杆菌败血症常见。

(三)出血

皮肤瘀点、瘀斑、鼻出血、牙龈出血,严重者可出现内脏出血,如月经过多、眼底出血、消化道出血、血尿等。颅内出血为最主要的并发症,也是急性白血病死亡的首要原因,尤其是ANLL-M_3。

(四)髓外浸润

1.淋巴结和肝脾大

以 ALL 常见。多数 ALL 有纵隔淋巴结肿大;ANLL-M_4 和 M_5 淋巴结肿大多见;部分患者有肝脾大。

2.骨骼和关节

胸骨下端压痛是最主要的临床体征。关节及骨骼疼痛,儿童多见。

3.口腔和皮肤

牙龈肿胀,多见于 ANLL-M_4 和 ANLL-M_5。可有皮肤浸润表现。

4.心脏和呼吸系统

急性白血病肺部表现可有浸润、感染、白细胞淤滞等。肺部浸润可呈弥散性，也可散在分布，和感染并存可呈片状阴影。肺部血管的白细胞淤滞可导致呼吸窘迫综合征，主要见于高白细胞 ALL。心脏浸润可表现为心肌炎、心律失常、心力衰竭，偶有心包炎表现。

5.中枢神经系统

脑膜浸润或脑实质局部浸润或脑神经直接浸润的表现，ALL 多见，表现为头痛、呕吐、视物模糊等。是白血病髓外复发的根源。

6.睾丸

白血病细胞浸润睾丸，表现为单侧无痛性肿大，多见于 ALL。

（五）其他

可浸润胃肠道，表现为腹痛、腹泻、胃肠道出血、阑尾炎、肠梗阻等。白血病细胞可浸润肾脏、甲状腺、胰腺、下丘脑等，出现相应的临床症状。

三、辅助检查

（一）血常规检查

多数病例有不同程度贫血，且呈进行性发展。多为正细胞正色素性贫血。外周血白细胞计数可降低、正常、增高或显著增高；约 50%的 ANLL 和 30%的 ALL 患者白细胞计数可低于 $5\times10^{9}/L$，甚至低于 $1\times10^{9}/L$，也有超过 $100\times10^{9}/L$，称为高细胞急性白血病。白细胞分类示原始和幼稚细胞百分比显著增多，可从 5%到 100%，而正常白细胞比例明显减少。几乎所有患者均有不同程度的血小板减少，半数以上病例血小板计数低于 $60\times10^{9}/L$。

（二）骨髓检查

大多数患者呈增生活跃或极度活跃，少数增生低下称为低增生性急性白血病。分类中原始和幼稚细胞大量增生，白血病性原始细胞占非红系有核细胞的 30%以上，原始细胞形态异常，ANLL 可见 Auer 小体，中间阶段细胞缺如，成熟细胞减少呈裂孔现象。红系、巨核系细胞受抑制。

（三）免疫学检查

ALL 的免疫学检查已广泛地应用。免疫学检查不仅对白血病分型，而且对白血病细胞的性质、分化发育阶段能作出较客观的判断，它对治疗及预后判断有指导意义。但由于至今尚未发现白血病特异性抗原，目前只能用正常血细胞的分化抗原进行免疫分型。

根据急性白血病细胞表面分化抗原的不同进行分型。

1.ALL 各亚型细胞表面主要阳性标志

(1)裸型(Null-ALL)：HLA-DR，其他 CD 大多数阴性。

(2)普通型(c-ALL)：CD_{10}，CD_{19}。

(3)前 B 细胞型(Pre-B-ALL)：CD_{19}，CD_{20}，CD_{22}，Cyu。

(4)B 细胞型(B-ALL)：CD_{19}，CD_{20}，CD_{22}，SmIg。

(5)前 T 细胞型(Pre-T-ALL)：CD_{7}，CD_{5}，CD_{2}。

(6)T 细胞型(T-ALL)：CD_{7}，CD_{5}，CD_{2}，CD_{3}，CD_{4}，CD_{8}。

2.ANLL 各亚型细胞表面主要阳性标志

(1)M_0:CD_{34},CD_{33},CD_{13}。

(2)M_1:CD_{33},CD_{13},CD_{15}。

(3)M_2:CD_{33},CD_{13},CD_{15}。

(4)M_3:CD_{33},CD_{13},CD_{15}阳性,但 HLA-DR 及 CD_{34}应阴性。

(5)M_4:CD_{33},CD_{13},CD_{15},CD_{14}。

(6)M_5:CD_{33},CD_{13},CD_{16},CD_{14}。

(7)M_6:CD_{33},CD_{13},CD_{71}(转铁蛋白受体),血型糖蛋白 A 及红细胞膜收缩蛋白。

(8)M_7:CD_{41},CD_{42},CD_{61},vWF。

(四)细胞遗传学检查

克隆性细胞遗传学异常发生率高,但除少数类型外,变异范围甚大,仅下列几种异常和分型有一定关系:一是 t(8;21):见于 10%~15%的 ANLL,主要为 M_2;二是 t(15;17):见于 ANLL,主要为 M_3;三是 inv/del(16)(q22):见于 5%的 ANLL,主要见于 M_4E_0;四是t(9;22):见于 25%的成人 ALL。

四、诊断与鉴别诊断

(一)诊断

可根据以下几点进行诊断。

1.临床表现

急性起病,感染、发热、出血、贫血、骨骼关节疼痛、肝脾大及淋巴结肿大等。

2.血常规检查

外周血白细胞数量异常,出现原始或幼稚细胞,贫血、血小板减少。

3.骨髓检查

骨髓检查白血病性原始细胞≥30%,是诊断的最主要证据。

4.细胞化学染色、免疫学和细胞遗传学检查

协助急性白血病的诊断和分型。

(二)鉴别诊断

1.与骨髓异常增生综合征(MDS)

部分亚型外周血中可出现原始细胞增多,但起病相对较缓,骨髓原始细胞<30%,三系病态造血明显。

2.其他病因引起的外周血单核细胞增多

传染性单核细胞增多症的异常淋巴细胞及结核病、风湿热等引起的外周血单核细胞增多,须与急性单核细胞白血病鉴别。疾病相应的临床表现和骨髓检查不难鉴别。

3.巨幼细胞贫血

骨髓红系增生异常活跃并呈巨幼变,须与 M_6 相鉴别。维生素 B_{12}、叶酸浓度检测,骨髓原始细胞数及红系、巨核系造血情况不同等不难鉴别。

4.粒细胞缺乏症、再生障碍性贫血、特发性血小板减少性紫癜等

白细胞不增多性白血病可表现为外周血一系或多系减少,须与上述疾病鉴别,通过血浓缩

涂片和骨髓检查易于鉴别。

五、治疗

(一)支持治疗

1.纠正贫血

输红细胞,缓解白血病。

2.防治感染

保护性隔离,注意皮肤、口腔、外阴卫生,积极预防感染,对出现感染患者,加强抗感染治疗。必要时应用细胞集落刺激因子(GM-CSF、G-CSF)。

3.控制出血

输血小板,局部止血,DIC 治疗。

4.防治高尿酸血症

高白细胞时多见,别嘌呤醇,水化,碱化尿液。

5.其他

要进行病情教育,补充营养,注意水、电解质平衡。

(二)化疗

化疗原则为早期、联合、足量、间歇、个体化。

治疗可分 2 个阶段,即诱导缓解治疗(诱导治疗),缓解后治疗 3～5 年,可分为巩固强化和维持治疗。

1.ALL 化疗

(1)诱导治疗:VDLP(长春新碱＋柔红霉素十左旋门冬酰胺酶＋泼尼松)方案。

(2)巩固/早期强化治疗:6～8 个疗程,可用原诱导方案、EA(依托泊苷十阿糖胞苷)、AA(多柔比星＋阿糖胞苷)、MA(米托蒽醌＋阿糖胞苷)方案、中或大剂量甲氨蝶呤(MTX)、中或大剂量阿糖胞苷交替。

(3)维持治疗:3～5 年,多种方案交替使用。

2.ANLL 化疗

(1)诱导治疗:DA(柔红霉素＋阿糖胞苷)方案首选。

(2)巩固/早期强化治疗:可用原诱导方案、HA(高三尖杉酯碱＋阿糖胞苷)等方案、中或大剂量阿糖胞苷交替。

(3)晚期强化治疗:诱导和强化方案交替约 2 年。

(4)诱导分化治疗:全反式维 A 酸可使 ANLL-M。诱导缓解,应首选。缓解后宜与 DA 等方案交替。

(三)髓外白血病防治

1.中枢神经系统白血病(CNS-L)的防治

单独鞘内注射甲氨蝶呤和(或)阿糖胞苷预防 1～3 年,CNS-L 治疗随全身化疗结束而停用,可联合头颅照射。

2.睾丸白血病的治疗

以放疗为主。

六、临床经验

白细胞不增多性白血病易漏诊，此时骨髓检查是必须的。

高白细胞白血病易并发急性呼吸窘迫综合征、肿瘤崩解综合征等，病死率高，须积极防治，注意及时降低白细胞，防治高尿酸血症及高钾血症。

维A酸治疗M_3过程中，要警惕维A酸综合征和维A酸相关综合征(高白细胞血症、发热、呼吸困难、低血压、组织水肿、心包积液和胸腔积液等)的发生，一旦明确，则减量或停用维A酸，给予地塞米松20～30mg/d，静脉滴注，同时正规化疗。

第二节　急性溶血性贫血

一、定义

急性溶血是指红细胞在短时间内大量破坏寿命缩短的过程。急性溶血性贫血是指红细胞在短时间内大量破坏而引起的一类贫血。溶血危象较常见于在慢性遗传性溶血性贫血的过程中，红细胞的破坏突然增加，超出了骨髓造血代偿能力，而引起的严重贫血，多因急性或亚急性感染、劳累、受冷等因素而诱发。

二、诊断

在慢性溶血性贫血基础上出现贫血和黄疸突然加重，伴有寒战、发热、呕吐、腹痛、脾大等；或突然出现乏力面色苍白加重，结合外周血常规改变和网织红细胞计数诊断溶血危象。但应尽快确定溶血危象的原因。

(一)临床表现

1.急性溶血性贫血的临床表现

急性起病，全身不适，寒颤、高热、头痛、腰背四肢酸痛及腹痛，有时伴恶心、呕吐、腹泻，有些患者腹痛严重，有腹肌痉挛，甚似急腹症；同时出现贫血、黄疸、尿色棕红(血红蛋白尿)。严重者可有下列表现：呼吸急促，心率增快，烦躁不安；急性循环衰竭：急性心功能不全或休克；急性肾衰竭；弥散性血管内凝血；中枢神经系统损害，如昏迷、胆红素脑病(新生儿早期)。

2.溶血危象的临床表现

在慢性溶血性贫血过程中出现贫血、黄疸加重，伴有发热、腹痛、疲倦等症状，脾脏可有触痛。一般持续7～14d可自然缓解。

(二)辅助检查

1.红细胞破坏增加

(1)血常规检查：红细胞及血红蛋白迅速减低，血红蛋白常低于60g/L。

(2)红细胞生存时间测定：很少使用，多用于病史和一般实验室检查难以确定诊断时。

(3)胆红素代谢及其代谢产物增多：血清间接胆红素增高；尿胆原粪胆原增多：血清铁增高。

(4)血红蛋白血症：正常血浆只有微量的游离血红蛋白(10～100mg/L)。大量溶血，主要是急性血管内溶血时，可高达1g/L以上。

(5)血清结合珠蛋白降低:正常血清中含量为0.5～1.5g/L,血管内溶血时,结合珠蛋白和游离血红素结合,血浆中结合珠蛋白含量降低,甚至为0。急性溶血停止3～4d后方能恢复正常水平。

(6)血红蛋白尿及含铁血黄素尿:含铁血黄素尿是血管内溶血的重要指标。

2.红细胞代偿性增生

(1)网织红细胞明显增多:常高于5%以上,网织红细胞的增多与溶血程度呈正相关。

(2)外周血液出现幼稚血细胞:通常是晚幼红细胞,严重溶血时尚可见幼粒细胞;血小板计数增加。可表现为类白血病反应。

(3)骨髓幼血细胞增生:有核细胞增生旺盛,粒/红比值倒置,红系增生更活跃,并以中、晚幼细胞增生为主。

3.生化检查

出现高钾血症、代谢性酸中毒、低钙血症;危象时易发生急性肾衰竭。部分患者有肝功能异常;血清乳酸脱氢酶增高。

4.红细胞形态检查

如小球形红细胞增多(>10%)提示遗传性球形红细胞增多;椭圆形红细胞增多(15%)提示椭圆形红细胞增多症;靶形红细胞增多见于地中海贫血、HbC、HbS、HbE等;破碎红细胞、盔形红细胞增多(>2%)提示微血管病性溶血性贫血。

5.红细胞渗透脆性实验

脆性增加见于遗传性球形红细胞增多症、AAIHA;减低见于地中海贫血。

6.孵育实验

将测定的红细胞温育24h再做脆性实验,可提高敏感性,对轻型遗传性球形红细胞增多症可得阳性结果。

7.抗人球蛋白试验

抗人球蛋白(Coombs)试验是检测温抗体型AAIHA的经典方法。但试验结果与溶血严重程度无关。临床上有2%～5%的AAIHA患者Coombs试验呈阴性。

8.血红蛋白检查

此检查有助于地中海贫血和血红蛋白病的诊断。

(1)血红蛋白电泳和抗碱血红蛋白试验:是诊断珠蛋白生成障碍性贫血(地中海贫血)和异常血红蛋白病的简易可靠的方法。

(2)异丙醇试验和热不稳定试验:对不稳定血红蛋白病(uHb)的诊断有价值。

(3)变性珠蛋白小体(Heinzbody):G6PD缺乏和uHb患者此小体阳性。

(4)肽链分析:可检测血红蛋白的α、β、γ链。

9.红细胞酶检查

红细胞酶检查有助于红细胞酶缺陷的诊断。

(1)红细胞酶活性测定:是确诊各种酶缺乏的方法。但应注意急性溶血时,血液循环中的红细胞多为年轻红细胞,其酶活性不低,易出现假阴性结果。近年来G6PD/6PGD比值法已广泛应用,有利于提高6-磷酸葡萄糖脱氢酶(G6PD)缺乏杂合子的检出率。

(2)高铁血红蛋白(MHb)还原试验:是检查 G6PD 缺乏的首选过筛试验,方法简便,但可出现假阳性和假阴性。

(3)荧光斑点试验:是检查 G6PD 缺乏的首选过筛试验。

(4)硝基四氮唑蓝(NBT)纸片法:也是 G6PD 缺乏的过筛试验。

10.基因分析

可检测遗传性溶血性疾病的基因缺失或突变。

11.血清酸化溶血试验(Ham 试验)和糖水溶血试验

两者是临床诊断 PNH 常用检查方法。

12.血细胞 GPI 锚连蛋白表达检测

其已成为 PNH 的“金指标”。

(三)鉴别诊断

(1)再生障碍及其危象:血红蛋白及红细胞计数及网织红细胞明显降低,外周血的中性粒细胞与血小板计数一般正常,偶有粒细胞及血小板同时降低。骨髓象有两种表现:红细胞系统受抑制,有核红细胞甚少;骨髓增生活跃,但红系停滞于幼稚细胞阶段。HPV B19 病毒抗体检测和病毒 DNA 检测有助于诊断。

(2)失血性、缺铁性或巨幼细胞贫血:恢复早期也可有贫血和网织红细胞增多。骨髓穿刺做骨髓象检查可鉴别。

(3)家族性非溶血性黄疸:患者有非胆红素尿性黄疸而无贫血。

(4)骨髓转移瘤:有幼粒—幼红细胞性贫血、成熟红细胞畸形、轻度网织红细胞增多,本质不是溶血,骨穿做骨髓象检查易于鉴别。

(四)分类

急性溶血性贫血临床上以红细胞 G6PD 缺乏所致溶血、同种免疫性溶血(新生儿溶血病、溶血性输血反应)、自身免疫性溶血性贫血(AIHA)等较为多见。溶血危象临床上多见于遗传球形红细胞增多症、地中海贫血等慢性遗传性溶血性贫血疾病过程中。

三、治疗

(一)一般治疗

卧床休息,烦躁不安者给予小剂量镇静,吸氧保证足够的液量,出现溶血危象应注意纠酸、碱化尿液。

(二)去除病因

对诱发溶血及其危象的病因应及时去除。

(三)输注红细胞

输注红细胞是直接纠正贫血的措施,每次输注浓缩红细胞 10mL/kg,可提高 Hb 20～30g/L,以维持外用血 Hb＞60g/L 为宜。没有成分输血时也可输全血。输血注意事项如下。

(1)贫血极重者,每次输注量不宜太多,速度宜慢。极重度贫血伴心功能不全者可予半量输血。

(2)根据不同病因及贫血程度决定是否需要输注红细胞:如 G6PD 缺乏伯氨喹型溶血性贫血在去除诱因后溶血多呈自限性,常于 7～10d 后可自行恢复,如贫血不严重可不必输注红细胞，贫血严重时输 1～2 次即可。蚕豆病溶血发展快，病情重，需及时输注红细胞。AAIHA 因输血后可使溶血加速，贫血加重，从而可能发生急性肾衰竭，甚至危及生命，故应慎重；但严重贫血伴有循环衰竭或严重缺氧的情况下，输红细胞仍是抢救措施之一。AAIHA 输血指征如果患者在应用糖皮质激素后仍有下列情况应考虑输血：患者 Hb＜40g/L；Hb＞40g/L 但起病急，进展快伴有心功能不全者；出现嗜睡、迟钝、昏迷等中枢神经系统症状；因溶血危象导致低血容量性休克危及生命者。

(3)根据不同病因选择血源：如 G6PD 缺乏者不应输注 G6PD 缺乏的红细胞；AAIHA 要用洗涤红细胞(去除血浆中补体)，且在配血时尽量选用患者血清和供者红细胞反应少的红细胞。

(4)对冷抗体型 AAIHA：应输保温 37 ℃的红细胞。

(四)肾上腺皮质激素

此药为温抗体型 AAIHA 的首选药物，有效率为 80%。对于其他非免疫性溶血性贫血，均不必使用激素。

(五)丙种球蛋白

IVIG 已用于治疗 AIHA，部分患者有短期疗效。少数再生障碍危象患者需要丙种球蛋白治疗，可改善骨髓增生不良状态。

(六)免疫抑制剂

多用于 AAIHA 对激素无效或需较大剂量维持者，常用环磷酰胺、环孢素和长春新碱等；利妥昔单抗是一种针对 B 细胞抗原的抗 CD20 单克隆抗体，研究表明，剂量 $375mg/(m^2 \cdot d)$，中位数为 3 周，治疗儿童 AIHA，安全有效，多数患者取得持续的效果，虽然可复发，但第 2 次治疗仍然可控制疾病。

(七)血浆置换

血浆置换可用于自身免疫性溶血。

(八)脾切除

对遗传性球形红细胞增多症最有价值。对内科治疗无效者可考虑切脾治疗。

第三节　急性粒细胞减少症

外周血粒细胞总数持续低于 $4\times10^9/L$，称为粒细胞减少症，其中主要是粒细胞减少。当粒细胞绝对值低于 $1.5\times10^9/L$ 时，称为粒细胞减少症。减少至低于 $0.5\times10^9/L$ 时，称为粒细胞缺乏症。常伴有严重的难以控制的感染。

一、病因与发病机制

粒细胞在骨髓中生长，来自粒—单细胞祖细胞(CFU-GM)。原始粒细胞、早幼粒细胞及中幼粒细胞都具有分裂能力，属骨髓分裂池。晚幼粒细胞不再分裂，发育成熟至分叶核后，积存于骨髓储备池，等待释放。血中粒细胞一半在循环池，另一半聚集在血管壁边缘池。外周血粒细胞主要来自循环池。因此，循环池粒细胞的数量取决于：干细胞分化增殖能力，有效储备量,释放速度,血中破坏程度,流动细胞与血管壁聚集细胞比例,以及组织中所需细胞量。

按粒细胞动力学,粒细胞减少可分下列5型。

1.Ⅰ型

粒细胞的生成减少,骨髓粒细胞系的增生低下或再生障碍。

2.Ⅱ型

粒细胞的无效生成,骨髓中粒细胞生成后寿命短,在释放前即被破坏;骨髓粒系虽可有代偿性增生,但成熟后细胞仍然减少。

3.Ⅲ型

外周血中粒细胞的寿命缩短,破坏增加和(或)体内(组织内)粒细胞的消耗增高。

4.Ⅳ型

混合型,为1～5型的各种不同的混合。

5.Ⅴ型

假性粒细胞减少型,中性粒细胞的分布失衡,外周血循环池的粒细胞大量转移到外周边缘池,聚集于血管壁上,使血中中性粒细胞减少。

粒细胞减少可能有遗传性、家族性、获得性等,其中获得性占多数。药物、放射线、感染、毒素等均可使粒细胞减少,药物引起者最常见。

二、临床表现

患者可无症状或有非特异性症状,如乏力、食欲缺乏、体力减退,并有易感染倾向。是否合并感染视粒细胞减少程度。感染部位以肺、尿路、皮肤等多见。某些慢性中性粒细胞减少症患者中性粒细胞<200×10^9/L,并无严重感染。这可能由于免疫系统虽休眠,但仍完好无损。周期性中性粒细胞减少症或重型先天性中性粒细胞减少症患者在慢性中性粒细胞严重减少期间常有口腔溃疡,口腔炎或咽炎和淋巴结肿大。继发于癌症或化疗的造血异常的中性粒细胞减少症患者很可能发生严重的细菌感染,这由于患者整体免疫系统受损,在急性中性粒细胞减少症,皮肤、黏膜的完整性,组织血供以及患者的营养状态也可影响感染的危险率。化脓性感染患者体温一般在38.5℃以上。最常见的化脓性感染是皮肤蜂窝织炎、肝脓肿,疖肿、肺炎和脓毒血症,常见的有胃炎、牙龈炎、肛周炎、鼻窦炎和中耳炎。

三、辅助检查

(一)血常规

白细胞计数多在(2～4)×10^9/L,中性粒细胞绝对值<1.5×10^9/L,减少至<0.5×10^9/L时,称为粒细胞缺乏。血红蛋白和血小板正常。

(二)骨髓检查

一般正常,典型患者呈粒系增生不良或成熟障碍。有的粒细胞有空泡、中毒颗粒及核固缩等退行性变。骨髓检查除了解粒细胞增殖分化情况外,还可明确有无肿瘤细胞转移。

(三)粒细胞边缘池的检查

方法有几种,如用同位素$DF^{32}P$标记自身中性粒细胞进行检查,结果确切,但受条件限制,难广泛开展。皮下注射肾上腺素0.3mg,中性粒细胞从边缘池进入循环池,持续20～30min,正常时中性粒细胞升高一般不超过2.0×10^9/L,若超过或增加1倍,提示粒细胞减少可能由边缘池粒细胞增多引起。

(四)粒细胞储备的检查

方法如下通过注射或口服促骨髓释放粒细胞的制品，如内毒素、肾上腺皮质激素等，测定用药前后粒细胞上升情况，以了解骨髓的储备功能。常用的方法有口服泼尼松 40mg，5h 后查外周血，若中性粒细胞升高值超过 2.0×10^9/L，或静脉注射氢化可的松 200mg，3～4h 后外周血中性粒细胞升高值超过 5.0×10^9/L，则提示骨髓储备功能良好。反之，考虑骨髓储备功能减低。

(五)白细胞凝集试验

个别免疫性粒细胞减少症患者血清中可出现白细胞凝集素，有辅助诊断意义。但多次输血者或经产妇也可阳性。

(六)血溶菌酶及溶菌酶指数测定

血清和骨髓中的溶菌酶可了解粒细胞的生成情况，是检测是否有粒细胞破坏过多的方法，但有假阳性出现。

通过以上方法，将粒细胞减少按动力学分类，给治疗提供参考意见。

四、诊断与鉴别诊断

白细胞计数是最主要的实验诊断依据。白细胞计数受多种因素影响可有较大的波动，所以往往需要多次重复检验方可诊断。粒细胞质内可有毒性颗粒和空泡，常提示存在细菌性感染。单核细胞比例常代偿性增多。如杆状核的比例增加(＞20％)提示骨髓有足够的粒细胞生成能力。骨髓象随原发病而异。粒细胞缺乏症骨髓内各阶段的中性粒细胞极度减少，甚至完全消失。粒细胞有明显的毒性改变或成熟受阻。淋巴细胞、单核细胞、浆细胞和组织细胞可增多，幼红细胞和巨核细胞大致正常。病情好转时外周血中晚幼粒细胞及较成熟粒细胞相继出现，个别可呈类白血病血常规。

诊断的第二步是寻找白细胞减少的病因。要注意追问有无可能引起本病的药物或化学物接触史；有无引起粒细胞减少的基础疾病，如慢性炎症、自身免疫性疾病；有无反复感染史等。

五、处理措施

(一)粒细胞减少症

首先应仔细查找引起粒细胞减少的原因，根据病因选择相应的治疗措施。如因药物引起者，应立即停药。促白细胞生成药物临床应用种类较多，但疗效均难以确定。如维生素 B_6、利血生可用于各种粒细胞减少症。鲨肝醇、肌苷、脱氧核苷酸、司坦唑醇等对抗癌药、放疗或氯霉素等因素所致的白细胞减少有较好疗效。在病因治疗同时，对上述药物可选择其中 1～2 种，服用 4～6 周，观察是否有使白细胞回升效果，切勿认为药物越多越好，而同时使用数种药物。肾上腺皮质激素可促进骨髓释放细胞进入外周血液循环，当粒细胞减少是因为免疫因素引起，如系统性红斑狼疮所致时，有较好且持久的疗效。

(二)粒细胞缺乏症

诊断一旦成立，必须积极抢救，严密观察。

1.停用相关药物

停用引起或可能引起粒细胞缺乏的各种药物。

2.做好隔离等护理

患者应隔离在单人病房,条件允许时住进无菌层流病室,做好消毒隔离,包括口腔、肛门、外阴等易感部位的局部清洗。

3.合理使用抗生素

尽量在用药前仔细寻找病灶,做咽拭子、血液、尿液、粪便等细菌培养。在细菌培养和药物敏感试验回报前,应联合应用抗生素,特别兼顾针对革兰阳性球菌和革兰阴性杆菌感染,待明确病原和药物敏感情况后,应针对性选择敏感抗生素,无感染者可预防性注射青霉素、链霉素。抗生素用药时间不宜过短,待体温正常,感染控制,粒细胞开始上升 1 周后,方可停药。疑有深部真菌病时,需用有效的抗真菌药物,氟康唑 100～200mg/d,顿服。伊曲康唑 200mg/d。

4.肾上腺皮质激素使用

适用于免疫型粒细胞缺乏患者,并可改善全身中毒症状。但本药具有免疫抑制作用,故易招致感染及掩盖感染症状。疗程宜短,待细胞数回升后逐步停药。

5.粒细胞输注

适用于粒细胞持续在极低水平且伴严重感染,输入粒细胞数至少 5×10^9,才能使其水平上升至正常。

6.全身支持治疗

加强营养,补充液体,保证足够热量。有肝损害时可用大剂量维生素 C 等护肝治疗。在抗生素问世前,病死率高达 90%～95%,自应用抗生素后,已下降至 20%以下,但仍需早期诊断、早期治疗。无菌层流室护理和成分输注粒细胞使一些严重患者获救,2～3 周后可逐渐恢复。再障型预后差,常因难以控制的感染致死。

第四节　弥散性血管内凝血

国际血栓与止血学会将弥散性血管内凝血(DIC)定义为:DIC 是在严重原发病基础上多种原因引起的获得性全身弥散性血管内凝血过程。DIC 的病理变化主要在微血管,并引起微血管病变,严重时可导致多脏器功能障碍综合征(MODS)。DIC 是一个病理过程,不是一个独立的疾病,而是许多疾病发病的一个重要的中间环节。新定义强调了微血管受损,以及 DIC 是多种疾病与 MODS 的中间病理过程,但未强调纤溶。

一、病因

(一)感染性疾病

G^- 和 G^+ 细菌感染性脓毒血症、真菌感染、病毒血症(甲型流感病毒、弥散性单纯疱疹、流行性出血热等)、立克次体感染、原虫感染(恶性疟疾)、螺旋体感染等。此为引起 DIC 最主要病因,约占 30%。其机制主要是损伤血管内皮细胞及激活血小板而出现高凝状态。

(二)恶性肿瘤

晚期实体瘤如肝癌、肺癌、胃癌等和急性白血病(其中以急性早幼粒细胞白血病最多见)。其机制主要是癌细胞及其分泌因子直接激活 X 因子及浸润血管引起内皮细胞受损,约占 DIC

28%。其特点为多见于肿瘤晚期(白血病除外),且多呈慢性和亚急性过程。

(三)产科疾病

感染性流产、子痫、胎盘滞留、胎盘早剥、羊水栓塞、死胎滞留、前置胎盘、高渗盐水引产等。羊水等具有凝血活酶作用,引起高凝状态,约占 DIC 的 10%。特点为起病急,阴道大出血伴休克。

(四)手术与创伤

骨折、挤压综合征、广泛烧伤、冻伤、电击等及体外循环、心瓣膜置换与器官移植等大手术。其机制为激活外源性凝血系统,引起高凝,约占 DIC 的 12%。

(五)严重内科与儿科疾病

常见有心肌梗死、重症肝炎、肝坏死、肝硬化、胰腺炎、坏死性肠炎、溶血性尿毒综合征、肾移植后排斥反应、糖尿病酮症及酸中毒、重症甲状腺功能亢进、系统性红斑狼疮、多发性动脉炎、蛇咬伤、脂肪栓塞、暴发性紫癜等,约占 DIC 的 20%。

二、促发 DIC 的诱因

(一)休克

休克既是 DIC 重要临床表现之一,又是 DIC 发病的重要诱因。主要机制是休克导致血流缓慢、淤滞等,有利于 DIC 的发生及发展;休克时多种生物介质有活化血小板、激活凝血过程等作用;休克致组织、细胞缺氧坏死,释放组织因子,启动外源凝血系统;休克所致血管通透性升高,引起血液浓缩;另外,休克常伴代谢性酸中毒,后者也为 DIC 的重要诱因。

(二)酸中毒

酸中毒可使 DIC 发生率增加 3~4 倍。其机制是酸中毒时,血小板聚集性增加,血液凝固性增高,其代谢产物如酮体、乳酸等,对内皮细胞有损伤作用。

(三)妊娠

妊娠期多种凝血因子水平增高,血小板活性增强,纤溶活性降低;另外,妊娠并发症如酮症酸中毒、妊娠高血压疾病等易导致血流动力学异常。

(四)单核—巨噬系统功能受抑

严重肝病、脾切除后等损害单核—巨噬细胞功能,从而降低其灭活、消除已激活的凝血因子的能力,导致高凝状态,促进 DIC 的发生与发展。

(五)缺氧

缺氧可损伤血管壁内皮细胞,引起 DIC。

(六)抗凝及纤溶能力下降

循环内存在高水平的纤溶酶原激活物抑制剂-1。

(七)炎症介质

炎症介质激活凝血系统。

三、发病机制

近年来认为,外源性凝血途径的活化导致广泛病理性的纤维蛋白在血管内沉积是 DIC 的主要发病机制。

(一)凝血系统的活化

目前已确认外源性凝血途径的活化为DIC的主要发病机制。研究表明,抗因子Ⅶa和抗组织因子单克隆抗体能完全抑制脓毒血症或内毒素引起的DIC过程并降低其病死率;基因重组的组织因子途径抑制物(TFPI)可抑制凝血酶生成,减轻DIC的病理损伤并降低病死率。而内源性凝血途径仅在其他全身炎症反应中起作用,如低血压的产生等。

(二)抗凝系统的受抑

1.抗凝血酶(AT)

血浆中的AT为凝血酶最重要的抑制剂。脓毒血症时AT明显减少,其原因如下。

(1)因中和产生的凝血酶而被消耗。

(2)被中性粒细胞活化后释放的弹性蛋白酶降解。

(3)肝脏合成AT受损。

2.蛋白C系统

蛋白C系统包括蛋白C(PC)、蛋白S与凝血酶调节蛋白(TM)。DIC时蛋白C系统明显受抑,机体潜在地呈现出高凝状态。

不同病因导致DIC发病机制不同,大多数是综合因素引起的体内血管内皮细胞损伤和组织凝血系统被激活,使微小血管广泛地发生血栓,进而消耗大量凝血因子和血小板,出现出血;同时血栓形成又激活体内纤维蛋白溶解系统,纤维蛋白溶解产物具有强烈抗凝作用,导致出血的进一步恶化。若病因不去除,将导致恶性循环。

四、临床表现

DIC的发病原因虽然不同,但其临床表现均相似,除原发病相应的临床表现外,主要有如下表现。

(一)出血

发生率为84%~95%,其特点是自发性、多部位出血。多见于皮肤、黏膜、伤口和穿刺部位。严重时可表现呕血、血尿、血便等内脏出血及颅内出血。

(二)休克

发生率为30%~82%,表现为血压下降,肢体湿冷、少尿或无尿、呼吸困难、口唇和四肢发绀、意识不清。休克可以加重DIC的进展,互为因果导致恶性循环。

1.DIC所致休克特点

起病突然,早期常找不到明确病因;常伴有全身多发性出血倾向;常早期出现重要脏器的功能障碍甚至出现多器官功能衰竭;常规抗休克治疗效果不佳。

2.DIC休克机制

(1)激肽与激活的补体成分:因子Ⅻa能使激肽释放增加,还直接激活补体系统,使微动脉及毛细血管前括约肌舒张,致外周阻力显著下降,导致低血压。

(2)血小板活化因子:感染DIC中各种因素导致血小板,活化,释放大量血小板活化因子,参与休克的发生。

(3)凝血纤溶产物:DIC中产生的大量纤维蛋白肽A(FPA)及纤维蛋白肽B(FPB)可引起微静脉小静脉收缩。纤维蛋白(原)降解产物(FDP)可引起血管舒张,毛细血管通透性升高,导致 DIC 休克的发生及恶化。

(三)栓塞症状

微血管栓塞分布较广,发生率 40%～70%,是导致 MODS 的主要原因。微血栓发生最多的器官是肾、肺、皮肤,其次是胃肠道、肝、脑、心等,并可引起相应器官的有关症状和体征。如肺栓塞可出现突发性胸痛、呼吸困难和发绀;脑栓塞可引起头痛,抽搐及昏迷;肾血管栓塞可出现腰痛、血尿、少尿等。

DIC 微血栓形成的主要原因包括:血小板活化、聚集形成血小板血栓;酰键式纤维蛋白聚体形成,纤维蛋白血栓堵塞血管;内毒素、缺氧、酸中毒致内皮细胞脱落,形成小块堵塞血管;可溶性纤维蛋白单体复合物(SFMC)在血小板第 4 因子(PF_4)及粒细胞释放的某些蛋白作用下沉淀下来,加重微循环障碍。

(四)微血管病性溶血

约见于 20%患者,一般表现较轻微,早期不易查觉,严重时出现急性溶血可表现黄疸、腰痛、酱油色尿和进行性贫血。但若以实验室检查来看,DIC 时血管内溶血三大表现(血浆结合珠蛋白减少、血浆游离血红蛋白升高、红细胞碎片与异常红细胞增多)的发生率可达 80%～95%。感染性 DIC 时血管内溶血与下列因素有关:缺氧与酸中毒使红细胞变形能力降低;纤维蛋白沉积,变形性降低的红细胞在通过纤维蛋白网眼时受到挤压、受损而破碎;败血症 DIC 时,内毒素与纤维蛋白溶解碎片 D 可以激活补体系统破坏红细胞。

(五)根据血管内凝血发病快慢和病程长短可分为 3 型

1.急性型

其特点为:突发性起病,一般持续数小时至数日;病情凶险,可呈暴发型;出血倾向严重;常伴有休克;常见于暴发型流脑、流行型出血热、病理产科和脓毒血症等。

2.亚急性型

其特点为:亚急性起病,在数日至数周内发病;进展较缓慢;常见于恶性肿瘤、肿瘤转移和死胎滞留等。

3.慢性型

临床上少见,其特点为起病缓慢;病程可达数月或数年;高凝期明显,出血不重,可仅有瘀点或瘀斑。

五、实验室检查

(一)血小板

1.血小板减少

发生率为 90%～100%,早期可进行性下降。

2.血小板功能异常

发生率为 50%～90%。

3.血小板释放及代谢产物增加

血浆中 PF_4、血栓烷 B_2(TXB_2)、血小板 α 颗粒膜蛋白-140(GMP-140)及 β-血小板球蛋白(β-TG)等在 DIC 时均可明显升高。

(二)凝血因子

1.纤维蛋白原(Fbg)减低

发生率为70%~80%,多低于1.5g/L,但早期可升高达4.0g/L以上。

2.凝血酶原时间(PT)延长

发生率为85%~100%,但DIC早期,PT可缩短。

3.凝血酶凝固时间(TT)延长

发生率为62%~85%,延长超过正常对照5s者有助于诊断。

4.活化部分凝血活酶时间(APTT)延长

发生率为60%~70%,延长超过正常对照10s以上有意义。

(三)纤维蛋白单体及其复合物测定

1.鱼精蛋白副凝(3P)试验

阳性率为36%~78%。

2.酒精胶试验

阳性率为50%,但特异性较高。

3.SFMC测定

血浆SFMC含量增高,SFMC/Fbg比值明显上升。

(四)纤维蛋白溶解试验

1.优球蛋白溶解试验

缩短发生率为28%~38%。

2.纤溶酶原测定

下降发生率为50%~70%。

3.FDP测定

明显升高,发生率在86%以上。

(五)其他实验检查

1.PC测定

活性降低,发生率为86%。本试验对DIC与血栓性血小板减少性紫癜的鉴别有较大意义。

2.纤维蛋白生成与转换率测定

加速,可能是诊断DIC早期的一项敏感指标。

3.组织因子水平测定

组织因子水平升高,60%以上患者活性增强。

(六)凝血激活的分子标志物测定

(1)内皮素-1(ET-1)。

(2)TM。

(3)凝血酶—抗血酶复合物(TAT)。

(4)凝血酶片段1+2(F_{1+2})。

(5)FPA。

(6)纤维蛋白单体。

(7)纤溶酶-α_2 纤溶酶抑制物复合物。

(8)D-二聚体等。这些指标在 DIC 前期均升高,且阳性率>85%,或作为疑难 DIC 及 DIC 前期(pre-DIC)的诊断和辅助诊断。

其中(1)、(2)为血管内皮损伤分子标志物,(3)~(6)为凝血激活分子标志物,(7)、(8)为纤溶活性分子标志物。D-二聚体增高并非 DIC 的特异试验,血管外凝血后继发纤溶时,D-二聚体也呈阳性。

(七)急性 DIC 各期实验室检测值的特点

1.血液止血系统功能代偿期

显示止血成分无明显的消耗,但有某些分子标志物活化以及酶抑制复合物增加。具体指标为 APTT、PT、TT、血小板计数(BPC)均属正常范围;F_{1+2}与 TAT 升高;AT 轻度减少。

2.血液止血功能失代偿期

显示血小板与凝血因子减低,分子标志物的进一步活化与酶抑制复合物的持续增加。具体指标为 APTT 与 PT 延长;TT 多数正常,少数延长;BPC、Fbg、凝血因子与 AT 降低并呈进行性下降;F_{1+2}、TAT、FDP 明显增加。

3.DIC 充分发展期

充分显示出止血物质的消耗。具体指标为:APTT、PT、TT 极度延长,甚或不凝固;BPC 减少已低于 DIC 初期值的 40%;Fbg、AT 含量与凝血因子的活化已明显减低(低于 DIC 初期值的 50%);F_{1+2}、TAT、FDP 明显增加。

六、DIC 的诊断

DIC 的诊断依据应当包括 3 个方面:引起 DIC 的原发病,DIC 的临床表现及 DIC 的实验室依据。

DIC 是一个复杂的综合病症,没有一项特异的实验室检查可以单独作出 DIC 的诊断,应根据多项指标的结果综合判断。

(一)简易标准

原发病+临床表现+以下 3 项,即可考虑 DIC 诊断。

(1)血小板减少(<100×10^9/L)或进行性下降。

(2)血浆纤维蛋白原(PF)<1.5g/L 或进行性减少。

(3)3P 试验阳性。

(4)PT 延长或缩短 3s 以上或呈动态变化。

(5)外周血破碎红细胞>10%。

(6)不明原因的红细胞沉降率降低或红细胞沉降率应增快的疾病但其值正常。

(二)目前的 DIC 诊断标准(第七届全国血栓与止血学术研讨会制定)

1.DIC 诊断一般标准

(1)存在易致 DIC 的基础疾病:如感染、恶性肿瘤、病理产科、大手术及创伤等。

(2)有下列 2 项以上临床表现:①严重或多发性出血倾向;②不能用原发病解释的微循环

障碍或休克；③广泛性皮肤、黏膜栓塞、灶性缺血性坏死、脱落及溃疡形成，或不明原因的肺、肾、脑等脏器功能衰竭；④抗凝治疗有效。

(3)一般病例应同时有下列3项以上实验异常：①BPC＜100×10^9/L或呈进行性下降(肝病、白血病＜50×10^9/L)，或下列2项以上血小板活化分子标志物血浆水平增高：β-TG、PF_4、TXB_2、GMP-140；②PF含量＜1.5g/L(肝病＜1.0g/L，白血病＜1.8g/L)或＞4.0g/L，或呈进行性下降；③3P试验阳性，或血浆FDP＞20mg/L(肝病＞60mg/L)或血浆D-二聚体水平较正常增高4倍以上；④PT延长或缩短3s以上(肝病5s以上)，APTT自然延长或缩短10s以上；⑤AT-Ⅲ活性＜60％(不适用于肝病)或PC活性降低；⑥血浆纤溶酶原抗原＜200g/L；⑦因子Ⅷ:C活性＜50％(肝病必备)；⑧ET-1水平＞80pg/mL或TM较正常增高2倍以上。

(4)疑难或特殊病例应有下列2项以上异常：①F_{1+2}、TAT或FPA水平增高；②组织因子含量增高(阳性)或TFPI水平下降；③血浆可溶性纤维蛋白单体含量增高；④纤溶酶抗纤溶酶复合物水平增高。

2.慢性DIC的诊断标准

(1)临床存在易致慢性DIC的基础疾病，如恶性肿瘤、免疫性疾病、慢性肾病及肺部疾患等。

(2)有下列1项以上：①反复出现的轻度微血管栓塞症状及体征如皮肤、黏膜的灶性缺血性坏死及溃疡形成等；②反复出现的轻度出血倾向；③原因不明的一过性肺、肾、脑等脏器功能障碍；④病程超过14d。

(3)实验检查符合下列条件：①血小板黏附或聚集功能或2项以上血浆血小板活化产物水平升高：β-TG、PF_4、TXB_2、GMP-140；②血浆2项以上凝血激活分子标志物水平增高：F_{1+2}、TAT、FPA、SFMC；③3P试验阳性，或血浆FDP＞60mg/L或D-二聚体较正常水平升高4倍以上；④血小板、Fbg半衰期缩短或转换速度加快；⑤血管内皮细胞损伤分子标志物水平增高：ET-1和TM。

3.白血病DIC实验诊断标准

(1)BPC＜50×10^9/L或进行性下降；或者有下列2项以上血浆血小板活化产物升高：①β-TG；②PF_4；③TXB_2；④GMP-140。

(2)Fbg＜1.8g/L或呈进行性下降。

(3)3P试验阳性，或血浆FDP＞20mg/L或血浆D-二聚体水平较正常增高4倍以上。

(4)PT延长3s以上或进行性延长，或APTT延长10s以上。

(5)AT-Ⅲ活性＜60％(不适用于肝病)或PC活性降低。

(6)血浆纤溶酶原抗原＜200mg/L。

(7)血浆凝血因子激活分子标志物水平升高：①F_{1+2}；②TAT；③FPA；④SFMC。

4.肝病DIC诊断标准

(1)BPC＜50×10^9/L或进行性下降，或者2项以上血浆血小板活化产物升高：①β-TG；②PF_4；③TXB_2；④GMP-140。

(2)Fbg＜1.0g/L或呈进行性下降。

(3)血浆因子Ⅷ:C活性＜50％(必备)。

(4)PT 延长 5s 以上,或 APTT 延长 10s 以上。

(5)3P 试验阳性,或血浆 FDP>60mg/L 或血浆 D-二聚体水平较正常增高 4 倍以上。

(6)血浆凝血因子激活分子标志物水平升高:①F_{1+2};②TAT;③FPA;④SFMC。

总的来讲,临床上以下列 5 个指标最为重要及最为实用:血小板减少;Fbg 减少;PT 延长;FDP 增高;3P 阳性。5 项中具备 3 项以上结合临床仍为考虑诊断 DIC 的重要标准。

5.日本 DIC 计分诊断法

(1)基础疾病:有,1 分;无,0 分。

(2)临床症状。①出血症状:有,1 分;无,0 分。②脏器症状:有,1 分;无,0 分。

(3)实验室检查。①血清 FDP(μg/mL)≥40,3 分;20～40,2 分;10～20,1 分;<10,0 分。②BPC($\times 10^9$/L)<50,3 分;50～80,2 分;80～120,1 分;>120,0 分。③PF(g/L)<1.0,2 分;1.0～1.5,1 分;>1.5,0 分。④PT 比值(对照/标本)>1.67,2 分;1.25～1.67,1 分>1.25,0 分。

(4)结果判定。①≥7 分:可诊断为 DIC;6 分:DIC 可疑;≤5 分不能诊断为 DIC。②白血病与其他可适用的疾病(主要为引起巨核细胞与血小板减少的疾病,包括再障与抗肿瘤药物的应用等)≥4 分:可诊断为 DIC;3 分:DIC 可疑;≤2 分:不能诊断为 DIC。

(三)DIC 的早期诊断

对 DIC 的早期诊断和治疗可以明显提高治愈率,目前对 DIC 诊断的重点已转向 Pre-DIC。在 Pre-DIC,尽管多数常规的实验室诊断指标如 APTT、PT、Fbg 与 BPC 等可无明显改变,但前述的凝血激活的分子标志物水平如 TM、TAT、F_{1+2}、D-二聚体常等已显著升高,因此对有存在易致 DIC 的基础疾病的不明显的或 Pre-DIC 的诊断主要依靠这些敏感的实验室指标。

1.国内 Pre-DIC 诊断参考标准(第七届全国血栓与止学术研讨会制定)

(1)存在易致 DIC 的基础疾病。

(2)有下列 1 项以上临床表现:①皮肤、黏膜栓塞、灶性缺血性坏死、脱落及溃疡形成;②原发病不易释放的微循环障碍,如皮肤苍白、湿冷及发绀等;③不明原因的肺、肾、脑等轻度或可逆性脏器功能障碍;④抗凝治疗有效。

(3)实验室检测有下列 3 项以上异常:①正常操作条件下,采集血标本易凝固,或 PT 缩短 3s 以上,APTT 缩短 5s 以上;②血浆血小板活化产物含量增加:β-TG、P_{F4}、TXB_2、GMP-140;③凝血激活分子标志物含量增加:F_{1+2}、TAT、FPA、SFMC;④抗凝活性降低:AT-Ⅲ活性降低,PC 活性降低;⑤血管内皮细胞受损分子标志物增高:ET-1 和 TM。

2.日本 Pre-DIC 的诊断标准

(1)TF 活性阳性。

(2)可溶性纤维蛋白单体试验阳性。

(3)FPA 增高(>2nmol/L)。

(4)TAT 复合物增高(>4μg/L)。

(5)FPB$\beta_{15\text{-}42}$增高(>1nmol/L)。

(6)纤溶酶抗纤溶酶复合物增高(1mg/L)。

(7)D-二聚体增高(3mg/L)。

(8)AT-Ⅲ减低(<60%)。

(9)随着病情进展,DIC 诊断积分增加,特别是数日内血小板或 PF 急剧减低及 FDP 剧增。

(10)应用肝素后 DIC 积分减少,上列(1)～(9)改善甚至正常。

(11)血栓弹力图的 γ、K、Ma 改变,表明存在高凝、低凝及纤溶亢进等异常状态,或正常血浆与患者血浆等量混合后血栓弹力图的 γ 缩短及 Ma 增高。

(12)由塑料试管检测部分凝血活酶缩短。

临床疑诊 DIC,但尚未达到 DIC 诊断标准时,符合上列 3 项以上即可确诊为 Pre-DIC。

七、治疗

DIC 是继发于其他疾病的一组严重出血综合征,如不及时诊断处理,病死率很高。因此,需早期确诊及时处理。治疗 DIC 的原发病始终是最根本的措施。此外,矫正病理生理的变化进行干预治疗也非常必要。休克、酸中毒及缺氧状态是直接促发 DIC 的重要因素,故在治疗过程中应积极加以矫正。

(一)原发病治疗

及时、正确处理原发病是治疗 DIC 的最根本措施。

(二)改善微循环

补充血容量,解除血管痉挛,及时纠正电解质和酸碱平衡紊乱,改善缺氧状况。

(三)抗凝治疗

抗凝治疗是终止 DIC 病理过程、减轻器官功能损害、重建凝血抗凝血平衡的重要措施,一切不能迅速去除病因的 DIC 都可考虑尽早应用,常用的包括普通肝素、低分子量肝素、AT、活化蛋白 C(APC)、重组凝血酶调节蛋白等。APC 有较强的抗感染作用,能抑制白细胞活化,减少白细胞介素-1(IL-1)、IL-6、IL-8 与肿瘤坏死因子-α 的产生,在阻断 DIC 的发病机制上有重要的作用。但近年有观点认为抗凝对 DIC 的治疗价值已不再过分强调。

1.肝素

肝素作为治疗 DIC 中综合措施的一环,关键在于适应证的选择,剂量的调控与疗程的安排等。

(1)适应证的选择:感染性疾病,羊水栓塞、血型不合输血、急性白血病等所致 DIC,肝素列为首选抗凝剂,但胎盘早剥、重度妊高症与毒蛇咬伤所致 DIC,不宜使用肝素。

(2)肝素的剂量和用法:根据病情发展的不同时期,应加用不同的联合药物,因为肝素对于已形成的血栓无效,所以通常在 DIC 早期(高凝期)静脉或皮下注射肝素,才能起到很好的抗凝作用,也有报告认为,慢性 DIC 患者选择皮下注射(30～50mg/d)既能有效抗凝又能减少出血的发生;晚期由于机体处于低凝状态,一般在小剂量肝素的情况下,需要加用新鲜冷冻血浆等以补充各种凝血因子;纤溶亢进患者可以在小剂量肝素的基础上加用抗纤溶抑制剂(氨甲环酸、氨基己酸),并补充凝血因子。

肝素一般在体内存留 4～6h,确切剂量及用法应根据病情而定。如羊水栓塞所致 DIC 应采用间歇或持续静脉给药法为宜,首剂 50mg 加入 5%葡萄糖注射液 250mL 中,30～60min 静脉滴注,每 4～6h 重复 1 次,每日总剂量可达成 250～300mg。目前认为上述高剂量仅适用于临床上患者有明确血栓栓塞和广泛纤维蛋白沉积时,大部分 DIC 患者,特别慢性 DIC,只采用小剂量肝素 30～50mg/d,也可采用低分子量肝素治疗。

(3)肝素应用缺点:抗凝作用难以预测;需严密实验室监测;出血并发症较多见;对血栓表面凝血酶抑制作用弱。

(4)肝素监测指标:①全血凝固时间,延长 2～3 倍,但应控制在 30min 以内;②APTT,延长 60%～100%这为最佳剂量。一旦发现肝素过量,应立即用鱼精蛋白 25～50mg 静脉注射,于 5～10min 内注完,1mg 鱼精蛋白可中和 1mg 肝素。

(5)疗程:急性 DIC 肝素的治疗疗程多数为 5～7d,个别长达 10d。最好在停药后 6～8h 复查凝血指标 1 次,以后每日监测 1 次,共 3～5d。

2.低分子量肝素

其抗 Xa 作用强,阻断部位较高,可达事半功倍之效,而且不良反应少,不需监测,半衰期较长,每日仅需给药 1～2 次,肝素诱导的血小板减少性紫癜少见,安全系数大。尽管低分子量肝素有一定的优势,但似乎尚不能完全取代普通肝素在治疗 DIC 上的地位,特别在急性暴发性 DIC 的某些事件中。目前常用的主要有低分子量肝素钙与低分子量肝素钠,两者作用相似,都能起到很好的抗凝作用,但由于凝血过程消耗大量的钙离子,故前者皮下注射后能补充细胞间毛细血管的钙胶质,因而不会改变血管通透性,基本上克服了肝素钠皮下注射易致出血的缺点。但就抗凝功效而言,低分子肝素钙仅为低分子肝素纳的 1/25。所以为防止出血的发生,慢性 DIC 的抗凝常选择低分子量肝素钙,皮下注射 7 500U/12h(15 000U/d)。应用低分子量肝素治疗 DIC 患者,可减少出血现象和器官功能的衰竭,但病死率减低无统计差异,其效果和优越性有待进一步证实。

3.AT

AT 能抑制血清丝氨酸蛋白酶活性,缩短患者 DIC 的持续时间。当其浓度低于正常值 60%时(正常血浆 AT 浓度为 110～140mg/L),肝素治疗甚难奏效。此外,AT 还有抗感染作用,能减少败血症和创伤时细胞溶酶体与细胞因子的释放,借以阻断 DIC 病理上的恶性循环。有资料证实,加用或单用大剂量 AT 治疗 DIC,其临床症状消失时间较单用肝素组明显缩短,病死率也有中等度降低。有药物代谢动力学研究显示,AT 的用药方式不同,其疗效也有差异,间歇性地给 AT 能更好地维持血浆 AT 谷值的浓度,发挥更好的抗凝疗效。由于 AT 具有抗凝血的功效,所以生理剂量范围之外或者突然增加 AT 难免会导致有出血倾向的 DIC 患者出血,尽管如此,有研究表明不管是否合并出血,AT 的使用可提高患者的生存率。AT 浓缩物使用剂量为 120～250U/(kg· d),连用 3d 为一个疗程。

4.APC

PC 是维生素 K 依赖的无活性的前体,活化后具有天然的抗凝、灭活 FⅤa 与 FⅧa、促进纤溶、减少炎症反应的功效。严重脓毒血症以及休克的患者由于 PC 的消耗,以及炎症细胞因子(IL-1、肿瘤坏死因子、内毒素),致 TM 下调,导致 APC 减少,使患者的病死率增加。目前研究显示,APC 能明显降低脓毒血症休克患者的病死率。故在 DIC 时用 APC 治疗是合理的,常用剂量为 6mg/d。

5.蛋白 C 抑制剂(PCI)

目前认为,凝血系统的活化和炎症反应是败血症相关 DIC 的两大治疗靶点。有研究者认为,血浆激肽释放酶和凝血酶既能促进凝血,又能作为吞噬细胞的趋化因子,因而在凝血系统和炎症反应系统的交叉反应中起到了非常重要的作用，这种交叉反应会加重器官损害，随后导致MODS，甚至死亡。而PCI正好是这两种酶的抑制剂，PCI通过作用于这两种酶起到了抗DIC的作用，其功效远远强于抑制PC的抗凝作用。因而认为PCI在DIC治疗中并非起着抑制PC的抗凝作用，而是具有抗DIC的作用，并能减少内皮细胞血TM的表达。但上述实验仅限于动物实验，尚未见临床报告。

6.重组人可溶性凝血酶调节蛋白

研究认为，血块上结合的凝血酶是血栓生长的重要因素，并提示DIC血液循环中的小血栓含有凝血酶，从而进一步活化凝血而呈弥散性。重组人可溶性重组凝血酶调节蛋白是由细胞外血栓调节蛋白有活性的区域组成，它能与凝血酶结合形成复合物，进而激活PC，APC在蛋白S的协助下，使凝血因子Ⅷa和Ⅴa失活，从而进一步抑制凝血连锁反应的发生，减少了凝血块诱导的凝血酶生成。用法为0.06mg/kg，静脉滴注30min，每日1次，半衰期约为20h，出血相关不良反应的发生率较低。

7.抗组织因子的抗凝物质

实验证实，γTFPI能阻止由炎症引发的凝血酶生成，可明显减少Fbg在各器官中的沉积，并阻止了凝血因子消耗。药理学剂量的γTFPI能减少机体感染期间的病死率，高浓度的γTFPI还能调整组织因子介导的凝血。

8.阿加曲班

阿加曲班是精氨酸衍生物，为一价直接抗凝血酶制剂，其抗凝作用不依赖AT的存在，直接与凝血酶的催化活性位点结合，不但灭活液相凝血酶，还能够灭活与纤维蛋白血栓结合的凝血酶，因而能较好地逆转DIC病情的进展，对APL合并DIC高凝状态尤为适宜。目前有研究证实，阿加曲班不会影响血小板数值，能改善肝素诱发的血小板减少症。半衰期为39～51min，推荐剂量为每分钟2μg/kg。

9.抗血小板凝聚药

一般用于轻型或慢性DIC或拟诊病例。DIC充分发展期时有大量血小板消耗，此时不宜再使用抗血小板功能的药物，以免加重出血。常用的药物有双嘧达莫、阿司匹林等。

(四)补充耗竭物质

1.新鲜冰冻血浆

新鲜冰冻血浆必须在肝素抗凝基础上使用，DIC是整个凝血因子的匮乏，而血浆含有多种凝血因子，故用血浆来作替代疗法是最恰当的。每次输入1 000mL，在3～4h内滴完。

2.新鲜全血

新鲜全血含有大量的凝血因子和丰富的红细胞，理论上讲是DIC患者非常好的选择，但是目前由于新鲜全血的来源不足，很多血库的全血保存都在3d以上，很难满足临床的需求，因而很难广泛应用于临床。而不新鲜的全血由于其中白细胞被破坏，释放大量炎症因子，加上许多凝血因子被破坏，不能起到很好的抗凝作用，对DIC的治疗不利。

3.重组因子Ⅶa(rFⅦa)

rFⅦa是一种新的止血药。近年来国外对rFⅦa研究较多，rFⅦa最初是为了治疗血友病的出血，而现在它已成功应用于DIC出血治疗。目前rFⅦa治疗DIC所致出血的用量尚无定论，剂量范围是 20～120μg/kg，较少有血栓并发症的报告。

4.纤维蛋白原

纤维蛋白原较为常用，一般每次输入 2～4g。由于纤维蛋白原半衰期较长，通常每 2～3d 用药 1 次即可。

5.血小板输注

每次最少需 8U，为了维持其在血浆中一定的水平，必须隔日重复 1 次。

6.其他

凝血酶原复合物含有多种凝血因子，但因其制剂中含有部分凝血因子的活化型，会加重对 DIC 患者的损害，故不主张使用。

(五)抗纤溶治疗

仅适用于 DIC 的基础疾病及诱发因素已经去除或控制，有广泛出血且对替代治疗无效并有纤溶亢进的患者。新近认为只有少数病例，如急性早幼粒白血病与前列腺癌等恶性肿瘤继发 DIC 者，临床上有继发高纤溶状态，用抗纤溶药物最为恰当。而且必须在肝素抗凝及补充凝血因子、血小板的基础上使用。常用药物有以下两种。

1.6-氨基已酸

每日 2.0～20.0g，分次静脉缓慢注射或滴注，休克患者应慎用。

2.止血环酸

每日 0.2～2.0g，分次静脉注射或滴注。

(六)溶栓疗法

适应证：脏器功能不全表现突出，经前述治疗未能有效纠正者；DIC 末期，凝血及纤溶过程已终止，而脏器功能恢复缓慢或欠佳者；有明显血栓栓塞的临床表现和实验室检查证据者。

研究表明，某些 DIC 患者预后不良与机体内纤溶活力过低有关，这类患者栓塞症状重，MODS 发生率高，因此，在其他综合治疗同时，酌情使用溶栓制剂是必要的。常用的有以下两种。

1.尿激酶

首次剂量 4 000U/kg，静脉注射之后以 4 000U/h 持续滴注，疗程 2～3d，但由于本药可致 Fbg 降解，已渐少用，单链尿激酶，特异性较强，不良反应较少。

2.组织型纤溶酶原活化剂

常用剂量 90 万～150 万 U，于 30～60min 内静脉注射或 5 000U/kg 持续静脉滴注。

(七)其他治疗

1.糖皮质激素

适用于：①基础疾病需糖皮质激素治疗者；②感染—中毒性休克并 DIC 已经抗感染治疗者；③并发肾上腺皮质功能不全者；④血小板重度减少，出血症状严重者。用法主张短期足量。

2.山莨菪碱

山莨菪碱有助于改善微循环及纠正休克，DIC 早、中期可应用。

3.维生素 K

维生素 K 是部分凝血因子(因子Ⅱ、Ⅶ、Ⅸ、Ⅹ)和抗凝蛋白(PC、蛋白 S 和蛋白 Z)代谢过程中一种必需的辅助因子。

4.丹参或复方丹参

具有抗血小板聚集和抗凝作用，研究证实疗效确切，无明显不良反应。

(八)疗效标准

1.痊愈

(1)出血、休克、脏器功能不全等DIC表现消失。

(2)低血压及紫癜等体征消失。

(3)血小板数、Fbg含量以及其他凝血相和FDP等检测结果全部恢复正常。

2.显效

以上两项符合要求。

3.进步

以上一项符合要求。

4.无效

未达进步标准，或病情恶化或死亡者。

第五节　恶性淋巴瘤

一、概述

恶性淋巴瘤(ML)是一组起源于淋巴结或其他淋巴组织的恶性肿瘤，可分为霍奇金淋巴瘤(HL)和非霍奇金淋巴瘤(NHL)两大类。临床以无痛性、进行性淋巴结肿大最为典型，也可伴有肝脾大，晚期可出现衰竭和恶病质、发热及贫血。本病常见于中青年，男女之比为3∶1，5%～6%的病例有家族病史。淋巴瘤在国内并不少见，其发病率为4.52/10万，病死率占恶性肿瘤的第11位，近年有上升趋势。淋巴瘤经过治疗后的存活期与疾病类型及临床分期有关，霍奇金淋巴瘤放化疗后的5年生存率为80.5%，10年生存率为66.5%；中数生存期低度恶性非霍奇金淋巴瘤为5.1～7.2年，中度恶性非霍奇金淋巴瘤为1.5～3.4年，高度恶性非霍奇金淋巴瘤为0.7～2.0年，在同一类型和病期中，儿童和老年人的预后差。

二、病因与发病机制

淋巴瘤的病因与发病机制尚不清楚，一般认为本病与病毒感染、理化因素、免疫缺陷及遗传因素有关。病毒感染是引起淋巴瘤的重要原因，试验证明，伯基特淋巴瘤(Burkitt淋巴瘤)患者的EB病毒抗体明显增高，在患者的肿瘤组织中，电镜下可找到病毒颗粒。据观察，病毒可能引起淋巴组织发生变化，使患者易感或因免疫功能暂时低下引起肿瘤。理化因素也是淋巴瘤的诱发因素，据有关资料统计，广岛原子弹受害幸存者中，淋巴瘤的发病率较高。另外，某些化学药物如免疫抑制剂、抗癫痫药、皮质激素等的长期应用，均可导致淋巴网状组织细胞增生，最终出现淋巴瘤。免疫因素在淋巴瘤的发生和发展中也占有重要地位。

试验证明，淋巴瘤患者尤其是霍奇金病患者都有严重的免疫缺陷。但其究竟是病因还是病程中的后果，存在着不同的看法。有学着发现100%Burkitt淋巴瘤患者第14对染色体的长臂上有特异的易位，易位使原癌基因活化，并使基因表达失常，进而影响细胞生长和分化。另外，在先天性免疫缺陷的患者家族中，淋巴瘤的发病率明显升高。目前，多数认为淋巴瘤是多种因素互相作用，导致淋巴组织呈肿瘤性克隆扩张的结果。

三、临床表现

本病分霍奇金淋巴瘤与非霍奇金淋巴瘤，两者在临床表现上各具特点，不尽相同，前者大部分表现为淋巴结病变，后者多表现为淋巴结外表现。

（一）霍奇金淋巴瘤

1.淋巴结肿大

无痛性、进行性颈部或锁骨上淋巴结肿大常为首发症状，约占 60%；其次为腋下、腹股沟淋巴结肿大，肿块质地坚硬，相互间可粘连融合成块。

2.肝脾大

肝大较脾大为少，系从脾脏血源性播散转移而来，可有肝区疼痛，少数可见黄疸。

3.淋巴结肿大的压迫症状

深部淋巴结肿大可引起局部浸润及压迫症状，如果压迫神经，则可引起疼痛；如纵隔淋巴结肿大可致咳嗽、胸闷气促、肺不张、吞咽困难及上腔静脉压迫症等；腹膜后淋巴结肿大可压迫输尿管，导致肾盂积水；硬膜外肿块导致脊髓压迫症等。

4.淋巴结外器官侵犯

本病也可侵犯全身各组织器官。如肺实质浸润，胸腔积液导致咳嗽、气促、胸闷、胸痛、胸腔积液、咯血、呼吸衰竭。X 线检查常呈扇形分布，或肿块、片状、结节或粟粒样浸润。胃肠道浸润可见腹部包块、腹痛、腹泻腹腔积液、呕吐、呕血、黑便等。皮肤可见肿块、结节、斑丘疹、皮肤瘙痒及带状疱疹等。骨浸润可有局部骨痛、压痛、病理性骨折、胸椎或腰椎破坏，以及脊髓压迫症等。

5.全身症状

不明原因发热、纳食减少、体重减轻、盗汗、全身瘙痒等都很常见。周期热是霍奇金淋巴瘤的特征性症状之一。

（二）非霍奇金淋巴瘤

1.无痛性、进行性淋巴结肿大

此为最常见的征象，但与霍奇金淋巴瘤相比以此为首发症状者较少。浅表或深部淋巴结均可累及，以颈部淋巴结肿大最多见，余依次为腹股沟、腋下及锁骨上下淋巴结肿大。常先从一处开始，然后累及多处，逐渐增多增大，并融合成块。

2.肝脾大

仅见于晚期病例。

3.组织器官压迫症状

分化不良的淋巴细胞型易侵犯纵隔，形成纵隔淋巴结肿大或胸膜浸润导致胸腔积液；肝门淋巴结肿大压迫总胆管导致梗阻性黄疸；腹膜后淋巴结肿大可引起背痛，下肢会阴或阴囊水肿。

4.结外侵犯

除淋巴细胞分化良好外，非霍奇金淋巴瘤一般发展迅速，易发生远处扩散，较霍奇金淋巴瘤更有结外侵犯倾向，尤其是弥散型组织细胞型淋巴瘤。结外累及以胃肠道、骨髓及中枢神经系统为多。非霍奇金淋巴瘤累及胃肠道部位以小肠为多，其中半数以上为回肠，其次为胃，结肠很少受累，临床表现有腹痛、腹泻和腹部肿块，症状可类似消化性溃疡、肠结核等。个别因肠梗阻或大量肠出血经施行手术而确诊。胸部非霍奇金淋巴瘤以肺门及纵隔受累最多，半数有肺部浸润或(和)胸腔积液。近 1/3 可有心包及心脏受累。中枢神经系统病变多在疾病进展期，约占 10%，以累及脑膜及脊髓为主。骨髓累及者占 1/3～2/3，骨骼损害也较霍奇金病为多。组织细胞型淋巴肉瘤可为特异性损害，如肿块、皮下结节、浸润性斑块、溃疡等。肾损害(约 10%)也较霍奇金淋巴瘤为多，常有双侧性浸润。

四、辅助检查

(一)霍奇金淋巴瘤

1.血常规检查

变化较早，常有轻度或中度贫血，偶见抗人球蛋白试验阳性。少数白细胞轻度或明显增多，伴中性粒细胞增多。约 1/5 患者有嗜酸性粒细胞增多，晚期淋巴细胞减少。骨髓被肿瘤细胞广泛浸润或发生脾功能亢进时，可有全血细胞减少。

2.骨髓象检查

大多为非特异性，若发现 R-S 细胞对诊断有帮助。R-S 细胞大小不一，为 20～60μm，多数较大，形态极不规则，胞浆嗜双色性，核外形不规则，可呈“镜影”状，也可多核或多叶，偶有单核，核染质粗细不等，核仁可达核的 1/3。结节硬化型霍奇金淋巴瘤中 R-S 细胞由于变形，浆浓缩，两细胞核之间似有间隙，称为腔隙型 R-S 细胞。骨髓穿刺涂片阳性率较低，活检可提高阳性率至 9%～22%，用以探查骨髓播散，意义较大。

3.组织学检查

此为确诊霍奇金淋巴瘤及病理类型的主要依据。淋巴结或其他累及组织如皮肤的病理组织学检查是必要的诊断步骤，应选择颈部及腋下肿大的淋巴结为宜。霍奇金淋巴瘤表现为正常淋巴结结构消失，代之以多形性炎症性细胞浸润，并混有 R-S 细胞。

4.免疫学检查

用结核菌素、淋巴细胞转化试验及玫瑰花环形成试验均可提示 T 淋巴细胞功能异常，而 B 淋巴细胞功能正常。

5.其他检查

疾病活动期，患者红细胞沉降率增速，血清中 α-球蛋白及结合珠蛋白及血浆铜蓝蛋白增多，血清乳酸脱氢酶活力增高。血清碱性磷酸酶活力或血钙增加，提示骨骼累及。

(二)非霍奇金淋巴瘤

1.血常规与骨髓象检查

白细胞数正常，伴有淋巴细胞绝对和相对增多。约 20%原淋巴细胞型在晚期并发白血病，此时血常规酷似急性淋巴细胞白血病。约 5%组织细胞型淋巴瘤晚期也可发生急性组织细胞性或单核细胞性白血病。

2.组织学检查

淋巴瘤的诊断有赖于病理组织学检查。非霍奇金淋巴瘤的组织学类型如下。结节型:包括分化好淋巴细胞性,分化不良淋巴细胞性,混合(淋巴,组织细胞混合)细胞性,组织细胞性;弥散型:包括组织细胞性,混合细胞性,分化不良淋巴细胞性,分化好淋巴细胞性。

3.免疫学检查

可并发抗人球蛋白阳性溶血性贫血。少数弥散型淋巴瘤患者可见单克隆 IgG 或 IgM。

4.细胞遗传学

染色体异常,多表现 14q+。

5.其他检查

B超肝、脾测定,同位素扫描及下肢淋巴管造影等都是临床分期的基本依据,必要时可做全身 CT 扫描或特殊造影。

五、诊断

(1)发病慢,临床以进行性无痛性淋巴结肿大为主要症状。

(2)除有局部压迫、浸润邻近脏器产生的各种症状外,还可有全身症状,如体重减轻、发热、盗汗、贫血及皮肤瘙痒等。

(3)按淋巴结受累的范围可分 4 期。

(4)血液学检查,非霍奇金淋巴瘤易并发淋巴瘤白血病,血片中可查见淋巴瘤细胞。在霍奇金淋巴瘤骨髓涂片上,可能查见 R-S 细胞。

(5)淋巴结活检为淋巴瘤的确诊依据,免疫学检查有助于进一步分类。

(6)有条件者可进行淋巴管造影,肝、脾及骨髓核素扫描,胸腔及腹腔 CT,以检查深部肿瘤。

六、鉴别诊断

淋巴结肿大原因较多,临床上恶性淋巴瘤易被误诊,因此应与以下疾病相鉴别。

(一)慢性淋巴结炎

多有明显的感染灶,且常为局灶性淋巴结肿大,有疼痛和触痛,急性发作时有红、肿、热、痛,经抗感染治疗可明显好转。

(二)淋巴结转移癌

淋巴结转移癌的淋巴结常较硬,多个淋巴结转移时其质地软硬不一,可找到原发灶,很少全身淋巴结肿大。

(三)结核性淋巴炎

多见于青少年,淋巴结呈中等硬度,肿块如蚕豆、黄豆大小,个别患者可较大,有时破溃创口难以愈合。质韧、活动性差,压痛不明显,边缘不清楚,干酪化后有波动感,质较软,抗结核治疗有效。

(四)巨大淋巴结增生

这是一种原因不明的淋巴结肿大,主要侵犯胸腔及纵隔,也可出现发热、贫血与血浆蛋白增高等全身症状。又称淋巴结错构瘤、滤泡性淋巴网状细胞瘤等,现在多认为是感染引起的特殊反应的炎症,手术切除效果良好。

(五)嗜酸性淋巴肉芽肿

有的患者多处浅表淋巴结肿大,在临床上酷似恶性淋巴瘤,对放射或化疗反应良好,预后佳。这种患者有时可有双侧腮腺肿大,血中嗜酸性粒细胞数目增多,病理上也有明显的特点。

(六)急、慢性淋巴细胞性白血病

常见全身浅表淋巴结肿大、质硬、无压痛、不粘连,常有肝脾大;骨髓穿刺及淋巴结活检呈白血病改变。

(七)传染性单核细胞增多症

多有发热及全身淋巴结肿大,但血常规异常,嗜异性凝集反应阳性可资鉴别。

(八)类肉瘤病

除浅表淋巴结肿大外,还可引起肺门淋巴结肿大及肺结节状病变。淋巴结穿刺涂片可见大量类似郎罕细胞的多核巨细胞,但无干酪样病变。

(九)其他

如血清病及结节病等都有淋巴结肿大,应注意鉴别。

七、治疗

(一)放射治疗

淋巴瘤的放射治疗一般采用^{60}Co治疗机或高能直线加速器,目前认为霍奇金淋巴瘤的根治剂量为每4～5周40～45Gy,方法主要有受累野、扩大野、次全淋巴结照射野及全淋巴结照射野4种。受累野表示放射野只包括临床上有肿瘤的区域。扩大野包括斗篷野和倒Y野。斗篷野照射部位包括颈部、纵隔、肺门淋巴结;小斗篷野与斗篷野大致相同,只是用铅挡块将纵隔与双肺全挡;倒Y野照射包括锄形野与盆腔野。锄形野照射范围包括脾(已做脾切除者包括脾门淋巴结区)、腹主动脉旁淋巴结、加或不加髂总动脉旁淋巴结;盆腔野包括髂血管、腹股沟、股骨和闭孔区域的淋巴结。次全淋巴结照射野指斗篷野加锄形野,或倒Y野加小斗篷野。霍奇金淋巴瘤的放射治疗指征。非霍奇金淋巴瘤对放疗也敏感,但复发率高。由于其蔓延途径不是沿淋巴结区,所以扩大野照射的重要性远较霍奇金淋巴瘤为差。治疗剂量要大于霍奇金淋巴瘤。目前仅低度恶性组Ⅰ、Ⅱ期及中度恶性组Ⅰ期可单独应用扩大野照射或单用受累野照射。Ⅲ、Ⅳ期多以化疗为主,必要时再加受累野照射。

(二)化学治疗

1.霍奇金淋巴瘤

MOPP方案曾是治疗霍奇金淋巴瘤最常用的方案。国外报告用该方案治疗198例晚期霍奇金淋巴瘤,完全缓解率为84%,10年无复发生存率为54%。MOPP方案若以环磷酰胺(CTX)替代氮芥(NH_2),即为COPP方案,在国内一些单位较多使用,疗效相似。ABVD方案于1979年开始用于霍奇金淋巴瘤的治疗,其特点是方案中增加了蒽环类药物,减少了烷化剂的应用,因而显著降低了第二肿瘤的发生率。ABVD方案与MOPP方案无交叉耐药,对MOPP方案无效的病例仍可获得75%～80%的缓解率。有报告,用MOPP方案与ABVD方案交替治疗12个月,5年生存率达75%。对于初治患者,目前临床上首选ABVD方案,治疗达完全缓解后巩固2个疗程(总共不少于6个疗程)。复发难治的霍奇金淋巴瘤患者可在缓解后或肿瘤负荷减少后行自体造血干细胞移植治疗,以提高疗效。

2.非霍奇金淋巴瘤

化疗疗效主要取决于病理组织学类型。临床分期的重要性相对不如霍奇金淋巴瘤。

(1)低度恶性组:低度恶性淋巴瘤包括小淋巴细胞淋巴瘤、边缘区淋巴瘤和滤泡性淋巴瘤等,该组患者疾病进展缓慢,放、化疗均有一定疗效,但实际上采用任何治疗都较难达到完全治愈的效果。因中位生存时间长达10年,故对于部分患者可予姑息性治疗。目前多主张在早期首选放疗,有报告Ⅰ期患者照射受累淋巴结区,Ⅱ期给予受累野或全淋巴结照射后,10年生存率可达83%。当患者分期为Ⅱ期,伴多个部位累及、有全身症状等不利因素时,化疗加受累部位放疗可改善预后。常用的化疗方案有COP、CHOP等,完全缓解率可达70%以上。年老体弱无法耐受联合联合化疗者,也可酌情行单药化疗,如苯丁酸氮芥(CB-1348)每日4～12mg,口服;或CTX每日100mg,口服。近年国内外应用氟达拉滨、克拉屈滨单药或与CTX等联合治疗该类患者,使完全缓解率明显提高。

(2)中度恶性组:本组各型,凡临床分期属Ⅲ、Ⅳ期及累及范围较广的Ⅱ期,均应给予CHOP方案或与其相似的方案化疗。每344周1周期,共计6个疗程,可使70%患者获得完全缓解。20世纪80年代问世的第2代化疗方案如m-BACOD、ProMACE/MOPP采用了更多种药物的联合,在减少耐药性方面可能有一定的好处。以后又出现了更为强烈的第3代化疗方案,如COP- BLAMⅢ、MACOP-B、ProMACE/CytaBOM等。但国外的前瞻性随机研究结果显示,对于初治的中度恶性组患者,新的第2、3代化疗方案疗效并不能超越CHOP方案。有学者认为,对某些有中枢神经系统侵犯倾向者、CHOP方案效果不理想者,选用第2、3代化疗方案可能更合适。

(3)高度恶性组:应以联合化疗为主要治疗措施。可选用CHOP或第2、3代化疗方案。其中淋巴母细胞型非霍奇金淋巴瘤可按急性淋巴细胞白血病治疗。本组患者如化疗获完全缓解后,有条件者应尽可能进行造血干细胞移植。

(三)生物治疗

1.单克隆抗体

针对淋巴细胞表面CD20的单克隆抗体利妥昔单抗已在$CD20^+$的B细胞淋巴瘤治疗中得到广泛应用,用法为375mg/m^2,缓慢静脉滴注。因其为人鼠嵌合性单抗,常见不良反应为过敏反应。近年来,利妥昔单抗与CHOP方案联合组成的R-CHOP已成为$CD20^+$的中度恶性淋巴瘤的标准治疗。在CHOP基础上加用利妥昔单抗不仅显著提高了缓解率,缓解时间也明显延长。

2.干扰素

对于低度恶性的淋巴瘤患者,有一定的治疗作用。可用作无法耐受化疗的部分患者的姑息性治疗,也可作为化疗缓解后的维持治疗。

3.清除幽门螺杆菌

胃黏膜相关性淋巴组织淋巴瘤的发病与幽门螺杆菌密切相关。对于此类患者,应常规给予清除幽门螺杆菌的治疗。

(四)造血干细胞移植

年龄60岁以下、重要脏器功能正常、病理分型为高度恶性淋巴瘤、中度恶性淋巴瘤经正规治疗无法达到完全缓解或治疗缓解后1年内复发者,如骨髓无侵犯,应争取在化疗达到缓解后行自体造血干细胞移植。文献报告,难治或复发的恶性淋巴瘤患者,自体造血干细胞移植后长期生存率可达50%左右。近年国内外也尝试应用异基因造血干细胞移植治疗淋巴瘤,其优点是移植物中无肿瘤细胞污染的风险,且移植后有可能诱发移植物抗淋巴瘤作用;但移植相关并发症发生率较高,限制其在临床的广泛应用。

第六节　急性输血反应和输液反应

急性输血反应发生于输血过程中或结束后不久(24h)。1%～2%的输血患者可发生急性输血反应。迅速发现和处理输血反应可以挽救患者的生命。差错及不按正确的程序工作是发生威胁生命的溶血性输血反应的最常见的原因。红细胞和血小板的细菌污染是未被充分认识的急性输血反应的原因之一。

反复输血的患者特别容易发生发热性输血反应。使用去除白细胞的血液制品可以避免或推迟这种反应。除过敏性荨麻疹和非溶血性发热性输血反应外,所有的急性输血反应都具有潜在的危及生命的特性,需要采取紧急处理措施。输液反应是在静脉输液过程中,由于液体自身质量,输液用具的消毒、输液内加入其他药物、输液量、速度(即滴速)等原因引起与治疗目的无关的反应。输液反应如能及时正确处理,多数可在短时间内恢复正常,也有少数患者虽经及时处理但后果仍然严重,或留有严重后遗症,所以对待输液反应,绝不能等闲视之。

一、临床表现

(一)急性输血反应

1.急性溶血性输血反应

大多在输血过程初期,输入数十毫升后发病。症状和体征包括寒战、发热、烦躁、胸痛、背痛、腹痛、恶心呕吐、腹泻、面部潮红、呼吸困难、低血压、休克、全身出血及血红蛋白尿、少尿或无尿等。对意识不清或处于麻醉状态的患者来说,因DIC引起的低血压和出血不止可能是血型不相合输血的唯一表现。黄疸于反应后1d出现,数日内消退。血浆胆红素可以升高。肾衰竭和尿毒症常发生于反应后1～2周,最后患者可昏迷并死亡。

2.非溶血性发热性输血反应

在输血开始后数分钟有畏寒,通常在60～80min又不发生症状。但当白细胞凝集素效价高时,输血后5min就出现面部潮红、热感,输血后约1h出现高热。重度发热反应的患者,可能发生纤维蛋白溶解。在少数情况下,输血发热反应后数小时内可发生口唇疱疹。

3.变态反应

多为输注血浆蛋白制品引起。可有皮肤潮红、出汗、不安、脉快、血压低、胸骨下痛、血管神经性水肿,严重者发生休克和意识不清。也可以发生寒战和发热。快速输注可增加发生变态反应的风险，症状和体征大多数是由于抗原—抗体反应，激活补体所致。血浆中的细胞因子可能是导致有些患者出现支气管和血管收缩的一个原因。罕见的情况是患者血液中缺乏IgA。

4.细菌性反应和败血症休克

临床特点是高热、寒战和低血压。休克属于热休克，呈现皮肤潮红和干燥，腹绞痛、腹泻、呕吐和全身肌痛。

5.循环超负荷

早期的信号是全身静脉压升高，收缩压迅速上升50mmHg或更多，伴随肺血管内血量增加和肺活量减小。患者突然发生剧烈头痛、头胀、胸部紧迫感、呼吸困难、发绀、咳出大量血性泡沫痰、周身水肿，直坐时颈部静脉怒张，肺部出现湿性啰音，可发生心房纤维颤动或心房扑动，严重者可于数分钟内死亡。

6.输血相关肺损伤

通常在输血后1～4h内发病，患者迅速出现呼吸功能衰竭，胸部X线片可见有弥散性阴影。

(二)急性输液反应

1.发热反应

因输入了致热物质(致热原、死菌、游离菌体蛋白，其他蛋白质和非蛋白质的有机或无机物)引起，多由于输液用具消毒不严或变质，细菌污染或其他物质污染，或者液体选用不当，某些物质有配伍禁忌，或输液过多、过快、过凉，输入的溶液或药物制品不纯或保存不妥，以及个别患者对药物的反应性等。其临床表现是输液过程中出现发冷、寒战、发热(轻者体温38℃左右，高者可达41℃)，伴有头痛、恶心、呕吐、脉快、周身不适等症状。

2.急性肺水肿

输液速度过快，短时间内输入过多液体，使循环血量骤增，心脏负担过重而引起，患者可出现呼吸困难胸闷、咳嗽、咳粉红色泡沫样痰，严重时痰液可从口鼻涌出，肺部布满湿啰音。

3.血栓性静脉炎

长期输注浓度较高、刺激性较强的药物，或静脉内放置刺激性大的塑料管时间过长，引起的局部静脉壁的化学性反应；或是在输液过程中没有严格执行无菌操作，而引起局部静脉感染所致。临床表现为沿静脉走向呈条索状红线，局部组织发红、肿胀、灼热、疼痛，有时伴有畏寒、发热等全身症状。

4.空气栓塞

输液导管内的空气未排尽或加压输液时无人看守，使气体进入血液循环。临床表现为患者突发性胸闷、胸骨后疼痛、眩晕、血压下降，随即呼吸困难，严重发绀，听诊心脏有杂音。如果气体量小，则被右心室压入肺动脉，分散到肺小动脉内，最后到达毛细血管，因而损害较小。但是如果空气量大，则空气在右心室内阻塞肺动脉入口，使血液不能进入肺内，引起严重缺氧可造成立即死亡。

二、诊断与鉴别诊断

(一)急性输血反应

对每一例输血患者，医生或护士在整个输血过程和输血后几小时内需严密观察，警惕急性溶血性输血反应的发生。特别在输血开始的几分钟内，如患者烦躁不安、发热、寒战、背痛等，此时应及时终止输血，及时诊断治疗。差错及不按正确的程序工作是发生威胁生命的溶血性输血反应的最常见的原因。定期接受输血的患者特别容易发生发热性输血反应。凭借经验可以辨别出这种反应，从而避免不必要地推迟或停止输血。不要将患者原有的疾病症状体征混淆为急性输血反应的症状体征，如常很难确定患者体温升高是否是输血反应引起的，则应该测量患者输血前体温，掌握患者输血前发热规律。输血开始后数小时，每隔 30min 测量患者体温一次，并高度重视体温升高动态，这是有效地鉴别是否发生溶血性输血反应的措施。手术中全身麻醉患者输血时一定要高度重视是否有异常出血，连续补充血容量血压降低，心跳和脉搏加速或减慢，手术创面是否大面积渗血等，这都要考虑发生急性溶血。

(二)急性输液反应

输液期间出现不明原因的畏寒、发热、头痛、胸闷、气急、咳嗽、咳泡沫样痰、发绀、输液部位疼痛等症状时，均应考虑到发生输液反应。

三、处理措施

(一)急性输血反应

轻度反应可减慢输血速度，肌内注射抗组胺药。若几分钟内临床表现无好转或恶化，则应立即停止输血，更换输血器，以生理盐水保持静脉通路畅通。对血袋标签和患者身份进行核对。如发现有不符，首先确定是否是医护人员的错误，是否怀疑发生急性输血反应，一边向输血科/血库了解情况，一边将输血器连同剩余的血液、收集的新鲜尿样和从另一只手臂采集的血样(1 份抗凝，1 份不抗凝)以及有关的申请单送血库或相关科室分析，密切观察患者的生命体征，伤口出血情况及尿样，同时报告输血科和主治医生，必要时向麻醉科或血液科等有关科室寻求帮助。

(二)急性输液反应

怀疑发生输液反应时，应减慢输液速度或及时停止输液。检查并更换所有输液系统，包括输液剂在内的所有物品，进行细菌培养。对高热者给予物理降温，观察生命体征，或给予抗过敏药物及激素治疗。一旦发生静脉炎，停止在患肢静脉输液并抬高患肢，制动。根据情况进行局部热敷、中药或理疗等处理。发生急性肺水肿或空气栓塞等异常变化时，要严密观察，及时对症处理。

第九章　泌尿系统急危重症

第一节　急性尿潴留

一、概述

(一)定义

急性尿潴留(AUR)是指急性发生的无法排尿,导致尿液滞留于膀胱内的一种症候群,常伴随由于膀胱内尿液胀满而引起的明显尿意、疼痛和焦虑等症状。

(二)流行病学特点

AUR 多发于男性,老年人发生率高,其中 70～79 岁老年男性 10%在 5 年内发生 AUR,80～89 岁老年男性 30%在 5 年内发生 AUR,而 40～49 岁男性只有 1.6%在 5 年内发生 AUR。65%AUR 是由前列腺增生引起的,在 PLESS 研究中,前列腺增生者的 AUR 发生率为 18/(1 000 人·年)。女性和儿童较少发生 AUR,女性 AUR 常有潜在的神经性因素,儿童通常是由于感染或手术麻醉引起。

(三)病因

1.尿道梗阻性因素

机械性梗阻(如膀胱出口梗阻、尿道狭窄、尿道结石、尿道外口狭窄等)或动力性梗阻(如α-肾上腺素能活性增加,前列腺炎症)导致的尿道阻力增加。

2.神经性因素

膀胱感觉或运动神经受损(如盆腔手术、多发性硬化症、脊髓损伤、糖尿病等)。

3.膀胱肌源性因素

膀胱过度充盈等导致膀胱逼尿肌收缩乏力。

二、急性尿潴留的诊断

急性尿潴留发病突然,患者膀胱内尿液胀满不能排出,十分痛苦。发生急性尿潴留的病因主要包括尿道梗阻性、膀胱肌源性和神经性三大类,通过详细的病史询问和体格检查,配合相应的实验室检查和辅助检查,可明确病因及诊断,为后续治疗提供依据。

(一)基本检查

1.病史询问(推荐)

(1)有无下尿路症状及其特点、持续时间、伴随症状。

(2)发生急性尿潴留前的手术史、外伤史,尤其是下腹部、盆腔、会阴、直肠、尿道、脊柱等的外伤、手术史;经尿道行导尿、膀胱尿道镜检查、尿道扩张等有创检查、治疗史。

(3)既往史询问还应注意:既往尿潴留,充溢性尿失禁,血尿,下尿路感染,尿道狭窄,尿路结石,尿道排泄物性状如结石、乳糜凝块、组织块等,近期性交,腹痛或腹胀,便秘,便血,休克,糖尿病，神经系统疾病，全身症状等病史。男性患者还应注意询问有无前列腺增生及其国际前列腺症状评分(IPSS)和生活质量评分(QOL)，急性前列腺炎，包茎等病史。女性患者还应注意产后尿潴留、有无盆腔炎，盆腔压迫性疾病如子宫肌瘤、卵巢囊肿等，盆腔脏器脱垂如子宫脱垂、阴道前或后壁脱垂等，痛经，处女膜闭锁，阴道分泌物性状等病史。

(4)询问用药史，了解患者目前或近期是否服用了影响膀胱及其出口功能的药物，常见的有肌松剂如手术时麻醉用药、黄酮哌酯等，M 受体阻滞剂如阿托品、莨菪碱类、托特罗定等，α 受体激动剂如麻黄碱、盐酸米多君。其他药物如抗抑郁药、抗组胺药、解热镇痛药、抗心律失常药、抗高血压药、阿片类镇痛药、汞性利尿剂等也可导致尿潴留。

2.体格检查(推荐)

(1)全身检查：包括体温、脉搏、呼吸、血压等生命体征，注意意识、发育、营养状况、步态、体位、有无贫血或水肿等，对患者有一个初步整体印象。

(2)局部及泌尿生殖系统检查：具体如下。

视诊：除特别肥胖外，多能在耻骨上区见到过度膨胀的膀胱；部分患者可见充溢性尿失禁、尿道外口狭窄；有的还可见会阴、外生殖器或尿道口及其周围的湿疹、出血、血肿或淤血、肿物、手术瘢痕等。此外，男性患者可见包茎或包皮嵌顿、包皮口狭窄，女性患者可有盆腔脏器脱垂、处女膜闭锁等。

触诊：下腹部耻骨上区可触及胀大的膀胱，除部分神经源性膀胱外，压之有疼痛及尿意感。阴茎体部尿道结石或瘢痕也可触及。尿道口或阴道肿物也可触及。注意腹部其他包块情况，如应鉴别下腹部及盆腔肿物的性状及其可能的来源如膀胱巨大肿瘤、肠道肿瘤、子宫肌瘤、卵巢囊肿等，必要时采取双合诊。注意粪便团块。长期尿潴留能导致肾积水，可在肋缘下触及增大的肾脏。

叩诊：胀大的膀胱在耻骨上区叩诊为浊音，有时可胀至脐水平。移动性浊音可判断有无腹腔积液，应在排空膀胱尿液后进行。

(3)直肠指检：最好在膀胱排空后进行。直肠指检可了解肛门括约肌张力情况、肛管感觉、骨盆肌随意收缩等，直肠内有无肿瘤或粪块。对男性患者，还可了解是否存在前列腺增生、前列腺癌、前列腺脓肿等。

(4)神经系统检查：排尿活动是在神经系统调控下完成的，涉及脑干以上中枢神经、脊髓中枢、外周自主神经及躯干神经、膀胱及尿道神经受体与递质等，因此详尽的神经系统检查有助于区分有无合并神经源性膀胱。临床常做跖反射、踝反射、提睾反射、球海绵体肌反射、肛反射、腹壁反射、鞍区及下肢感觉、下肢运动等检查，必要时请神经科医师协助。

3.尿常规检查(推荐)

尿常规可以了解患者是否有血尿、脓尿、蛋白尿及尿糖等，AUR 解除后即可进行。

4.超声检查(推荐)

经腹部超声检查可以了解泌尿系统有无积水或扩张、结石、占位性病变等，男性患者的前列腺形态、大小，有无异常回声、突入膀胱的程度等。同时还可以了解泌尿系统以外其他病变如子宫肌瘤、卵巢囊肿等。

此外，在急性尿潴留解除，患者能自行排尿后，可行剩余尿量测定。

（二）根据初始评估的结果，部分患者需要进一步检查

1.肾功能（可选择）

因膀胱出口梗阻可以引起输尿管扩张反流、肾积水等，最终导致肾功能损害，血肌酐升高，怀疑肾功能不全时建议选择此检查。

2.血糖（可选择）

糖尿病性周围神经病变可导致糖尿病性膀胱，血糖尤其是空腹血糖检查有助于明确糖尿病诊断。

3.血电解质（可选择）

低钾血症、低钠血症也可导致尿潴留，对怀疑有电解质紊乱者建议选择此检查。

4.血清前列腺特异性抗原（PSA）（可选择）

前列腺癌、前列腺增生、前列腺炎都可能使血清 PSA 升高。急性尿潴留、留置导尿、泌尿系感染、前列腺穿刺、直肠指检及前列腺按摩也可以影响血清 PSA 值测定。

5.排尿日记（可选择）

在急性尿潴留解除能自行排尿后，如患者以下尿路症状为主要临床表现，记录连续 3d 的排尿日记有助于了解患者的排尿情况，对夜尿鉴别也有帮助。

6.尿流率检查（可选择）

在急性尿潴留解除，拔除导尿管后方可检查，最大尿流率（Q_{max}）最为重要，但 Q_{max} 减低不能区分梗阻和逼尿肌收缩力减低，还需结合其他检查，必要时行尿动力学检查。Q_{max} 在尿量为 150～200mL 时进行检查较为准确，必要时可重复检查。

7.尿动力学检查

（可选择）对引起膀胱出口梗阻的原因有疑问或需要对膀胱功能进行评估时建议行此项检查，结合其他相关检查以除外神经系统病变或糖尿病所致神经源性膀胱的可能。

8.尿道膀胱镜检查（可选择）

怀疑尿道狭窄、膀胱尿道结石、膀胱内占位性病变时建议行此项检查。

9.尿道造影（可选择）

怀疑尿道狭窄时建议此项检查。

10.计算机体层扫描（CT）和磁共振成像（MRI）检查（可选择）

在超声检查不能明确下腹部或盆腔肿物性质时，CT 或 MRI 检查是重要的补充。当怀疑神经源性膀胱时，CT 或 MRI 检查则有助于明确中枢神经系统如脑或脊髓病变。

（三）不推荐检查项目

静脉尿路造影（IVU）检查：主要是为了了解上尿路情况，对膀胱尿道等下尿路情况提供的信息较少，不做推荐。当患者造影剂过敏或者肾功能不全时禁止行静脉尿路造影检查。

（四）AUR 患者初始评估小结

1.推荐检查项目

病史询问；体格检查；尿常规；超声检查。

2.可选择性检查项目

肾功能；血糖；血电解质；血清 PSA；排尿日记；尿流率；尿动力学检查；尿道膀胱镜检查；

尿道造影；计算机体层扫描或磁共振成像。

3.不推荐检查项目

静脉尿路造影。

三、急性尿潴留的治疗

(一)急诊处理

AUR是临床急诊，必须立即处理，通过急诊置管排出膀胱内尿液使膀胱减压。采取何种方法置管，由非专科医生置管还是由泌尿外科医生置管，置管地点是在家里、急诊室、泌尿外科病房还是在手术中需根据当时的环境和条件决定，置管后患者是否收治入院同样也需要根据具体情况而定。

AUR的急诊置管采用阶梯式方法进行，按创伤程度依次为尿道留置Foley导尿管、留置Coude导尿管、耻骨上置管。标准的经尿道导尿易于操作，通常容易成功。若经尿道导尿不成功或有禁忌，可放置质硬的、头端成角的弯头导尿管或行耻骨上膀胱穿刺造瘘(SPC)。

血尿、低血压、解除梗阻后利尿是快速减压的潜在并发症，但没有证据表明慢速膀胱减压会减少这些并发症的发生。

1.导尿术(推荐)

采用导尿术治疗AUR是临床上最常用最简单的方法。肉眼血尿者插入导尿管并进行冲洗以清除膀胱内的血液和血凝块。同时，导尿可用于收集无污染的尿液标本，进行微生物学检查，通过导尿管行膀胱造影对了解AUR患者的膀胱病变或是否合并膀胱输尿管尿液反流有一定帮助。

导尿术的禁忌证是尿道损伤和尿道狭窄，包括确诊或怀疑的尿道损伤。如果怀疑患者有尿道损伤和尿道狭窄，在为其插导尿管前必须进行逆行尿道造影。多数男性患者可用16F或18F的导尿管，尿道狭窄患者可能需要使用较细的导尿管(12F或14F)。

导尿术的并发症：尿路感染(UTI)常见，许多患者仅表现为无症状性菌尿，但部分患者可发生急性肾盂肾炎、菌血症甚至尿脓毒症。老年、糖尿病、肾功能不全或晚期、危及生命的基础病的患者发生导尿管相关性尿路感染的危险性增加。导尿管相关性尿路感染的预防：严格的无菌插管技术，尽量保持收集系统密闭并缩短导尿管留置时间。对急诊导尿患者不推荐常规应用抗生素，预防性抗生素只对需要中期留置导尿的患者有应用价值，常规预防性使用抗生素对患者无益，并可导致耐药菌的增生。导管的其他并发症包括包皮嵌顿和尿道、膀胱损伤等。

2.耻骨上膀胱穿刺造瘘术(推荐)

耻骨上膀胱穿刺造瘘术的适应证包括对经尿道导尿有禁忌或经尿道插管失败的AUR患者。耻骨上膀胱穿刺造瘘的禁忌证包括膀胱空虚、既往有下腹部手术史伴瘢痕，以及既往有盆腔放疗史伴瘢痕，全身出血性疾病等。

耻骨上穿刺造瘘操作较导尿术复杂，可能的并发症包括血尿、造瘘管扭折或被血块堵塞、造瘘管周围漏尿、感染或脓肿形成不慎拔除造瘘管、手术失败等，严重并发症如肠穿孔、输尿管损伤、大血管损伤、腹膜炎甚至死亡。肉眼血尿常见，但多为一过性。使用新型的Seldinger SPC穿刺套装时SPC管的置入是沿着一根导丝，而传统的方法以trocar盲目穿刺。如果穿刺前不能触及膀胱或膀胱充盈不满意，采用超声定位有助于判断膀胱位置，提高穿刺的安全性。

3.穿刺抽尿法(可选择)

在无法插入导尿管,无条件穿刺造瘘情况下为暂时缓解患者痛苦,可在无菌条件下,在耻骨联合上缘二指正中线处,行膀胱穿刺,抽出尿液暂时缓解患者症状后转有条件医院进一步处理。

(二)病因治疗

AUR需要急诊处理,立即进行尿液引流。因此,除了一些可以在急诊解除的病因外,如尿道结石或包茎引起的尿道外口狭窄,包皮嵌顿等,其他病因导致的AUR可在尿液引流后,再针对不同的病因进行治疗。具体可参照相应疾病的诊疗指南。

包皮嵌顿可手法复位,如包茎可行包皮背侧切开。尿道外口狭窄闭锁,可行尿道外口切开。尿道结石造成AUR,前尿道结石可直接经尿道取石或碎石,后尿道结石可行膀胱镜检查将结石推回膀胱,留置导尿后二期再处理结石。膀胱内血块造成的AUR可能需在膀胱镜下清理血块后再留置导尿管。如因便秘造成AUR,在置管引流膀胱尿液的同时需要通便治疗。尿道外伤后AUR应先行耻骨上膀胱造瘘,二期处理尿道狭窄。术后AUR在导尿治疗前可先试用溴吡斯的明或针灸治疗。

1.手术治疗(可选择)

发生AUR后应尽量避免长期留置导尿管,长期置管的并发症包括尿路感染、脓血症、创伤、结石、尿道狭窄等,也有诱发尿路鳞状上皮癌的可能。

手术解除AUR发生的病因可从根本上避免AUR再发,也可避免长期或重复置管。对BPH,AUR被列为是前列腺切除术的适应证,BPH患者接受手术者24%～42%是由于AUR。AUR发作后急诊行前列腺手术者(发生AUR数日内),感染、围手术期出血的并发症的发生率增加,输血率、病死率增高。与单纯因排尿症状而行TURP手术的患者相比,AUR患者TURP术后不能排尿的概率更高。以AUR来就诊的BPH患者,推荐在应用α受体阻滞剂后先行TWOC,以后再延期手术,不推荐急诊行前列腺手术。

2.间歇性自家清洁导尿(CISC)(可选择)

对AUR病因不能有效治疗的患者,CISC是除长期置管之外的另一选择。CISC可用于在AUR发生后短期替代保留导尿以延期手术,也可用于前列腺切除术后因膀胱逼尿肌乏力而发生尿潴留的患者,尤其适用于神经源性膀胱患者。

3.药物治疗(可选择)

AUR通常急诊就诊,患者非常痛苦,因此尿液引流是首选,药物治疗仅作为尿液引流的辅助治疗,或者患者拒绝导尿或不适合导尿的情况下使用。根据急性尿潴留的发生机制,目前能用于治疗尿潴留的药物主要包括增强膀胱逼尿肌收缩力的拟交感神经类药物如溴吡斯的明和松弛尿道括约肌的α受体阻滞剂类药物如坦索罗辛等。

4.其他治疗(可选择)

(1)开塞露:常见的开塞露有两种制剂,一种主要成分为甘油(55%),另一种主要成分为山梨醇(45%～55%)、硫酸镁(10%)。甘油可直接刺激直肠壁,通过神经反射引起排便,与此同时引起膀胱逼尿肌强力收缩,括约肌松弛,辅以膈肌以及腹直肌收缩,通过这一系列反射,使腹内压和膀胱内压增高,引起排尿。有研究显示,使用开塞露灌肠,可以缓解妇女产后和儿童的急性尿潴留，但对前列腺增生所致急性尿潴留不推荐使用。

(2)针灸：中医院采用针灸对解除产后或术后麻醉所致逼尿肌收缩乏力的急性尿潴留有一定治疗效果。针刺部位可取合谷穴、三阴交穴、足三里穴等穴位，也可以采用新斯的明穴位注射，效果更明显。

推荐意见如下。

1)AUR的急诊处理可留置导尿或行耻骨上膀胱穿刺造瘘，采用超声定位可提高操作的安全性。

2)对需要置管超过14d的AUR患者，推荐行耻骨上膀胱穿刺造瘘。相对经尿道导尿，膀胱造瘘的不适症状、发生菌尿症或需要再次置管的机会更少。急性细菌性前列腺炎伴AUR者也推荐采用耻骨上膀胱穿刺造瘘引流尿液。

3)对急诊导尿患者不推荐常规应用抗生素，但对于某些感染高危因素的患者(如经尿道前列腺电切和肾移植)，可考虑使用抗生素治疗。

4)推荐AUR患者置管后带管回家等待合适的后续诊治，但对肾功能不全、尿脓毒症、同时患有其他严重疾病，或难以随访的患者，收治入院是必要的。

5)推荐第一次发生AUR的患者在置管后应用α受体阻滞剂，3～7d后TWOC。

6)对反复发生AUR的患者，不推荐长期保留导尿管或膀胱造瘘管，如果可能，应采取手术治疗解除AUR的病因，也可酌情试用间歇性自家清洁导尿等治疗。

7)对发生AUR的BPH患者，不推荐在数日内立即手术治疗，推荐在应用α受体阻滞剂后先行TWOC，以后再择期手术。

8)拟副交感神经节药物可用于手术后或产后的急性尿潴留，针灸、开塞露灌肠对解除产后或术后麻醉所致急性尿潴留有一定治疗效果。

第二节 急性肾小球肾炎

急性肾小球肾炎是一组病因及发病机制不明，临床以血尿、水肿、高血压三大主征为特点的肾小球疾病。多发于链球菌感染后，故临床上以急性链球菌感染后肾小球肾炎相称。大部分预后良好，少数患者在急性期死亡，多与重症并发症相关，部分患者病程迁延转为慢性肾小球肾炎。

一、病因

(1)β溶血性链球菌A族致肾炎菌株感染，引起急性链球菌感染后肾小球肾炎。

(2)非链球菌感染后肾炎可由葡萄球菌、肺炎双球菌、伤寒杆菌、淋球菌、脑膜炎双球菌、病毒、疟原虫感染引起。

(3)系统性疾病，如系统性红斑狼疮、过敏性紫癜性肾炎、自发性冷球蛋白血症等。

二、病理

(一)大体标本

肾脏肿大，色灰白光滑，表面可有出血点，切面皮质与髓质边界分明，锥体充血，肾小球呈灰色点状。

(二)显微镜检查

1.光镜

内皮细胞增殖、肿胀、系膜细胞及基质增生,呈毛细血管内增生或系膜增殖样改变。

2.荧光或酶标记

上皮下细颗粒沉积物,沉积物为 IgG、C3、备解素。

3.电镜

上皮侧驼峰样沉积物。肾间质水肿伴白细胞浸润,肾小管上皮细胞肿胀和脂肪变,管腔内有红细胞、白细胞和管型。

三、临床表现

(一)病前多有前驱感染史

咽频炎潜伏期 1～2 周,皮肤感染潜伏期 1～4 周。

(二)肉眼血尿

常为初始症状,呈洗肉水样,酸性尿中呈酱油色,多半数日消失,也有镜下血尿达 1～3 年消失者。

(三)少尿

肾小球滤过率下降,球管失衡。1～2 周内尿量渐增加。

(四)水肿

常为初始症,晨起有睑面部水肿,重者波及全身,甚至出现胸腔积液、腹腔积液。

(五)高血压

中等度高血压,18.7～22.7/12.0～14.7kPa,表现为头痛、头晕,严重者可发生高血压脑病。

(六)全身表现

疲乏、厌食、恶心、呕吐、腰痛等。

四、诊断

病前有前驱感染,起病表现为血尿、水肿、少尿、高血压。实验室检查示蛋白尿,镜检红细胞及其管型、白细胞;一过性氮质血症;链球菌感染后肾炎 ASO 增高,血 C3 降低,血液中查到免疫复合物。

五、治疗

(一)一般治疗

卧床休息至肉眼血尿消失,血压恢复正常,水肿减退。合并心力衰竭、肾衰竭、高血压脑病是绝对卧床休息的指征。

水肿严重、高血压者须限水、限盐,氯化钠摄入限制在每日 0.3g,液体摄入为尿量与不显性失水之和。不显性失水量=摄入液体量-排出液体量-体重增减数。

氮质血症者应限制蛋白质摄入量,成人每日 20g,小儿以 0.5g/kg 计,并选用优质蛋白。

(二)药物治疗

1.抗生素

本病多于链球菌感染后发病,应用抗生素控制感染,阻断抗原物质进入体内,以达阻断抗原抗体复合物形成。故主张全部病例均使用10～14d青霉素(640万～960万U,静脉滴注,每日1次),生理盐水量依患者水肿、高血压情况选用200～500mL。

2.利尿剂

利尿剂适用于少尿、水肿、高血压、心力衰竭者。双氢氯噻嗪50mg,每日3次;低钾者合用螺内酯40mg,每日3次;内生肌酐清除率<30mL/min者,应用呋塞米40～100mg,生理盐水20mL,静脉注射,无效者呋塞米200～1 000mg,生理盐水100～200mL,静脉滴注。

3.降压药

降压药适用于高血压、高血压脑病者。可选用硝苯地平10～20mg,每日3～4次;卡托普利25～50mg,每日3次。高血压脑病时,硝普钠50mg溶于5%～10%葡萄糖注射液250mL,以0.5μg/(kg·min)速度,静脉滴注并随血压调整剂量。

4.酚妥拉明

酚妥拉明10～20mg溶于5%或10%葡萄糖注射液250～500mL,以1～2μg/min速度静脉滴注,用于急性心力衰竭,以减轻心脏前、后负荷。

第三节　急进性肾小球肾炎

急进性肾小球肾炎系指迅速进行性肾小球肾炎。临床表现同急性肾小球肾炎,但症状重且日益加剧,肾功能急剧进行性恶化,未经治疗多数患者于数周或数月内发展成终末期肾衰竭,死于尿毒症。病理上表现为新月体形成,即毛细血管外增生,故又称新月体性肾小球肾炎。

一、病因

(一)原发性肾小球疾病

原发性弥散增生性新月体肾炎及其他原发性肾小球疾病伴广泛新月体形成。

(二)感染

细菌、病毒。

(三)多系统疾病

风湿类疾病、冷球蛋白血症、复发性多发性软骨炎、肺癌、淋巴瘤等。

二、病理

免疫病理分3型:Ⅰ型即抗基底膜抗体肾炎,Ⅱ型即免疫复合物性肾炎,Ⅲ型即细胞免疫介导急进性肾炎。

三、临床表现

(一)青壮年多见

男女发病之比约为2∶1,具急性肾炎综合征表现,起病急,尿量显著减少,蛋白尿、血尿、水肿及高血压,进行性肾衰竭,半数患者有前驱感染史。

(二)尿改变

尿量减少甚至尿闭,肉眼血尿及持续性镜下血尿,中等量蛋白尿,约2/3表现为肾病综合征。

(三)水肿

水肿程度不同,可无水肿,也可表现为肾病综合征样全身水肿。

(四)高血压

早期无或轻微血压升高,后期血压持续性增高,短期内出现心、脑并发症。

(五)肾功能

进行性持续性肾功损害,至肾功能恶化、尿毒症终末期,表现为尿少、恶心、呕吐,严重者出现消化道出血、肺水肿、心包炎、高钾血症、酸中毒、脑水肿。

四、诊断

(1)成年人具典型急性肾炎综合征表现,尿量极度减少甚至无尿,持续性进行性肾功能恶化。

(2)特发性急进性肾小球肾炎,血 C3 正常,尿 FDP 增加。

(3)肾活检:可靠诊断有赖于肾活组织病理检查。

五、治疗

(一)一般治疗

绝对卧床休息,低盐或无盐、优质低蛋白饮食。

(二)药物治疗

1.抗凝及抗血小板聚集药物

肝素 5 000U 加入 5%或 10%葡萄糖注射液 500mL,静脉滴注,凝血时间延长至用药前 1 倍后以维持量滴注;双嘧达莫 50mg,每日 3 次,渐加至 100mg。

2.肾上腺皮质激素及免疫抑制剂

(1)肾上腺皮质激素与细胞毒药物联合应用:泼尼松 1.0～1.5mg/kg,每日 1 次,8 周后逐渐减量,并辅以环磷酰胺 2～3mg/kg 加入生理盐水 20mL,静脉注射,隔日 1 次,累计总量应＜150mg/kg。

(2)甲泼尼龙冲击疗法:甲泼尼龙 10～30mg/kg 加入 5%或 100%葡萄糖注射液 500mL,静脉滴注,每日 1 次,3～5d 为一个疗程。1 个月后可重复冲击一个疗程,冲击治疗之间服泼尼松 1.0～1.5mg/kg,每日 1 次,6 周后逐渐减量,总疗程 1～5 年。必要时可重复冲击,激素撤减前可加用细胞毒药物,用法同上,可减少复发。

(3)四联疗法:泼尼松、环磷酰胺、肝素、双嘧达莫联合应用,用法、用量参上。

(三)其他治疗

1.血浆置换

每日或隔日置换 1 次,3～5 次后改为每周 3 次,12 次为一个疗程,每次置换容量 50mL/kg。

2.透析及肾移植

上述诸治疗无效者,应予以透析治疗,半年后可行肾移植,移植前须行双肾切除,可降低急进性肾小球肾炎的复发率。

第四节　急性肾衰竭

急性肾衰竭(ARF)是由于各种病因引起肾功能急骤、进行性减退而出现的临床综合征。临床主要表现为肾小球滤过率明显降低所致的氮质血症,以及肾小管重吸收和分泌功能障碍所致的水、电解质和酸碱平衡失调。根据尿量减少与否分为少尿型和非少尿型。

一、病因与发病机制

导致急性肾衰竭的原发疾病涉及临床多个学科,肾毒物质有药物及毒物之分。为便于诊断、治疗,常将急性肾衰竭的病因分为3类:肾前性、肾实质性、肾后性(梗阻性)。

1.肾前性

多种疾病引起的血容量不足或心脏排出量减少,导致肾血流量减少,灌注不足,肾小球滤过率下降,出现少尿。这方面的原发病有胃肠道疾病(吐、泻)、大面积创伤(渗出液)、严重感染性休克(如败血症)、重症心脏病(如心肌梗死、心律失常、心力衰竭)等。

此型肾衰竭有可逆性,如能及时识别,经积极处理,肾缺血得到及时改善,肾脏功能恢复,则少尿症状随之消失。反之,可因病情恶化,演变成肾实质性肾衰竭。

2.肾实质性

本病中的急性肾小管坏死占全部肾衰竭的75%以上,其原发病因有严重感染性休克(如败血症)、大面积创伤、挤压伤、大手术、妊娠毒血症等,肾毒物质有抗生素类(如庆大霉素、头孢菌素类)、金属类(如铜、汞)、生物毒类(如鱼胆、毒蕈类)等。上述病因引起肾脏急性缺血、灌注不足、肾小球滤过率下降;同时肾小管上皮细胞因缺血、缺氧或肾毒物质的直接作用,发生变性坏死,管腔堵塞、溃破,肾间质广泛炎症、水肿,从而导致肾功能急剧下降,临床出现少尿,氮质潴留,水盐、酸碱代谢紊乱等急性肾衰竭的典型表现。此外,引起本型肾衰竭的疾病还有重症急性肾炎、急进性肾炎、恶性高血压、肾血管栓塞等。

3.肾后性(梗阻性)

主要由于下尿路梗阻致肾盂积水、肾间质损害,久之肾小球滤过率也下降。此类原发病有尿路结石、肿瘤、肾外压迫如前列腺肥大等。患者常突然无尿为本型特点,如能及时解除梗死常可迅速恢复排尿功能。反之也可演变成肾实质性肾衰竭。

关于急性肾衰竭的发病机制有如下几方面的理论:肾血流动力学改变(主要指急性肾衰竭早期肾内血管痉挛,继之缺血损伤),肾小管堵塞、反漏,肾小管上皮细胞的黏附改变、能量代谢紊乱、钙离子内流,以及表皮生长因子对急性肾衰竭修复的重要作用等。

为便于理解和指导临床诊疗,以下简述肾小管坏死所致急性肾衰竭。在发病的初期(初发期)和持续进展期(持续期)其发病机制与病理改变各有其特点。当原发病因(如肾缺血)作用于肾脏后6h以内,主要病理改变是肾血管收缩(特别是入球小动脉)、肾血流量减少,肾小球滤过率下降,临床出现少尿,此时肾小管上皮细胞虽有损伤,但尚无严重器质性病变。如原始病因未消除,肾血管持续收缩的结果,导致严重缺血、缺氧,肾小球滤过率进一步下降的同时肾小管上皮细胞发生变性、坏死、脱落,管腔被堵塞、管壁溃破、尿液回漏、溢流于外、间质炎症、淤血，形成尿流障碍。此发病机制对临床诊断治疗及预后均有重要意义。为防止器质性肾损害，保护肾功能，从而改善预后，关键是及早发现肾内血流动力学变化，及早进行有效处理。

二、临床表现

起病急骤，常在各种原发病的基础上或肾毒物质的作用下出现少尿、血尿素氮及血肌酐升高。临床症状包括原发病的表现，急性肾衰竭的表现及并发症 3 方面。根据本病病情的演变规律，分为 3 期，即少尿期、多尿期、恢复期。

部分患者发生急性肾衰竭时，其尿量并无减少，24h 尿量可超过 500mL 以上，称为“非少尿型急性肾衰竭”。

(一)少尿期

1.尿量减少

尿量明显减少，24h 少于 400mL 者为少尿，少于 100mL 者为无尿。一般少尿期持续时间平均 10d 左右，短则 2d，长则 4 周；如超过 4 周提示肾实质损害严重。

2.氮质血症

由于代谢产物在体内滞留，血液中尿素氮(BUN)和肌酐(Scr)逐渐升高，其升高速度与患者体内蛋白质分解状态有关。一般情况下，每日 BUN 上升为 3.6～7.1mmol/L、Scr 为 44.2～88.4μmol/L；如有继发感染发热、广泛组织创伤、胃肠道出血等，则蛋白质分解加速，每日 BUN 上升 10.1～17.9mmol/L、Scr 176.8μmol/L，此为高分解代谢型肾衰竭，提示病情严重。与此同时出现各系统器官受损症状：消化系统可有厌食、恶心、呕吐，严重时不同程度消化道出血、黄疸等；心血管系统可有血压升高、心律失常、心力衰竭、心包积液等；神经系统表现为定向障碍、淡漠，严重者嗜睡、抽搐、昏迷；血液系统可有轻度贫血，皮肤黏膜出血，严重者可发生弥散性血管内凝血(DIC)。

3.水、电解质紊乱及酸碱平衡失调

(1)水潴留过多由于肾缺血，肾小球滤过率下降，肾小管损害等排尿减少，水在体内积聚，如此时进液未予控制可发生“高血容量”危象，并由此导致脑水肿、肺水肿及充血性心力衰竭等严重并发症，为死亡原因之一。

(2)高钾血症由于肾排钾减少、感染、创伤、出血、输入库存血液、进食含钾丰富的食物以及酸中毒等，血钾浓度可在短期内迅速升高，且临床症状不明显。高血钾对心脏有毒性作用，如不及时发现，进行有效处理(透析等)，常可因心室颤动或心搏骤停而迅速导致死亡。

(3)代谢性酸中毒由于酸性代谢产物在体内滞留所致。

4.继发感染

常见有肺部及尿路感染、皮肤感染等。

5.急性肾衰竭并发其他脏器衰竭或多脏器衰竭中存在急性肾衰竭

此类重症常发生于严重败血症(最多见于革兰阴性杆菌败血症)、感染性休克、创伤、战伤、手术后、病理性妊娠等。临床除具备急性肾衰竭表现外，同时并存其他脏器衰竭危象，如呼吸衰竭、循环衰竭、肝衰竭、弥散性血管内凝血、广泛小血管栓塞等，预后恶劣。

(二)多尿期

经过少尿期后，排尿逐渐增加，当每日排尿量超过 400mL 时，进入多尿期。平均持续 10d

左右，此期尿量逐日增加，一般 3 000mL/d 左右，也可高达 5 000mL/d 以上。如补液不及时，可发生脱水、电解质丢失。此期 BUN、Scr 经过短时间上升后，随之下降到正常范围。此时患者虚弱，抵抗力差，容易并发感染和发生水盐代谢紊乱等，不及时处理，也可引起严重后果。

（三）恢复期

排尿量进入正常，BUN、Scr 正常，患者症状改善，一般情况好转。此期长期因病情及肾损害程度而异，一般半年至 1 年肾功能可完全恢复，损害严重者，恢复期可超过 1 年，个别可遗留永久性损害。非少尿型肾衰竭患者排尿量每日超过 400mL，甚至如常人，但其 BUN 和 Scr 仍随病情进展而升高。其病因多与肾毒物质有关，其中又以庆大霉素的不合理使用最为常见，其发病与该类抗生素使用剂量过大或使用后抗体产生变态反应等有关。由于此型，肾衰竭症状不典型，容易为临床忽略或为原发病掩盖而延误诊断。非少尿型肾衰竭经及时发现，正确处理，一般预后较好，病死率比少尿型低。

三、实验室检查

（一）尿常规检查

尿常规检查是早期发现肾损害的重要指标之一。少尿期、无尿期尿颜色多呈酱油色或浑浊，镜检有蛋白、红细胞、白细胞及管型。多尿期尿色清白。

（二）尿比重测定

少尿期尿比重常＞1.025；多尿期和恢复期尿比重多在 1.010～1.016，尿渗透压下降，接近血浆水平，多在 300～400mmol/L。

（三）尿钠浓度测定

尿钠浓度常＞400mmol/L，尿钠和血浆尿素氮之比＜20，有助于急性肾衰竭的早期诊断。

（四）血生化检查

血尿素氮、肌酐、钾、磷进行性升高，二氧化碳结合力、血钠、钙降低，内生肌酐清除率明显下降，多在 5mL/min，血肌酐/尿肌酐＜15。

（五）肾衰竭指数

肾衰竭指数＝血钠浓度/尿肌酐或血肌酐＞2。

（六）其他

B 超、肾图、腹部 X 线平片有助于本病的诊断和鉴别诊断，可酌情选用。

四、鉴别诊断

1.肾前性氮质血症

肾脏本身无器质性病变，有循环衰竭和血容量不足病史，尿诊断指标可资鉴别。偶有休克患者收集不到尿标本，可测定中心静脉压，肾前性氮质血症常＜0.49 kPa（50mmH_2O）。而急性肾小管坏死则正常或偏高。对难于鉴别的患者，可行补液试验，用 5%葡萄糖注射液或生理盐水 500mL，在 30～40min 内输入，若血压升高，尿量增多，血 BUN 下降，提示为肾前性氮质血症。如果血容量已纠正，血压恢复正常，而尿量仍少，可予 20%甘露醇 200～500mL，20min 内静脉滴注，或呋塞米 200～300mg 静脉注射，如尿量增加，提示为肾前性氮质血症，如尿量不增加，则支持肾小管坏死的诊断。

2.肾后性氮质血症

尿路梗阻多有原发病史(如结石、盆腔肿瘤、前列腺肥大等),膀胱触诊和叩诊可发现膀胱因积尿而膨胀。直肠指检和妇科检查也有助于发现梗阻原因。腹部平片对诊断阳性尿路结石有帮助,B超和静脉肾盂造影可发现双肾增大,有肾盏、输尿管扩张。同位素肾图示梗阻图形。CT、磁共振检查对诊断肾盂积水和发现结石、肿瘤均有帮助。

3.肾实质疾病

急进性肾炎、重症链球菌感染后肾炎、肾病综合征大量蛋白尿期、系统性红斑狼疮肾炎、过敏性紫癜肾炎等均可引起急性肾衰竭。患者均有原发病的病史、症状和体征,尿蛋白多超过2g/d,多伴血尿、红细胞管裂、高血压及水肿。鉴别诊断有困难时,应行肾活检。

急性间质性肾炎多由药物过敏引起,突然发生少尿和急剧,肾功能减退,伴发热、皮疹、淋巴结肿大,血嗜酸性粒细胞及 IgE 增高,尿沉渣中有较多嗜酸性粒细胞,轻度蛋白尿,血尿及红细胞管型少见。

五、治疗

(一)少尿期的治疗

1.饮食与维持水平衡

严格限制蛋白质,可给优质蛋白 0.5g/kg,大量补充氨基酸,补充足够热卡,>8 368 kJ/d (2 000kcal/d),以减轻高分解代谢状态。控制液体入量,每日液体入量应≤前一日排尿量+大便、呕吐、引流液量及创面渗液+500mL(为不显性失水量一内生水量)。一般认为体温每升高1℃,每小时不显性失水量增多 0.1mg/kg。少尿期应严密监测体重、液体出入量、血钠、血钾、中心静脉压、心率、血压、血 BUN 和 Cr。

2.早期解除肾血管痉挛

(1)小剂量多巴胺每 1～4μg/kg,能扩张肾血管,其单用或与呋塞米合用能有效增加尿量。

(2)静脉滴注甘露醇能扩张血管,增加肾血流量和肾小球静脉压,并有助于维持肾小管液流量,防止细胞和蛋白质碎片堵塞肾小管。20%甘露醇 60mL 于 3min 内静脉注射或 20%甘露醇 200mL 于 15min 内静脉滴注。

(3)应用利尿合剂:普鲁卡因 0.5g、维生素 C 3g、咖啡因 0.25g、氨茶碱 0.25g 加 20%葡萄糖注射液 200mL 静脉滴注,也可在此基础上加用罂粟碱 0.03g 或甘露醇 20～30g,加强其解痉、利尿作用。

(4)苄胺唑啉 20～40mg 加入 5%葡萄糖注射液 500mL 中静脉滴注,滴速以 0.1～0.3 mg/min为宜。

3.防止和治疗高钾血症

严格限制摄入含钾过高的食物,包括橘子、香蕉、海带、紫菜、巧克力、豆类制品等。禁用含钾的药物(如青霉素钾盐、潘南金等)和保钾利尿剂。避免输注陈旧库存血液和清除体内感染病灶和坏死组织。当血钾高于 6mmol/L 时,可应用高渗葡萄糖和胰岛素滴注维持,每 3～5g葡萄糖加 1U 胰岛素;伴有酸中毒者给予碳酸氢钠溶液;钙剂可拮抗高血钾对心肌的毒性;同时可予钠型离子交换树脂口服或灌肠。血钾>7mmol/L,应采用透析治疗,以血液透析为宜。

4.纠正酸中毒

轻度酸中毒(血 HCO_3^-<15mmol/L)不必特殊治疗。高分解代谢者酸中毒程度严重,并加重高钾血症,应及时治疗,常予5%碳酸氢钠100~250mL静脉滴注,并动态监测血气分析,以调整碳酸氢钠用量,如有心功能不全,不能耐受碳酸氢钠者,则应进行透析治疗。

5.营养支持

营养补充尽可能部分利用胃肠道,重危患者多需要静脉营养,以提供足够热卡,使尿素氮升高速度减慢,增强机体抵抗力,降低少尿期病死率,产能减少透析次数。静脉营养液内含8种必需氨基酸、高渗葡萄糖、脂肪乳、各种微量元素及维生素。由于其高渗性须由腔静脉插管输入,为避免容量过多致心力衰竭,常需先施行连续性静脉静脉血液滤过。

6.抗感染治疗

感染是急性肾衰竭的常见并发症,多见于血液、肺部、尿路、胆管等部位感染,应根据细菌培养和药物敏感试验,选用那些对肾无毒性或毒性低的抗生素,并按肌酐清除率调整药物剂量。

7.透析疗法

为抢救急性肾衰竭的最有效措施,可迅速清除体内过多代谢产物,维持水、电解质和酸碱平衡,防止发生各种严重并发症,使患者度过少尿期。透析指征如下。

(1)少尿或无尿2d以上。

(2)血钾>6.5mmol/L,内科处理无效者。

(3)血BUN>21mmol/L(60mg/dL)或血Cr>530.4μmol/L(6mg/dL)。

(4)体液过多,有急性肺水肿、难控制的高血压、脑水肿和充血性心力衰竭征兆。

(5)严重代谢性酸中毒,血 HCO_3^-<12mmol/L。

血液透析适用于:高分解代谢型危重患者,心功能尚稳定,腹膜脏器损伤或近期腹部手术者。腹膜透析适用于:非高分解代谢型,心功能欠佳,有心律失常和血压偏低,血管通道建立有困难,有活动性出血或创伤,老年或儿童患者。连续性动(静)脉静脉血液滤过对心血管系统影响小,脱水效果好,可有效防止少尿期体液潴留导致肺水肿,并可保证静脉内高营养疗法进行。

(二)多尿期治疗

治疗重点仍为维持水、电解质和酸碱平衡,防止各种并发症。须注意防止脱水、低血钾和低血钙。患者每日尿量多在4L以上,补充液体量应比出量少500~1 000mL,尽可能经胃肠道补充。在多尿期4~7d后,患者可逐渐恢复正常饮食,仍适当地限制蛋白质,直至血BUN和Cr恢复正常。

(三)恢复期治疗

可增加活动量,补充营养,服用中药调治以促进肾功能恢复,避免使用对肾脏有害药物,定期随访肾功能。

一般经3~6个月可恢复到原来的健康水平。个别患者遗留下永久性肾小球或肾小管功能损害,极少数患者可发展为慢性肾衰竭。

第五节　慢性肾衰竭

慢性肾衰竭(CRF)是发生在各种慢性肾脏疾病基础上缓慢出现的肾功能减退直至衰竭的一种临床综合征。主要表现为肾功能减退,代谢产物潴留,水、电解质及酸碱平衡失调,以至于不能维持内环境的稳定,CRF临床较常见,病情严重,病死率极高,治疗效果差。

按照肾小球滤过功能降低的进程,可将慢性肾功能不全分为三个阶段。

第一阶段是肾功能不全代偿期。肾小球滤过率(GFR)降低,内生肌酐清除率(Ccr)>50mL/min;血肌酐(Scr)并不升高,≤178μmol/L(2mg/dL);血尿素(Urea)≤9mmol/L(25mg/dL);一般无肾功能不全临床症状。

第二阶段是肾功能不全失代偿(即氮质血症期)。Ccr 25～50mL/min;Scr>178μmol/L;Urea>9mmol/L;出现轻微肾功能不全症状,如乏力、恶心、食欲缺乏、贫血等。

第三阶段是肾衰竭期(即尿毒症期)。Ccr<25mL/min;Scr>445μmol/L(5mg/dL);Urea>20mmol/L(55mg/d);出现水、电解质、酸碱平衡紊乱和明显的各系统症状。当GFR<10mL/min时,则称为尿毒症终末期。

一、病因与发病机制

现代医学认为,很多慢性疾病都可能引起慢性肾衰竭,这些病大致上可以分成两类。

一类是主要涉及肾脏本身的疾病,另一类是全身性疾病或其他系统疾病引起继发性肾损害。在原发性肾脏疾病中,常见的有慢性肾小球肾炎,其次为小管间质性肾炎。继发性肾脏疾病中,常见于糖尿病肾病等。由于人的寿命延长及各种因素的影响,慢性肾衰竭的病因中,继发性的比例有增高趋势。关于慢性肾衰竭发病机制,在近10余年来的研究中尤其受到重视,先后提出了“健存肾单位学说”“矫枉失衡学说”“肾小球高滤过学说”“脂质代谢紊乱学说”“肾小管高代谢学说”等来解释慢性肾衰竭进展的原因,这些学说均有其实验研究和临床观察依据,有其相对的合理性,但一般只能解释慢性肾衰竭进展的部分原因。因此,需要将多种有关学说结合起来,从整体上去认识慢性肾衰竭发病机制,才能更为全面。

(一)慢性肾衰竭渐进性发展的机制

CRF病程进展较为缓慢,但从总体上来看,这一进程基本上是不可逆的。这种进展的原因,既与肾脏本身基础病的发展有关,也与某些共同性的途径有关。

1.肾小球高滤过学说

该学说认为,CRF时残余肾单位肾小球出现高灌注和高滤过状态是导致肾小球硬化和残余肾单位进一步丧失的主要原因之一。高滤过的存在,可促进系膜细胞增殖和基质的增加,导致微动脉瘤的形成、内皮细胞损伤和血小板集聚增强、炎症细胞浸润等,因而肾小球硬化的过程不断发展,肾单位损伤进一步加重。

2.肾小管高代谢学说

该学说认为,CRF时残余肾单位肾小管代谢亢进是肾小管萎缩、间质纤维化和肾单位进行性损坏的主要原因之一。肾小管氧消耗增加和氧自由基增多、ATP合成增加、补体旁路(C3

途径）的激活和膜攻击复合物（C5b-9）的形成、小管液内 Fe^{2+} 的生成，都可以对肾小管—间质造成损伤。间质淋巴—单核细胞的浸润并释放某些细胞因子和生长因子，致小管间质的进一步损伤，并刺激间质纤维母细胞，加快间质纤维化的过程。

3.脂质代谢紊乱学说

该学说认为，脂质代谢紊乱可促进小球系膜损伤和基质增多，在肾小球硬化过程中起着重要作用。由于内皮细胞损伤，毛细血管壁巨噬细胞浸润并形成泡沫细胞（其胞浆内含大量胆固醇和磷质）；肾小球内过多脂质沉积，可增强血小板聚集作用和毛细血管的硬化过程，这与大中动脉粥样硬化的过程有许多相似之处。

4.钙磷沉积和继发性甲状旁腺功能亢进的发生和发展

CRF 时，1，25-$(OH)_2D_3$的缺乏，低钙血症、高磷血症等因素致继发性甲状旁腺功能亢进的发生和发展，是引起肾单位损害加重的另一因素。过多的甲状旁腺激素（PTH）可引起软组织转移性钙化，致肾小管上皮细胞内钙沉着增多，引起小管—间质钙化的发生和发展，致肾单位损害不断进展。

5.细胞因子和生长因子的重要作用

近年发现，在 CRF 病程进展过程中，有不少细胞因子和生长因子参与了其病理生理过程。如表皮生长因子（EGF）、胰岛素样生长因子（IGF-1）、转化生长因子-β（TCF-β）、白细胞介素（IL-11、IL-2、IL-6）、血小板源生长因子（PDGF）等。这些因子或者与肾小球系膜增殖、肾小管肥大有关，或者与间质的细胞浸润有关，或者与微血管内凝血有关。

（二）尿毒症发病机制

目前一般认为，慢性肾衰竭的各种临床症状的发生，主要与某些尿毒症毒素蓄积及某些营养素、激素缺乏有关。营养缺乏学说认为，尿毒症的表现与某些营养素的缺乏或不能有效利用有关，如蛋白质、能量、水溶性维生素（维生素 B 等）、微量元素（Zn）等。某些激素的分泌不足也是营养不能有效利用及（或）某些临床症状的重要原因之一，如 1，25-$(OH)_2D_3$ 的缺乏引起钙吸收、利用障碍，EPO 不足引起红细胞生成障碍、导致肾性贫血等。

尿毒症毒素学说认为，尿毒症的一系列表现主要是尿毒症毒素引起。患者体液内有 200 多种物质的浓度高于正常，但大多数尚未被确认为尿毒症毒素。一般认为，可能具有尿毒症毒性作用的物质的有 20 种左右。凡被认为尿毒症毒素的物质，至少应具备下述诸条件。

（1）尿毒症患者体液内该物质的浓度高于正常。

（2）该物质结构及理化性质明确。

（3）高浓度的该物质与特异的尿毒症临床表现相关。

（4）动物实验或体外试验证实该物质在其浓度与尿毒症患者体液内浓度相似时可出现类似毒性作用。

（5）体液内该物质下降与症状、体征改善伴随。

尿毒症毒素可分为小分子（WM＜500，如尿素、胍类、胺类等）、中分子（MW 500～5 000）和大分子（MW＞5 000）3 类。小分子毒性物质以尿素的量最多，占“非蛋白氮”的 80％以上，其他如胍类（甲基胍、琥珀胍酸等）、各种胺类、酚类等，也占有重要地位。多胺主要包括精胺、亚精胺、尸胺、腐胺等。中分子物质主要与尿毒症脑病、周围神经病变、红细胞生成抑制、某些内分泌紊乱、细胞免疫低下等有关。大分子物质包括核糖酸酶(RNase)、β_2-微球蛋白(β_2-MG)、维生素 A 等也具有某些毒性。β_2-MG 与尿毒症骨病、腕管综合征、继发性淀粉样变的发病有关。

(三)慢性肾衰竭病程进展的危险因子

一般来说,肾性肾衰竭的病程是渐进性发展的,但在慢性肾衰竭病程的某一阶段,肾功能可出现急剧恶化,甚至严重威胁患者生命。这种肾功能的恶化,如诊断、处理及时,往往具有一定的可逆性,甚至完全恢复到恶化前的肾功能水平,但如诊治不及时或病情太重,这种恶化也可能是不可逆的。影响慢性肾衰竭病程进展的因素很多,凡可引起慢性肾衰竭进展加快的因素均可看做危险因子,包括以下 3 个方面。

1.原发病原因

糖尿病肾病膜增生性肾炎等常可很快发展为慢性肾衰竭、尿毒症。原发性或继发性急进性肾炎,一般可发生急性肾衰竭,其中有的病程长,表现为慢性肾衰竭。成人紫癜性肾炎患者,其病程进展常比 IgA 肾病患者迅速。一部分 IgA 肾病患者肾衰竭进展也较迅速,这方面尚需进一步观察。重度高血压及恶性高血压如未及时控制,其肾衰竭病程进展也相当迅速。

2.诱因

急性感染、败血症、大出血、大手术、血容量不足/脱水、高凝/高黏滞状态、低钾血症、高钙血症、肾毒性药物或化学物质中毒、结石、泌尿道梗阻等,均可使慢性肾衰竭急性加重,这类诱因引起的肾衰竭加重,往往有不同程度的可逆性,只要发现及时,处理得当,常可使肾功能得到较好恢复,甚至完全恢复到急性损害前的水平。

3.饮食

高蛋白、高磷饮食常可使慢性肾衰竭进展速度加快,这已经得到实验研究和临床研究的证实。此外,高尿酸或高草酸饮食也可能加重小管—间质损害,但尚需进一步研究证实。

二、临床表现

(一)各系统常见症状

1.消化系统

食欲缺乏、口有尿味、恶心、呕吐等,少数情况下可有腹泻、腹胀、腹痛等。晚期患者可有弥散性胃黏膜损伤、溃疡和出血,临床表现为柏油样便、呕血或呕吐物呈咖啡样。由于呕吐、食少、腹泻常可导致或加重水、电解质紊乱。

2.血液系统

一般均有轻、中度贫血,如伴缺铁、营养不良、出血等因素;也可有重度贫血。晚期患者可有出血倾向,出现皮下出血点、瘀斑、内脏(主要为胃肠道)出血、脑出血等。

3.心血管系统

随着肾衰竭程度的加重,高血压发生率逐渐增高(50%～80%或更高)。部分患者可伴有胸闷、憋气、心前区痛、阵发性呼吸困难,不能平卧等症状;体检时可发现心界增大、心率增快、心律失常等,个别患者可闻及心包摩擦音。心包积液较多时,则可有心音低钝、遥远。

4.呼吸系统

常有气短，重者可因尿毒症性肺水肿或心源性肺水肿而出现呼吸困难，前者症状相对较轻，而后者则症状严重，表现为端坐呼吸、双肺哮鸣音或(和)中大水泡音。合并肺部感染者，则可有咳嗽、咳痰、胸痛、发热等症状。部分患者可发生尿毒症状性胸膜炎或(和)胸腔积液。

5.神经系统

可出现尿毒症性周围神经病变(手足麻木感，传导速度减慢)和(或)尿毒症脑病。伴尿毒症脑病时，轻者仅有反应迟钝、淡漠等，以后可出现不同程度的意识障碍(嗜睡、昏睡、昏迷)，也可有扑翼样震颤、癫痫样发作、精神异常等表现。个别情况下可有视、听觉障碍，甚至发生失明、耳聋等。

6.免疫系统

多数患者抵抗力下降，易于感染。目前已发现，慢性肾衰竭患者主要表现为细胞免疫功能下降。某些免疫细胞(T细胞、单核细胞等)功能降低，白细胞介素-2活性下降等，均影响细胞免疫功能。

7.皮肤表现

皮肤苍白、干燥。由于尿毒从汗腺排出，在皮肤凝结成“尿素霜”及钙在皮肤的异位沉着，常造成皮肤奇痒难忍。

(二)水、电解质及酸碱平衡紊乱

1.水代谢紊乱

早期由于肾小管的浓缩功能减退，出现多尿可达2 500mL/d，有的可超过3 000mL/d。夜尿增多，甚至超过日尿量，加上厌食，呕吐或腹泻，常引起失水。晚期由于肾功能进一步恶化，排尿减少，出现少尿(<400mL/d)，无尿(<100mL/d)，如不控制液体入量，则出现水肿。

2.电解质代谢紊乱

由于肾脏丧失对电解质的调节功能，早期由于排尿增多常出现低钠、低钾、低钙。当肾功能进一步恶化，排泄功能丧失，发生电解质在体内潴留，则可出现高钠血症、高钾血症、高磷血症、低钙血症，常可引起低钙抽搐，一旦补碱纠正酸中毒后，由于血钙下降，便会发生抽搐。高钾血症可并发严重心律失常、心搏骤停，且多数患者常无先兆症状，处理不及时，易造成死亡。

3.代谢性酸中毒

由于肾功能恶化，酸性代谢产物潴留体内而发生酸中毒。患者常表现为乏力、反应迟钝、呼吸深大，甚至昏迷。

(三)继发感染

由于患者免疫功能低下易诱发感染，但临床症状不典型，如肺炎、肠炎、尿路感染等，应密切观察病情变化，及时诊断治疗。

三、实验室检查

(一)血常规检查

正细胞和正色素性贫血，血红蛋白多在60～90g/L。血小板数偏低或正常，血小板功能异常导致出血时间延长，有出血倾向。白细胞计数正常。红细胞沉降率加快。

(二)尿常规检查

尿渗透压降低,多在 300～400mmol/(kg·H_2O),接近于等张尿。尿比重多在 1.016 以下,夜尿量大于日尿量,最高和最低尿比重差小于 0.008。每日尿量减少至 1 000mL 以下,尿毒症终末期可少尿以至无尿。尿蛋白量+～+++,尿沉渣检查有数量不等的红细胞、白细胞、上皮细胞、颗粒管型或蜡样管型。

(三)血生化和肾功能检查

血清尿素氮(BUN)、肌酐(Cr)和尿酸常明显升高。肾肌酐清除率下降,晚期出现代谢性酸中毒。血钾轻度或明显升高,血钠轻度降低,血氯和血镁可升高。清蛋白多低于 30g/L。血钙降低,多在 2mmol/L(8mg/dL)以下,血磷多高于 1.7mmol/L(5mg/dL),碱性磷酸酶升高,并可有继发性甲状旁腺激素升高。

(四)其他检查

腹部 X 线平片、肾超声和计算机 X 线断层摄影(CT)观察肾脏的位置、大小和形态,有无结石、积液和肿物等。

静脉肾盂造影和逆行尿路造影用以确定尿路梗阻的部位和性质,严重肾功能不全时,不宜做造影检查。放射性核素肾图和肾脏显像检查有助于了解两侧肾脏形态、大小、血流量、分泌和排泄功能。

尿毒症时胸片可发现心脏增大和肺水肿。肺门两侧呈对称性蝴蝶状阴影,称为尿毒症肺。15%患者有胸膜炎,可出现单侧或双侧胸腔积液。超声心动图可发现部分患者有心包积液。

四、鉴别诊断

慢性肾衰竭的诊断主要包括两个方面的内容,首先必须鉴别是否存在 CRF。由于 CRF 的早期表现不典型,而且可出现任何一个系统的症状,因而容易误诊为某一系统的疾病,特别对那些没有明显慢性肾脏病史的患者更应注意,如以无力、疲乏、体力下降、腹痛、腹泻、呕吐甚至消化道出血就诊者,易被误诊为消化道疾病或肿瘤;以全身衰弱、面色苍白、贫血等就诊者易因抗贫血治疗效果不佳而误诊为再生障碍性贫血;以神经末梢症状表现如肢体麻木、瘙痒等就诊者易被误诊为末梢神经炎;以呕吐、嗜睡、酸中毒、蛋白尿甚至昏迷等症状就诊者易被考虑为尿病酮症酸中毒。此外,对那些慢性肾脏病患者呈隐匿经过,由于肾负荷突然加重,病情恶化显示尿毒症症状者,很易误诊为急性肾衰竭。

因此,凡遇以上这些情况,应警惕有无慢性肾衰竭,尿检查及肾功能检查可助诊断。以少尿为主诉时,应注意与急性肾衰竭鉴别,病史短、无明显贫血、超声检查肾脏不缩小为急性肾衰竭的特点,可与慢性肾衰竭相鉴别。肾病综合征有明显水肿及少尿时,血尿素氮也可升高,并出现恶心、呕吐、食欲缺乏等症状,但经治疗而利尿消肿后,尿素氮随之下降,胃肠症状也消失,此乃一过性氮质血症。

CRF 的诊断一旦确定后,还需进一步鉴别引起 CRF 的各种原发病,因为不同的原发病其治疗、预后都可能不同。需经考虑的慢性肾脏疾病很多,常见的有慢性肾炎、慢性间质性肾炎(主要是慢性肾盂肾炎)、高血压性肾动脉硬化、先天性多囊肾、系统性红斑狼疮、梗阻性肾脏病、糖尿病性肾病、镇痛性肾病、肾结核、痛风性肾脏病、结节性多动脉炎等,针对这些原发病进行治疗,常能延缓病情进展。

五、治疗

(一)一般治疗

积极治疗原发病,延缓疾病进展为尿毒症,消除可使慢性肾功能不全急性加重的危险因素,如血容量不足、肾毒性药物和毒素、泌尿道梗阻、各种感染、重度高血压、充血性心力衰竭、高凝和高黏滞状态、高钙血症和高磷血症等。

(二)饮食疗法

患者血 Cr>221.0μmol/L 时,给予优质低蛋白和低磷饮食,每日补充 0.5～0.6mg/kg,体重的优质蛋白质,如鸡蛋、瘦肉和奶类等,适当补充必需氨基酸或酮酸,可给肾灵 3～4 片,每日 3 次口服。严格限制植物蛋白的摄入,同时保证足够的高热量饮食,每日提供 126～147kJ/kg 体重,可促进蛋白质的合成,显著减少机体蛋白质分解,避免营养不良,减轻慢性肾衰竭患者的高滤过状态。对于大量蛋白尿患者丢失的每克尿蛋白,应增加摄入 1.3g 蛋白质予以补偿。饮食中应补充多种维生素和叶酸。除伴有高血压和水肿外,一般不需严格限钠。饮水量根据尿量、有无水肿或脱水来决定。对尿量每日>1 000mL 且无水肿者,不需严格限水。每日尿量<1 000mL 者,每日饮水量=显性失水量+500mL。

由于结肠成为非透析尿毒症患者排泄钾的主要器官,便秘也能加重高钾血症。增加高纤维素食物的摄入,可减少便秘、憩室炎和结肠癌的发生率,改善糖耐量和降低血浆胆固醇浓度。

(三)尿毒症并发症的治疗

1.水、电解质和酸碱失衡的治疗

(1)高钾血症:某些因素可引起的加重高钾血症,如血容量不足、组织坏死、酸中毒急剧加重,药物(安体舒通、氨苯喋啶、口服补钾剂、转换酶抑制剂、非甾体类抗炎药等)、发热或高钾饮食。高钾血症患者需去除诱因,停服换酶抑制剂、非甾体类抗炎药等、发热或高钾饮食。当血钾>6.5mmol/L,出现骨骼肌无力和心电图高钾表现时,必须紧急处理,促使钾直接向细胞内转移和迅速从体内排钾。胰岛素加入 10%～25%葡萄糖注射液静脉滴注,胰岛素与葡萄糖比例为 1U∶5g;5%碳酸氢钠 100～200mL 静脉注射;10%葡萄糖酸钙 20mL,缓慢静脉注射;钙型降钾树脂 15～30g,用 100mL 水调匀服,每日 1～2 次;排钾利尿剂呋塞米、丁脲胺口服或静脉注射;透析治疗是最有效的降低高钾血症的措施。

(2)水钠潴留:可给予呋塞米或丁脲胺等强利尿剂。当 GFR<30mL/min 时,噻嗪类和保钾利尿剂一般无效。每日入水量应补足前一日尿量,并外加 500mL 左右。钠摄入量需根据血压、体重、水肿和 24h 尿量而定。多数慢性肾衰竭患者每日食盐可在 3s 左右,血清钠应维持在正常水平,根据病情调整钠摄入量。

(3)钙磷失调:当 GFR<40mL/min 时,血钙开始降低,磷酸盐在体内潴留,血磷浓度升高,随着肾衰竭进展,发生继发性甲状旁腺功能亢进。高血磷时,补充钙剂可引起钙磷乘积升高,当钙磷乘积≥70 时,易发生异位软组织和血管内膜钙化及肾功能恶化。因此,除限制饮食中磷的摄入外,在服用钙以前,可服结合肠道磷的抗酸剂氢氧化铝凝胶 10～20mL,每日 3 次,因其潜在的铝中毒作用(如痴呆、贫血、骨病),故不宜长期服用。碳酸钙每日 3～10g,分 3 次服,能有效地结合食物中的磷,从粪便中排出。且碳酸钙含元素钙 40%,明显高于乳酸钙(含元素钙 12%)和葡萄糖酸钙(含元素钙 8%),可用以补钙,同时提供碱基,有利于纠正酸中毒。

在血磷控制在 1.78mmol/L(5.5mg/dL)以下，钙磷乘积保持在 30～40，可服阿法骨化醇 0.25～0.5μg，每日 1 次。钙三醇 0.25～0.5μg，每日 1 次，可促进空肠和回肠对钙的重吸收，血钙水平升高，继发性甲状旁腺功能亢进和肾性骨病好转。

(4)代谢性酸中毒：多数慢性肾衰竭患者需要常规给予碳酸氢钠口服 3～10g/d，分 3～4 次服用。并根据血气分析或 CO_2CP 测定调整剂量，如 CO_2CP＜13.5mmol/L，尤其伴昏迷或深大呼吸时，应静脉补碳酸氢钠，一般只纠正 CO_2CP 到 17.1mmol/L 便可。提高 CO_2CP 1mmol/L，需给 5%碳酸氢钠 0.5mL/kg。纠正酸中毒过程中，要注意防治低钾和低钙，若发生手足抽搐，可给 10%葡萄糖酸钙 10～20mL 缓慢静脉注射。

2.心血管并发症的治疗

(1)高脂血症：部分患者空腹血甘油三酯和胆固醇升高，应限制饮食中饱和脂肪酸和胆固醇入量。进行适当的体力活动，有助于康复和提高高密度脂蛋白的水平。根据肾功能减退程度，调整降脂药物剂量，以免出现不良反应。

(2)高血压：主要为容量依赖性高血压，少数患者为肾素依赖性高血压。对大部分患者来说，限制水钠摄入，减少血容量是控制血压的最基本措施。应首选对慢性肾衰竭有效的利尿剂，如呋塞米和丁脲胺。当血 Cr＞265.2μmol/L 而未透析时，慎用血管紧张素转换酶抑制剂，以免发生肾功能急剧恶化、少尿和高血钾。而迅速和过度的降低血压，可降低肾灌注压，造成肾功能进一步恶化。透析患者经超滤可排出过多的液体。极少数恶性高血压患者对任何药物均无反应，切除双肾后血压可得到控制。

(3)心功能不全：首先应确定病因，针对病因处理，治疗原则同一般心力衰竭。应有效控制高血压，纠正严重贫血，限制水钠摄入量。可使用大剂量呋塞米和丁脲胺，减轻心脏前负荷。洋地黄类药物宜选快速短效的制剂，并调整剂量，避免蓄积中毒。降低心脏后负荷的扩血管药也须调整剂量，以防止低血压。药物治疗不能奏效者，应尽早透析超滤，清除水钠潴留。

(4)尿毒症性心包炎：透析是有效的治疗措施，增加透析次数和延长透析时间，心包积液可望改善。透析过程中应严格控制肝素用量和监测出、凝血时间，使用小分子量肝素可减少出血倾向，必要时进行无肝素透析或体外肝素化法，以避免心包出血。出现心脏压塞征象时，应急做心包切开引流术。

3.贫血的治疗

重组人类红细胞生成素(EPO)能有效治疗肾性贫血，血红蛋白和红细胞比容升高，体力增强，食欲增加，许多贫血患者无须继续输血。有效剂量为 50～100U/kg，常用量 EPO 1 500～3 000U，每周 2～3 次，皮下或静脉注射。与此同时应补充铁剂，可服硫酸亚铁 0.3g，每日 3 次。福乃得 1 片，每日 1 次。速力菲 0.1g，每日 3 次。或肌内注射右旋糖酐铁 50mg，每日或隔日 1 次。此外还应补充其他造血原料，如叶酸 10mg，每日 3 次。腺苷辅酶维生素 B_{12} 50μg，每日 3 次服。或维生素 B_{12} 2 500μg，隔日肌内注射 1 次。应用 EPO 的主要不良反应有高血压、癫痫、头痛、血液凝固增加等。

雄性激素可促进红细胞生成素的分泌，从而改善贫血，一般剂量为苯丙酸诺龙或丙酸睾丸酮 25～50mg，每周 2 次肌内注射。严重贫血患者应小量多次输新鲜血或红细胞悬液。

4.其他治疗

(1)糖尿病肾衰竭患者因胰岛素在肾脏的分解代谢减少,进食不足和肝糖原储存耗竭等多种因素,易发生低血糖,因此,胰岛素和口服降糖药物剂量应逐渐减少。

(2)高尿酸血症。无症状者一般不需治疗,发生痛风时可选用别嘌呤醇,在尿毒症期用量应<100mg/d。

(3)瘙痒。部分患者局部应用油性乳剂、口服抗组胺制剂和碳酸钙、限制磷摄入和充分透析后可缓解症状。甲状旁腺次全切除有时可纠正难治性皮肤瘙痒。

第六节　肝肾综合征

肝肾综合征(HRS)是严重肝病并发的无其他原因可解释的进行性肾衰竭,以肾功能不全、内源性血管性物质异常和血流动力学异常为特征。患者可突然出现少尿或无尿、氮质血症、稀释性低钠血症和低尿钠。常继发于胃肠道出血、感染、电解质紊乱、大量放腹腔积液、剧烈呕吐、严重腹泻。在肝衰竭患者中,HRS发生率为60%~80%。一旦发生,治疗相当困难,预后差,3个月病死率高达80%~100%。

一、发病机制

HRS发生的基本过程:通常认为,肝硬化合并腹腔积液的患者存在典型的“高动力型血液循环”,即外周及内脏动脉系统的广泛舒张,从而造成动脉血压和系统血管阻力下降。这种血流动力学改变的直接后果就是有效血容量的不足。作为代偿,机体增强内源性血管收缩反应,如激活肾素—血管紧张素—醛固酮系统(RAS)和交感神经系统,分泌抗利尿激素和各种血管活性因子等,以代偿外周阻力及动脉压下降趋势;机体增强心输出量以代偿中心血容量下降。肾脏血管对这种代偿机制尤为敏感,从而引起肾血管的广泛收缩和钠水潴留,引起肾功能障碍。上述过程可以在肝硬化腹腔积液的患者中自然发生,也可以在某种(些)诱因(即所谓的“二次打击”)的作用下出现(尤其是Ⅰ型HRS),如自发性细菌性腹膜炎、上消化道出血和大量放腹腔积液后未扩容等。参与这种功能改变的因素主要包括以下3个方面。

(一)代偿机制

肝硬化初期,全身血管阻力下降,心率增快,心输出量增加。当疾病进展、内脏小动脉进一步扩张时,有效血容量的下降和动脉低血压状态刺激压力感受器,激活RAS和交感神经系统,刺激抗利尿激素的分泌以尽量维持血流动力学的稳定,但同时也造成水钠潴留、稀释性低钠血症,成为HRS典型的临床特征。除此之外,机体也通过分泌一些其他的缩血管因子来代偿有效血容量的下降,如内皮素-1(ET-1)。但由于内脏循环局部产生大量的扩血管因子如NO等,通过旁分泌方式加重内脏小动脉的扩张及局部高浓度的扩血管因子使内脏血管对代偿性缩血管机制的“反应迟钝”,上述代偿性反应并不能很好地纠正内脏循环小动脉的广泛性扩张,形成从内脏小动脉扩张到代偿性缩血管及钠水潴留的一种恶性循环,从而造成肾、脑及肝等脏器的血管床进一步收缩,诱发相应器官的功能障碍。在失代偿期肝硬化早期,由于肾内局部产生扩血管因子(主要是前列腺素),使肾脏灌注得以勉强维持。但随着疾病的进展,肾脏灌注进一步减少，肾脏内部代偿性分泌大量缩血管因子，促使肾灌注明显减少和肾小球滤过率的下降。

(二)内脏小动脉的舒张状态

在严重肝病时，内脏血管局部扩血管因子，包括一氧化氮、一氧化碳、胰高血糖素、前列环素、心房利钠钛等产生过多；同时，肝脏对这些因子的灭活减弱或摄取减少，引发扩血管的效应增大。内脏血管缩血管因子的产量也相对不足，并在各种扩血管因子的作用下，对缩血管因子的敏感性明显下降。以上两方面作用的结果最终使内脏小动脉广泛舒张。

(三)HRS 时心输出量的改变

血容量减少可能是心输出量下降的主要原因。当患者并发感染、出血或经历大量放腹腔积液而没有及时补液时，血容量进一步减少，结果使心输出量的下降更为显著。心肌本身的损伤也可能是造成心输出量下降的另一个原因。此外，如患者合并感染，则感染本身也可以影响到心肌的收缩功能使心输出量下降。

二、诊断

1996 年，国际腹腔积液俱乐部(IAC)提出了 HRS 的诊断标准，2007 年 IAC 再次进行了修订。2009 年，《美国肝病学会成人肝硬化腹腔积液处理指南》及《2010 年欧洲肝病学会肝硬化腹腔积液、自发性细菌性腹膜炎、肝肾综合征临床实践指南》中均引用 IAC 修订后的诊断标准。其诊断的主要依据为：肝硬化合并腹腔积液；Scr＞133μmol/L；排除休克；停利尿剂 2d 以上，并经清蛋白扩容后 Scr 值未改善(未降至 133μmol/L 以下)，清蛋白推荐剂量为 1g/(kg·d)，最大量可达 100g/d；目前或近期没有应用肾毒性药物；排除肾实质性疾病：尿蛋白＜0.5/d、尿红细胞＜50/HP 和(或)超声下无肾实质病变。

三、临床分型

(一)肝肾综合征Ⅰ型

此型为急性型，以肾功能急剧恶化为主要临床特征，其标准为 2 周内 Scr 超过原水平 2 倍至＞226 μmol/L(2.5mg/dL)。常发生于大量应用利尿剂、消化道出血大量排放腹腔积液(未补充清蛋白)、感染特别是自发性细菌性腹膜炎(SBP)后，也可发生于严重的肝脏疾病患者，进展快速，预后险恶。

(二)肝肾综合征Ⅱ型

此型呈现中等程度的肾功能损害，Scr 为 133～226μmol/L。进展较缓慢，较长时间内可保持稳定，常自发性发生，SBP 等也可为诱发因素。通常见于肝功能相对稳定，但应用利尿剂无效的肝硬化难治性腹腔积液患者。尽管 HRSⅡ型患者平均存活时间长于Ⅰ型患者，为 4～6 个月，但预后仍十分险恶。

四、鉴别诊断

HRS 需与下列疾病鉴别。

(一)急性肾小管坏死

肝硬化患者合并低血容量性或感染性休克、大手术、使用肾毒性药物时可发生急性肾小管坏死。特征为突发的肾功能损害，表现为高尿钠浓度、尿/血浆渗透压比小于 1、异常尿沉淀等。

(二)肾小球疾病

如有明显的蛋白尿、镜下血尿或经超声证实肾脏大小异常，则应怀疑器质性肾脏疾病。肾脏活组织检查有助于拟订进一步治疗方案，包括评价肝肾联合移植的潜在需要。

(三)肾前性氮质血症

肾前性氮质血症的原因包括应用利尿剂、呕吐、腹泻、放腹腔积液等，充分扩容后能改善肾功能，对扩容缺乏反应是 HRS 的一个主要诊断依据。

(四)药物诱发的肾衰竭

氨基糖苷类抗生素和非甾体类抗炎药是导致肝硬化患者肾衰竭的最常见药物，临床表现类似急性肾小管坏死。

五、治疗

(一)一般支持疗法

食用低蛋白、高糖和高热量饮食，以降低血氨、减轻氮质血症，并使机体组织蛋白分解降至最低限度。肝性脑病患者应严格限制蛋白摄入，并给予泻剂清洁灌肠，以清洁肠道内含氮物质。积极治疗肝脏原发病及其他并发症如上消化道出血、肝性脑病，维持水、电解质、酸碱平衡。如继发感染，应积极控制感染，宜选用第三代头孢菌素，避免使用氨基糖苷类等肾毒性较大的抗生素。应密切监测尿量、液体平衡、动脉压及生命体征。

(二)药物治疗

1.特利加压素

2010 年欧洲肝病学会关于腹腔积液、自发腹膜炎以及肝肾综合征的指南建议特利加压素(每 4～6h 1mg，静脉推注)联合清蛋白作为Ⅰ型 HRS 的一线用药，对于改善患者的短期生存率有较好疗效。其治疗目标是：充分改善肾功能至 Scr＜133μmol/L(1.5mg/dL)(完全应答)。如治疗 3d 后 Scr 未能下降 25％，则应将特利加压素的剂量逐步增加，直至最大剂量(每 4～6h 2mg)。对于部分应答患者(Scr 未降至 133μmol/L 以下)或 Scr 未降低的患者，应在 14d 内终止治疗。特利加压素联合清蛋白治疗对Ⅱ型 HRS 患者的有效率达 60％～70％，但尚无足够数据评价该治疗对临床转归的影响。特利加压素治疗的禁忌证包括缺血性心血管疾病。对于应用特利加压素治疗的患者，应密切监测心律失常的发生、内脏或肢端缺血体征以及液体超负荷。治疗后复发的Ⅰ型 HRS 相对少见，可再次给予特利加压素治疗，且通常仍有效。

2.米多君、奥曲肽、去甲肾上腺素

2009 年美国肝病学会成人肝硬化腹腔积液处理指南关于 HRS 部分建议Ⅰ型 HRS 可应用米多君加奥曲肽，并联合清蛋白治疗。该指南同时指出去甲肾上腺素联合清蛋白在一些研究中同样有效。米多君初始剂量为每 8h 2.5～7.5mg，口服，可增大至每 8h 12.5mg。去甲肾上腺素使用剂量为 0.5～3mg/h 持续静脉滴注。奥曲肽初始剂量为每 8h 100μg，皮下注射，剂量可增大至每 8h 200μg。

3.其他药物

持续应用小剂量多巴胺 3～5μg/(kg·min)可直接兴奋肾小球多巴胺受体，扩张肾血管，增加肾血流灌注，使尿量增多，单独应用多巴胺并不能使肾小球滤过率显著改善，与清蛋白和缩血管药物联合应用才可使肾功能得到一定改善。

(三)控制腹腔积液

支持Ⅰ型 HRS 患者应用腹腔穿刺放液的数据尚少，但如果存在张力性腹腔积液，腹腔穿刺放液联合清蛋白输注有助于缓解患者症状。对于Ⅱ型 HRS 患者,适度腹腔穿刺放液可减轻腹内压、肾静脉压力和暂时改善肾血流动力学。但大量放腹腔积液,特别是不补充清蛋白或血浆扩容,可诱发或加重肾衰竭。

(四)经颈静脉肝内门体分流术

经颈静脉肝内门体分流术(TIPS)是应用介入放射技术建立门静脉—肝静脉分流,对于提高肾小球滤过率,改善肾功能有肯定疗效。虽然 TIPS 支架置入可改善部分患者的肾功能,但目前尚无足够证据支持 TIPS 用于Ⅰ型 HRS 的治疗。而有研究表明,在Ⅱ型 HRS 患者中 TIPS 可改善肾功能并控制腹腔积液。TIPS 可使肝窦血流减少、诱发肝性脑病、并发门静脉和肝静脉狭窄或栓塞等严重并发症,限制了其在临床的应用。

(五)连续性肾脏替代治疗

连续性肾脏替代治疗(CRRT)是近年在血液透析基础上发展起来的一种新型血液净化技术。CRRT 具有稳定血流动力学,精确控制容量,维持水、电解质酸碱平衡,改善氮质血症作用的血液净化技术,是治疗急、慢性肾衰竭的有效方法。CRRT 对 HRS 可能有一定疗效,但它仅起到血液净化作用,不能改善肝脏的合成和代谢功能。

(六)分子吸附再循环系统

分子吸附再循环系统(MARS)是改良的血液透析系统,含有清蛋白的透析液和活性炭—离子交换柱,可选择性清除与清蛋白结合的各种毒素及过多水分和水溶性毒素。目前认为,MARS 可以清除肿瘤坏死因子、白细胞介素-6 等细胞因子,对减轻炎性反应和改善肾内血液循环有益。一些患者经 MARS 治疗可改善肝、肾功能,提高短期生存率。由于 MARS 只是一种过渡性治疗,多用于等待肝移植的患者。

(七)肝移植

肝移植是Ⅰ型和Ⅱ型 HRS 最有效的治疗方法。2009 年美国肝病学会成人肝硬化腹腔积液处理指南推荐存在肝硬化、腹腔积液、Ⅰ型 HRS 患者应尽快转诊行肝移植。HRS 患者的肝移植效果比无 HRS 的患者差。因此,在肝移植前应采用前述手段治疗,尽量恢复肾功能,以达到无 HRS 患者的疗效。对血管收缩剂有应答的 HRS 患者,可仅给予肝移植治疗;对血管收缩剂无应答且需要肾脏支持治疗的 HRS 患者,一般可仅给予肝移植治疗,因为大多数患者的肾功能在肝移植后可完全恢复。需长期肾脏支持治疗(＞12 周)的患者,应考虑肝肾联合移植。随着器官移植术的发展和术后抗排斥措施的完善,目前肝移植术已趋向成熟,但因供体肝源不足,使其应用受到限制。

六、预防

HRS 防治措施包括避免大量放腹腔积液和过度利尿;避免使用或慎用肾毒药物;同时防治消化道出血、感染、低血压、低血容量及电解质紊乱等。部分肾衰竭的诱因,如早期发现并得到合理治疗,常可改善预后。2010 年欧洲肝病学会肝硬化腹腔积液、自发性细菌性腹膜炎、肝肾综合征临床实践指南建议,对于存在 SBP 的患者,应给予静脉清蛋白治疗,使 HRS 的发生率下降,并改善生存率。有数据表明,己酮可可碱(400mg,每日 3 次)可降低严重酒精性肝炎和晚期肝硬化患者的 HRS 发生率,诺氟沙星也可降低晚期肝硬化患者的 HRS 发生率,但尚需进一步研究。

第十章　妇产科急危重症

第一节　阴道肿瘤

一、阴道实性良性肿瘤

阴道实性良性肿瘤包括乳头瘤、平滑肌瘤等。其发病原因尚不明了，可能与慢性感染的刺激、结缔组织增生、阴道壁内肌组织或血管壁内肌组织的平滑肌细胞增生有关。

（一）诊断

1.乳头状瘤

（1）一般无症状，合并感染时阴道分泌物增多或有少量血性白带。

（2）妇科检查：阴道内可见小菜花状突起的肿物，系由许多小乳头组成。色白，质脆，触之能脱落，有时可合并存在尖锐湿疣。

（3）病理活检：阴道黏膜下鳞状上皮向外呈乳头状增生，伴有不全角化及过度角化。

2.纤维瘤

（1）肿瘤小时无症状，较大时可有阻塞感性交障碍；若肿瘤位于阴道前庭，可有排尿不畅及阴道刺激症状。

（2）妇科检查：阴道前壁可见 1～2cm 的有蒂肿物，单发，质硬，表面光滑，可活动。如合并感染，则有坏死、破溃。

（3）病理检查：镜下可见增生的纤维结缔组织，伴以少量肌纤维，属良性。

3.平滑肌瘤

（1）一般无症状，较大时，有下坠、阻塞感及性生活障碍。合并感染时分泌物增多。

（2）妇科检查：阴道前壁黏膜下有结节或息肉状肿物，单发或多发，大小不一，质硬。合并感染时，表面坏死、溃疡。

（3）病理活检：镜下可见增生的平滑肌纤维及纤维结缔组织。

（二）鉴别诊断

阴道实性良性肿瘤应与下列疾病相鉴别。

1.尖锐湿疣

常有外阴处病变，自觉瘙痒，局部涂片或活检可找到空泡细胞。

2.阴道原发性癌

肿瘤出现坏死或溃疡时主要根据病理活检区别。

三种类型的良性肿瘤的鉴别可根据好发部位、形状、质地鉴别，但确诊病理活检。

（三）治疗

（1）冷冻、电灼适用于乳头瘤。

(2)局部病灶切除适用于三型实性肿瘤。

(3)抗生素如合并感染时,可选用:①青霉素:每次 80 万 U,每日 3 次,肌内注射,皮试阴性后使用;②安必仙胶囊,每次 0.5g,每日 3 次,口服;③安西林胶囊,每次 0.5g,每日 3 次,口服;④甲哨唑(灭滴灵),每次 200mg,每日 3 次,口服。

(四)注意事项

(1)手术切除时注意防止膀胱、尿道、直肠的损伤。

(2)标本应送病理检查以排除恶性肿瘤。

(3)各类治疗前应做宫颈防癌涂片检查。

二、阴道癌

阴道癌有原发性及继发性两种,以继发性阴道癌多见。继发性阴道癌的治疗,常为原发癌整体治疗的一部分,下面主要介绍原发性阴道癌。原发性阴道癌包括鳞状细胞癌及腺癌,以鳞状细胞癌多见,占阴道癌的 90%,腺癌占 5%~10%。

(一)原发性阴道鳞状细胞癌

1.概述

原发性阴道鳞状细胞癌较少见,仅占女性生殖道恶性肿瘤的 1%~2%。此肿瘤以老年妇女多见,国外报告平均发病年龄为 65 岁。国内报告发病年龄的高峰在 40~59 岁,较国外低。

2.病因

本病的病因不清楚,可能与阴道黏膜受到长期刺激或损伤有关,如子宫脱垂配戴子宫托、阴道壁膨出、阴道慢性炎症、阴道白斑等。近年来,女性下生殖道 HPV 感染与生殖道癌的发生引起人们的关注,HPV 感染与阴道癌之间的关系,需要进一步研究。

3.组织发生

原发性阴道鳞状细胞癌来源于阴道的鳞状上皮,可以由阴道上皮内瘤样病变(VAIN)进展而来,VAIN 包括阴道鳞状上皮的不典型增生及原位癌,VAIN 可分为三级:Ⅰ级为阴道上皮轻度不典型增生,即异型细胞局限在上皮的下 1/3;Ⅱ级为阴道上皮中度不典型增生,即异型细胞占据上皮质的下 2/3;Ⅲ级为阴道上皮的重度不典型增生及原位癌,即异型细胞占据上皮超过下 2/3 或已达全层,但未穿破基底膜。

4.病理检查

(1)大体检查:大体检查可分为 3 种类型。

1)菜花型—外生型:最常见,多发生在阴道后壁上 1/3,灰白色,质稍硬、脆易出血、很少向内浸润,癌细胞多呈高分化,预后较好。

2)结节型—内生型:多发生在阴道前壁,肿瘤向黏膜下浸润,呈硬节状,表面隆起,可向阴道周围浸润,以致阴道壁僵硬,病灶中心可出现坏死,溃疡,预后较差。

3)表层型—黏膜型:较少见。病灶长时间局限在阴道黏膜,发展缓慢。此型常为多灶性病变,早期发现预后较好。

(2)显微镜检查:多为中分化鳞癌,含少量角化珠,有角化不良细胞和细胞间桥。

5.转移途径

由于阴道壁薄,黏膜下结缔组织疏松,并且阴道壁的血管、淋巴管丰富,有利于癌的生长及扩散,阴道癌的转移途径主要有直接浸润及淋巴转移。

(1)直接浸润:向前累及膀胱、尿道,向后累及直肠及直肠旁,向上累及宫颈,向下累及外阴,向两侧累及阴道旁组织。

(2)淋巴转移:病灶位于阴道上 1/3 者,转移途径与宫颈癌相同,可转移至髂内,闭孔、骶前淋巴结。病灶位于阴道下 1/3 者,转移途径与外阴癌相同,可转移至腹股沟淋巴结。病灶位于中 1/3 者,则同时具有阴道上 1/3 及下 1/3 的转移特点。

(3)血行转移:少见,发生于晚期。

6.临床分期

原发性阴道癌的 1992 年 FIGO 分期标准如下。

0 期:原位癌、上皮内癌。

Ⅰ期:癌局限于阴道黏膜。

Ⅱ期:癌已浸及阴道下组织,但未达盆壁。

Ⅲ期:癌已达盆壁。

Ⅳ期:癌已超过真骨盆或临床已累及膀胱直肠黏膜,但泡样水肿不属于Ⅳ期。

ⅣA 期:肿瘤侵及邻近器官或直接扩展出真骨盆。

ⅣB 期:肿瘤扩散至远处器官。

有学者提出将Ⅰ期进一步分为:ⅠA 期,癌侵犯阴道黏膜小于 2cm;ⅠB 期,癌侵犯阴道黏膜超过 2cm;ⅠC 期,癌侵犯阴道黏膜全长。

将Ⅱ期进一步分为:ⅡA 期,癌侵及阴道壁下组织,但未侵犯官旁及阴道旁组织;ⅡB 期,癌侵及宫旁组织但未达盆壁。

7.诊断

(1)病史:阴道黏膜长期慢性炎症刺激病史。

(2)症状:在病变的早期,尤其 VAIN 时可无症状或仅表现为性交后血性分泌物或少量出血,随着病变的进展,可出现以下症状。

1)阴道出血:绝经前患者可表现为不规则阴道出血,绝经后患者表现为绝经后出血,流血时间可长可短、流血量或多或少,但多为接触性出血。

2)阴道排液:阴道排液可为水样,米汤样或混有血液,排液主要与肿瘤组织坏死、感染有关。

3)疼痛:与肿瘤大小及组织反应有关。

4)压迫症状:晚期可出现压迫症状,如压迫膀胱、尿道可出现尿急、尿频、血尿。压迫直肠可出现排便困难、里急后重,穿透直肠可出现便血。

5)恶病质:晚期癌表现。

(3)体征:妇科检查时可看到或扪及肿瘤。外生型肿瘤由阴道壁向阴道腔呈菜花状突出,触之易出血,并可伴有坏死、感染,体征较明显。而结节型由于向阴道黏膜下生长,有时阴道壁表面变化不大,但触诊时感觉阴道壁僵硬。表层型应注意病灶的多中心性。

(4)辅助检查:常用以下 3 项检查。

1)阴道细胞学检查:对阴道检查的可疑区域行阴道细胞学检查,可作为初筛的方法之一。

2)阴道镜检查:对早期病变有价值,可发现阴道上皮有白色、镶嵌、点状等异常上皮和或异常血管病变区。

3)活体组织检查:在碘试验的不着色区及阴道镜下做活体组织检查,可提高阳性检出率。

临床上继发性阴道癌比较多见,因此要诊断原发性阴道癌需符合以下条件:癌灶局限于阴道。子宫颈完整,活组织检查证实无癌存在。其他部位无原发性肿瘤依据。

8.鉴别诊断

原发性阴道癌需同继发性阴道癌相鉴别,并确定病灶是否原发于阴道上皮或来自宫颈、尿道、外阴、前庭大腺、宫体、卵巢、直肠、膀胱等部位。此外,还需同良性疾病相鉴别,如结核性溃疡、梅毒性溃疡、腺病、子宫内膜异位症、外伤性溃疡等,必要时行活检进行鉴别诊断。

9.治疗

(1)VAIN的治疗:主要以局部治疗为主,但在治疗前应除外浸润癌,可行局部电凝或CO_2激光治疗,或采用5%氟尿嘧啶(5-FU)霜剂局部应用,每日1次,连用5d,8～12d后复查,观察治疗效果。如仍有病灶,继续应用一个疗程,如无效改用其他治疗方法。根据病变范围及部位也可选择手术治疗。如病灶仅累及阴道穹隆小部分组织可行全子宫切除及局部阴道穹隆切除。如为其他部位的小病灶,可选择局部病灶切除术,如病变累及大部或全部阴道,可行部分阴道切除术或全阴道切除术,或行放射治疗。

(2)阴道浸润癌的治疗:阴道浸润癌的治疗以放疗和手术为主,或两者联合应用。由于阴道癌毗邻膀胱和直肠,就诊时多为中、晚期,治疗比较困难。

1)放射治疗:各种阴道癌均可行放射治疗,包括阴道腔内放疗及体外放疗。腔内治疗主要是针对阴道内原发灶及其周围浸润区。阴道腔内放疗应根据癌灶的位置、范围及深度选用放疗方法。可采用模型颈癌放疗方法类似。阴道腔内肿瘤基底放射剂量每4～5周70Gy左右,每周治疗1次。

2)癌灶位于阴道下1/3,且肿瘤较局限者,可采用镭针(^{60}Co针或其他放射源)作阴道原发灶的组织间插植,肿瘤放射总剂量为每7d 70～80Gy;或者采用阴道腔内后装治疗,肿瘤放射剂量每5～6周70Gy。

3)癌灶位于阴道中1/3者,可选用后装腔内放射或模型敷贴,肿瘤放射剂量70Gy左右。

体外放疗主要是针对阴道旁组织、盆壁及其所属的淋巴区进行照射。可采用^{60}Co、加速器等。对阴道浸润癌应常规给予体外照射,照射范围应根据病灶位置决定。若癌灶位于阴道上1/3,体外放疗同子宫颈癌,采用盆腔四野照射,剂量为40～50Gy。如癌灶位于阴道中、下1/3段,应同时将盆髂、腹股沟区包入放射野,照射面积较一般宫颈癌常规体外放疗的放射野为大,肿瘤放射剂量每5～6周40～50Gy。

(3)手术治疗:手术治疗主要适用于原位癌及较早期的病例(Ⅰ、Ⅱ期)和部分Ⅳ期仅累及膀胱或直肠的病例。手术切除范围应根据病灶的位置及浸润的深度而定。对位于阴道上1/3处的原位癌,可行单纯子官切除加阴道上段切除。阴道中、下段原位癌、因手术损伤大,不宜采用手术治疗,可选用放疗。对于Ⅰ期及Ⅱ期病例,病灶位于阴道上1/3者,可按宫颈癌根治术式行广泛性全子宫切除和阴道上2/5切除术及盆腔淋巴结清扫术。病灶位于阴道下1/3者,可做外阴广泛切除及阴道下1/3切除,必要时同时做盆髂淋巴结及腹股沟淋巴结清扫术。对于病灶位于阴道中 1/3 者，可行全阴道切除术、广泛性全子宫切除术及盆腔淋巴结清扫术，因手术创伤大，要选择合适的病例施行此手术。对于部分Ⅳ期仅累及膀胱或直肠、患者年轻、体质好，可行盆腔内脏清除术。即在阴道手术同时切除受累膀胱、直肠，行结肠造瘘或尿路改道。关于盆腔内脏清除术是否可改善患者的生存率，国内外有争论，多因手术范围太大，患者生存质量低，而不被患者所接受。

(4)化疗：可做为辅助治疗手段。常用的化疗药物有顺铂、平阳霉素、阿霉素、环磷酰胺、长春新碱等。化疗可以静脉给药，也可行动脉灌注治疗，以盆腔动脉灌注化疗为好，可与手术或放疗联合使用。

(5)综合治疗及治疗方法的选择：阴道癌的主要治疗方法有放疗及手术，如何选择治疗方法及两者联合应用，可参考以下意见。

1)病灶位于阴道上 1/3 者：早期可行手术治疗，即行广泛性全子宫切除加盆腔淋巴结清扫术，加部分阴道切除术，术后根据情况决定是否行体外放疗。晚期行放射治疗(包括腔内及体外照射)或先行化疗再行放疗。

2)病灶位于中 1/3 者：以放疗为主，如病灶较小，肿瘤直径小于 2cm 时，可行组织间插植放疗。如患者年轻，一般情况好，也可行全阴道切除术。对病灶较大者，可先行体外放疗，待病灶缩小后行腔内放疗，也可先行化疗后再行放疗。

3)病灶位于下 1/3 者：以手术治疗为主，对病灶较大者，可先行体外放疗，待肿瘤缩小后，行阴道腔内放疗或手术切除。

10.预后

阴道癌总的 5 年生存率为 50%。阴道癌的预后与分期、原发部位及治疗方法有关。Ⅰ期 5 年生存率为 85%，Ⅱ期 55%～65%，Ⅲ期 30%～35%，Ⅳ期 5%～10%。病灶在后穹隆部位，因较少累及邻近脏器及盆腔淋巴结，预后相对较好，而位于阴道下 1/3 的肿瘤，则容易侵犯邻近器官，且易有盆腔及腹股沟淋巴结转移，5 年生存率很低。总之，阴道癌的预后较宫颈癌，宫体癌为差，因此，临床应注意在防癌普查时，同时注意阴道有无异常，以便早期发现阴道癌，及时治疗，改善预后。

(二)阴道透明细胞腺癌

1.概述

原发阴道透明细胞腺癌是一种极少见的阴道恶性肿瘤，可发生于幼女、年轻妇女及老年妇女、但多见于年轻妇女。其组织来源为残留的中肾管、副中肾管或异位的子宫内膜。其发病原因可能与胚胎发育期母亲服用 DES 导致阴道腺病，进而恶变形成阴道透明细胞腺癌。但也有少部分患者并无 DES 接触史，其病因不明。

2.病理检查

(1)大体病理：肿瘤可呈结节状、息肉状或扁平斑，质地硬脆，可伴有溃疡，肿瘤大小不等，小者仅 1mm，大者可达 10cm。

(2)显微镜检查：镜下见癌细胞胞浆透明，核呈鞋钉状，细胞结构可呈管囊型、实片型、乳头型、子宫内膜样型等。

3.转移途径及分期

同阴道鳞状细胞癌。

4.诊断

(1)病史:胚胎期母亲服用 DES 史。

(2)发病年龄:多在 20 岁左右。

(3)症状:可表现为阴道出血和阴道排液。

(4)体征:妇科检查见病变多位于阴道前壁上 1/3,大小不一,肿瘤一般比较表浅,呈息肉状、结节状、扁平斑,表面可有溃疡形成,质硬。

(5)辅助检查:①阴道脱落细胞学检查,可发现异常细胞;②阴道镜检查,可明确病变累及阴道的范围,协助选取活检部位;③活组织检查,是确诊方法。

5.鉴别诊断

本病需与阴道腺病及其他阴道恶性肿瘤鉴别,活体组织检查为最后确诊的方法。

6.治疗

(1)手术治疗:用于早期(Ⅰ、Ⅱ期)病例,病灶位于阴道上 1/3,可行广泛性子宫切除、阴道上段切除术及盆腔淋巴结清扫术;如病变侵犯阴道下 2/3,除行广泛性全子宫切除术、盆腔淋巴结清扫术外,应行全阴道切除术。

(2)放射治疗:Ⅱ期及Ⅱ期以上的病例可行放射治疗,放射治疗可参照阴道鳞状细胞癌。

(3)化疗:常用药物有环磷酰胺、长春新碱、5-FU、甲氨蝶呤等,因例数太少,疗效不肯定。

7.预后

预后与肿瘤期别、病灶部位、淋巴结有无转移有关。总的 5 年生存率约为 80%,其中Ⅰ期为 87%,Ⅱ期为 76%,Ⅲ期为 30%,阴道上段病变较下段预后好,淋巴结有转移者预后差。

三、阴道肉瘤

阴道肉瘤占阴道恶性肿瘤的 2%以下,包括平滑肌肉瘤、纤维肉瘤、葡萄状肉瘤。

(一)平滑肌肉瘤

1.概述

平滑肌肉瘤可发生于任何年龄,但 40 岁以上者多见,肿瘤可位于阴道任何部位,但常见于阴道后壁,肿瘤的性状与身体其他部位的平滑肌肉瘤相似,开始为小的黏膜下硬结,表面黏膜完整,随病情发展,可穿透黏膜,呈乳头状、菜花状,也可形成溃疡。

2.病理检查

(1)大体检查:肿瘤大小不一,直径 3～10cm,瘤体质地较硬,切面呈灰红色,可有出血。

(2)显微镜检:镜下可见圆形细胞、梭形细胞及混合性 3 种类型,其中以梭形细胞肉瘤为最常见,核异型明显,分裂相多,一般认为分裂相超过 5/10HP,可考虑为平滑肌肉瘤。

3.转移途径

平滑肌肉瘤生长快,可较迅速地直接浸润邻近脏器,还可通过淋巴及血行转移至区域引流淋巴结及远处器官。

4.分期

同阴道鳞状细胞癌。

5.诊断

(1)病史:约1/3患者有盆腔放射治疗史。

(2)发病年龄:以40～60岁多见。

(3)症状:早期无临床症状,随着病情进展可出现白带增多,阴道不规则出血,阴道胀痛及阴道下坠感,性生活不适等。如肿瘤压迫或侵犯膀胱、直肠可致排尿、排便困难。

(4)体征:妇科检查可见阴道壁肿物,多位于阴道上1/3,肿物呈结节状,或呈浸润状硬块,阴道壁坚硬、狭窄,表面可有溃疡、坏死。

(5)辅助检查:活组织检查可确诊。

6.治疗

肉瘤的恶性度高,手术、放疗、化疗疗效均差。治疗原则是手术为主,化疗为辅,放疗疗效不满意,有学者主张术后可以试用放疗。总之此病的预后极差。多数在5年内死亡。

(二)胚胎性横纹肌肉瘤

1.概述

胚胎性横纹肌肉瘤曾称葡萄状肉瘤或中胚叶混合瘤,恶性度极高。幼女及青春期女孩均可发病,但以幼女多见,尤其在2岁以内,据报告5岁以下发病者占85%～90%,而2岁以下发病者占50%～66%。

2.组织发生

有关胚胎性横纹肌肉瘤的组织起源不清楚,有学者认为是苗勒氏管发育异常所致,也有学者认为来源于成熟肌源组织,或者来源于具有迷走分化能力的中胚叶组织(曾称中胚叶混合瘤),在肉瘤成分中可见到中胚叶成分,尤其是胚胎性横纹肌。因此称为胚胎性横纹肌肉瘤。

3.病理检查

(1)大体检查:肿瘤好发于阴道前壁下2/3处,呈有蒂或无蒂的息肉样组织,远端膨大为圆形水泡状物,形似一串葡萄突向阴道,甚至突出于阴道口外,因此又称葡萄状肉瘤,肿瘤呈淡红色或紫红色,质软,切面呈灰白或呈半透明黏液状,可有出血及坏死。

(2)显微镜检:镜下可见肿瘤表面被覆正常阴道上皮,肿瘤由横纹肌细胞、星形细胞或梭形细胞组成,核异型明显。

4.转移途径

(1)局部浸润:胚胎性横纹肌肉瘤以局部浸润为主,肿瘤恶性程度高,可迅速向四周蔓延。肿瘤多发生在阴道前壁,阴道前壁筋膜的下1/3与膀胱筋膜紧密融合,其间无间隙,故早期即可侵及膀胱后壁。发生在阴道后壁者由于有阴道直肠隔的存在,侵及直肠较晚。肿瘤也可直接侵及阴道两侧,并可达子宫直肠窝。

(2)淋巴转移:以区域淋巴为主,转移途径与阴道鳞状细胞癌相同。

(3)血行转移:晚期病例可出现血行转移。

5.诊断

(1)症状:婴幼儿女性出现阴道分泌物增多和阴道出血,发现阴道口有组织物脱出。如肿瘤侵犯膀胱或尿道,可出现尿急、尿频、排尿困难或血尿。

(2)体征:由于此病多发生于婴幼儿,阴道检查困难,可行一指检查,如必要时行轻度麻醉,用气管镜、尿道镜或其他可屈内窥镜做阴道检查，可见肿瘤呈息肉状物突向阴道或达阴道口外，肿瘤状似葡萄，表面光滑、淡红色、质软。直肠指检可了解阴道情况及阴道周围浸润情况。

(3)辅助检查：①活组织检查，凡婴幼儿发现阴道肿物均应行活组织检查以明确诊断；②膀胱镜检查，可了解膀胱是否累及。

6.鉴别诊断

阴道胚胎性横纹肌肉瘤需与先天性阴道囊肿、阴道良性息肉、处女膜息肉鉴别，鉴别诊断主要依靠活体组织检查。阴道异物也可表现为阴道出血及分泌物增多，应仔细询问病史，阴道检查发现异物即可确诊。

7.治疗

胚胎性横纹肌肉瘤的恶性程度高，多数在出现症状后数月内死亡，各种治疗方法均不理想，主要的治疗方法有手术、化疗，目前手术及化疗的联合应用受到人们的重视。

(1)手术治疗：20 世纪 70 年代前，手术范围主张子宫、阴道切除术、盆腔淋巴结清扫术及全盆腔脏器清扫术，显然手术较彻底，但手术并发症及病死率均较高。目前治疗趋势是行子宫及阴道切除术和盆腔淋巴结清扫术，术后辅以化疗及放疗。由于肿瘤的转移以局部浸润及淋巴转移为主，很少累及卵巢，为提高患儿的生存质量，手术时可保留卵巢。如术后需放疗，术中可将卵巢移植，躲开放射区。

(2)化疗：化疗常作为综合治疗的一个方法。常用化疗方案有 VAC 及 PVB。化疗可与手术联合应用，术前给予化疗，常可使肿物缩小，有利于手术操作，术后继续给予化疗，可提高手术疗效。化疗也可与放疗联合应用，傅应显(1986 年)报告 1 例经化疗及放疗治疗后，肿瘤完全消失。北京协和医院曾报告 1 例经阴道局部注射治疗胚胎性横纹肌肉瘤获得短时间缓解。

(3)放射治疗：放射治疗对胚胎性横纹肌肉瘤有一定疗效，但由于婴幼儿正值发育期，肿瘤周围正常组织对放射线敏感性高，极易引起功能障碍。近年由于放疗设备及技术的改进，放疗的并发症减少，效果提高。

由于胚胎性横纹肌肉瘤多发生在婴幼儿，人们多希望在不影响治疗效果的情况下，缩小手术范围，尽量维持脏器功能。术前和术后辅以化疗，在治疗中的地位日渐重要。

8.预后

预后极差，5 年生存率 15%左右，多在 2 年内死亡。

第二节　子宫颈癌

2007 年美国流行病学调查数据显示，全球新发子宫颈癌 55 094 例，死于该病的患者 309 808名，其中超过 85%的患者来自发展中国家；我国每年子宫颈癌新发病例约 17.5 万，约占世界的 1/3。高发年龄呈双峰，第一峰为 35～39 岁，第二峰为 60～64 岁，平均发病年龄为 52.2 岁。研究数据还表明，本病的发病率明显上升且呈年轻化的趋势。中国医科院统计显示，35 岁以下发病的患者从 20 世纪 70 年代至 80 年代的 1.22%～1.42%上升到 90 年代的 9.88%。子宫颈癌是一个可以预防的疾病，其潜伏期长，若能早期发现、及时治疗则其预后较好，且5年存活率高达90%以上。故其筛查和预防具有十分重要的意义。

一、病因

与所有的肿瘤一样,本病的发生也是多种因素协同作用的结果。与子宫颈癌发病有关的因素主要有性传播疾病、与性生活相关因素等。

(一)性传播疾病

易感染生殖道的病毒主要包括人乳突状瘤病毒(HPV)、单纯疱疹病毒Ⅱ型(HSV-Ⅱ)、巨细胞病毒(CMV)等。其中HPV感染与子宫颈癌发病关系最为密切。迄今为止,已经鉴定出的HPV亚型达100余种,其中HPV16、18、33、58等亚型与子宫颈上皮内瘤样病变(CIN)以及子宫颈癌的发生、发展密切相关,故称为高危型病毒。而HPV 6、11、42、43等亚型与子宫颈癌的发生、发展无明显相关关系,故称其为低危型病毒。

学者们认为,子宫颈癌是一种由病毒感染引起的恶性肿瘤。流行病学及相关研究资料显示,超过80%的CIN样本中HPV DNA为阳性,95%的子宫颈癌标本中HPV DNA为阳性,并且HPV DNA含量与子宫颈病变程度呈正相关。此外,研究还表明,20岁是女性HPV感染的高峰年龄,25～35岁是CIN发生的高峰年龄段,而40岁以上是子宫颈癌发生的高峰年龄,提示HPV感染与子宫颈癌的发生呈时序关系,符合生物学的时相规律。

HPV的致瘤作用与HPV DNA在宿主中的状态有关。HPV感染宿主细胞后先以游离状态潜伏于基底细胞的核内,然后病毒核酸整合到宿主细胞内,整合后的DNA发生致癌作用的主要部分为E6、E7和E2。HPV病毒通过E1、E2的开放读码框断裂并线性化插入到人体上皮细胞的染色体中,E2开放阅读框架断裂后该片段发生丢失或失活。E2蛋白是一种特异性的DNA束缚蛋白,可以调节病毒mRNA的转录,DNA的复制以及E6、E7的转化,故E2片段的缺失可导致E6和(或)E7片段表达失控。此外,E6、E7还可分别与抑癌基因p53、*Rb*基因结合,并与细胞周期调控蛋白发生相互作用,干扰正常的细胞周期调控,促进细胞的转化,从而诱发肿瘤。

(二)与性生活相关因素

流行病学资料显示,早年性生活(即20岁以前有性生活者,子宫颈癌的发病率比20岁后有性生活者高3倍)、早育、性生活紊乱(有多个性伴侣)、多产等均是子宫颈癌发病的高危因素。

(三)其他

(1)自身免疫低下。

(2)性激素(E)促进作用。

(3)化学致癌因素,如包皮垢。动物实验也证实,精液中的精液组蛋白为致癌物质。

(4)精神刺激、吸烟、社会经济地位较低等因素。

二、组织及病理学

(一)正常子宫颈上皮生理变化

子宫颈上皮包括阴道部的鳞状上皮(即扁平上皮)和子宫颈管的柱状上皮。两者交界部即鳞—柱交接(SCJ),又称转化区或移行带,此区细胞增生活跃,是宫颈癌的好发部位。

鳞—柱交接又分为原始鳞—柱交接和生理性鳞—柱交接。原始鳞—柱交接指胎儿期来源于泌尿生殖窦的鳞状上皮向上生长，到子宫颈外口与子宫颈管柱状上皮相邻所形成。原始鳞—柱交接随体内雌激素水平变化发生移位，称为生理性鳞—柱交接。

(二)子宫颈移行带柱状上皮被鳞状上皮替代的机制

1.鳞状上皮化生

鳞状上皮化生指暴露在子宫颈阴道部的柱状上皮受阴道酸性环境的影响，柱状上皮下未分化的储备细胞增生转化为绝大多数不成熟的鳞状上皮，上皮无表、中、底层之分，且代谢活跃，易受外界刺激发生细胞分化不良、排列紊乱、核异常、有丝分裂增加，或发生子宫颈上皮内瘤样病变，甚至癌变。

2.鳞状上皮化

鳞状上皮化指宫颈阴道部的鳞状上皮直接长入柱状上皮与其基膜间并最终替代柱状上皮。

(三)子宫颈上皮内瘤样病变及转归

子宫颈上皮内瘤样病变(CIN)分 3 级。

1.CINⅠ

CINⅠ即轻度非典型增生，指上皮下 1/3 层细胞核增大，核浆比例稍增大、细胞核染色稍加深、分裂象少，细胞极性正常。60%～85%能自然消退，但应该检测 HPV 状态，并进行随访，若病灶持续 2 年，应采用激光或冷冻治疗。

2.CINⅡ

CINⅡ即中度非典型增生，指上皮下 1/3～2/3 层细胞核明显增大，核浆比例增大，细胞核深染、分裂象较多，细胞数量明显增加，细胞极性存在。约 20%发展为原位癌，5%发展为浸润癌。

3.CINⅢ

CINⅢ包括重度不典型增生及原位癌(CIS)，指病变细胞几乎或全部侵及上皮全层，细胞核异常增大，核浆比例显著增大，细胞核染色深、分裂象多、形状不规则，细胞拥挤排列紊乱、极性消失。

4.浸润癌

CIN 病变突破上皮下基膜，浸润间质，即形成浸润癌。

(四)组织学分类

组织学分类常采用 WHO 子宫颈恶性肿瘤组织学分类。

(五)巨检

1.鳞状细胞癌

鳞状细胞癌是最常见的，占子宫颈癌的 80%～85%，分为外生型、内生型、宫颈管型和溃疡型 4 种类型。

(1)外生型：最多见，肿瘤向外生长呈菜花状或乳头状，组织脆，易有接触出血，肿瘤多累及阴道。

(2)内生型：肿瘤浸润宫颈深部组织，多有宫颈肥大、变硬，呈桶状，肿瘤多累及宫旁组织。

(3)宫颈管型：肿瘤发生于子宫颈管，多有脉管浸润和盆腔淋巴结转移。

(4)溃疡型:在外生型和内生型的基础上继续发展并合并感染、坏死,组织脱落后形成溃疡、空洞,形成火山口样宫颈。

2.腺癌

腺癌占子宫颈癌的15%~20%,其中黏液性腺癌最多见。微偏腺癌(宫颈恶性腺瘤)约占1%,是一种少见的子宫颈腺癌;腺鳞癌占3%~5%,含腺癌和鳞癌两种成分。

(六)转移途径

子宫颈癌主要以直接蔓延及淋巴转移为主,晚期可有血行播散。

1.直接蔓延

子宫颈癌的转移途径以直接蔓延最多见。

(1)向上:浸润子宫体。

(2)向下:浸润阴道。

(3)两侧:浸润宫旁组织,甚至累及盆腔侧壁,压迫输尿管,导致输尿管扩张和肾盂积水。

(4)前后:晚期可浸润膀胱或直肠(少见),形成膀胱阴道瘘或直肠阴道瘘。

2.淋巴转移

研究报告,子宫颈癌盆腔淋巴结转移率与FIGO分期呈正相关,Ⅰ~Ⅳ期子宫颈癌盆腔淋巴结转移率分别为15%、30%、50%、60%。Henrlken将盆腔淋巴结区域分为两级,即初级(1级:Ⅰ station)和次级(2级:Ⅱ station)。初级盆腔淋巴结包括:宫旁淋巴结、宫颈旁淋巴结、闭孔淋巴结、髂内淋巴结、髂外淋巴结、髂总淋巴结、骶前淋巴结;次级盆腔淋巴结包括:腹股沟深浅淋巴结和腹主动脉旁淋巴结。

3.血行播散

子宫颈癌血行播散少见,约占5%,远处受累器官常见于肺、骨、肝、肾等。

三、临床表现与诊断

(一)临床表现

1.早期

可无明显症状,部分患者有白带增多、白带带血或接触性出血(同房出血)等症状。妇科检查(包括双合诊和三合诊):宫颈糜烂或粗、硬,宫旁无增厚(无浸润)。

2.晚期

多有阴道不规则出血(或多、或少,甚至大出血),绝经后妇女可出现阴道出血,血性、脓性或水样白带并伴有特殊臭味,部分患者表现为恶病质。妇科检查(包括双合诊和三合诊):宫颈呈菜花样、浸润结节型、溃疡出血或伴坏死,阴道或宫旁组织增厚浸润等。

(二)诊断

根据病史和体格检查、辅助检查、病理组织学检查结果确诊。

早期辅助诊断方法如下。

1.宫颈脱落细胞学检查

筛查子宫颈癌的首选方法。希腊医师Papanicolaou(巴氏)于1941年发明,从20世纪40年代开始沿用了近半个世纪的用于子宫颈癌筛查的传统手工方法为巴氏涂片。现发展为液基薄层细胞学技术(TCT),该技术明显提高了子宫颈癌前病变及子宫颈癌的诊断率,降低了假阴性率。1988 年 Bethesda 应用 TBS 报告系统，创建了实验报告的标准框架，即除包含了对标本的评估外，还包括了描述性诊断。该系统统一的诊断术语，为临床处理提供了帮助，达到了细胞病理和临床的有效交流。

2.阴道镜指导下活体组织检查

阴道镜是一座架于临床与病理形态学之间的观察活组织形态学的桥梁。它在醋酸和碘染色的帮助下，将子宫颈阴道部黏膜放大 6～40 倍，通过观察肉眼看不见的表面形态和终末血管网的变化来评价局部病变，以提高早期诊断的准确性，达到早期治疗的目的。

3.子宫颈和子宫颈管活体组织检查(ECC)

组织病理学检查结果是诊断的“金标准”。临床上对宫颈脱落细胞学检查结果异常或可疑患者可取部分子宫颈组织做病理学检查，确定病变的性质，帮助医师决定最终的治疗方法。临床上 ECC 包括点切法、子宫颈管搔刮术、子宫颈锥切术三种方法。

(1)点切法：常用于子宫颈脱落细胞学检查可疑或异常而需进一步明确诊断者。

(2)子宫颈管搔刮术：用于明确子宫颈管内是否有病变或癌灶是否浸润子宫颈管，和点切法联合使用可进一步提高子宫颈上皮内瘤样病变及早期子宫颈癌的检出率。

(3)子宫颈锥切术：该法不仅可用作诊断，也可用于治疗。当子宫颈脱落细胞检查多次发现癌细胞而另外两种子宫颈活体组织检查法均未发现异常，或为明确已诊断的子宫颈原位癌或镜下早期浸润癌患者是否为浸润癌时，可用该法明确诊断。此外，该法可做为子宫颈上皮内瘤样病变患者的治疗方法之一。

4.其他检查

根据患者的具体情况可选择 CT、MRI、膀胱镜、直肠镜、静脉肾盂造影、腹腔镜、穿刺活体组织检查等。

(三)鉴别诊断

病理组织学检查结果是诊断与鉴别诊断的“金标准”。

1.子宫颈良性病变

包括息肉、重度糜烂、乳突瘤、子宫颈结核、尖锐湿疣以及位于子宫颈及阴道穹隆的子宫内膜异位结节等病变。

2.子宫颈恶性肿瘤

包括原发于子宫颈的恶性黑色素瘤、肉瘤、淋巴瘤以及其他转移到子宫颈的恶性肿瘤。

四、临床分期

临床分期在治疗前由 2 名或 3 名妇科肿瘤专科高年资医师共同评估后作出，治疗后不能更改。分期注意事项如下所述。

(1)不分期：子宫体浸润不列入分期。

(2)0 期：不典型细胞覆盖上皮全层，但无间质浸润。

(3)Ⅰa 期：为显微镜下诊断。

(4)Ⅲ期：①肿瘤浸润到达盆腔侧壁，完全无间隙，且肿瘤呈结节状；②当其他检查确定肿瘤为Ⅰ期或Ⅱ期，但肿瘤浸润输尿管引起癌性狭窄、肾盂积水或肾功能丧失时应确定为Ⅲ期。

(5)Ⅳ期：仅有膀胱泡样水肿者不能确定为本期，当膀胱冲洗液查见肿瘤细胞时，还应做活体组织检查取得病理组织学证据后方能确诊。

五、治疗

要高度重视首次治疗。首先应明确诊断及临床分期，根据患者年龄、全身情况、是否有生育要求、病理类型以及医疗技术水平、设备等制订个体化的治疗方案。按照以放射、手术为主，辅以化疗、中医药、免疫治疗等综合治疗的原则进行治疗。

（一）放射治疗

1.适应证

（1）各期子宫颈癌，且不受内科疾病的影响。

（2）Ⅱb 以上的患者首选。

（3）术后有淋巴结转移，切缘阳性，子宫旁浸润，淋巴或血管间隙、深部间质浸润等高复发风险的患者需补充放疗。

2.规范的子宫颈癌根治性放疗的方案

规范的子宫颈癌根治性放疗的方案是盆腔外照射加盆腔内近距离照射。此外，国际上还推荐同步放化疗。

（1）体外照射：盆腔野包括子宫、子宫颈、子宫旁和上 1/3 阴道（Ⅲa 患者包括全阴道）、盆腔淋巴结、腹股沟深淋巴结。扩大野主要是腹主动脉旁淋巴结范围。照射前应设定好照射野，并用铅板或多叶光栅技术保护正常组织。

照射野包括：①盆腔前后野，又称矩形野，上界为 L4 与 L5 间隙，下界为闭孔下缘或肿瘤下缘下 2cm 以上，侧界为真骨盆外 1.5～2cm；②四野箱式照射，前界为耻骨联合前缘处的垂直线，后界为 S2 与 S3 间隙处的垂直线，上、下界同盆腔前后野；③扩大野照射，当髂总和（或）腹主动脉旁淋巴结受累时，照射野可从以上两野上缘向上扩大到所需照射的部位，全盆腔照射剂量为 45～50Gy；或每次 1.8～2.0Gy，每周 5 次。扩大野照射剂量约为 45Gy，每次 1.8～2.0Gy，5 周完成。当肿瘤体积大时，先进行体外照射 30Gy 后再做盆腔内近距离照射，疗效更理想。

（2）盆腔内近距离照射：根据对“A”点（子宫颈外口上 2cm 与旁 2cm 的交点）的放射剂量率分为高（超过 20cGy/min）、中（3.33～20cGy/min）、低（0.667～3.33cGy/min）剂量率。多采用高剂量率盆腔内照射，每次 6Gy，每周 1 次，总剂量为 35～42Gy。当局部肿瘤体积大、出血多时，可选用阴道盒、组织间插植治疗等方法。

（3）同步放化疗：研究证实，放疗同时辅以铂类为基础的化疗可明显控制盆腔肿瘤，提高患者生存率。因为化学药物可以充当放疗的敏感剂，此外，其本身还能杀死肿瘤细胞，两种治疗手段的联合，可明显阻止肿瘤细胞的修复，使肿瘤细胞更加同步化，减少了缺氧细胞的比例。同步放化疗的具体方案如下。

顺铂（DDP）60～70mg/m^2，静脉滴注，第 1 日和第 29 日联合放疗；氟尿嘧啶（5-FU）3～4g/m^2，96h 持续静脉滴注，第 1 日和第 29 日联合放疗。顺铂 40mg/m^2，静脉滴注，第 1 日、第 8 日、第 15 日、第 22 日、第 29 日和第 35 日联合放疗。

3.并发症

（1）早期并发症：指放疗中或放疗结束不久发生的并发症，如子宫穿孔等机械性损伤，局部感染，尿频、尿急、尿痛、血尿等泌尿道反应，以及里急后重、腹泻、便血等胃肠反应等，多较轻。

经对症处理，并保证富含蛋白质和多种维生素且易消化的饮食后，患者多能坚持治疗。严重的患者可暂停放疗，经对症治疗好转后，再恢复照射。

(2)晚期并发症：常见的有放射性直肠炎、膀胱炎、小肠炎、局部皮肤及皮下组织的改变、盆腔纤维化等。最常见的是放射性直肠炎和膀胱炎。

放射性直肠炎：多在放疗后半年至1年内发生，按直肠病变程度分为3度。①轻度：有症状，临床检查直肠无明显异常，但直肠镜检查见直肠壁黏膜充血、水肿。②中度：有明显症状，临床检查肠壁有明显增厚或溃疡。③重度：出现需要手术治疗的疾病，如肠梗阻、肠穿孔或直肠阴道瘘等。轻度和中度的放射性直肠炎以抗炎、止血、对症处理的保守治疗为主，也可用药物保留灌肠；重度者一经诊断应择日手术。

放射性膀胱炎：多发生在放疗后1年以上，按临床表现分为3度。①轻度：有尿急、尿频、尿痛等症状，膀胱镜下见黏膜充血、水肿。②中度：膀胱黏膜毛细血管扩张性血尿，反复发作，甚至形成溃疡。③重度：膀胱阴道瘘的患者。轻度和中度放射性膀胱炎，采用抗感染、止血、对症治疗的保守治疗；重度者，应择日手术治疗。

盆腔纤维化：即盆腔呈冰冻骨盆状。严重者可导致输尿管梗阻及淋巴管阻塞，可采用活血化瘀类中药治疗，必要时手术。

(二)手术治疗

手术治疗的优点是能保护年轻患者所保留的卵巢及阴道的功能。适用于早期Ⅱa以前、全身情况良好，且无手术禁忌证的患者。

1.手术类型

根据肿瘤对子宫旁、阴道、宫骶韧带、主韧带浸润范围选择不同的手术方式。

(1)Ⅰa1期：年轻有生育要求的妇女可选择子宫颈锥形切除术，无生育要求的妇女可选择子宫全切术，可保留卵巢，无须清除淋巴结(淋巴结转移率小于1%时)。

(2)Ⅰa2期：筋膜外子宫全切术及盆腔淋巴结清扫术。对渴望生育的妇女可选用子宫颈广泛性切除术及盆腔淋巴结清扫术(腹膜外或腹腔镜下)，保留正常卵巢，严密随访。

(3)Ⅰb1期：次广泛子宫切除术或广泛子宫切除术及盆腔淋巴结清扫术。肿瘤病灶最长径小于2cm，渴望生育的妇女可选用子宫颈广泛性切除术及盆腔淋巴结清扫术(腹膜外或腹腔镜下)，保留正常卵巢，严密随访。

(4)Ⅰb2期～Ⅱb2期：先行新辅助化疗，确定有效后行广泛性子宫切除术及盆腔淋巴结清扫术，可保留正常卵巢。若术中发现髂总淋巴结有肿瘤转移者，应行腹主动脉旁淋巴结切除或取样。

(5)Ⅲ期以上：放化疗联合治疗。

2.手术中和手术后常见并发症的预防及处理

(1)出血：术中出血常有两处，其一是清除淋巴结时直接损伤动、静脉，其二是分离主韧带或打输尿管隧道时损伤盆膈(盆底)静脉丛。若能看清出血点，可立即钳夹、缝扎止血。否则只有用纱布压迫或使用血管收缩剂，然后缝扎止血；髂内动脉结扎，有时也能取得较好的效果；必要时还可盆膈填塞长纱条，术后24～48h后取出。术后出血可因出血点漏扎或结扎线松脱所致。若为阴道断端出血且可见者，可钳夹后缝扎止血；若为腹腔内出血，立即开腹止血；若术后多日发生，多继发于感染，加强抗感染并对症处理，积极预防出血可能导致的并发症。预防出血的关键是提高手术技能，操作轻柔，严密结扎止血。

(2)泌尿系统并发症：包括术中的直接损伤和术后的缺血性损伤两类。输尿管直接损伤多发生于处理骨盆漏斗韧带、宫骶韧带和打输尿管隧道等时，故术中应仔细解剖，避免误伤。缺血性损伤是因为局部血液循环差，造成局部输尿管缺血、坏死，故术中要注意保护膀胱、输尿管的营养血管，术后要保持输尿管通畅，积极纠正贫血、加强支持、预防感染。此外，由于手术可不同程度地损伤支配膀胱、尿道的神经；而膀胱功能麻痹也是常见的并发症之一，其发生率高达50%。因此，保留神经功能的手术方式越来越引起大家的关注。

(3)感染：随着抗生素的不断发展，感染的发生率明显降低。预防的措施包括术前仔细准备患者的阴道；术中严格无菌操作；术毕放置引流管，加强引流；术后积极支持患者全身情况，采用广谱预防性或治疗性的抗生素预防感染等。

(4)盆腔淋巴囊肿：由于腹膜后淋巴组织清除后留有无效腔，回流的淋巴液潴留在此形成囊肿。大的淋巴囊肿产生压迫症状，甚至引起输尿管梗阻。部分患者在淋巴囊肿的基础上合并感染，甚至高热，对这类患者应在抗感染的基础上行腹膜外淋巴囊肿切开引流术。子宫颈癌淋巴组织清除术中应仔细结扎淋巴管近、远端，预防盆腔淋巴囊肿的发生。

(5)其他并发症：如切口感染、肠梗阻、栓塞性静脉炎及肺栓塞等，其防治方法与其他腹部手术相同。

(三)化学药物治疗

近年来，化疗在子宫颈癌治疗中的作用得到了较大的提升。目前已知单药有效的药物包括：顺铂(DDP)、卡铂(CBP)、长春新碱(VCR)、紫杉类药物、拓扑替康、环磷酰胺(CTX)、异环磷酰胺(IFO)、氟尿嘧啶(5-FU)、博来霉素(BLM)、丝裂霉素(MMC)等，其中以顺铂效果较好。禁忌证为再生障碍性贫血、恶病质以及有严重脑、心、肝、肾病变的患者。治疗模式包括缓解性化疗、同步放化疗、新辅助化疗(NAC)、辅助化疗。其中，NAC最令人瞩目。

NAC主要适用于局部肿瘤体积大的Ⅰb2期～Ⅱa2期子宫颈癌患者以及较年轻的Ⅱb期子宫颈癌患者。其目的是在手术或放疗前先行1～3个疗程的化疗，能缩小肿瘤体积、降低分期，使手术更容易实施。同时可控制肿瘤的微小转移，提高疗效。目前的研究证实动脉和静脉化疗疗效相当，按照WHO实体瘤疗效评价标准，NAC总有效率大于80%，但尚未证实该方法能提高患者生存率。

(四)特殊类型的子宫颈癌的处理

1.子宫颈癌合并妊娠

子宫颈癌合并妊娠时应综合考虑临床期别、孕周、患者及家属的要求来进行治疗。总的原则如下所述。

(1)尽快处理，否则影响预后。

(2)若孕周超过28周，估计胎儿能够存活，可先行剖宫产手术，再根据临床分期决定手术类型。

(3)若孕周不足28周，胎儿不能存活，可先行放化疗使胎儿流产后再根据临床分期决定手术类型或治疗方案。

2.复发子宫颈癌

规范手术治疗1年后、根治性放疗治疗3个月后经体检和影像提示，病理证实的复发灶出现即为复发，多数复发灶在盆腔。治疗应根据患者的具体情况制订个体化综合治疗方案。

3.子宫颈残端癌

子宫颈残端癌指子宫次全切除术后所剩子宫颈发生的癌变。其预防、诊断、治疗及预后与普通子宫颈癌没有明显差别，但需特别注意的是对手术的技巧要求更高，损伤发生的概率较大。

第三节　子宫肌瘤

子宫肌瘤为女性生殖器官最常见的良性肿瘤，是由子宫平滑肌细胞增生而形成，故称为子宫平滑肌瘤。多发生于30～50岁的妇女，以40～50岁最为多见。据报告，35岁以上的妇女约20％子宫内存在肌瘤。

一、病因

迄今为止，子宫肌瘤的病因尚不明了。大量临床观察和试验证明子宫肌瘤是一种性激素依赖性肿瘤，与过多的雌激素刺激有关。雌激素能使子宫肌细胞增生、肥大，肌层变厚，子宫增大，尤其在只有雌激素作用而无孕激素作用时较易发生。可能是发生肌瘤部位的组织选择性地保留较高浓度的雌激素或肌瘤局部代谢能力不足，使雌二醇浓度过高。除此之外，神经中枢活动对肌瘤的发病可能也起重要作用。但其真正原因、机制尚未完全被证实。

二、病理

子宫肌瘤为实性球状形结节，表面光滑，肌瘤周围的子宫肌层受压形成假包膜，因此与周围组织有明显界线。血管由外穿入假包膜供给肌瘤营养，肌瘤越大血管越粗。受压后可发生循环障碍，使肌瘤发生各种退行性变，如玻璃样变、囊性变、红色变、肉瘤变及形成营养不良性钙化。肌瘤一般为白色、质硬，切面为旋涡状结构。肌瘤生长在体部，偶尔生长在颈部，根据肌瘤生长发展的方向分为如下几种：60％～70％发生在壁间，20％生长在浆膜下，10％～15％生长于黏膜下，可为多发性，也可为单发性，大小悬殊较大，小的如米粒大小，大者可至足月妊娠子宫大小，一般为中等大小。显微镜下，肌瘤由皱纹状排列的平滑肌纤维相交叉组成，肌纤维束间有或多或少的结缔组织纤维，旋涡状，细胞大小均匀，呈卵圆形或杆状，核染色较深。

三、诊断与鉴别诊断

（一）临床表现

1.症状

子宫肌瘤症状的出现与肌瘤生长部位、生长速度及肌瘤有无变性有着密切关系，小的肌瘤可无症状。其主要症状如下。

（1）月经改变：多数患者有经量增多，经期延长，不规则阴道出血等。

（2）盆腔肿块：肌瘤较大时，患者自觉下腹部有肿块，为实质性，膀胱充盈时上升。

（3）白带增多：肌壁间肌瘤使子宫腔面积增大，内膜腺体分泌增加及盆腔充血，导致白带增多。也可由于悬垂于阴道内的黏膜下肌瘤合并感染，表面坏死，产生大量脓血性排液或坏死组织排出，伴臭味。

(4)压迫症状：较大肌瘤压迫邻近器官时，可引起尿频或便秘，压迫膀胱颈可引起尿潴留。压迫输尿管可致肾盂积水。

(5)疼痛：一般无明显疼痛症状，但如果较大肌瘤压迫盆腔结缔组织及神经、盆腔粘连或浆膜下肌瘤蒂扭转及肌瘤红色变性时，可出现急性腹痛。

(6)不孕：文献报告为25%～40%不孕。肌瘤如果压迫输卵管使其阻塞、扭曲或子宫腔变形，黏膜下肌瘤影响孕卵着床时可致不孕症。

(7)继发性贫血：若长期月经过多，可导致继发性贫血。

2.体征

妇科检查可发现子宫增大。表面不平，有单个或多个结节，质硬，浆膜下肌瘤可扪及质硬肿块与子宫有蒂相连，活动；如为黏膜下肌瘤，子宫可均匀增大；如为黏膜下肌瘤脱出于阴道内，在阴道内可见红色、实质性、表面光滑的肿块；如合并感染，表面可有渗出液及溃疡形成，分泌物有臭味。子宫颈肌瘤时，宫颈一唇被肌瘤占据，另一唇被拉平，变薄，正常大小的子宫体则被推向腹腔。

(二)特殊检查

1.超声检查

B超检查为较普通的方法，诊断率高，可明显显示子宫大小，肌瘤数目及部位，以及有否变性，也有助于与卵巢肿瘤及其他盆腔肿块相鉴别。

2.探测宫腔

用探针测量宫腔的深度及方向，结合双合诊，有助于确定包块性质及其包块部位。

3.宫腔镜检

了解宫腔内有否黏膜下肌瘤及其部位、大小。

4.腹腔镜检

了解突起于子宫表面的浆膜下肌瘤或肌壁间肌瘤的数目及大小。

5.子宫输卵管造影

通过造影摄片检查显示宫腔充盈缺损，了解黏膜下肌瘤的数目、大小及部位。

(三)诊断标准

(1)症状：月经量增多，经期延长，有规则阴道出血，白带增多，血性、脓性或伴臭味，盆腔包块及伴随的压迫症状、疼痛、不孕及继发性贫血。

(2)体征：妇科检查子宫增大、结节、不平，单个或多个结节、质硬等。

(3)辅助检查：B超、探测宫腔、子宫输卵管造影、宫腔镜等可协助诊断。

(四)鉴别诊断

1.妊娠子宫

停经及早孕反应，子宫大小与停经月份相符合。

2.子宫腺肌病

子宫腺肌瘤有继发性、渐进性加剧的痛经，腺肌病时子宫均匀增大，一般不超过3个月妊娠大小，且伴有经前、经时子宫增大，经后缩小。子宫腺肌瘤时，子宫有局限性、质硬的结节状突起。

3.卵巢肿瘤

无月经改变,多为偏于一侧的囊性肿块,可与子宫分开,但实性卵巢肿瘤常可误诊为浆膜下肌瘤,肌瘤囊性变也易误诊为卵巢肿瘤。

4.盆腔炎性包块

有盆腔感染病史,肿块边界不清,与子宫粘连或不粘连,抗感染治疗后症状体征好转。B超可协助诊断。

5.子宫畸形

双子宫与残角子宫易误诊为子宫肌瘤,通过B超、腹腔镜、子宫输卵管造影可协助诊断。

6.子宫肌性肥大

患者一般有多产,子宫均匀性增大,探测子宫无变形,B超检查未见肌瘤结节。

7.子宫颈癌

较大带蒂黏膜下肌瘤脱出于阴道内并伴有感染、溃疡、阴道不规则出血及恶臭排液,易与外生型子宫颈癌相混淆,应通过细胞学检查及病理检查鉴别。

四、治疗

对于子宫肌瘤的治疗原则,必须根据患者年龄、生育要求、症状、肌瘤大小等情况全面考虑,可采用非手术治疗和手术治疗。

(一)非手术治疗

1.随访观察

对于肌瘤小、无症状者,可不治疗,严密随访观察,可3～6个月随访一次。

2.中药治疗

对于肌瘤不大者,可用中药治疗改善症状。治疗原则为活血化瘀、软坚、通经活络。

3.激素类药物治疗

(1)雄激素:对抗雌激素,控制子宫出血及延长月经周期。丙酸睾酮25mg/d,肌内注射,每周2次;或甲睾酮5mg,每日2～3次,舌下含服。以上两药一般应用3～6个月为一个疗程,每月总量不超过300mg。

(2)促性腺激素释放激素类似物(GnRHa):GnRHa可抑制垂体、卵巢功能,降低雌激素水平,适用于小肌瘤、更年期或绝经期患者。GnRHa 100μg/d,连续应用3～6个月。

(3)达那唑:有微弱雄激素作用,达那唑200mg,每日2～3次,口服,从月经第2天开始,连用3～6个月。

(4)他莫昔芬(TMX):双苯乙烯衍生物,为非类固醇类抗雌激素药。TMX 10～20mg,每日2次,口服,连续用药3～6个月。

(5)孕三烯酮:19去甲睾酮衍生物,具有较强的抗孕激素和抗雌激素活性。孕三烯酮(三烯高诺酮片)2.5mg,每周2次,口服,从月经第2天开始,连服3～6个月。

(6)棉酚:对子宫内膜有特异萎缩作用,抑制子宫内膜受体,对子宫肌细胞产生退化作用,造成假绝经及子宫萎缩。棉酚20mg,每日1次,口服,连服2个月后改为同剂量每周2次,连服1个月,以后每周1次,连服1个月,共4个月。同时补钾,10%枸橼酸钾10mL,每日3次。

(7)米非司酮:用药后可使体内孕激素和雌激素水平下降,长期使用可导致闭经,子宫肌瘤萎缩变小。用法:10mg/d,从月经周期的第1天开始服用,连续用药3～6个月。

(二)手术治疗

手术治疗是治疗子宫肌瘤常用的方法。根据肌瘤的大小、数目、生长部位及对生育的要求等采用相应的手术方式。

1.经腹或经腹腔镜子宫肌瘤剔除术

适用于年轻患者或需保留生育功能的患者,对子宫切除术有顾虑的患者可行子宫肌瘤剔除术,然后行子宫整形术。

2.经阴道黏膜下肌瘤扭除术

黏膜下肌瘤若已脱出子宫颈坠入阴道,可自阴道将蒂扭断摘除肌瘤,然后用刮匙刮除残留的蒂部。

3.宫腔镜下手术治疗黏膜下肌瘤

对于较小的黏膜下肌瘤可应用宫腔镜下电切术。

4.子宫次全切或子宫全切术

对于肌瘤较大生长迅速,或者临床症状明显,无生育要求,已近更年期或绝经期者,可行子宫次全切除术或子宫全切术,保留一侧或双侧附件,此为子宫肌瘤最彻底、最可靠的治疗方法。可行开腹手术或腹腔镜手术行子宫次全切或子宫全切术。

五、疗效及预后

药物治疗可缓解症状及控制症状,但达不到根治的目的,停药后症状可再次出现。子宫肌瘤切除术手术后的复发率为39.2%,剔除的肌瘤数目越多,复发率越高,手术后平均妊娠率可达40%。子宫切除术可达根治。

六、随访

药物保守治疗者定期随访,观察疗效。子宫肌瘤剔除术者,手术后3～6个月随访一次,了解肌瘤有无复发。约80%肌瘤复发者发生于手术后28个月以内。

七、子宫肌瘤合并妊娠

子宫肌瘤合并妊娠的发病率占肌瘤患者的0.5%～1%,占妊娠的0.3%～5%。妊娠合并肌瘤对妊娠、分娩均有影响。

(一)肌瘤对妊娠的影响

(1)妊娠期子宫黏膜下肌瘤可影响受精卵着床导致早期流产。较大的壁间肌瘤合并妊娠时,因机械性阻碍可造成宫腔畸形导致流产。由于妊娠期肌瘤迅速生长易发生红色变性,浆膜下肌瘤可发生蒂扭转,发生坏死、感染,也可致胎位异常,胎儿宫内发育迟缓,低置或前置胎盘。

(2)分娩期阻塞产道,造成难产,影响子宫收缩,造成子宫收缩乏力和产后出血。

(3)产褥期由于子宫的迅速缩小,也可能使肌瘤发生红色变性及产后子宫收缩不良、产褥期出血。

(二)肌瘤合并妊娠的处理原则

(1)妊娠合并肌瘤者多能自然分娩,不应急于干预,但应预防产后出血。

(2)肌瘤过大阻碍胎儿下降者或发生胎位异常、产力异常者应行剖宫产结束分娩。

(3)妊娠期及产褥期肌瘤发生红色变性时,多采用保守治疗。

(4)浆膜下肌瘤发生蒂扭转经确诊后应手术治疗。

(5)剖宫产手术时是否同时切除子宫肌瘤及子宫,应根据肌瘤的大小、数目、部位和患者的情况决定。

第四节　子宫内膜癌

子宫内膜癌是由子宫内膜腺体上皮发生的恶性肿瘤,因原发在子宫体,又称子宫体癌。约75%的病例发生于50岁以后,尤其好发于绝经后妇女。在女性生殖器癌中,子宫内膜癌的发病率仅次于子宫颈癌,占第二位。

一、病因

子宫内膜癌的病因尚不清楚。文献报告,大部分子宫内膜癌是由内分泌紊乱引起,而长期持续雌激素的影响是子宫内膜癌发病的重要因素。子宫内膜癌患者常伴有不育、肥胖、高血压、糖尿病、月经异常、绝经后延、多囊卵巢综合征等因素。任何年龄的妇女,尤其是更年期和绝经后的妇女,子宫内膜在长期雌激素刺激下,会产生内膜增生、腺上皮细胞异型性改变。内源性或外源性雌激素持续作用于子宫内膜,可引起内膜的一系列变化,而最后可能发展为癌。

二、病理

子宫内膜癌肉眼所见有两种类型,即弥散型和局限型。镜下所见分四类。

1.腺癌

腺癌占子宫内膜癌的80%以上,分化较好者,癌实质为排列紊乱的腺体,呈背靠背形态或共壁现象,细胞有不同程度的异型性,大小不等,形态不规则,腺体上皮呈复层,厚处可达5～6层,细胞核大,呈多形性,核分裂多。

2.腺角化癌

腺角化癌又称腺棘皮癌,占子宫内膜癌的11%～20%,恶性程度低,腺癌中可见成团的成熟的复层扁平上皮成分,并可见细胞间桥及角化现象。

3.腺鳞癌

腺鳞癌又称混合癌,约占子宫内膜癌的7%,恶性程度较高。癌组织中有腺癌和鳞状细胞癌两种成分,其中的复层扁平上皮细胞分化不良,呈明显的异型性。

4.透明细胞癌

透明细胞癌较少见,恶性程度较其他类型高。镜下常见的组织形态为多数大小不等的小管,呈背靠背排列,内衬透明的鞋钉状细胞。

三、临床分期

目前,国际上广泛采用国际妇产科联盟(FIGO)制订并于2009年重新修订的手术一病理分期,具体如下。

(1)Ⅰ期:Ⅰa期,肿瘤局限于子宫内膜或肿瘤浸润深度≤1/2肌层。Ⅰb期,肿瘤浸润深度>1/2肌层。

(2)Ⅱ期:肿瘤累及子宫颈间质,但是未播散到子宫外。

(3)Ⅲ期:Ⅲa期,肿瘤累及子宫浆膜和(或)附件和(或)腹腔细胞学阳性。Ⅲb期,阴道和(或)宫旁受累。Ⅲc1期,盆腔淋巴结转移。Ⅲc2期,腹主动脉旁淋巴结转移。

(4)Ⅳ期:Ⅳa期,肿瘤侵及膀胱和(或)直肠黏膜。Ⅳb期,远处转移,包括腹腔转移或腹股沟淋巴结转移。

四、诊断

子宫内膜癌的诊断主要根据病史、临床检查、病理检查及辅助检查。其中病理检查是确诊子宫内膜癌的主要依据。

(一)临床表现

1.病史

子宫内膜癌患者的高危因素,发病绝大多数足50岁以上的绝经后妇女,有肥胖、不育、糖尿病、高血压和高雌激素症状。

2.症状和体征

本病出现临床症状较早,如不规则阴道出血、阴道排液。妇科检查:早期无明显异常,随后子宫增大,质较软;晚期子宫固定或宫旁或盆腔内触及不规则结节状物。

(二)分段诊刮

分段诊刮对于鉴别原发病灶是在子宫内膜还是在子宫颈,或子宫内膜癌是否已累及子宫颈很有帮助。在刮宫颈管以前不能用探针探测宫腔及扩张宫颈口,以免将子宫腔内的癌组织带至颈管部位。分段诊刮时注意刮取子宫两侧角部及底部组织。若刮出组织肉眼观呈灰白色、质脆,则内膜癌的诊断可能性大,应停止刮宫。因搔刮过多,易致癌组织扩散和穿孔将刮出物分别装进两个小瓶,标注来源送病理检查。

(三)辅助检查

1.阴道细胞学检查

取阴道后穹隆分泌物涂片检查,但阳性率不高。

2.宫腔吸液细胞学检查

用细塑料导管连接针筒做吸引术,吸取分泌物找癌细胞,准确率可达90%。也可采用内膜冲洗法,然后吸出冲洗宫腔的生理盐水送检查。细胞学检查阴性不能排除有内膜癌存在的可能。

3.B超检查

可见内膜明显增厚,其内回声不均匀,若有肌层浸润则可见增厚的内膜与肌层之间的界线显示不清晰。典型病例可见子宫增大,宫腔内可见低密度光团回声。形态不规则,合并出血时出现不规则的液性暗区。

4.宫腔镜检查

利用宫腔镜检查,可直接观察宫腔内的变化,有助于内膜癌的定位,而且能在直视下对可疑病灶行活组织检查,较常规刮宫更为准确。

(四)鉴别诊断

1.更年期功能失调性子宫出血

更年期常出现月经紊乱,如经期延长或不规则阴道流血等与内膜癌不易鉴别,为明确诊断必须先做诊断性刮宫，明确性质后再进行治疗。

2.子宫黏膜下肌瘤及子宫内膜息肉

子宫黏膜下肌瘤常伴有不规则阴道流血、经量增多、经期延长及排液。子宫内膜息肉也有类似症状。最后鉴别可通过B超检查、分段诊断性刮宫明确诊断。

3.老年性阴道炎及子宫内膜炎

老年性阴道炎有少量出血及白带增多。妇科检查时前者可见阴道黏膜有点状出血，后者阴道壁正常，排液来自颈管，诊刮有助于诊断，经抗感染治疗短期内可很快好转。

4.其他

输卵管癌、子宫颈癌、卵巢恶性肿瘤等都可引起阴道流血及排液，在鉴别诊断时根据详细的病史及仔细的妇科检查和一些必要的辅助检查，一般可获得正确的诊断。

五、治疗

子宫内膜癌的治疗应以手术为主，术后辅以放疗和孕激素治疗。手术治疗适应Ⅰ、Ⅱ期病例。Ⅲ期以放疗为主，放疗后视情况决定能否手术。Ⅳ期及复发病例，以综合治疗为主。

（一）手术治疗

Ⅰ期子宫内膜癌一般行筋膜外改良次广泛子宫切除术或称扩大子宫切除术，这种手术包括切除全子宫、双侧附件、部分子宫旁组织和2cm的阴道穹隆部分，Ⅱ期内膜癌行广泛性子宫切除术，其手术范围同子宫颈癌手术，包括全子宫、双侧附件、全部官旁组织和3cm长的阴道壁以及盆腔淋巴清扫术。术中取腹腔积液或腹腔冲洗液送细胞学检查。

（二）放射治疗或手术与放射的综合治疗

（1）子宫内膜癌对放射治疗不甚敏感，单纯放射治疗适用于晚期或不能耐受手术的患者。放疗包括体外及腔内照射。体外照射多用^{60}Co及直线加速器，腔内照射多用^{137}Cs、^{60}Co等。

（2）术前放射其作用是减少阴道穹隆复发，缩小或根治区域性淋巴结的转移。此外，术前放疗还可减少手术时扩散，减少复发，提高生存率。

（3）术后放射术后放疗的目的是补充手术治疗的不足，对Ⅰ期患者若切除的子宫癌灶已累及颈管。或有深的肌层浸润，或为未分化癌及有淋巴结、宫旁、卵巢、阴道转移者，术后应辅以放疗。

（三）激素治疗

主要是孕激素治疗。黄体酮可使子宫内膜癌细胞分化、成熟，最后使细胞萎缩、消退，故孕激素能使子宫内膜原位癌完全逆转为正常子宫内膜，对浸润癌也有不同程度的缓解。在治疗前如能测定患者的雌孕激素受体，可指导选择适当的治疗措施，受体含量高者可用黄体酮治疗，受体含量低者，应采取措施提高受体的含量后再用黄体酮治疗。孕激素治疗期间，应注意检查肝功能。用药原则是高效、大剂量和长期用药。对孕激素受体(PR)阳性的患者，有效率可达80％。

（1）甲羟孕酮每次100mg，每日2次，口服。

（2）甲地孕酮每次20～40mg，每日2次，口服。

（3）己酸孕酮每次500～1000mg，肌内注射，每周2次。6～8周后，每次500mg，每周1次。

(4)他莫昔芬为一种抗雌激素类药物,能与肿瘤细胞雌激素受体结合,阻止雌激素的作用,抑制肿瘤的生长。一般用量为每次 10mg,每日 2 次,口服。

(四)化疗

抗癌药物对子宫内膜癌的疗效比孕激素差。常用于分化差的癌瘤或晚期或复发的病例,作为综合治疗中的一种辅助治疗手段。常用药物有顺铂、多柔比星(阿霉素)、紫杉醇、氟尿嘧啶、环磷酰胺、放线菌素 D 等。可单独或与孕激素同时使用。特殊病理类型,如子宫乳头状浆液性腺癌术后应给予正规足量的化疗,方案与卵巢上皮性癌的化疗相同。

六、预后

子宫内膜癌的预后较好。其预后与癌肿发现的早晚,病理类型,组织分级,临床分期以及有无淋巴转移,肌层浸润和治疗方法等因素有关。腺鳞癌的预后较单纯性腺癌及腺角化癌差。临床分期越晚预后越差。

第五节　子宫肉瘤

子宫肉瘤是较为罕见的恶性肿瘤,占子宫恶性肿瘤的 3%左右。恶性程度较高,预后较差。子宫肉瘤主要来源于子宫平滑肌、子宫内膜间质以及由子宫上皮和结缔组织来源的混合性肉瘤,也可继发于子宫肌瘤。常见发病年龄为 50 岁左右,子宫平滑肌肉瘤发病年龄较轻,内膜间质肉瘤及混合性肉瘤多见于绝经期妇女,而子宫颈的葡萄状肉瘤则多见于幼女。

一、病因

子宫肉瘤临床发病率较低,发病原因尚不明了。有学者从组织发生学上认为与胚胎细胞残留和间质细胞化生有关。

二、病理

根据肿瘤发源部位及细胞形态,子宫肉瘤主要有以下 3 种。

(一)子宫平滑肌肉瘤

子宫平滑肌肉瘤是子宫肉瘤中最多见的一种。它可以来自子宫肌层或子宫血管壁的平滑肌纤维,也可由子宫肌瘤恶变而成。肌瘤内部分肌细胞恶变者称为肌瘤肉瘤变,而整个肌细胞均恶变则称为平滑肌肉瘤。肉眼所见肿瘤形态多种多样,可为单个或多个结节,大的结节可使子宫变形。因弥散生长,与子宫肌层间没有明显界限。切面为淡黄红色或粉红色,呈鱼肉状或脑组织样,失去旋涡状结构。镜下平滑肌细胞增生,大小不一,排列紊乱,核异型性明显,染色质深,核仁明显,核分裂象一般每 10 个高倍视野 5 个以上。

(二)子宫内膜间质肉瘤

此类肿瘤甚为少见。恶性程度较平滑肌肉瘤高。起源于子宫内膜间质细胞。肉眼可见肿瘤多呈结节状或息肉状,质软,直径为 2～20cm,切面灰黄色呈鱼肉状,常见出血及坏死。镜下瘤细胞高度增生,腺体分散、减少、消失。瘤细胞致密,核大深染,核分裂象多,可找到瘤巨细胞。

(三)恶性中肾旁管混合瘤

此瘤罕见。来源于残留的胚胎细胞或间质细胞化生。其特点是肿瘤含有肉瘤和癌组织两种成分,故又称癌肉瘤。肉眼可见肿瘤多从子宫后壁的内膜长出,呈息肉状向宫腔突起,可为多发,一般数厘米大小,长大后从宫颈中脱出,肿瘤蒂部较宽,质软,表面光滑。晚期浸润周围组织。切面呈灰白色有出血、坏死,可见小囊腔,腔内有黏液。镜下:有癌和肉瘤两种成分,并有过渡形式,多见为肉瘤中夹有少量癌组织呈巢状,腺管状。肉瘤组织分化不成熟时细胞呈星形、圆形或菱形,分化成熟时可见内膜间质,纤维结缔组织及平滑肌细胞,当细胞向异源性组织分化时,可见横纹肌、骨、软骨组织。癌组织以腺癌为多。

三、临床表现

(一)阴道不规则出血

出血量多少不定。生育年龄妇女表现为月经量增多,经期延长或阴道出血持续至下次月经来潮。老年妇女表现为绝经后出血,量少,时出时止。如肿瘤坏死合并感染,可排臭液,呈脓血样。

(二)腹部肿块

因肿瘤增长快,短期内瘤体可迅速增大,或原有肌瘤可发现子宫突然长大并伴有下腹疼痛。

(三)腹痛

腹痛为常见症状之一。主要是肉瘤发展较快、生长迅速,常使患者感觉腹部胀痛、隐痛等。

(四)妇科检查

子宫明显增大,呈多个结节状,质软。如肉瘤从宫腔脱出子宫颈口或阴道内,可见紫红色肿块,合并感染时表面有脓性分泌物。如为葡萄状肉瘤,可于宫颈口处或阴道内发现软、脆、易出血的肿瘤。

四、诊断

子宫肉瘤术前确诊率不高。需根据临床症状、体征及辅助检查全面分析、判断、辅助检查中分段诊刮是诊断子宫肉瘤的可靠方法。如肿瘤呈息肉样突出于子宫颈外口,局部取活检即可明确诊断。

五、鉴别诊断

(一)子宫肌瘤

临床表现与肌瘤生长部位有关,一般常见的症状为月经量增多,经期延长。但子宫肌瘤一般无不规则阴道出血,肌瘤生长较慢、质硬。B超检查、诊断性刮宫可鉴别。

(二)子宫内膜息肉

诊断性刮宫可确诊。宫腔镜检查也有助诊断。

(三)其他

子宫肉瘤还应与子宫内膜癌、子宫颈癌等疾病相鉴别。

六、治疗

一般采用以手术为主,放疗和化疗为辅的综合治疗。

(一)手术治疗

手术范围以全子宫切除及双侧附件切除。因肉瘤主要经血行转移,子宫旁组织常易受浸润,血管内常有瘤栓,所以应尽可能做较广泛的子宫切除术。如子宫明显增大,子宫颈有肿瘤,子宫旁组织增厚,则应行广泛性子宫切除术必要时行腹主动脉旁淋巴结活检。术中腹腔内灌注化疗药物,以预防局部复发,常用氟尿嘧啶 1 000mg,或顺铂 100mg,或卡铂 400mg 腹腔灌注化疗。

(二)放射治疗

虽然子宫肉瘤对放射线敏感度较低,但文献报告,手术前后辅以放射治疗能提高子宫肉瘤的疗效。子宫内膜间质肉瘤尤为明显,中胚叶混合瘤次之。对复发肿瘤,可再次切除转移病灶,加用放射治疗或化疗,可延长患者生命。

(三)化学治疗

化疗对子宫肉瘤无肯定疗效,可作为综合治疗的方法之一。目前对肉瘤化疗效果较好的药物有顺铂、阿霉素、异环磷酰胺等,方案常用的有 PE 或 PEI,化疗期间需要注意不良反应。

七、预后

预后与临床期别、病理类型有密切关系。期别越早预后越好。在各种子宫肉瘤中,以葡萄状肉瘤及混合型肉瘤预后最差。其次为子宫内膜间质肉瘤,子宫平滑肌肉瘤预后最好。

第六节　卵巢肿瘤

卵巢肿瘤是妇科常见恶性肿瘤之一,发病率在生殖道恶性肿瘤中列第 3 位,但病死率却位居榜首。由于卵巢肿瘤发病隐匿,早期诊断困难,确诊时 70%已属临床晚期,加之肿瘤病理类型复杂,化疗及放疗疗效有限。虽经积极综合治疗,晚期卵巢癌患者的 5 年生存率仍然只有 20%～30%,因此,如何提高卵巢癌早期诊断率及改善晚期患者的远期疗效,是临床面临的重点和难点问题。

一、原发性卵巢恶性肿瘤

起源于卵巢上皮—间质细胞,卵巢性索—间质细胞,原始的生殖细胞及卵巢髓质的恶性肿瘤,统称为原发性卵巢恶性肿瘤。

(一)病因

1.遗传因素

有 5%～7%卵巢癌具有家族聚集性,其中 90%以上有 1 名一级亲属发病,约有 1%有家族性卵巢癌综合征(HOCS),HOCS 的易感基因 *BRCA*1 定位克隆完成,遗传学分析,*BRCA*1 携带者在 50 岁时发生乳腺癌和卵巢的风险分别为 73%和 29%,卵巢癌患者具有癌高发倾向,可与乳腺癌、子宫内膜癌或结肠癌同时或相继出现,这种癌聚集性与遗传因素有关,遗传模式为常染色体显性遗传,家族性卵巢主要发生于上皮性卵巢癌,尤以浆液性囊腺癌多见。

2.内分泌因素

(1)月经史:初潮年龄小于 12 岁,绝经年龄延迟大于 52 岁,卵巢癌风险发生率等明显增加。

(2)妊娠次数：妊娠不能降低卵巢癌。但发生一次足月妊娠，可使卵巢癌发生减少2%，流行病学研究发现，不孕症和低产次以长期服用促排卵药是卵巢癌发生的重要高危因素。

(3)哺乳：根据卵巢癌发生的持续排卵学说，哺乳期不排卵或排卵减少，对卵巢上皮性癌的发生有一定保护作用。

(4)口服避孕药：可抑制排卵，而使卵巢上皮性癌发病显著减少，停止用药后，这种保护作用可能维持15年。

(5)外源性雌激素：绝经后使用雌激素替代治疗的危险性在子宫内膜癌患者中明显上升，有报告单一使用雌激素制剂发生卵巢癌危险高达5.4%。

3.环境因素

在发达的工业化国家中，卵巢癌发病率是发展中国家的3～5倍，发展中国家的居民移居到发达国家后，卵巢癌的发病率也相应增加。在高度工业发达城市及社会经济地位较高妇女，卵巢癌发病率也增高。发病与吸烟、工业粉尘、接触滑石粉等致癌物质相关，滑石粉在“盆腔污染”过程中可能通过细胞胞饮作用进入卵巢上皮细胞中，是导致卵巢上皮、间质功能紊乱致癌危险因素之一。

4.癌基因与抑癌基因

分子生物学、分子遗传学研究发现，肿瘤的发生发展是一个多癌基因激活和或抑癌基因失活的多步骤、多因素参与的复杂过程，研究较多的癌基因有*K-ras*、*C-myc*和*c-erbB-2*，抑癌基因有p53和p16。卵巢重复多次的破裂和修复给上皮提供了基因畸变的机会。

(二)发病机制

卵巢恶性肿瘤为卵巢的上皮、性索间质、生殖细胞与髓质在致癌因素、癌基因与抑癌共基因的协同作用下，由卵巢良性肿瘤、交界性肿瘤直至进展到恶性肿瘤的连续复杂的病理过程。

(三)病理

在人体肿瘤中，卵巢肿瘤的病理类型最为繁多且复杂，其中上皮性癌占绝大多数，达85%～90%，其次为卵巢生殖细胞肿瘤，占卵巢肿瘤的10%～15%。

1.上皮性恶性肿瘤

(1)浆液性囊腺癌：约占卵巢恶性肿瘤的40%，双侧性占30%～50%，为单房或多房，部分囊性部分实性，质脆，常有乳头赘生物位于囊内或融合呈实性结节满布囊内壁。约1/3可见沙砾体或钙化，囊液为棕黄色，有时呈血性。囊壁、腺腔、乳头皆衬覆单层或复层癌细胞，增生的腺腔可共壁，乳头粗细不等。实性癌巢可侵犯间质，核分裂象大于10/10 HPFS，囊壁破溃后易种植腹膜及脏器表面，常伴有腹腔积液，预后较差，5年生存率约25%。

(2)黏液性囊腺癌：发生率占卵巢恶性肿瘤3%～10%，绝大多数发生于30～60岁。肿瘤体积较大，多房性占多数，双侧发生率3%～10%。囊实性多见，乳头呈簇状，囊内充盈稀薄或黏稠无色或血性液体，囊壁衬覆单层柱状黏液细胞，腺体折叠形成乳头，或衬覆子宫内膜样一肠型上皮，细胞异型明显，囊壁破溃黏液流入腹腔可广泛种植形成假黏膜液瘤，5年生存率为40%～64%。

(3)子宫内膜样癌：占卵巢恶性肿瘤的20%左右，高发年龄为40～50岁，约50%为双侧性，约 20%同时患有子宫内膜癌。肿瘤多呈囊性，仅少数为实性。肿瘤大小各异，囊内可有乳头，囊内充盈黏液，衬覆高柱状癌细胞，呈单层或复层排列，癌细胞不典型，10%可见沙砾体，5 年生存率达 40%～55%。

(4)透明细胞癌：占卵巢恶性肿瘤的 5%～11%，发病年龄多在 40～70 岁，肿瘤体积较大，24%～40%为双侧性，实性或囊实性，合并子宫内膜异位者占 25%～50%，囊内可有多个息肉突起，囊内充盈水样或黏液状物体，肿瘤主要由嗜酸性细胞、透明细胞与鞋钉细胞组成，细胞排列呈小管小囊型、乳头型、团块型，癌细胞间变轻重不等，钙化灶为 10%～30%，预后较子宫内膜样癌差。

2.生殖细胞肿瘤

(1)无性细胞瘤：好发青少年期，占卵巢恶性肿瘤的 3%～5%。绝大多数为单侧性，肿瘤呈圆形或椭圆形，多为实性，质韧或鱼肉样，少数有囊性变，出血坏死。镜下可见 3 种类型：典型的大瘤细胞型，间变型，伴有合体滋养母细胞型。该肿瘤低度恶性，对化疗及放疗皆敏感，预后较好，5 年生存率可达 90%。

(2)未成熟畸胎瘤：占卵巢成熟性畸胎瘤的 2%～5%，多发于青少年期及生育年龄。呈实性或囊实性，瘤体往往较大，几乎为单侧性，质地软硬不均，软处似鱼肉状，硬处常有骨、软骨，囊内或见黏液、浆液或脂样物，有时可见毛发，多数成分为未成熟的神经组织，常有腹膜种植。预后与病理分级密切相关，肿瘤对化疗较敏感，但复发率和转移率较高。对复发瘤如采取积极手术治疗可使肿瘤向成熟方向逆转。

(3)内胚窦瘤：占卵巢恶性肿瘤的 6%～15%，占卵巢生殖细胞肿瘤的 22%。好发年轻妇女，中位发病年龄为 19 岁。肿瘤大小差异大，呈圆形或椭圆形，以实性为主，质脆易破裂，常伴有囊内出血坏死。肿瘤破溃出血可出现发热及剧烈腹痛，为一恶性程度极高的卵巢肿瘤，应用联合化疗后，预后有很大改善，手术后 11～63 个月生存率提高至 50%以上。

3.性索—间质细胞瘤

卵巢恶性肿瘤中的 5%～10%为性索—间质瘤，其中绝大多数为颗粒细胞瘤。约 90%的颗粒细胞瘤为单侧，好发于生育年龄或绝经后妇女，在青春期发生的仅占 5%，约 5%患者可合并子宫内膜癌，肿瘤呈分叶状，实性或囊实性，切面灰白略带黄色，常伴有出血坏死，镜下可见典型的 Call-Exner 小体，属中、低度恶性，但也有少部分恶性程度较高，具有远期复发的倾向。

4.转移途径

卵巢恶性肿瘤的转移途径有局部浸润、直接种植、淋巴转移与血行转移，其中以直接播散和淋巴转移为主。

(1)直接播散：卵巢癌最常浸润部位为膀胱、直肠、乙状结肠、回盲部及子宫输卵管等邻近脏器，形成癌灶粘连封闭盆腔。随大网膜及膈肌上下运动，腹腔积液中脱落癌细胞形成膈肌下、肝脏表面及腹膜脏器浆膜面的广泛种植和转移。大网膜转移率为 46.3%，膈肌转移率为 15.7%～54.5%，小肠转移率为 66%，结肠转移率为 78%。

(2)腹膜后淋巴转移：卵巢的淋巴引流很复杂，大部分经骨盆漏斗韧带引流至腹主动脉旁淋巴结，部分经卵巢固有韧带、阔韧带引流到髂组、闭孔淋巴结，即使在早期卵巢癌，也有 10%～20%出现腹膜后淋巴转移。

(3)血行转移:多发生于Ⅱ～Ⅳ期患者,进入淋巴系统的肿瘤细胞最终可经静脉至动脉,形成全身各部位的转移,其中以肝、肺等处转移较多见。

(四)临床表现

1.内分泌紊乱

卵巢性腺间质肿瘤及部分上皮性肿瘤,由于肿瘤细胞,间质组织能合成并分泌雌激素,使患者表现为内分泌障碍,青春期前出现性早熟,生育年龄妇女月经不调、不规则阴道出血,在绝经后妇女出现阴道出血,在卵泡膜细胞瘤、卵巢支持间质细胞瘤由于雄激素分泌而表现为男性化。

2.腹部包块

良性卵巢肿瘤生长缓慢,早期体积小多无症状,多在妇科检查时发现,当肿瘤增大超出骨盆腔时,可在下腹部触及一活动无压痛肿物,当肿瘤增大迅速、占据整个腹腔时,患者才出现腹胀、尿频、便秘、气促及双下肢水肿等症状。

3.消化道症状

临床以消化道症状就诊者可占50%以上,绝经后妇女常可达80%。多由于肿瘤巨大压迫肠道,或因肿瘤侵犯肠道,种植于大网膜、膈肌等部位而产生中等量以上腹腔积液,可表现为腹胀、食欲缺乏、便血,严重者可发生肠梗阻,常被误诊为结核性腹膜炎、肝硬化腹腔积液而延误治疗。

4.恶病质

恶病质为恶性肿瘤发展到晚期引起的非特异性消耗性病变,可表现为消瘦、免疫功能低下、多脏器功能衰竭等。

5.卵巢癌三联症

40岁以上妇女,腹部长期不适感,卵巢功能障碍。

(五)诊断

成功的治疗依赖于早期诊断,而约2/3的卵巢癌初诊时已属于Ⅰ期或Ⅳ期,故对不同年龄段易发生不同类型的卵巢肿瘤要提高警惕,如生殖细胞肿瘤好发于青春期和育龄的年轻妇女,上皮性肿瘤多见于围绝经期前后的妇女。

1.全身检查及妇科治疗

发现附件肿块,大小活动度与周围脏器关系,有无淋巴结肿大,肝脾大小,有无移动性浊音。

2.细胞学检查

阴道后穹隆细胞涂片及腹腔积液瘤细胞检查阳性或查见核异质细胞。

3.影像学检查

(1)B超检查:通过阴道超声判断肿瘤大小,囊性或实性包膜是否完整,囊内回声,有无乳头与子宫关系,有无腹腔积液,阴道超声可显示同步盆腔解剖结构和肿瘤内血管分布是否丰富及血流特点,肿瘤组织中新生血管大量形成,动、静脉吻合增加,显示血管截面积增加,血管阻力明显下降,超声对卵巢恶性肿瘤诊断的特异性和敏感性分别达到100%和93.3%。明显高于MRI和CA125等检查,普遍适用于各级医院。

(2)CT 断层扫描:可对卵巢恶性肿瘤定位,确定其与周围组织关系侵犯程度和范围。病情监测和随访上优于 B 超。在确定肿瘤复发,鉴别腹腔内肿瘤与腹膜后肿瘤,判断盆腔或主动脉旁淋巴结肿大方面具有较大的优势。但对小于 2cm 瘤灶不易分辨,对早期诊断不满意。

(3)磁共振成像(MRI)检查:可准确辨认肿瘤组织内脂质成分,可特异性地诊断畸胎瘤,MRI 可用于卵巢恶性肿瘤的初步分期,准确率达到 78%。对诊断腹膜种植的特异性可达 96%,对盆腔种植的特异性为 87%,大网膜种植特异性为 93%,小肠种植特异性为 100%,淋巴转移为 96%。另外,还可用于确定手术残存病灶及肿瘤复发,可作为评价疗效的监测指标,但因检查价格昂贵而非必需的检查手段。

4.肿瘤标志物

(1)CA125:是目前应用较多的对诊断卵巢上皮性癌有重要参考价值的指标,特别是浆液性囊腺癌,其阳性检测率在 80%以上,临床符合率可达 90%。CA125 测定还可作为评估疗效及随访的监测指标。临床上 CA125 测定以≥35U/mL 为阳性标准,但 CA125 在子宫内膜异位症、子宫肌瘤、卵巢良性肿瘤、盆腔结核急性盆腔炎等非恶性妇科疾病中均会出现不同程度升高,故应与 CA19-9 和阴道镜、超声联合检测。

(2)甲胎蛋白(AFP):是检测卵巢生殖细胞肿瘤的重要指标,绝大多数内胚窦瘤的 AFP 极度升高,部分未成熟畸胎瘤,混合性无性细胞瘤及胚胎癌也可不同程度升高,阳性界值小于 20ng/mL,AFP 还可作为生殖细胞瘤治疗后随访的重要指标。

(3)癌胚抗原(CEA):在晚期卵巢恶性肿瘤,特别是黏液性囊腺癌 CEA 常常升高,但并非卵巢肿瘤的特异性抗原。

(4)绒毛膜促性腺激素(HCG):卵巢绒癌含有绒癌成分的生殖细胞肿瘤患者血中 HCG 异常升高。阳性界值血清 B 亚单位值小于 3.1μg/L。

(5)乳酸脱氢酶(LDH):是一项非卵巢肿瘤的特异性指标,在部分卵巢恶性肿瘤血清中 LDH 升高,特别是无性细胞瘤常升高。

5.腹腔镜检查

腹腔镜检查为卵巢癌早期诊断的可靠方法,对性质不明的盆腔包块能通过腹腔镜检查,了解肿块大小与性质,还可对多处组织做活检,吸取腹腔冲洗液或腹腔积液做细胞学检查。观察腹膜、膈下及脏器表面,以作出正确诊断分期及制订治疗方案。腹腔镜检查还可作为判断手术化疗后疗效及有无复发病灶的二探手段。但对多次手术或腹膜有广泛粘连者慎用。

(六)临床分期

卵巢癌的国际 FIGO 分期如下。

1.Ⅰ期

肿瘤局限于卵巢。

Ⅰa:肿瘤局限于一侧卵巢,无腹腔积液,包膜包完整,表面无肿瘤。

Ⅰb:肿瘤仅局限于双侧卵巢,无腹腔积液或有腹腔积液但未找到恶性细胞,包膜完整,表面无肿瘤。

Ⅰc:一侧或双侧卵巢的Ⅰa 或Ⅰb 有表面肿瘤生长;包膜破裂;腹腔积液或腹腔冲洗液可见恶性肿瘤。

2.Ⅱ期

肿瘤侵及一侧或双侧卵巢，并向盆腔蔓延或转移至子宫和(或)输卵管。

Ⅱa:蔓延和(或)转移至子宫和(或)输卵管。

Ⅱb:蔓延至盆腔其他组织。

Ⅱc:不论一侧或双侧卵巢Ⅱa和Ⅱb有表面肿瘤生长，包膜破裂，腹腔积液或腹腔冲洗液可见恶性肿瘤。

3.Ⅲ期

肿瘤侵及一侧或双侧卵巢，且盆腔腹腔种植和(或)后腹膜或腹股沟淋巴结阳性，肝脏表面转移为Ⅲ期；肿瘤局限在真盆骨，但组织学证实侵及小肠或大网膜。

Ⅲa:肿瘤一般局限在真盆骨未侵及淋巴结，但腹膜表面有镜下种植。

Ⅲb:肿瘤侵及一侧或双侧卵巢，腹腔腹膜表面种植范围不超过2cm，淋巴结阳性。

Ⅲc:肿瘤腹膜种植超过2cm直径和(或)后腹膜、腹股沟淋巴结阳性。

4.Ⅳ期

肿瘤侵及一侧或双侧卵巢并远外转移，如出现胸腔积液经细胞学检查为阳性定为Ⅳ期，肝实质有转移同样列为Ⅳ期。

为了更准确的估计预后，对Ⅰa期和Ⅰb期的病例应注明肿瘤囊壁系自发破裂或在手术中破裂，对阳性细胞学发现也应注明系来自腹腔冲洗或来自腹腔积液。

(七)治疗

卵巢恶性肿瘤的治疗应采取以手术为主的综合治疗，在辅助治疗中化疗是重要的治疗手段，还可辅以放射治疗、生物治疗及激素治疗。

1.治疗原则及方法选择

(1)必须通过手术获得明确的手术分期及组织学分类。

(2)应尽最大努力将肿瘤完全切除达到理想的减瘤术或最小体积的残余肿瘤。

(3)Ⅰa期高分化(G_1)或交界性瘤术后并非必须辅以化疗，但应定期随访。

(4)各期别的中，低分化癌G_2、G_3及Ⅰb期以上者应采用术后化疗。

(5)通常是选择以铂类药物为基础的联合化疗作为一线化疗。

(6)化疗要规范，及时、剂量要足，疗程不少于6个。

(7)对年轻、要求保留生育功能的生殖细胞肿瘤者可施行单侧附件切除或减瘤术，术后选用PVB或PEB联合化疗方案。

(8)无性细胞瘤复发或残余病灶局限者可采用术后放疗。

(9)复发的卵巢恶性肿瘤估计可被切除时，可施行再次肿瘤细胞减灭术，若能达到残瘤灶小于2cm，术后配合二线化疗可延长生存期。

(10)复发的卵巢恶性肿瘤对铂类耐药者可选用Taxol、HMM、IFO及TPT作为二线化疗，若为铂类敏感者可继续使用以铂类为主的联合化疗。

2.手术治疗

(1)早期卵巢癌的治疗，手术是最重要的治疗手段，包括全面的开腹分期手术和保留生育功能的手术。

1)全面的开腹分期手术:①手术切口,以纵行为宜,切口长度要足够,充分暴露肝区及横膈部位以便切除转移病灶;②探查前留取腹腔积液或腹腔冲洗液做细胞学检查;③全面探查及活检,包括可疑病灶,粘连,大网膜,肠系膜和子宫直肠陷凹,结肠旁沟,肝、膈、脾、胃、肠道表面浆膜及盆腹腔壁腹膜;④大网膜大部分切除;⑤全子宫双侧附件切除;⑥盆腔和腹主动脉旁淋巴结清扫术;⑦上皮性卵巢癌应常规切除阑尾。

2)保留生育功能的手术:即切除患侧附件保留子宫和健侧附件的保守性手术,其余手术范围同分期手术,适合于需要生育的Ⅰa期性索间质肿瘤和各期卵巢恶性生殖细胞肿瘤,待生育功能完成后根据情况二次手术切除子宫及对侧附件。对上皮性卵巢癌应严格慎重掌握,原则是:①患者年轻,有生育要求;②Ⅰa期,期别早;③细胞分化好,G_1级;④对侧卵巢外观正常,活检阴性;⑤腹腔细胞学检查阴性;⑥高危区如子宫直肠陷凹、大网膜、肠系膜、结肠旁沟、横膈和腹膜后淋巴结探查和活检均阴性;⑦可按时随访。

(2)晚期和复发生卵巢癌的治疗,原则仍是首选手术,辅以化疗、放疗和生物治疗。

1)初次肿瘤细胞减灭术:为化疗开始前、初次剖腹的手术,为明确肿瘤诊断和分期而进行的肿瘤细胞减灭术。原则是尽最大努力切除原发病灶及一切转移瘤,若残余癌灶小于2cm,称为满意的肿瘤细胞减灭术;残余癌灶大于2cm,称为不满意的肿瘤细胞减灭术。临床实践证实,肿瘤细胞减灭术能明确肿瘤分期,减缩癌灶体积,增加对化疗敏感性,改善患者营养状态及生活质量,提高5年生存率。肿瘤细胞减灭术,只要患者可以耐受,就应坚决切除一切肉眼可见的病灶,包括部分肠切除、部分膀胱切除及淋巴结清扫等。如无法做到满意的肿瘤细胞减灭术,则应最大限度地减少创伤,术后尽早开始化疗,残余癌灶和未切除的子宫、淋巴结可考虑在化疗后施行中间性肿瘤细胞减灭术。

2)中间性肿瘤细胞减灭术:指某些晚期卵巢癌病灶估计手术难以切净,或已有肺、肝等远处转移者,可先用几个疗程化疗,再行细胞减灭术;部分初次手术因病灶无法切除仅能开腹探查活检的病例,在采用化疗2～3个疗程后,再行肿瘤细胞减灭术;部分初次肿瘤细胞减灭术不满意,残余癌灶大于2cm,待化疗2～4个疗程后,行二次肿瘤减灭术者,均可称为中间性肿瘤细胞减灭术。

3)再次肿瘤细胞减灭术:首次治疗患者达到完全缓解后又复发,而再次施行手术治疗称为二次肿瘤细胞减灭术。目前,临床随机对照研究资料显示,部分患者二次术后生存期延长,而部分结果为二次手术并不改善化疗期间肿瘤进展和处于稳定状态患者的生存,故再次肿瘤减灭术应注意:①对初次辅助化疗效果不满意可短期缓解后又复发者,无论是否继续治疗,预后均差;②化疗中肿瘤进展或稳定,再次手术不延长生存;③对这类患者可单药化疗或姑息性放疗,或仅使用支持疗法;④缓解超过1年可考虑二次手术,如可切净则可延长生存;⑤复发后仍对铂类敏感者,仅对铂类化疗与手术加化疗的生存相似。

再次减灭术须仔细筛选合适患者,应考虑下列因素:初次手术时残余癌灶的大小;既往化疗情况;临床缓解至复发的时间与间隔;肿瘤复发部位;肿瘤组织学分级;术后有无敏感化疗药物可继续化疗;全身状况及复发症状对患者的影响。

4)二次探查术:指经过初次满意的肿瘤细胞减灭术后,至少做过6个疗程的规范化疗,经过临床妇科检查，影像学辅助检查和实验室 CA125 检测均无肿瘤复发迹象，临床已达到完全缓解而再次施行的剖腹探查术。目的是了解盆腔有无复发和残存微小病灶，是否可以停止化疗或再行少数几个疗程作为巩固化疗；是否需要更换化疗方案或改用其他治疗方法，可指导临床减少不必要的过度治疗。临床资料显示，二次探查术阴性中约 50%病例仍将复发，故认为二次探查术不延长生存期，交界性肿瘤、早期卵巢癌、恶性生殖细胞肿瘤和性索间质肿瘤可不考虑二次探查术。

3.化学治疗

卵巢癌的化疗应建立在手术彻底切除肿瘤的基础之上，如残留癌灶小于 2cm，化疗可能使癌灶完全消退，达到无瘤生存。化疗可使原来不能手术切除的达到理想的肿瘤细胞减灭。化学治疗应根据肿瘤的临床与手术分期，肿瘤的病理类型，分化程度，初次手术切除的范围，选择不同的药物组合，在术前和术后定期使用。

(1)适应证：①估计手术难以大部分切除的晚期卵巢癌可先行术前化疗 1～2 个疗程后再择期手术；②初次手术肿瘤未能切除，可先行化疗 2～3 个疗程后再手术；③初次手术无精确手术临床分期，未行大网膜切除，淋巴结清扫者；④初次手术腹腔积液或冲洗液中查到瘤细胞者；⑤高危组织类型的浆液性囊腺癌、透明细胞癌、中低分化腺癌(G_2，G_3)；⑥初次手术肿瘤包膜溃破，肿瘤与周围组织粘连者；⑦初次手术盆腔或主动脉旁淋巴结阳性者；⑧术后 4 周，CA125 下降小于 50%者。

(2)常用的化疗方案：具体如下。

1)卵巢上皮性恶性肿瘤。①L-PAM(苯丙氨酸氮芥)方案：L-PAM 7mg/m²，口服，第 1～5 日，每 3～4 周重复。②HMM(六甲密胺)方案：HMM 260mg/m²，口服，第 1～14 日，每 4 周重复。③CAP 方案：CTX 600mg/m²，缓慢静脉注射，第 1 日；ADM 50mg/m²，缓慢静脉注射，第 1 日；DDP，75mg/m²，静脉滴注，第 1 日。每 3～4 周重复。④CHAP 方案：CTX 350 mg/m²，缓慢静脉注射，第 1、8 日；HMM150mg/m²，口服，第 1～14 日；ADM 20mg/m²，缓慢静脉注射，第 1、8 日；DDP 60mg/m²，静脉滴注，第 1 日。每 3～4 周重复。⑤Hexa-CAF 方案：HMM 150mg/m²，口服，第 1～14 日；CTX 150mg/m²，口服，第1～14日；MTX 40mg/m²，缓慢静脉注射，第 1、8 日；5-FU 600mg/m²，缓慢静脉注射，第 1、8 日。每 3～4 周重复。⑥TC 方案：Taxol 135～175mg/m²，静脉滴注(3h)，第 1 日；Carboplatin 300mg/m²，静脉滴注，第 1 日。每 3～4 周重复。⑦TP 方案：Taxol 135～175mg/m²，静脉滴注(3h)，第 1 日；DDP 75mg/m²，静脉滴注，第 1 日。每 4 周重复。⑧泰素、铂类周疗方案：紫杉醇每周 60～80mg/m²，加生理盐水 250mL，静脉滴注(1h)，化疗 6 周为 1 个疗程，休息 2 周。第 1、4 周同时加用 DDP、卡铂或铂尔定。卡铂 300mg/m²，加 5%葡萄糖注射液 500mL，静脉滴注；DDP 70mg/m²，加生理盐水 500mL，静脉滴注；铂尔定 300mg/m²，加入 5%葡萄糖注射液 500mL，静脉滴注。⑨拓扑替肯铂类方案：TPT 1mg/m²，静脉滴注，第 1～5 日；DDP 40mg/m²，静脉滴注，第 5～6 日。每 4 周重复。

临床药动学的研究表明，泰素的药代效力模型是非线型模型，药物的血浆浓度不一定与投药剂量相关，泰素的抗肿瘤效果主要取决于化疗的计划和方案，低剂量泰素周疗法，可维持有效的血药浓度,发挥抗肿瘤作用,又不会引起太重的骨髓抑制,患者容易接受并坚持。

2)生殖细胞性肿瘤。①VAC方案:VCR 1.5mg/m^2,静脉滴注,第1日(最大剂量2.0mg);KSM 0.5mg/d,静脉滴注,第1～5日;CTX 500mg/m^2,缓慢静脉注射,第1～5日,每3～4周重复。②PVB方案:BLM 20mg/m^2,静脉滴注,第2、16日(最大剂量30 U);VCR 1.5mg/m^2,静脉滴注,第1、2日(最大剂量2.0mg);DDP 2.0mg/m^2,静脉滴注,第1～5日,每3～4周重复。③PEB方案:BLM 20mg,静脉滴注,第2、9、16日(最大剂量30mg);VP16 100mg/m^2,缓慢静脉注射,第1～5日。DDP 20mg/m^2,缓慢静脉注射,第1～5日,每3～4周重复,共3次。

3)性索间质细胞瘤:可参照以上的化疗方案。较常用的化部方案有PAC方案、VAC方案及PVB方案。

(3)化疗途径及期限:化疗途径应以全身化疗为主(静脉或口服),也可配合腹腔化疗及动脉插管栓塞化疗。关于化疗的期限,上皮性癌往往需要6～8个疗程。生殖细胞性肿瘤则为3～6个疗程。疗程的多少还与采用的化疗方案及剂量相关。

(4)介入性栓塞化疗:超选择性动脉插管栓塞化疗,是治疗晚期卵巢癌的又一途径。单纯动脉灌注化疗与静脉化疗相比,可使局部组织的抗癌药物浓度提高2.8倍,动脉栓塞化疗又比单纯动脉灌注化疗局疗组织AUC提高2.36倍,且能使局部组织保持较长时间的药物高浓度,提高临床疗效,通常以ADM 50mg/m^2、氮芥(NH_2)5～10mg/m^2加5%葡萄糖注射液或生理盐水150～200mL稀释动脉灌注,适用于初诊冰冻骨盆并大量腹腔积液的晚期卵巢癌患者。

(5)复发或耐药者的二线化疗:应用铂类药物治疗后缓解期超过6个月复发者可视为对铂类药物敏感者,可再次使用铂类药物的联合化疗或其他二线化疗。若缓解期少于6个月则属对铂类药耐药,这类患者再次化疗则应选择Taxol、IFO或HMM之一的单药化疗或其他药物的联合化疗。

4.放射治疗

在卵巢恶性肿瘤中,无性细胞瘤对放疗最敏感,颗粒细胞属中度敏感,而上皮性癌不主张以放疗为主要的辅助治疗手段,但在Ic期,或伴有大量腹腔积液者经手术仅有细小粟粒样转移灶或肉眼看不到的残瘤病灶,可辅以放射性核素腹腔内注射以提高疗效,减少复发。

(1)体外照射:卵巢恶性肿瘤常并腹腔的转移,所以常采用全腹外照射,肝脏及肾脏挡铅板防护。全腹照野4～5周的剂量为2 500～3 000cGy,但卵巢肿瘤的主要病变位于盆腔,因此须对盆腔加强照射,剂量应达4 000～5 000cGy,放射源要用钴、铯或直线加速器。

(2)放射性核素:通常要用放射性P,其半衰期为14.2d,最大穿透距离较短,故只能用于细小散在的粟粒样病灶。治疗应在手术后3～6周开始,先行单针穿刺滴注生理盐水400mL,接着1次注入^{32}P 555MBq(1Ci=3.7X10^{10} Bq),然后注入生理盐水600mL,注射完毕嘱患者每15min更换体位1次,以使^{32}P在腹腔内均匀分布,对有肠粘连者应禁用放射性核素腹腔注射。

5.激素治疗

卵巢恶性肿瘤中,上皮性肿瘤组织中ER、PR最高,性索间质肿瘤次之。浆液性囊腺癌的ER、PR含量低于子宫内膜样癌,但高于其他恶性肿瘤,ER、PR在黏液性癌较低,在透明细胞癌中更低,卵巢癌的内分泌治疗基础,是测定癌组织中ER、PR受体浓度,治疗适用为ER、PR(+),临床期别早,高分化,初次手术较彻底,但有复发转移可能者,仅能作为化疗的辅助治疗及复发癌，耐药病例的姑息治疗。

(八)随访

患者在初次手术后，坚持规范化疗 6～8 个疗程后，如 CA125 及 AFP 和影像学检查为阴性时，可停止化疗进行缓解期随访，定期检查肿瘤标志物如 CA125、CEA、AFP，B 超，妇科检查。3～6 个月复查 1 次，直至发现复发病灶须再次行肿瘤细胞减灭术和化学治疗。

二、转移性卵巢肿瘤

所有从其他器官转移至卵巢的肿瘤，统称为转移性卵巢肿瘤。占卵巢恶性肿瘤的 10%～30%，其原发癌以乳腺癌、胃癌、结肠癌和子宫内膜癌最多见。

(一)发病机制

卵巢为一个具有丰富的淋巴和血运，且具有分泌雌激素、孕激素及睾酮的潜能而成为一个很容易生长转移瘤的器官，转移性肿瘤可通过以下途径波及卵巢。

1.直接侵犯

位于卵巢附件的盆腔原发性肿瘤，如子宫内膜癌、输卵管癌、回盲部或乙状结肠癌均可通过直接侵犯方式转移至卵巢。

2.腹腔积液转移

原发于上腹腔的肿瘤，如胃癌，可在肠蠕动和重力作用下，通过腹腔积液将肿瘤细胞运送到卵巢。

3.淋巴转移

卵巢是一个富有网状淋巴管的器官，输卵巢系膜血管与卵巢血管有丰富的交通支，它可沿子宫卵巢的血管到腹主动脉和下腔静脉淋巴结，故卵巢转移性肿瘤具有以下特征。

(1)卵巢转移瘤绝大多数为双侧性。

(2)因转移而增大的卵巢常保持原来形状，肿瘤局限在包膜内生长。

(3)卵巢转移瘤，外观往往正常，镜下可查见淋巴管内瘤栓。

4.血行转移

这种概率较低，乳腺癌、消化道癌及子宫内膜癌可通过血运转移至卵巢。

(二)病理

1.大体

(1)乳腺癌或子宫内膜癌行预防性卵巢切除术者卵巢外观正常，仅为镜检发现转移病灶。

(2)胃肠道癌多数转移至双侧卵巢，仍保持卵巢形状，切面常有黏液变区域。

(3)卵巢转移癌伴发腹腔内播散性病灶，约 20%伴发胸腔积液或腹腔积液。

2.镜下检查

卵巢转移癌可有多种类型，如原发癌是乳腺者，转移瘤保持了原发癌的组织特点，有的则主要是未分化间质细胞浸润。如原发癌来自胃肠道，转移瘤多类似卵巢分泌黏液的原发腺癌，其突出特征是可见印戒细胞，即大的囊腔内被覆产生黏液的高柱状上皮，当胞质内黏液多时，胞核被挤向一侧而贴近细胞膜呈半月形。

(三)临床特点

1.原发性肿瘤史

卵巢转移性肿瘤与早期卵巢癌一样缺乏特异性症状，故术前诊断较困难，在消化道原发癌中约 42%在发现卵巢癌前有原发瘤切除史,50%～60%的患者并无原发肿瘤史,在发现卵巢转移瘤后才寻找到原发肿瘤。

2.盆腔包块

约 76.2%患者是以发现盆腔包块而就诊。

3.阴道异常出血

原发于子宫内膜癌转移至卵巢的患者可出现不规则阴道出血。

4.腹腔积液

腹腔积液在卵巢转移肿瘤中相当常见,淋巴引流的障碍和转移瘤的渗出是腹腔积液的主要来源,腹腔积液发生率约为 62.5%,大多数为草黄色,少数呈血性。

5.腹痛

可能由于转移瘤增长迅速,腹腔内广泛转移,与原发癌灶进展有关。

(四)诊断

同原发性卵巢癌。

(五)治疗

卵巢转移性肿瘤常因形成盆腔的广泛种植而手术无法切净,故生存率较低,预后比原发性卵巢癌要差。临床收治的多数转移性卵巢癌均系原发灶已经治疗,而后发现卵巢转移癌,或先发现卵巢转移癌后,追踪发现原发病灶的,如卵巢转移癌体积大,固定于盆腔,大量腹腔积液伴恶病质,无法手术可姑息性对症治疗,化疗有一定疗效。

1.手术治疗

如患者一般情况尚可,应积极争取手术切除,手术有利于确诊卵巢肿瘤是原发还是继发。如为原发癌,患者能得到及时有效的治疗;如为继发癌,切除盆腔转移性肿瘤,可解除压迫症状,抑制减少腹腔积液产生,通过腹腔和全身化疗延长患者生存期。

(1)手术范围:多数转移癌局限于卵巢或盆腔,须行全子宫双附件和网膜切除术;如盆腹膜转移灶广泛,应争取做肿瘤细胞减灭术,减小肿瘤体积,增加肿瘤组织对化疗的敏感度;患者体质差有恶病质倾向者,术中且腹腔浆膜层已广泛转移,可行单侧或双侧转移灶切除术。

(2)原发瘤的处理:多数卵巢转移癌来自胃肠道,如查明原发灶在结肠,应争取与转移癌一并切除。如原发为胃癌,病期尚属早期,转移灶局限于盆腔,患者情况允许,可考虑同时切除原发癌,来自乳房的卵巢转移癌,绝大多数原发灶在转移出现前,已手术切除。

2.化疗

转移性卵巢癌常因腹膜内广泛转移,肿瘤体积大,腹膜腔化疗效果不佳,可选择介入动脉灌注化疗有一定临床疗效。

(六)预防

1.原发瘤的预防与筛查

胃癌、结肠癌和乳腺癌为转移性卵巢癌的主要来源,预防转移癌,应以提高对原发癌的早期诊断和治疗,防止治疗过程中的扩散和治疗后复发。

2.其他

对 40 岁以上的消化道癌或乳腺癌者,在切除原发瘤时,应同期将双侧卵巢切除或放射去势。预防性卵巢切除在提高原发癌的治愈率上具有重要意义。

第十一章　儿科急危重症

第一节　中毒型痢疾

一、概述

中毒型痢疾是细菌性痢疾的危重临床类型，由痢疾杆菌所致，临床以起病急、高热、惊厥、昏迷、严重者发生呼吸及(或)循环衰竭为主要特征，可在24h内死亡。必须早期诊断，积极抢救。

二、诊断与鉴别诊断

(一)临床表现

中毒型痢疾具有起病急、进展快、变化多、病情严重的特点，多见于2～7岁小儿，体温可高达40%或有41℃以上的超高热，少数病例全身衰竭时体温不升。反复惊厥，病情严重者呈惊厥持续状态，易导致昏迷，呼吸衰竭是早期死亡的重要原因。按症状表现不同，临床分为以下4型。

1.休克型(以皮肤内脏微循环障碍为主)

根据病情发展程度可分为2期。

(1)早期：临床表现为面色苍白，皮肤发绀，四肢发凉，尿量减少，血压可正常或偏低，意识尚清楚。

(2)晚期：面色苍白明显，皮肤发花，毛细血管充盈时间延长，四肢厥冷，心率增快，心音低钝，脉搏细散，血压降低甚至测不出，意识不清或昏迷，病情严重者呕吐咖啡样物或其他出血现象。肺微循环障碍使肺淤血，引起呼吸困难。缺氧和毒血症可使心肌受损，造成心力衰竭。

2.脑型(以脑微循环障碍为主型)

主要是颅内压增高的表现。依据病情发展程度分为2期。

(1)早期：临床表现为烦热嗜睡，面色苍灰，肌张力增高或伴惊厥。血压正常或偏高，呼吸增快，可有频繁呕吐或喷射性呕吐。

(2)晚期：主要表现为面色死灰，意识不清或昏迷，惊厥或持续惊厥，肢体内旋或强直。血压增高或波动。瞳孔忽大忽小，两侧不等大或散大，对光反射迟钝或消失。呼吸节律不整、深浅不匀、快慢不一，进而出现双吸气、叹息样呼吸、下颌呼吸和呼吸暂停等。有时严重惊厥1～2次或持续惊厥后，呼吸突然停止。

3.肺型(肺微循环障碍型)

又称呼吸窘迫综合征，病情危重病死率高。轻度者烦躁不安，面色暗红，呼吸加快，频率>35次/分，进行性呼吸困难，肺部呼吸音减低；重度者表现为严重的吸气性呼吸困难，张口大幅度吸气，发绀呈进行性加重，肺部呼吸音减低，出现管状呼吸音、捻发音。

4.混合型

上述 2 型或 3 型同时存在或先后出现。极易发生多器官功能衰竭。

(二)诊断

中毒型痢疾可全年发病,细菌性痢疾流行地区夏、秋季节发病率最高,以高热伴反复惊厥起病,出现循环及呼吸衰竭的临床表现,即可初步诊断为中毒型痢疾。患儿多有与细菌性痢疾患儿接触史或不清洁饮食史。腹泻在起病时可不明显,如不排便,可用冷盐水灌肠,有时需反复 2～3 次,始有阳性结果。将灌肠的排出物做显微镜检查,发现黏渣或多量脓细胞、少量红细胞及巨噬细胞,有助于细菌性痢疾的诊断,但最后确诊依靠粪便细菌培养。

(三)鉴别诊断

1.高热惊厥

本病多见于婴幼儿,过去常有高热惊厥史,惊厥发生在体温上升时且多不反复发作,惊厥后面色好,意识正常,并常可找到引起高热的疾病。

2.大叶肺炎

该病与中毒型痢疾均为急性起病,外周血白细胞总数及中性粒细胞升高。早期可致休克、脑水肿,但 X 线检查肺部可有大叶或节段性炎性病变。

3.流行性脑脊髓膜炎(简称流脑)

流脑与中毒型痢疾均为急起高热,均有内毒素所致微循环障碍表现,合并惊厥。但下列特征有助鉴别。

(1)流脑多发于冬末春初,而中毒型痢疾则多见于夏末秋初。

(2)流脑患者 70%以上可见皮肤、黏膜出血点及瘀斑。

(3)流脑常有头痛、颈强直等中枢神经系统感染的症状。

(4)可问流脑疫苗接种史,如已接种疫苗则很少患流脑。

4.流行性乙型脑炎(简称乙脑)

中毒型痢疾与乙脑由于发病年龄及好发季节大致相同,首发症状均为急起高热,伴有精神萎靡、嗜睡、惊厥等神经系统症状,为此需要在以下几点进行鉴别。

(1)两病发病时间不同,中毒型痢疾多在起病当日发生惊厥,而乙脑多在起病第 3～4 天后才发生惊厥。

(2)乙脑有颈强直、克氏征、布氏征等神经系统体征。

(3)乙脑社会上有流行疫情。

(4)询问疫苗接种史,如接种过疫苗一般不得乙脑。

(5)如确有怀疑,可做脑脊液检查。

乙脑患者蛋白及白细胞增多,糖及氯化物一般正常;中毒型痢疾脑脊液正常。

5.败血症引起的感染性休克

有原发感染灶,高热,寒战,中毒症状明显,休克,皮肤黏膜出血点或瘀点、瘀斑。血培养可明确病原菌。

6.急性出血性肠炎

夏、秋季节多见,表现为发热、腹痛、便血,重者可出现休克。本病腹部压痛明显,暗红色血水样便,大便常规见大量红细胞。

三、应急治疗措施

中毒型痢疾起病急骤,发展快,病情危重应分秒必争,全力以赴地抢救。救治过程中要严密观察病情,综合分析,抓主要矛盾,采取相应的综合治疗措施。

(一)监护和护理

每 15min 观测 1 次,记录体温、血压、脉搏、呼吸,并记录面色、瞳孔、尿量等变化。

(二)脑型的治疗

1.积极改善微循环

这是治疗中毒型痢疾、抢救患儿的最主要措施。首选山莨菪碱。轻度患儿,每次 0.5～1mg/kg;重度患儿,每次 1～2mg/kg。每 10～15min 静脉注射 1 次,直接静脉注入,不用稀释。直至面色变红润,呼吸、循环好转,然后延长到每 0.5～1h 静脉注射 1 次。其他药物:东莨菪碱,每次0.03～0.05mg/kg;阿托品,每次 0.03～0.05mg/kg。

2.止惊

地西泮,每次 0.3～0.5mg/kg。缓慢静脉注射;也可用复方冬眠灵(等量氯丙嗪及异丙嗪)每次各 0.5～1mg/kg,静脉缓慢注射;或副醛每次 0.1～0.2mg/kg,肌内注射。

3.脱水

20%甘露醇,每次 0.5～1mg/kg,静脉注射,每 3～6h 1 次。对严重脑型出现脑疝时,要加强应用脱水剂,或采用 30%尿素,每次 1mg/kg,静脉注射。如心、肺功能不好,脱水剂可选用呋塞米,每次 1mg/kg 静脉注射,排尿量若多于脱水剂量以 2/3 张液(4∶3∶2)补充。

4.呼吸兴奋剂的应用

当出现严重中枢性呼吸衰竭,如呼吸次数减慢、节律不整或有呼吸暂停时,在保持呼吸道通畅的前提下可试用洛贝林,每次 0.5mL。静脉注入,每 5min 1 次静脉注射,直至呼吸好转。如病情危重可及早进行机械通气。

5.强心

及早给 1 次毒毛花苷 K,0.007～0.01mg/kg,必要时 8h 后再重复 1 次;或用毛花苷丙。

6.抗凝血

如确诊有 DIC,在应用山莨菪碱及低分子右旋糖酐基础上加用肝素治疗。

(1)高凝阶段:没有出血,凭化验诊断,试管法凝血时间<3min(正常 5～10min),肝素每次 1mg/kg,稀释成 50～100mL,1h 内静脉滴注,也可溶于 20mL 液体中缓慢静脉注射,每隔 4～6h 1 次。

(2)低凝阶段:试管法凝血时间>12min,表现有少量出血现象(鼻出血、牙龈出血等),继续用肝素,并输一次新鲜血浆 10mL/kg,以补充凝血因子。

(3)纤溶亢进阶段:出血现象明显,纤溶指标阳性。用 6-氨基己酸每次 0.1g/kg,或对羧基苄氨每次 8～12mg/kg。静脉滴注,每 4～6h 1 次。

7.抗感染

如能口服,采用诺氟沙星(氟哌酸)或环丙沙星;重症者用三代头孢霉素如头孢氨噻肟,每日 100～150mg/kg,静脉滴注。

8.降温疗法

常用亚冬眠疗法,给复方氯丙嗪每次 1～2mg/kg,肌内注射,一般每 2～3h 给药 1 次,同时适当物理降温。

9.维持水和电解质平衡

应维持每日生理需要量,每日做血液生化测定,及时纠正。

10.其他措施

吸痰、吸氧,保持呼吸道通畅。如呼吸停止,应立即给予气管插管,采用人工呼吸器。

(三)休克型的治疗

1.扩充有效循环血量及纠正代谢性酸中毒

补充有效循环量纠正酸中毒是改善循环的重要措施之一。对轻度休克患儿,可用 2/3 张(4∶3∶2)或等张液(2∶1),20～30mL/kg 静脉快速滴注,至休克纠正为止。重度患儿则按以下步骤进行。

(1)首批快速输液:输液量按 10～20mL/kg 计算,首批总量不超过 400mL;输入低分子右旋糖酐 10mL/kg,30min 静脉缓慢注射。如无右旋糖酐可用 2∶1 等张含钠液,继以 5%碳酸氢钠 5mL/kg,首批快速输液一般于 30～60min 输完。

(2)继续输液:经首批快速输液后,继用 1/2～2/3 张液体静脉滴注,直至休克纠正为止。此阶段总量为 30～60mL/kg。如酸中毒较重,用 1.4%碳酸氢钠以提高二氧化碳结合力,或参考血生化给予纠正。患儿有尿后注意补钾及补钙。

(3)维持输液:休克基本纠正后,继续给予含钾维持液静脉滴注,第 1 个 24h 的输液量为 50～80mL/kg。

2.血管活性药的应用

在扩容纠酸的同时给予血管活性药以改善微循环。

(1)山莨菪碱:剂量用法等同脑型。

(2)多巴胺:速度不超过 20μg/(kg·min),静脉持续维持,可并用间羟胺,剂量为多巴胺的 1/2 至等量,与多巴胺同时静脉滴注。

(3)异丙肾上腺素:心功能突出不好时可用本药,剂量为按 2～3μg/(kg·min)的速度滴入,要随时根据病情调整速度,并注意有无心率加快或心律失常等不良反应。

(4)酚妥拉明:用于经一般治疗后休克症状仍不见好转的病例,可与间羟胺合用,剂量均为 1～3μg/(kg· min)静脉滴注,至病情好转后减量至停药。

(5)去甲肾上腺素:目前已较少首选或单独应用,剂量为 1mg 加入 100～200mL 葡萄糖注射液中静脉滴注,待血压上升,病情好转,巩固数小时后逐渐减慢至停药。

3.强心药物的应用

可用毒毛花苷 K,每次 0.007～0.01mg/kg,一日量不超过 0.25mg,稀释在 10～20mL 注射用液体中缓慢静脉注射,必要时可于 4h 后根据病情重复用半量至全量。也可用毛花苷丙,饱和量 2 岁以上为 0.03mg/kg,2 岁以下 0.04mg/kg,首剂用 1/3～1/2 饱和量,注射方法同毒毛花苷 K,余量分 2 次间隔 4～6h 静脉注入。

4.抗感染

抗菌药的应用同脑型。

5.抗凝血

对 DIC 的诊断与治疗同脑型。

6.氧气吸入

常用鼻导管供氧,流量为 1L/min;或用面罩供氧,流量为 2～4L/min,随时保持呼吸道通畅,以保证吸氧效果。

(四)肺型(呼吸窘迫综合征、ARDS)的治疗

(1)山莨菪碱:用量为每次 2～3mg/kg,每 10～15min 1 次静脉注射,直至症状改善,然后延长给药时间,病情稳定后逐渐减量至停用。

(2)合并应用酚妥拉明,每次 0.2～0.5mg/kg,缓慢静脉注射,直至症状改善。

(3)因有肺水肿,应控制输液量,必要时应用呋塞米,每次 1mg/kg 静脉注射,必要时 3h 后再重复应用 1 次。

(4)合并应用地塞米松,每次 0.3～0.5mg,每 8h 1 次,静脉注入。

(5)抗凝治疗:肺型伴有 DIC,应采用肝素抗 DIC 治疗。

(6)改善肺的换气功能:经过积极给氧(3～5L/min)后,血气分析如动脉血氧分压仍低于 50mmHg 时,可应用持续呼吸道正压呼吸(CPAP)。如患儿同时有通气功能障碍,动脉血二氧化碳分压明显升高时,可用呼气终末正压呼吸(PEEP)。

(五)混合型的治疗

此型多伴有多脏器功能衰竭,病情更为复杂,应随时分析病情,根据需要及时治疗。

四、病情评估

(一)根据病情,进一步仔细查体并处理

(1)加强监护。

(2)大便培养＋药物敏感试验:需早期多次送检。疾病早期往往需经 0.9%温盐水灌肠,采取沉底粪便检查。

(3)动脉血气分析及电解质测定:了解水、电解质及酸碱平衡紊乱的情况及程度。

(4)循环及眼底检查:了解微循环功能和有无脑水肿。

(5)免疫学检测:应用荧光物质标记的痢疾杆菌特异性多价抗体来检测大便标本中的致病菌,方法各异,较快速,但特异性有待进一步提高。

(6)特异性核酸检测:采用核酸杂交或 PCR 可直接检查粪便中的痢疾杆菌核酸,具有灵敏度高、特异性强、快速简便、对于标本要求较低等优点。

(7)中心静脉压(CVP)测定:正常值 0.59～1.18 kPa。

(8)DIC 检测:中毒型痢疾患者易并发 DIC。

(9)其他检查:包括血培养、心电图、X 线检查等,可按需要进行。

(二)危险因素识别

(1)经积极的扩充血容量、改善微循环治疗后,患儿往往会面色好转,肢体转暖,尿量增加,如果血压仍不稳定应加用多巴胺等升压药物。治疗过程中出现心率增速,提示有心力衰竭发生可能，除考虑中毒性心肌炎外，也可能与输液速度过快、输液量过多有关，故应监护24h出入量，必要时可测定中心静脉压，调整输液量及输液速度。

(2)如果意识障碍加重，抽搐频繁，提示脑水肿未能控制，除加强脱水、止痉外，可应用山莨菪碱以改善脑部微循环，并积极降温，保持呼吸道通畅，避免高温、缺氧而引发惊厥的因素发生。病程中出现瞳孔改变，呼吸节律异常，则提示脑疝、呼吸衰竭发生，应加强脱水治疗，必要时用气管插管行人工呼吸。

(3)有效的抗生素治疗可使体温下降，大便性状改善，次数减少。若肠道症状无好转，提示选用的抗生素无效，可根据药敏选择有效抗生素。

(4)DIC应用肝素治疗时要做好监护，应用肝素后应使试管法凝血时间保持在17～25min，达不到17min，应加大肝素剂量，超过30min则要减量。如果出血现象加重，凝血时间＞2h，则为肝素过量，应立即停用肝素，并用鱼精蛋白中和肝素，用量与最后一次肝素用量相等，一般先用半量，必要时15min后再给半量。

(三)病情分析

1.疾病诊断

起病急，发展快，突然高热，粪便(自然排便或灌肠)检查发现较多白细胞及红细胞。具有下述情况之一者如能排除类似疾病，可诊断为中毒型痢疾。

(1)有中枢神经系统中毒症状：如精神萎靡、嗜睡、躁动、谵妄、惊厥、浅昏迷或深昏迷等。

(2)循环系统症状：如面色苍白、四肢发凉、脉弱、脉压小、血压下降等。

(3)呼吸系统症状：如呼吸浅快不规则、叹息样呼吸、双吸气、呼吸减慢、呼吸暂停等。

2.临床类型

中毒性痢疾可分为脑型(脑微循环障碍型)、休克型(皮肤内脏微循环障碍型)、肺型(肺微循环障碍型)及混合型。

五、病程观察

(一)症状和体征变化

1.监测体温

若持续高热应给予退热。

2.观察循环体征的变化

注意面色、肢体冷暖情况，以及血压、心率的变化，监测24h出入量，特别是尿量情况。

3.观察意识改变及抽搐情况

可提示脑水肿程度，密切注意瞳孔及呼吸节律改变，警惕脑疝、呼吸衰竭的发生。

4.肠道症状

检查粪便的性状和次数。

(二)化验和特殊检查结果

1.血气分析

患儿往往有代谢性酸中毒。应随时进行血气分析及血电解质测定，根据结果并结合临床予以纠正水、电解质紊乱及酸碱平衡失调。

2.甲皱微循环及眼底检查

可见毛细血管袢数减少、模糊，色暗紫，血流缓慢。眼底检查示小动脉痉挛、静脉淤血，重者视网膜水肿，颅内压增高明显者视盘水肿。

3.粪便培养

可明确病原菌。根据药敏结果调整抗生素的应用，抗生素疗程结束，停药 48h 后复查培养 2 次，阴性提示病愈。

(三)扩容输液时注意事项

(1)首批快速输液时受输含钠液，因为单纯葡萄糖液无张力，不能维持有效循环量，而且休克早期常有高血糖症，不宜再补大量葡萄糖。休克晚期糖原几乎被耗尽，则需补充葡萄糖。

(2)休克纠正前常有高钾血症，故不用含钾液，有尿后再给钾，如有明显低钾血症，则要相应增加含钾液的用量。

(3)重度休克患儿在补充有效循环血量后，淤滞于毛细血管床内的酸性产物被“洗出”，可使酸中毒暂时加重；此时只要循环明显改善，肾功能恢复，尿量增加，不必再给予过多的碱性液。

(4)判定所输液体的质与量是否合适，以观察外周循环及酸中毒的恢复情况，尤其是尿量渐增较为可靠。此外，还可参考尿相对密度、尿 pH、血二氧化碳结合力、中心静脉压或血液气体分析等。

(5)休克纠正后，因过多的细胞间藏液回到血管内，故要控制维持液的输液量。

六、预后

该病来势凶险，往往起病 48h 内迅速恶化，故应及时、尽早给予综合性治疗措施。持续昏迷、频繁惊厥者预后较差。同时合并其他疾患，如营养不良、肺炎及麻疹等均可影响本病预后。

第二节　新生儿颅内出血

新生儿颅内出血(ICH)是围生期新生儿常见的脑损伤，既可单独发生，又可作为缺氧缺血性脑病的一种表现，主要见于早产儿。

一、发生率与病死率

随着产科监护技术的进步，足月儿产伤性 ICH 已显著减少，但早产儿缺氧性 ICH 发生率仍高。

早产儿 ICH 发生率，国外报告为 20%，国内报告为 40%～50%，病死率为 50%～60%。

二、病因

产前、产时及产后一切能引起胎儿或新生儿产伤、脑缺氧缺血或脑血流改变的因素，均可导致 ICH，有时几种因素同时存在。国内新生儿感染率高，整个新生儿期重症感染都可能引起颅内出血。

(一)产伤

产伤多见于足月儿，常为胎头过大、头盆不称、先露异常(臀位、横位)、骨盆狭窄、急产、滞产、不适当助产(吸引产、钳产、不合理应用催产素)、产道肌肉僵硬等所致。

(二)缺氧

缺氧多见于早产儿。

1.母亲因素

母亲患糖尿病、妊娠期高血压疾病、重度贫血、心肾疾病、低血压,产时用镇静剂、镇痛剂。

2.胎儿、胎盘因素

胎盘早剥、产程延长、脐带受压、宫内窘迫。

3.新生儿因素

窒息、反复呼吸暂停、呼吸窘迫综合征,其中以新生儿窒息最常见。

(三)脑血流改变

1.波动性脑血流

见于不适当机械通气、各种不良刺激(剧烈疼痛、汽车上头部的振动或摇晃、气道刺激致剧咳等),可致脑灌注压剧烈波动。

2.脑血流增快

见于血细胞比容低下(血细胞比容每减少 5%,每 100g 脑组织脑血流量增加 11mL/min)、体循环血压升高、动脉导管开放、高血压、快速扩容、快速输注高渗液、高碳酸血症、低血糖、惊厥等,可明显增加脑血流。

3.脑血流减慢

见于低血压、低碳酸血症、低体温、心力衰竭等。

4.脑静脉压升高

阴道分娩、钳产、高 PEEP 通气、气胸等,可使颅内静脉压升高。

(四)感染

如重症肺炎、败血症等感染。

(五)其他

如维生素 K 缺乏症、弥散性血管内凝血等。

三、病理生理

(一)机械损伤

各项产伤因素均可致胎儿头部在分娩过程中骤然受压或过度牵引,使颅骨过度变形,引起大脑镰等撕裂出血。

(二)凝血功能未成熟

凝血因子不能经母胎转运,须由胎儿未成熟的肝脏合成,故新生儿生后 1 周内血浆大多数凝血因子水平不足,其中 4 个维生素 K 依赖因子(Ⅱ、Ⅶ、Ⅸ、Ⅹ)和 4 个接触因子(Ⅺ、Ⅻ、PK、HMWK)仅为成人的 50%,Ⅴ因子、Ⅷ因子虽高,但半衰期短而不稳定,Ⅰ因子水平与成人接近,但因存在胎儿纤维蛋白原,含较多唾液酸而活性弱,转化为纤维蛋白较慢。此外,新生儿抗凝血酶Ⅲ(AT-Ⅲ)活性低下,血小板也处于低值。新生儿凝血物质不足,抗凝活性低下,故常有生理性出血倾向并致出血难止,早产儿尤甚。

(三)脑血管发育不成熟

1.血管缺乏基质保护

生发基质位于侧脑室底的室管膜下,其最突出部分位于尾状核头部,从侧脑室前角延至颞角、第三脑室、第四脑室顶部。胎龄 26～32 周,侧脑室生发基质区和脉络丛微血管基质发育滞后于脑实质其他部位,部分早产儿细胞外基质Ⅳ型胶原纤维、黏连蛋白和纤维连结蛋白含量少,致无连续完整基膜。侧脑室生发基质于胎龄 32 周后才逐渐萎缩,而脉络丛微血管膜于足月后才发育成熟。在此期间,侧脑室生发基质区的血管密度和面积明显高于白质区,尽管周围微血管丰富,但因缺乏基质保护,由单层内皮细胞组成的、缺少平滑肌及弹力纤维支持的血管,对抗血流冲击能力差,在缺氧、缺血、酸中毒、脑血流速波动等影响下,生发基质区易发生破裂出血。随着孕龄的增加,出血多来自脉络丛。

2.长穿支血管少

在脑血管发育过程中,脑皮质血液供应来自软脑膜动脉,有较好的侧支循环,供应皮质下白质区为动脉的短穿支,均不易发生缺血性损害。供应脑室周围深部白质为动脉长穿支,早产儿越不成熟,长穿支越少,且缺少侧支循环,一旦缺血,该区最易受损。

3.血管呈 U 形曲折

脑白质引流的静脉通常呈扇形分布于脑室周围白质,在脑室旁经生发基质区汇入终末静脉,此静脉在侧脑室马氏孔后方、尾状核部前方呈 U 形曲折,汇入大脑内静脉。当静脉压增高时,血液回流受阻,U 形曲折处压力升高,易发生充血、破裂出血或出血性梗死。

(四)脑血流波动

1.被动压力脑循环

脑血流随血压的变化而变化的形式。早产儿脑室周围循环血流分布不匀,存在高容量血流区和侧脑室生发基质低容量血流区,该区血流量极低,每 100g 脑组织血流量＜5 mL/min,而正常脑血流量为每 100g 脑组织 40～50mL/min。早产儿脑血管自主调节功能差,调节范围窄,因此,各种原因引起的脑血流改变,均可导致 ICH。

2.脑血管对二氧化碳敏感

$PaCO_2$每增加 1mmHg,脑血管扩张导致脑血流增加 8.6%,若 $PaCO_2$增加过多,超过脑血管扩张极限,可致血管破裂出血。反之,若 $PaCO_2$减少,则脑血管收缩,脑血流减少,使低血容量区缺氧缺血,导致血管变性或缺血再灌注损伤,同样也会引起 ICH。

四、颅内出血部位与相应临床表现

(一)硬膜下出血(SDH)

SDH 多见于足月儿,且多为产伤性,如头盆不称、先露异常(横位臀位等)、产道肌肉僵硬、骨盆狭窄、骨盆变形能力差(高龄初产等)、急产、滞产,不适当助产(胎头吸引、钳产、不合理应用催产素等)、胎儿颅骨易变形等,多伴有颅骨骨折,部分可无任何诱因。

随着产科技术的进步,SDH 发生率已下降至 7.9%。SDH 以颅后窝小脑幕下和幕上出血为常见。临床表现因出血部位与出血量的不同而异。

1.小脑幕撕裂

小脑幕撕裂为大脑镰与小脑幕交叉部撕裂，引起直窦、Galen 静脉、横窦及小脑幕下静脉损伤，导致颅后窝小脑幕上和(或)幕下出血，但以幕上出血较常见。幕上出血量少者可无症状，出血量多者，生后 1d 即出现呕吐、易激惹或抽搐，甚或有颅内压增高表现。幕下出血早期可无症状，多在生后 24～72h 出现惊厥、呼吸节律不整、意识不清，出血量多者数分钟至数小时后转入昏迷、瞳孔大小不等、角弓反张，甚或因脑干受压而死亡。

2.大脑镰撕裂

大脑镰撕裂较少见，为大脑镰与小脑幕连接部附近撕裂，致下矢状窦破裂出血。出血如不波及小脑幕下，常无临床症状，如致小脑幕下出血，症状与小脑幕撕裂同。部分幕下出血尚可流入蛛网膜下腔或小脑而表现为蛛网膜下腔出血或小脑出血。

3.大脑浅表静脉破裂

大脑浅表静脉破裂的出血多发生在大脑凸面，常伴蛛网膜下腔出血。轻者可无症状，或新生儿期症状不明显，数月后发生慢性硬膜下血肿或积液，形成局部脑膜粘连和脑受压萎缩，导致局限性抽搐，可伴贫血和发育迟缓。重者于生后 3d 内发生局限性抽搐、偏瘫、眼向患侧偏斜。

4.枕骨分离

枕骨分离的常致颅后静脉窦撕裂，引起颅后窝小脑幕下出血并伴小脑损伤，症状同小脑幕下出血，常可致死。

(二)原发性蛛网膜下腔出血(SAH)

SAH 是指单独发生而非继发于硬膜下或脑室内出血的蛛网膜下腔出血，是 ICH 中最常见的类型(占 43%～76%)，多见于早产儿，足月儿仅占 4.6%～18.3%，73%为缺氧所致，少由产伤引起。临床可分为 3 型。

1.轻型

多见于早产儿，为软脑膜动脉吻合支或桥静脉破裂所致。出血量少，56%无症状，或仅轻度烦躁、哭声弱、吸吮无力，预后好。

2.中型

多见于足月儿。生后 2d 起出现烦躁、吸吮无力、反射减弱，少有发绀、抽搐、阵发性呼吸暂停，检查偶见前囟胀满、骨缝裂开、肌张力改变，全身状态良好，症状与体征多于 1 周内消失，预后良好。约 1/3 病例可并发缺氧缺血性脑病，偶可发生出血后脑积水。

3.重型

多伴重度窒息及分娩损伤，常因大量出血致脑干受压而迅速死亡，病死率为 SAH 的 4.5%，但本型少见。头部 CT 可见前纵裂池、后纵裂池、小脑延髓池、大脑表面颅沟等一处或多处增宽及高密度影。

(三)室管膜下生发基质—脑室内出血(SHE-IVH)及脑室周围出血(PVH)

开始为室管膜下生发基质出血，出血量大时可突破生发基质而进入侧脑室，导致脑室内出血，并继而经第四脑室进入蛛网膜下腔甚或进入脑实质，引起脑室周围出血或脑实质出血。SHE-IVH 及 PVH 均由缺氧所致，其发病率与胎龄密切相关，多见于出生体重＜1 500g、孕龄

<32 周的早产儿，是早产儿颅内出血中最常见的类型，也是早产儿脑损伤最常见病因。国外发病率 25%，重度者占 5.6%，国内则分别为 56.6%及 16.3%，远高于发达国家的发病率，而足月儿脑室内出血发病率为 8.6%～22%。

1.临床分型

因出血程度不同，临床可分为 3 型。

(1)急剧恶化型：多为Ⅲ～Ⅳ级出血(出血分级见影像学检查)，生后数分钟至数小时内出现发绀、抽搐、阵发性呼吸暂停、软瘫、昏迷。病情于 24～48h 内迅速发展，50%～60%于 72～96h 内死亡，幸存者于第 4～5d 渐趋稳定。

(2)普通型：多为Ⅱ级出血，偶为Ⅲ级出血。上述部分症状 50%见于生后 24h 内，25%见于生后第 2 天，15%见于生后第 3 天，因而 90%于生后 72h 内发生。其余可于 2 周内发生。症状于数小时至数日内发展，但可有缓解间隙，表现为意识异常，肌张力低下，但不发生昏迷，大部分存活，少数发展为出血后脑积水。

(3)无症状型：占 25%～50%，多为Ⅰ～Ⅱ级出血，临床症状不明显，多在影像检查时发现。

2.并发症

(1)出血后脑积水：脑室内出血的主要并发症是出血后脑室扩大(头围每周增加<2cm)及出血后脑积水(头围每周增加>2cm)。其发生主要与脑脊液吸收障碍有关：出血后脑脊液中大量血细胞成分及纤维蛋白，可凝成血块，堵塞脑脊液循环通道如第四脑室流出道及天幕孔周围脑池等处，使脑脊液循环不良和积聚，导致以梗阻为主的脑室扩大及早期脑积水，若不及时清除，更可致蛛网膜炎而发生以交通性为主的脑室扩大及晚期脑积水。脑室的进行性扩大，可压迫脑室周围组织致其缺血性坏死，最终导致患儿死亡或致残。国外报告，脑室内出血伴脑室扩大/脑积水的发生率为 49%，其中Ⅰ、Ⅳ级脑室内出血引起者分别占 40%及 70%，常于出血后 15～70d 内发生。

(2)慢性脑室扩大：有 25%的脑积水可发展为慢性脑室扩大(PVD，脑室扩大持续 2 周以上)。Ⅲ级以上脑室内出血的慢性脑室扩大发生率可高达 80%，有 38%自然停止发展、48%非手术治疗后停止发展，34%最终必须手术治疗。

(3)脑室周围出血性梗死(PHI)/脑室周围白质软化(PVL)：80%的严重 SHE-IVH，常于发病第 4 天，伴发脑室周围出血—脑室周围出血性梗死(PVH-PHI)或脑室周围白质软化(PVL)。PHI 位于与脑室内出血同侧的侧脑室角周围，呈扇形分布，与静脉回流血管分布一致(静脉梗死)。

(四)脑实质出血(IPH)

IPH 为产伤或缺氧所致。

1.大脑实质出血

可见于足月儿，为血管周围点状出血；或见于早产儿，多为生发基质大面积出血，并向前、外侧扩展，形成额顶部脑实质出血，少数为生发基质出血并向下扩展进入丘脑，形成丘脑部脑实质出血。余临床表现为早期活动少，呼吸与脉搏慢弱，面色尚好，持续 6～10d 后，转为激惹、肌张力低下、脑性尖叫，有 15%患儿无症状。本型特点为起病缓慢，病程较长，死亡较迟。

2.小脑实质出血

多见于出生体重<1 500g或孕龄<32周的早产儿，由缺氧所致，发病率为15%～25%，可为灶性小出血或大量出血。临床分为3型。

(1)原发性小脑出血。

(2)小脑静脉出血性梗死。

(3)脑室内出血或硬膜下出血蔓延至小脑的继发性出血。症状于生后1～2d出现，主要表现为脑干受压征象，常有脑神经受累，多于12～36h内死亡。

(五)硬膜外出血(EDH)

EDH多见于足月儿，常由产伤所致，为脑膜中动脉破裂，可同时伴有颅骨骨折。出血量少者可无症状，出血量多者也可表现为明显的占位病变表现、颅内压增高、头部影像学见明显中线移位，常于数小时内死亡。

(六)混合性出血

混合性出血可同时发生上述2个及以上部位的出血，症状可因出血部位与出血量的不同而异。由产伤所致者主要为硬膜下出血、脑实质出血及蛛网膜下腔出血，由缺氧窒息所致者主要为脑室内—脑室周围出血。胎龄<3周以脑室内出血、脑室周围出血及小脑出血为主，胎龄32～36周以脑实质出血、脑室内—脑室周围出血及蛛网膜下腔出血为主，胎龄≥37周以脑实质出血、硬膜下出血及蛛网膜下腔出血为主。

五、临床表现

重度窒息及产伤所致的ICH，常于生后2～3d内出现症状，表现如下。

(1)神经系统兴奋症状呻吟、四肢抖动、激惹、烦躁、抽搐、颈强直、四肢强直、腱反射亢进、角弓反张、脑性尖叫等。

(2)神经系统抑制症状反应低下、吸吮无力、反射减弱、肌张力低下、嗜睡、软瘫、昏迷等。

(3)眼部症状凝视、斜视、眼球震颤、瞳孔扩大或大小不等、对光反射迟钝等。

(4)其他呼吸与心率快或慢、呼吸暂停、发绀、呕吐、前囟饱满、体温不稳定等。

早产儿ICH症状多不典型，常表现吸吮困难、肢体自发活动少或过多、呼吸暂停、皮肤发灰或苍白、血压与体温不稳、心率增快或持续减慢、全身肌张力消失。

六、影像学检查

(一)头颅B超检查

头颅B超检查用于诊断ICH及其并发症，其敏感性及特异性分别高达96%及94%，是ICH最有效的筛选方法。因ICH多在生后1～7d内发生，故检查宜在此期进行，并应每隔3～7d复查1次，直至出血稳定后，仍须定期探查是否发生出血后脑积水。超声(US)对诊断SEH和IVH的敏感性最高，这与US对颅脑中心部位高分辨率的诊断特性及对低血红蛋白浓度具有较高敏感性有关。研究显示，即使脑室少量出血、脑脊液中血细胞比容低至0.2%时，或在出血吸收、血红蛋白分解、出血部位血红蛋白降至70～80g/L，出血部位与周围组织密度相等，CT难以发现出血时，US仍可分辨并做出诊断，因此US诊断颅内出血的时间通常可延至出血后3个月或更久，故头颅B超在很大程度上已可代替CT检查。

SEH-IVH的头颅B超表现及诊断标准，按Papile分级法分为4级。①Ⅰ级：单或双侧室管膜下生发基质出血。②Ⅱ级:室管膜下出血穿破室管膜,引起脑室内出血,但无脑室增大。③Ⅲ级:脑室内出血伴脑室扩大(脑室扩大速度以枕部最快,前角次之),可测量旁矢状面侧脑室体部最宽纵径,6～10mm为轻度扩大,11～15mm为中度扩大,>15mm为重度扩大;也可由内向外测量旁矢状面脑室后角斜径,≥14mm为脑室扩大;或每次测量脑室扩大的同一部位以作比较。④Ⅳ级:脑室内出血伴脑室周围出血性梗死:后者于沿侧脑室外,上方呈球形或扇形强回声反射,多为单侧。

SHE-IVH按出血程度分为轻度、中度、重度出血。①轻度出血:单纯生发基质出血或脑室内出血区占脑室的10%以下。②中度出血:脑室内出血区占脑室的10%～50%。③重度出血:脑室内出血区占脑室的50%以上。

(二)头颅CT检查

适用于早期快速诊断颅内出血,但分辨率及对脑实质病变性质的判断不及磁共振显像,一般在出生后1周内分辨力最高,故宜于出生后1周内检查。头颅CT可检查到各部位的出血,对SHE-IVH分级与B超分级相同,但分辨率明显逊于US,对室管膜下及少量脑室内出血敏感性也不及US。7～10d后随着出血的吸收,血红蛋白逐渐减少,血肿在CT中的密度也明显降低,等同于周围组织的密度。此时CT对残余积血不敏感。

(三)头颅磁共振成像(MRI)检查

MRI对各种出血均有较高诊断率,分辨率高于头颅B超与CT,并可准确定位及明确有无脑实质损害。但对新鲜出血敏感性较差,故宜在出血3d后检查。由于新鲜血肿内主要为氧合血红蛋白,T_1加权像上仅表现为等信号或稍低信号,在T_2加权像上表现为高信号。7～10d后,氧合血红蛋白转变为脱氧血红蛋白和高铁血红蛋白,血肿在MRI中的信号也随之变化,在T_1和T_2加权像上均表现为高信号。因此,MRI中不同的出血信号,可以估计出血时间。

CT和MRI可很好辨别第三、四脑室内出血及SDH和SAH,但US未能诊断上述部位的出血,此与US对颅脑边缘及颅后窝部位的病变分辨率差有关。较大量的脑实质出血,US、CT和MRI均能作出很好诊断。

七、诊断

(一)病史

诊断前应重点了解孕产妇病史、围产史、产伤史、缺氧窒息史及新生儿期感染史。

(二)临床表现

对有明显病因且临床出现抽搐者易于诊断,但有部分病例诊断困难,包括:①以呼吸系统症状为主要特征,神经系统症状不明显者,易误诊为肺部疾病,误诊率20%～65%;②晚期新生儿ICH多与其他疾病并存,尤以感染为多见,由于感染症状明显,常致忽略ICH的诊断,漏诊率达69.7%;③轻度ICH可能因无临床症状而漏诊,故应提高警惕,对可疑病例加强检查。由于窒息缺氧既可引起肺部并发症,又可引起ICH,两病也可同时并存,故仅靠病史、体检常难以作出诊断,如无影像学配合,ICH临床总误诊率高达55.4%～56.2%,多误诊为呼吸系统疾病。

(三)影像学检查

影像学检查是确诊ICH的重要手段,头颅B超使用方便,可在床边进行,可做连续监测,可对各项治疗的效果进行追踪与评估，价格便宜，应作首选。头颅CT会有X线辐射，头颅MRI诊断率高，但扫描时间长，价格较贵。可根据实际情况选用。

（四）脑脊液检查

由于影像学的进展，目前已很少做脑脊液检查。急性期脑脊液常为均匀血性，红细胞呈皱缩状，糖定量降低且与血糖比值<0.6（正常0.75～0.80），蛋白升高。脑脊液改变仅可考虑蛛网膜下腔出血，但仍未能明确是原发或继发，故诊断价值有限。1周后脑脊液转为黄色，一般可持续4周左右。

八、治疗

（一）一般治疗

保持绝对安静，避免搬动，头肩高位（30°），保暖，维持正常血气，消除各种致病因素，重者延迟24～48h开奶，适当输液。

（二）纠正凝血功能异常

补充凝血因子，可用血凝酶0.5kU加0.9%氯化钠注射液2mL静脉注射，隔20min重复1次，共2～3次，可起止血作用。或用维生素K_1 0.4mg/kg静脉注射。必要时输血浆，每次10mL/kg。

（三）镇静与抗惊厥

无惊厥者用苯巴比妥10～15mg/kg静脉注射以镇静及防止血压波动，12h后用维持量5mg/(kg·d)，连用5d。有惊厥者抗惊厥治疗。对Ⅳ级脑室内出血伴生后1个月内仍有惊厥发作者，因80%以上于1个月后仍可发生迟发性惊厥，可使用抗癫痫药物。

（四）脑水肿治疗

（1）于镇静、抗惊厥治疗12h后，给予呋塞米1mg/kg静脉注射，每日3次，至脑水肿消失。

（2）地塞米松0.5～1.0mg/kg静脉注射，每6h 1次，连用3d。本药能降低脑血管通透性，减轻脑水肿，增强机体应激能力而不会加重出血。

（五）穿刺放液治疗

1.硬膜下穿刺放液

用于有颅内高压之硬膜下出血，每日穿刺放液1次，每次抽出量<5mL，若10d后液量无显著减少，可做开放引流或硬膜下腔分流术。

2.腰椎穿刺放液

用于有蛛网膜下腔出血或Ⅲ～Ⅳ级脑室内出血者。腰椎穿刺放液于B超确诊后即可进行，每日穿刺放液1次，每次放液量5～15mL，以降低颅内压，去除脑脊液中血液及蛋白质，减少日后粘连，避免发生脑积水。当B超检查显示脑室明显缩小、或每次只能放出<5mL液量时，改隔日或隔数日1次，直至脑室恢复正常为止。

3.侧脑室引流

对有Ⅲ～Ⅳ级脑室内出血、腰椎穿刺放液未能控制脑室扩大者，或伴有颅内压增高的急性脑积水者，均可做侧脑室引流，首次引流液量10～20mL/kg。此法常可控制脑室扩大及急性脑积水。为防感染，一般仅维持7d即应拔管。

4.手术治疗

侧脑室引流效果不佳者，应行脑室—腹腔分流术。

(六)出血后脑积水(PHH)治疗

早产儿脑室内出血，其血性脑脊液引起化学性蛛网膜炎，脑脊液吸收障碍，导致脑室扩大，虽较常见，但87%能完全恢复，只有约4%的IVH可发展为出血后非交通性脑积水(Ⅲ级78%、Ⅳ级100%可发生脑积水)。后者乃脑室内血性脑脊液沿脑脊液通路进入蛛网膜下腔，引起脑脊液循环通路阻塞所致，以中脑导水管梗阻为多。

1.连续腰椎穿刺

对严重ICH，可做连续腰椎穿刺放液，以控制出血后脑积水，成功率为75%～91%，连续腰椎穿刺应做到早期应用(病后1～3周)、放液量不宜过少(应每次5～8mL)、间隔期应短(1～2d)、疗程足够(1个月左右)，并避免腰椎穿刺损伤。对连续腰椎穿刺效果欠佳者，可联合应用乙酰唑胺治疗。有学者认为反复，腰椎穿刺放液并不能减少PHH的发生，反而会增加颅内感染的机会，因而提出反对。但因持续的颅内高压可破坏神经元轴突和损伤白质的少突胶质细胞，轴突的损伤也可累及皮质的神经元，已证实腰椎穿刺放液能使皮质灰质容积明显增加，因此连续腰椎穿刺放液对控制持续颅内高压，防止脑积水发生确有其实际意义。

2.脑脊液生成抑制剂

乙酰唑胺40～100mg/(kg·d)口服。由于出血后脑积水的发病机制主要是脑脊液吸收障碍而不是分泌增加，故不主张单独应用。

3.其他

过去用于溶解血凝块的尿激酶、链激酶，抑制脑脊液生成的甘油、呋塞米等，均已证实未能减少脑积水发生而停止使用。

4.手术治疗

采用脑室腹腔分流术(V-P分流术)，指征如下。

(1)每周影像检查提示脑室进行性增大。

(2)每周头围增长＞2cm。

(3)出现心动过缓、呼吸暂停、惊厥、昏迷等颅内高压征。

(4)术前脑脊液蛋白量＜10mg/mL。术后常见并发症为感染及分流管梗阻。

经正规治疗的ICH患儿，大多于5d后痊愈。

九、预防

(一)产前预防

1.预防早产

预防可导致产伤的各种因素，治疗孕产妇高危疾病如妊娠期高血压。胎膜早破孕妇应用抗生素防感染。

2.早产孕妇产前应用糖皮质激素

糖皮质激素促肺成熟的同时，也可促进生发基质毛细血管发育成熟，明显降低新生儿ICH的发生率。其不良反应为可导致低出生体重及头围缩小，但主要发生在多疗程使用糖皮质激素者。为避免产生不良反应，可仅于分娩前24～48h内给予地塞米松10mg或倍他米松

12mg 静脉滴注，于 1 日内 1 次或分 2 次滴入，必要时连用 2d(第 2 次应用应与分娩时间间隔 24h 以上)，可明显降低早产儿颅内出血发生率。

3.早产孕妇产前应用维生素 K

目的是促使胎儿血浆Ⅱ、Ⅶ、Ⅹ3 种凝血因子水平升高，从而降低早产儿颅内出血发生率。可于分娩前给予维生素 K_1 静脉或肌内注射，每日 1 次，连用 2～7d(最后 1 次应用应与分娩时间间隔 24h 以上)，同样有良好效果，如出生早期给予早产儿注射活性因子Ⅶ，效果更佳。

4.产前联合应用糖皮质激素及维生素 K_1

联合应用比单用糖皮质激素或维生素 K_1 效果更佳，两药用法同上，可使 PVH-IVH 发生率下降 50%以上，重度出血减少 75%。

5.其他

早产孕妇产前应用苯巴比妥，经循证医学分析，无良好效果，不能用于早产儿颅内出血的预防。也有介绍产前联合应用硫酸镁(每次 4.0g)及氨茶碱(每次 240mg)静脉滴注 12h，然后每 12h 1 次，直至分娩或疗程已达 48h。

(二)产前产后联合预防

ICH 多发生在宫内或生后 1～6h，故生后 6h 注射苯巴比妥，不能预防早产儿颅内出血的发生，若于生后 3h 内注射该药，虽仍不能降低颅内出血发生率，但可减少重度出血的发生及减少轻度出血转为重度出血。故可于产前采用糖皮质激素及维生素 K_1，而于婴儿出生 3h 内注射苯巴比妥，可获得更好的预防效果。

(三)产时预防

产时可采用延迟结扎脐带预防该症。已证实早产儿脱离母体后 30～45s 结扎脐带(延迟结扎脐带)，与脱离母体后 10s 内结扎脐带(即刻结扎脐带)比较，早产儿颅内出血发生率明显降低。

(四)新生儿药物预防

1.苯巴比妥

尽管早产儿应用苯巴比妥后，可使脑室内出血的发生率从 43.9%～54%降至 7.1%～28.2%，并使重度脑室内出血发生率从 20%～33.3%降至 11%以下。于出生后 6h、12h 及 12h 以后给药，脑室内出血发生率分别为 15.6%、32.8%及 44.9%。故可于生后 6h 内应用，苯巴比妥负荷量 20mg/(kg·d)，分 2 次，间隔 12h 静脉注射，24h 后以 5mg/(kg·d)维持，共用 3～5d。但国外经循证医学分析后认为，于生后 6h 内应用苯巴比妥，对降低 ICH 及 ICH 后遗症、病死率均无效，且可增加对机械通气的需求，因而不推荐使用。

2.吲哚美辛

吲哚美辛能调节脑血流，促进室管膜下生发基质成熟。出生体重<1 250g 之早产儿，于生后 6～12h 给予吲哚美辛 0.1mg/kg，24h 后重复 1 次；或生后 6～12h 给予 1 次，此后每 12h 1 次，连用 2～3d，可使脑室内出血发生率降低 66%，但对男婴效果好于女婴，且可升高坏死性小肠结肠炎发生率。

3.维生素 K_1

至今为止，采用维生素 K_1 预防维生素 K_1 缺乏所致的 ICH，其用药方法、用药途径、使用剂量均未统一,多认为口服比肌内注射更为合适。尽管证实维生素 K_1 作为氧化剂,对患 G-6-PD 缺乏症新生儿的红细胞不会发生氧化损害,也不会发生 DNA 损伤,但尚未能排除导致儿童期白血病的可能。目前多建议:

(1)肌内注射维生素 K_1,短期内可引起机体非常高的维生素 K_1 水平,对新生儿可能会有潜在损害,故非必要不进行肌内注射。

(2)足月儿生后可有维生素 K_1 缺乏,于生后第 1 天及第 4 天分别口服水溶性混合微胶粒制剂 2mg,维生素 K_1 缺乏性出血症可减少 61.1%,从而预防维生素 K_1 缺乏性 ICH。对单纯母乳喂养者,也可每周口服 2mg,采用少剂量多次口服,安全性更高。

(3)早产儿维生素 K_1 依赖性凝血因子减少,不是维生素 K_1 缺乏所致,而是蛋白质合成不足造成,且早产儿维生素 K_1 缺乏并不明显,给予维生素 K_1 效果不佳,故早产儿生后前几周应适当减少维生素 K_1 的供给,不必过早给予。

(4)对不适宜口服者可予静脉注射维生素 K_1 0.4mg/kg,效果与口服 3mg 者相同。

(5)对服用抗生素、抗结核药及抗癫痫药物的孕妇,于分娩前 15～30d 口服维生素 K_1 10～20mg/d,该新生儿生后立即静脉注射维生素 K_1,也有预防作用。

4.其他

有研究认为,应用泮库溴铵、维生素 E、酚磺乙胺、钙通道阻滞剂等者,但多认为效果不大。

十、预后

(一)影响 ICH 预后的因素

1.临床症状

(1)昏迷或半昏迷。

(2)中枢性呼吸衰竭。

(3)重度惊厥。

(4)原始反射全部消失。

具备上述项目越多,预后越差。其中严重室管膜下生发基质—脑室内出血发生后遗症率>35%,若伴发脑室周围出血—脑室周围梗形脑室周围白质软化者可高达 90%,常表现为半身瘫,认知障碍。

2.出血部位及出血量

严重硬膜下出血、严重原发性蛛网膜下腔出血、严重脑室内出血及小脑实质出血,均预后不良。常见的脑室内出血,其预后与出血程度有关:轻度出血者几乎全部存活,后遗症率<10%;中度出血病死率 5%～15%,后遗症率 15%～25%;重度出血病死率 50%～60%,后遗症率 65%～100%。

3.脑室围周出血性梗形脑室周围白质软化

严重后遗症的发生可能与下列因素有关。

(1)生发基质损伤,可使神经细胞分化障碍及板下区神经元损伤,导致髓鞘、皮质发育异常而发生运动、认知障碍。

(2)脑室周围白质,特别是对应中央区、顶枕区白质损害,皮质脊髓视放射及丘脑投射纤维损害,导致双下肢痉挛瘫,视觉损害及认知障碍。

(3)持续颅内高压及脑积水,可导致神经发育迟缓。

(4)皮质神经元损伤,可导致认知障碍。

(二)常见后遗症

1.脑积水

主要由IVH所致。54%可于8周后自然缩小并恢复正常;部分可继续扩大超过6个月,然后渐消退,并于1岁左右恢复正常;另一部分保持稳定或继续发展成严重脑积水。过去曾广泛采用乙酰唑胺[100mg/(kg·d)]及呋塞米[1mg/(kg·d)]治疗,但最后证实不但无效,反而增加病死率及伤残率。过去曾于脑室内注射链激酶,也被证明无效。而脑室—腹腔引流则可有一定疗效。

2.智力、运动发育障碍

多由PVH-IVH所致,包括有运动障碍、认知障碍、视觉损害及脑性瘫痪。

第三节　暴发性紫癜

暴发性紫癜(PF)又称坏疽性紫癜、坏死性紫癜、出血性紫癜,是儿科危重症,病死率目前仍高达40%以上,主要为广泛血管内血栓形成,临床表现酷似弥散性血管内凝血(DIC)。

一、临床表现

为突然迅速进展的对称性皮肤紫癜,累及全身皮肤,以下肢密集,与其他暴发性皮肤损伤不同的是皮疹可在几小时内由瘀点迅速增大融合为直径为数厘米的瘀斑,基底肿胀坚硬与周围组织分界清楚,颜色由鲜红渐变为暗紫色,坏死后成为黑色焦痂,浆液坏死区发生水疱或血疱,可融合成大疱,发疹的肢体可出现明显肿胀疼痛,主要死亡原因为器官功能衰竭、DIC、肾出血。本病病因不明,可发生于以下3种情况:急性感染引起的急性感染性暴发性紫癜,遗传性或获得性蛋白C缺陷或其他凝血障碍所致的凝血障碍性暴发性紫癜,以及原因不明的特发性暴发性紫癜。

二、治疗

目前治疗主张置重症监护室进行综合治疗,包括抗生素类固醇激素、液体复苏、儿茶酚胺等的治疗,低血钙、低血糖的防治。至于抗凝血酶、蛋白C、组织纤溶酶原活性因子、血管扩张药的治疗尚有争议。

(一)抗感染治疗

暴发性紫癜的主要病因为细菌感染,以脑膜炎球菌败血症最为常见,肺炎球菌、A组溶血性链球菌、流感嗜血杆菌、肺炎克雷伯菌、金黄色葡萄球菌也可引起,有学者主张在无病原学证据之前,对有感染征象且伴有皮肤瘀斑的患儿,首选第三代头孢菌素或联合使用能覆盖上述主要病原菌的抗生素治疗早期PF,一旦病原菌明确后再重新调整抗生素,研究报告,早期有效使用抗生素可以使PF总体病死率从70%降至40%。值得注意的是,水痘—带状疱疹病毒、EB病毒等病毒感染也可并发暴发性紫癜,对于病毒感染患儿,早期抗病毒治疗有助于疾病康复。

(二)蛋白C或活化蛋白C替代治疗

蛋白C是一种具有抗凝活性的维生素K依赖蛋白酶,近来发现蛋白C基因突变,导致血浆蛋白C缺陷或其活性下降,易于发生微血管内血栓形成,与严重感染合并暴发性紫癜密切相关,是患者发生PF的根本原因,因此,提出在抗感染和抗休克的同时,使用外源性蛋白C或活化蛋白C(APC)替代治疗,有助于凝血失衡纠正,可以减轻PF的组织损伤。临床使用重组人活化蛋白C(rhAPC)具有抗凝、抗感染活性,研究发现中心静脉持续给药每小时24μg/kg,持续96h,可使蛋白C活性增加,凝血功能改善,使用安全,并且发现血小板小于30×10^9/L并非绝对禁忌。Fourrier等通过对15例脑膜炎球菌并暴发性紫癜患者研究发现,所有患者血浆蛋白C水平明显降低,给予蛋白C替代治疗获得了较好疗效,并且发现蛋白C替代治疗时最小负荷剂量为250U/kg,每日维持剂量分别为200U/kg,没有发现任何不良反应。至于蛋白C治疗的最佳时期、最佳给药剂量仍需进一步研究。此外,单纯同源蛋白C缺陷,新鲜冷冻血浆可以有效替代。

(三)抗凝血酶Ⅲ(AT-Ⅲ)

PF时抗凝血酶Ⅲ减少,予抗凝血酶Ⅲ替代治疗,可促其恢复正常,改善DIC,且可促进脑膜炎球菌PF血浆蛋白C水平升高。另有研究发现,所有脑膜炎球菌并暴发性紫癜患者抗凝血酶水平明显降低,给予抗凝血酶替代治疗获得了较好疗效,并且发现AT替代治疗时最小负荷剂量为150U/kg,每日维持剂量分别为150U/kg,安全有效。

(四)重组组织纤溶酶原活性因子(rt-PA)

PF时,纤溶酶原活性抑制因子浓度增加,纤维蛋白沉积,血管内血栓形成,多器官功能衰竭,rt-PA有助于溶解血栓、改善外周灌注,半衰期5min,剂量为每小时0.25～0.5mg/kg,重复使用,对脑膜炎球菌PF治疗有助。但Zenz等通过对62例需要截肢或伴有顽固性休克的PF患儿使用rt-PA研究发现,其中5例患儿并发颅内出血,因缺乏对照,使用rt-PA是否引起出血尚不能确定。

(五)肝素

对处于高凝状态的患儿,肝素与抗凝血酶Ⅲ结合抑制血栓形成,减轻皮肤坏死,早期可持续滴注肝素100～200U/(kg·d)或低分子肝素75U/(kg·d),同时输注新鲜冷冻血浆和抗凝血酶Ⅲ,使用时须注意肝素耐受、停药后反复、血小板减少和出血等现象。但也有学者认为其并无肯定疗效。

(六)外科治疗

部分PF患儿经内科抢救存活后,虽然生命体征基本稳定,但约90%患儿全层皮肤软组织坏死,有时可深达肌肉、骨骼,愈后残留瘢痕,需要外科进一步处理,包括筋膜切开术、截肢术、皮肤移植术。外科治疗分为二期,一期清创、植皮、截肢,二期松解肌肉挛缩、治疗残肢溃疡,及时外科清创、截肢对降低病死率起关键作用。PF时肢体肿胀,可引起筋膜腔综合征,并发横纹肌溶解使器官功能恶化,故所有患者都要监测筋膜腔压力,当筋膜腔压力大于4.0kPa时,立即实行筋膜腔切开术。尽早实施筋膜切开术,可能减轻软组织坏死的深度,减少截肢。此外,对有遗传性PC基因突变的患儿,在手术、外伤、感染时可及时给予PC或APC制剂,以预防PF的发生。

总之，目前暴发性紫癜的治疗是包括原发疾病在内的一系列综合治疗，其中支持治疗、有效的血液成分(包括新鲜冷冻血浆及凝血因子)、抗感染仍是主要的治疗手段，蛋白C、抗凝血酶Ⅲ缺陷时给予蛋白C、抗凝血酶Ⅲ替代治疗。鉴于血栓和出血这一矛盾，抗凝剂的使用仍有争议，且剂量必须个体化。容量负荷过重时可考虑采用血浆去除术，难治病例可试用甲泼尼龙冲击或免疫抑制剂环磷酰胺治疗。随着继发感染的控制、支持治疗及其他治疗方法的应用，原发性PF病死率明显降低；感染合并暴发性紫癜，液体复苏、抗生素及血管活性药应用非常重要，纠正酸碱失衡、电解质紊乱，早期给氧、机械通气有助于疾病康复。

第四节　急性贫血危象

急性贫血危象指入院时或住院期间化验血红蛋白＜50g/L，常见原因有急性外伤出血、先天性或继发性凝血机制障碍引起的出血、急性溶血和骨髓造血功能障碍或无效应红细胞生成所致。血红蛋白迅速下降，导致机体缺氧，出现多器官功能障碍，如心功能不全、肾功能不全、休克等，严重者可致死亡，因此临床上必须予以重视。

一、临床表现

除原发病的表现外，急性贫血危象主要临床表现为进行性面色及皮肤黏膜苍白、肢体乏力、食欲缺乏、恶心、呕吐、活动性气促、心悸、头晕、烦躁不安或嗜睡、出冷汗、脉搏快而细、四肢末端凉。病情严重者可并发有休克、充血性心力衰竭及急性肾衰竭。

实验室检查结果显示红细胞及血红蛋白值降低至正常值的一半或以下。

二、诊断

对于临床上怀疑贫血的患儿，应首先明确是否有贫血，然后考虑是否发生急性贫血危象，此为急诊中的常见症，需紧急处理，最后再进一步明确贫血病因。

(一)是否存在贫血

贫血是指单位体积内血红蛋白和(或)红细胞数低于正常的病理状态。婴儿和儿童的红细胞数和血红蛋白随年龄不同而有差异，因此诊断贫血时必须参照不同年龄的正常值。根据世界卫生组织的资料，血红蛋白的低限值在6个月～6岁为110g/L，6～14岁为120g/L，海拔每升高1 000m，血红蛋白上升4%，低于此值为贫血。6个月以下的婴儿由于生理性贫血等因素，血红蛋白值变化较大，目前尚无统一标准。我国小儿血液会议暂定：血红蛋白在新生儿期出生后28d内＜145g/L，1～4个月时＜90g/L，4～6个月时＜100g/L者为贫血。但需注意贫血诊断要排除血容量改变(如脱水或水潴留)的因素。

(二)是否为贫血危象

根据外周血血红蛋白含量或红细胞数贫血可分为四度。

1.轻度

血红蛋白从正常下限至90g/L。

2.中度

血红蛋白为60～90g/L。

3.重度

血红蛋白为30～60g/L。

4.极重度

血红蛋白<30g/L。新生儿血红蛋白120～144g/L为轻度，90～120g/L者为中度，60～90g/L为重度，<60g/L为极重度。

急性贫血危象指的是患儿入院时或住院期间化验血红蛋白<50g/L。

(三)明确贫血病因

对于贫血的患儿，必须寻找出其贫血的原因，才能进行合理和有效的治疗。详细询问病史、全面体格检查和必要的实验室检查是作出贫血诊断的重要依据。实验室检查为贫血病因诊断的主要手段，但与贫血有关的实验室检查项目繁多，应由简到繁，有步骤、有针对性进行检查。

三、急救处理

贫血危象的急救处理最基本原则是去除或纠正贫血的病因，进行积极的对症处理，并输血以改善其缺氧状态。

(一)一般治疗

吸氧，以纠正因贫血造成全身组织器官缺血缺氧，阻止病情发展。患儿应卧床休息，限制活动，以减少氧耗。密切监护，注意脉搏、呼吸、血压及尿量变化。加强护理，增强营养，给予富含蛋白质、多种维生素及无机盐的饮食，消化道大出血者应暂禁食。

急性贫血危象患儿由于血红蛋白急剧下降，机体抵抗力低，易发感染，感染又可加重贫血，增加氧耗，因此应注意防治感染。

避免应用影响血液系统的药物，切忌在未弄清诊断前滥用抗贫血药物，对疑有巨幼细胞性贫血的患儿，骨髓检查应在使用叶酸或维生素B_{12}前进行，怀疑白血病或淋巴瘤患儿在骨髓检查和(或)组织活检前应避免使用肾上腺皮质激素类药物，以免延误诊断及治疗。

(二)病因治疗

对病因明确的贫血，如能去除引起贫血的病因，则贫血可从根本上得以纠正。如外伤性出血应及时清创止血；维生素K_1缺乏引起者给予补充维生素K_1，每日10～20mg，分2次静脉注射，连用3～5d；由血浆凝血因子缺乏引起者应及时输入血液凝血因子，如因血小板减少引起者必要时输浓缩血小板；由蚕豆病引起者应立即停吃蚕豆及豆制品。由于感染导致的溶血性贫血或患儿抵抗力下降合并肺部和肠道感染，应用抗生素治疗。

(三)输血治疗

急性贫血危象是输血的绝对指征，总的原则是一般可先输等张含钠溶液或胶体溶液以补充血容量，改善组织灌注，然后给予输注浓缩红细胞或洗涤红细胞(强调凡有条件均应输红细胞)，每次5mL/kg。注意贫血愈严重，一次输血量宜愈少，且速度宜慢。

对于贫血危象患儿，应根据不同病因给予输血治疗，溶血性贫血患儿致贫血危象，如系6-磷酸葡萄糖脱氢酶(G-6-PD)缺陷症所致，应避免输入G-6-PD缺陷症者的血液，自身免疫性溶血应输入洗涤红细胞，并在输血同时应用大剂量皮质激素，血型不合者应给予换血治疗。由于贫血危象可导致心功能不全，因此首先应判断有无心力衰竭，如有则应抗心力衰竭治疗，应用洋地黄药物，注意剂量不宜太大，然后输浓缩红细胞。

对于外伤后出血所致的贫血危象，应快速大量输血。而慢性贫血基础上出现贫血危象，输血、输液速度不宜过快、过多，以防加重心脏负荷。血红蛋白上升至 70g/L 以上者可不输血。

(四)保护重要器官功能

1.抗休克

并发失血性休克者，应迅速止血，并补充血容量，常首先使用低分子右旋糖酐或 2∶1 等张含钠液或其他等张含钠液 10～20mL/kg 快速扩容，然后输注同型全血或浓缩红细胞。并应根据患儿的血压、心率、尿量、周围循环情况、中心静脉压及出血速度和量决定输液和输血量。

2.防治心功能不全

并发心力衰竭者，首选快速类洋地黄制剂，于 24h 内达到饱和量，并限制液体摄入、在短时间内纠正心力衰竭，必要时应用利尿剂。对并发休克但尚未发生心力衰竭者快速扩容纠酸后给予半量速效洋地黄制剂支持心功能，然后再输血，同时密切观察心率、血压变化。给予护心治疗。

3.肾功能不全的处理

贫血危象所致肾功能损害多为一过性肾前性肾衰竭，主要通过液体疗法来纠正细胞外液量和成分，改善肾血流量，增加肾小球滤过率，对已补足血容量仍少尿者，常规使用呋塞米，每次 1～2mg/kg。治疗中不用收缩肾血管药物。禁用对肾脏有毒性的药物。

第五节　脑性瘫痪

脑性瘫痪是指出生前到出生后 1 个月内各种原因所致的非进行性脑损伤。症状在婴儿期内出现，一般可由产前、产时和生后病因引起，而其中以窒息、胆红素脑病及低出生体重为三大高危因素。本病主要表现为中枢运动障碍及姿势异常，并伴智力低下、癫痫、行为异常或感知觉障碍。

一、病因

(一)引起脑性瘫痪的各类原因

引起脑性瘫痪的各类原因很多，既可发生于出生前，如各种原因所致的胚胎期脑发育异常等；也可发生在出生时，如新生儿窒息、产伤等；还可发生于出生后，如某些心肺功能异常疾病(先天性心脏病、呼吸窘迫综合征等)引起的脑损伤。

(二)引起脑性瘫痪的具体原因

引起脑性瘫痪的具体原因目前归纳起来主要有：新生儿窒息、黄疸、早产、妊娠早期用药、新生儿痉挛、低体重、急产、母体中毒、阴道流血、颅内出血、产程过长、前置胎盘、母患精神病、妊娠中毒症、吸入性肺炎、双胎、巨大儿、妊娠反应重、脐带绕颈、胎头吸引、臀位、横位、硬肿症等，其发病率为 2‰～3‰。

二、诊断

患者具有下列(1)～(4)项可诊断为本病。

(1)有自主运动功能障碍,可表现为痉挛性瘫痪,肌张力增高,腱反射亢进,踝阵挛和巴宾斯基征阳性,足部马蹄状内翻,足尖着地。托起患儿时双下肢可呈剪刀状交叉,或表现为手足徐动、共济失调、肌张力低下、四肢震颤。

(2)生后或幼儿时期发病,病变稳定,非进行性。

(3)可伴智力低下、视觉障碍、听力障碍、癫痫、语言障碍、精神行为异常。

(4)排除进行性疾病所致的中枢性瘫痪,如遗传代谢性疾病、变性疾病、肿瘤、肌营养不良等。

三、鉴别诊断

(一)痉挛型瘫痪

痉挛型瘫痪应与其他神经系统进行性疾病所致的中枢性瘫痪鉴别,如脑白质不良、大脑半球及脊髓肿瘤所致的瘫痪等。

(二)肌张力低下型

肌张力低下型应与婴儿型脊髓性肌萎缩相鉴别。

(三)共济失调型

共济失调型应与慢性进展的小脑退行性变性鉴别。

四、治疗

(一)一般治疗

保证营养供给,给予高热量、高蛋白、富含维生素、易消化的食物。对行动不便的患儿的生活和饮食要进行管理,防止营养不良及压疮的发生。加强心理治疗,积极鼓励患儿,配合锻炼和治疗,防止自卑心理。

(二)药物治疗

常用的药物有脑神经营养药、肌肉松弛剂等。药物治疗只有在必要时才使用,它不能替代功能性训练。

1.巴氯芬

巴氯芬属于一种抗痉挛药,对于全身多处痉挛的患儿,可采用口服该药治疗。

2.A 型肉毒毒素(BTX-A)

一般在注射后几日显效,可维持 3～8 个月,此时应及时开展个体化的综合性治疗,如功能性肌力训练、软组织牵拉、佩带支具等,充分利用肌张力降低带来的康复机遇。注射后 4～6 个月痉挛会再度升高,但无论从痉挛程度还是运动能力均不会回到注射前水平,必要时可再次注射。

(三)其他治疗

1.物理治疗

主要通过制订治疗性训练方案来实施,常用的技术包括软组织牵拉、抗异常模式的体位性治疗、调整肌张力技术、功能性运动强化训练、肌力和耐力训练、平衡和协调控制、物理因子辅助治疗等。

2.心理行为治疗

脑性瘫痪患儿常见的心理行为问题有自闭、多动等。健康愉悦的家庭环境、增加与同龄儿交往及尽早进行心理行为干预是防治的关键。

五、预后

脑性瘫痪早发现、早治疗,容易取得较好疗效。

第六节　小儿急性腹痛

小儿腹痛在诊断和治疗上均有与成人不同的特点。首先小儿不能准确地诉说其腹痛的部位和程度,检查又不配合,给诊断带来一定的困难。另外,不同年龄段的小儿易发腹部疾病不尽相同,医生必须熟悉这些疾病的特点,才能作出正确的诊断。

小儿腹痛的原因可分为器质性病变和功能性病变两大类。器质性病变又可分为炎症、梗阻、穿孔、绞窄和坏死等,每一类病变的腹痛都有自己的特点。在功能性病变中也可分为继发性腹痛和原发性腹痛,继发性功能性腹痛往往是在内科疾病的基础上发生的腹痛,如肺炎、肠炎、腹泻等,都可有腹痛症状。原发性功能性腹痛多为肠痉挛,有时很难与外科器质性腹痛相鉴别。必须经过观察,几小时后症状更加明显时,才能明确诊断。有时器质性病变与功能性病变相交错,就更难诊断了。如阑尾腔内粪石可以引起肠痉挛,也可以引起急性阑尾炎,在病变早期就无法鉴别。肠道内蛔虫可以引起肠痉挛,蛔虫团也可引起肠梗阻,早期也是无法鉴别的。总之,小儿腹痛的诊断与鉴别诊断比较复杂,不宜轻易下结论。尤其对需要手术治疗的外科急腹痛,要尽量正确。因此,有学者提出了"三固定法"和"3次检查法"。

"三固定法"是对外科器质性病变的腹部压痛和肌紧张的判断方法:要求同一个医师对同一个患儿做多次检查后,认为其腹部压痛、反跳痛和肌紧张的程度固定,位置固定和范围固定,才能下最后结论。

"3次检查法"是为了证明"三固定"体征,必须有3个不同时间的检查对照,中间要有一定的间隔,3次检查的结果必须一致才能成为"固定"的真正体征。3次检查是:就诊时检查1次,有个初步判断;做完辅助检查时再检查1次,来证明或修正自已的判断;办完住院手续后再检查1次,确定自己的判断。通过以上3次检查,都证明腹部体征的"三固定",才能放心地进行住院手术。如果有1次不固定,都需要观察或做其他辅助检查,如腹腔穿刺、X线检查或B超检查等,以修正或确定最后诊断。下面介绍几钟小儿常见的急腹症。

一、急性阑尾炎

(一)发病特点

小儿阑尾比较短粗,并且开口处相对较大,故梗阻的机会较少,小儿急性阑尾炎的发病率远比成人低。但随着小儿年龄的增长,阑尾壁内淋巴滤泡增生显著,任何变态反应、感染等引起淋巴免疫反应时,均可导致阑尾壁水肿而堵塞阑尾管腔,引发急性阑尾炎,这是学龄前以上儿童易发急性阑尾炎的原因之一。另外,阑尾腔内粪石、细菌等也是引发急性阑尾炎的原因。小儿大网膜较短,不能包裹发炎的阑尾,所以发生急性阑尾炎后容易穿孔,形成弥散性腹膜炎。

(二)临床表现

小儿急性阑尾炎早期有脐周阵发性腹痛,持续时间约6h,并逐渐加重。此后腹痛转移至右下腹,并呈持续性疼痛。小儿不能诉说腹痛,但始终有烦躁或哭闹,常伴有呕吐、拒食和无力。多有全身发热,甚至有高热。腹痛和腹部拒压是小儿急性阑尾炎始终存在的主要症状和体征。

(三)诊断

根据典型的症状可以作出初步诊断。反复检查3次均有右下腹“三固定”压痛体征,可以肯定诊断。3岁以下婴幼儿阑尾易于穿孔,形成弥散性腹膜炎后诊断较为困难。这时可在右下腹做腹腔穿刺,抽出灰白色脓液即可确诊为急性阑尾炎。血常规化验见白细胞总数和中性粒细胞数明显增高。B超检查可见右下腹部有肿大的阑尾。

(四)治疗

急诊阑尾炎一旦确诊,需立即手术,但术前仍应进行必要的准备,包括术前检查、禁食水、纠正脱水和电解质紊乱、使用抗生素等。一旦形成包裹性阑尾脓肿,暂不宜手术。一边抗炎治疗,一边观察病情变化。如逐渐好转,则应继续做非手术治疗;如腹痛和发热有加重趋势,则应立即手术。原则是以引流脓液为主,不必勉强切除阑尾。

手术时以做下腹部横纹偏右切口为佳。阑尾切除后残端最好不做内翻包埋,因为包埋后可能诱发肠套叠,将阑尾残端电灼后用系膜掩盖缝合即可。腹腔镜阑尾切除术已很成功,可根据病情和条件选用腹腔镜治疗。更适用于早期镜检诊断,顺便切除阑尾。

二、肠套叠

(一)发病特点

肠套叠好发于6～20个月婴幼儿。原发性肠套叠不能找到原因,有学者认为与婴幼儿饮食结构改变后所引起的肠痉挛有关。继发性肠套叠系因肠内肿瘤、憩室等原有病变作为起点而诱发肠套叠。

(二)临床表现

1周岁以内的婴儿,特别是由完全母乳改为母乳添加副食后的肥胖婴儿易发肠套叠。开始症状为阵发性哭闹,在哭闹的间歇期照常吃奶,甚至可以安静入睡,但半小时后又一阵哭闹,反复不停。以后可能出现呕吐和便血,便血是因套入的肠管受压而使黏膜出血,量很少,无大便成分,以黏液为主,呈果酱样。此时患儿的一般情况尚好,腹软,无腹胀。细心的母亲可以在脐周扪及硬块,如短香肠,略能活动。几个小时后症状更加典型,患儿精神变差,不愿吃奶,哭闹更加频繁。如此时仍得不到治疗,继续套入的肠管可能发生坏死和梗阻,继而出现中毒症状和腹膜炎,这一过程约需48h。晚期套叠以肠梗阻和腹膜炎症状为主,有明显腹胀、呕吐、拒食、精神不振和便血。

(三)诊断

根据典型表现,多可明确诊断。对可疑者可以用空气灌肠或钡剂灌肠帮助诊断,如能见到杯口状充盈缺损则可以确诊。而且对早期病例还可以通过灌肠进行肠套叠复位,此法既有诊断作用又有治疗作用。B超可见肠套叠部位有含气性肿块。晚期患儿已有肠梗阻者,X线平片能见到小肠内有阶梯状液平面,结肠内无空气影像。

(四)治疗

早期肠套叠一般采用空气灌肠法复位,成功率约为90%。空气灌肠的缺点是患儿和医师都要在X线下透视,X线对人体是有伤害的。最近有学者改进为在B超监视下向直肠内灌入生理盐水,只需将盐水瓶吊到一定高度即可,既不用控气设备,又不被X线伤害,所以此法有代替空气灌肠的趋势。不过,无论哪种方法灌肠都有造成肠穿孔的危险,故要严格掌握灌肠治疗指征。一般认为病程超过48h或有腹膜炎体征者不宜做灌肠治疗。

对不宜灌肠或灌肠治疗失败者,都应该做手术治疗。术中采用从套入顶端向近端挤压的方法使套入部缓慢复位。复位后如发现有肠坏死,应立即行肠切除术。

三、腹股沟斜疝嵌顿

(一)发病特点

小儿先天性腹股沟斜疝在没有嵌顿时,一般没有症状,肠管可以在疝囊内自由出入。但因哭闹使腹内压突然增加,大量肠管挤入疝囊内,互相压迫,影响血运,甚至使疝入的肠管发生扭转,出现痉挛与蠕动紊乱。进一步发展会阻断血运,出现肠梗阻症状。

(二)临床表现

绝大多数腹股沟斜疝在发生嵌顿之前,有腹股区可复性肿块的病史。几小时之前肿块突然增大,并有明显腹痛。小儿表现为哭闹、腹胀、呕吐和肛门停止排便排气。原来可以还纳的肿块,现在不能还纳入腹腔。而且肿块较以前变硬,有触痛。晚期的嵌顿性疝触痛明显,局部皮肤有红肿,甚至有全身中毒症状。少数患儿因内环口较小,过去没有发现腹股沟区肿块,当腹内压突然增加时,把部分肠管挤到疝囊内,而发生嵌疝。也可能发生李特疝,即部分肠管侧壁挤入疝囊内,发生部分肠壁嵌顿。这时在腹股沟区有压痛,但没有肿块,肠梗阻症状也不典型。另外,被挤入疝囊内的不是肠管而是大网膜时,则有不能还纳的局部肿块而没有肠梗阻症状。

(三)诊断

有典型表现的腹股沟斜疝嵌顿,容易诊断,不需要借助辅助检查。但是,不典型的表现,则需要借助辅助检查。腹部立位平片可以帮助诊断有无肠梗阻。血常规检查可以帮助诊断肠坏死和中毒。另外,鞘膜积液继发感染也易被误诊为腹股沟斜疝嵌顿。两者的鉴别诊断可以依据过去史,患鞘膜积液者以前不可能把肿块还纳回腹腔,而腹股沟斜疝在未嵌顿之前是可以把肿块还纳入腹腔的。此外,阴囊型腹股沟斜疝嵌顿时,在肿块下方可扪及睾丸,鞘膜积液的肿块周围都不会扪及睾丸。

(四)治疗

嵌顿性疝有手法复位和手术治疗两种方法。

1.手法复位

如果嵌顿的时间短(4h内),局部压痛不明显,也无腹部压痛和肌紧张者可以采用手法复位。方法:给患儿静脉注射地西泮,让其睡眠后取头低足高位,然后轻柔地把疝内容物还纳入腹腔。嵌疝复位后必须观察24h,注意有无腹膜炎和肠梗阻表现。

2.手术治疗

除上述情况外,嵌顿性疝都需要紧急手术,以防疝内容物坏死,并解除伴发的肠梗阻症状。对已有疝内容物绞窄坏死者更需要立即手术,以减轻中毒症状。对没有肠坏死的嵌顿性疝,把肠管还纳后将疝囊高位结扎,并缩小内环口,达到一期修复的目的。对已有肠坏死者,可做肠切除一期肠吻合。

四、粘连性肠梗阻

(一)发病特点

发生粘连性肠梗阻必须要有两个条件:一是腹腔内原本就存在粘连,二是近期有肠蠕动功能紊乱。对小儿来说,腹内粘连可能是过去有过腹腔内感染史或损伤史(如手术)。如果排除以上可能的话,那就是先天发育性粘连,如胎粪性腹膜炎、梅克尔憩室的索带和肠系膜缺损。至于肠蠕动功能紊乱,小儿随时都可能发生,如腹部受凉、暴饮暴食和中毒过敏等。如果没有潜在的粘连,仅肠蠕动功能紊乱是不会发生肠梗阻的,否则就会引发粘连性肠梗阻。

(二)临床表现

小儿肠梗阻也有腹痛、腹胀、呕吐和肛门停止排便排气四大症状,只是表现方式不同而已。对腹痛来说,稍大一些的儿童会诉说腹痛的部位和程度。早期一般为脐周阵发性绞痛,有明显间歇期。出现绞窄后腹痛则变为持续性剧烈腹痛。如是不会说话的小儿,则只表现为阵发性哭闹。患儿都有拒食,呕吐次数与梗阻的部位和完全程度有关。一般来说,高位的完全性肠梗阻呕吐频繁,低位的不完全性肠梗阻呕吐次数较少。腹胀和大便情况主要与梗阻的程度有关。完全性梗阻则肛门无排便和排气;而不完全性梗阻,腹胀较轻,也会有少量排便。病程较长者,可能有脱水、口干和精神不振。绞窄性肠梗阻晚期则会有高热、缺氧等中毒症状。

(三)诊断

首先要明确是否有肠梗阻。这点可通过腹痛、腹胀、恶心呕吐和肛门停止排便排气等症状作出初步诊断。如果在腹部立位平片,上能见到几个液气平面,加之肠鸣音亢进,甚至可以听到气过水声,就可以肯定诊断为肠梗阻。再排除嵌顿性疝、肠套叠、蛔虫团、异物团等常见原因后,就可以确定为粘连性肠梗阻。为了确定是否需要立刻手术,在诊断时还必须明确是否为绞窄性肠梗阻。一般来说,腹痛剧烈,腹部有广泛压痛和反跳痛,甚至有肌紧张,肠鸣减弱或消失。全身反应有发热、精神萎靡、脉搏和呼吸加快等,均提示为绞窄性肠梗阻,需要立刻手术。否则就不是绞窄性肠梗阻,可以用非手术方法治疗,观察病情变化。

(四)治疗

粘连性肠梗阻的治疗方法分为非手术和手术两种。

1.非手术治疗

肠梗阻患儿首先要插胃管做胃肠减压,静脉补液以纠正脱水、电解质紊乱和代谢性酸中毒;其次要从静脉给予头孢类广谱抗生素,抗厌氧菌的甲硝唑或替硝唑等。每日的补液量初步估计为100mL/kg,然后根据脱水的纠正情况酌情增减。

2.手术治疗

对绞窄性肠梗阻必须立刻手术,完全性肠梗阻或可疑为绞窄性肠梗阻者要尽早手术。进腹后行粘连松解术,解除梗阻。发现有坏死的肠管要做肠切除,切除到外观完全正常处。判断肠管是否正常,要根据肠管的颜色、光泽和蠕动功能,还要看肠系膜的动脉搏动情况。对需切除50cm以上的大段肠管,要特别慎重。如果对吻合处肠段的生机不能肯定,不妨将切端以Kocker钳夹暂时放在腹膜外,临时贯穿缝合皮肤。24h后再拆开切口缝线,决定是否行切除吻合。

第十二章　急性中毒

第一节　急性中毒的诊治原则

急性中毒是威胁人类的一类特殊的疾病。随着科学技术的的快速发展，生存环境的变化，人类接触的有毒物质日益增多，发生中毒的概率与日俱增。有资料表明，我国每年有数万人发生急性农药中毒，各种中毒类疾病已位居疾病谱前列，急性中毒的救治已成为急诊医学必须面对的课题之一。毒物种类包括工业性毒物、农业性毒物、日常生活性毒物、植物性毒物和动物性毒物。前三者常通过化学手段获得，称为化学毒物。

急性中毒指人体在短时间内一次或数次接触大量或高浓度的毒物，迅速产生一系列病理生理变化，急速出现症状甚至危及生命。

某些毒物中毒可产生相同的临床表现，称为中毒综合征，当临床上难以获得充足的病史以确定中毒的毒物时，中毒综合征的出现对临床诊断和治疗很有帮助。最常见的中毒综合征包括抗胆碱能综合征、拟交感综合征、阿片制剂/镇静剂/酒精综合征和胆碱能综合征。

一、急性中毒的诊断

急性中毒的诊断主要根据中毒病史、临床表现及实验室检查。

(一)中毒史

采集中毒史是诊断的首要环节。生产性中毒者重点询问工种、操作过程，接触的毒物种类和数量、接触途径、同伴发病情况。非生产性中毒者，了解患者的精神状态，本人或家人经常服用的药物，收集患者可能盛放毒物的容器、纸袋和剩余毒物。仔细询问发病过程、症状、治疗药物与剂量及治疗反应等。

(二)临床表现

急性中毒常有其特征性临床表现，现将具有这些特征的常见毒物总结如下。

1.呼气、呕吐物和体表的气味

蒜臭味：有机磷农药，磷。

酒味：酒精及其他醇类化合物。

苦杏仁味：氰化物及含氰苷果仁。

尿味：氨水，硝酸铵。

其他有特殊气味的毒物：汽油，煤油，苯，硝基苯。

2.皮肤黏膜

樱桃红：氰化物，一氧化碳。

潮红：酒精，抗胆碱药(含曼陀罗类)。

发绀：亚硝酸盐，苯的氨基与硝基化合物。

多汗：有机磷毒物，毒蘑，解热镇痛剂。

无汗：抗胆碱药。

牙痕：毒蛇和毒虫咬蜇中毒。

3.眼

瞳孔缩小：有机磷毒物，阿片类。

瞳孔扩大：抗胆碱药，苯丙胺类，可卡因。

视力障碍：有机磷毒物，甲醇，肉毒毒素。

4.口腔

流涎：有机磷毒物，毒蘑。

口干：抗胆碱药，苯丙胺类。

5.神经系统

嗜睡、昏迷：镇静催眠药，抗组胺药，抗抑郁药，醇类，阿片类，有机磷毒物，有机溶剂等。

抽搐惊厥：毒鼠强，氟乙酰胺，有机磷毒物，氯化烃类，氰化物，肼类（如异烟肼），士的宁。

肌肉颤动：有机磷毒物，毒扁豆碱。

谵妄：抗胆碱药。

瘫痪：肉毒毒素，可溶性钡盐。

6.消化系统

呕吐：有机磷毒物，毒蘑。

腹绞痛：有机磷毒物，毒蘑，巴豆，砷、汞化合物，腐蚀性毒物。

腹泻：毒蘑，砷、汞化合物，巴豆，蓖麻子。

7.循环系统

心动过速：抗胆碱药，拟肾上腺素药，醇类。

心动过缓：有机磷毒物，毒蘑，乌头，可溶性钡盐，毛地黄类，β受体阻滞剂，钙通道阻滞剂。

血压升高：苯丙胺类，拟肾上腺素药。

血压下降：亚硝酸盐类，各种降压药。

8.呼吸系统

呼吸减慢：阿片类，镇静催眠药。

哮喘：刺激性气体，有机磷毒物。

肺水肿：刺激性气体，有机磷农药。

急性中毒常侵犯多种器官，不同的毒物中毒侵犯的器官不一。

（三）实验室检查

毒物的实验室过筛对确定诊断和判定毒物类型有帮助，急性口服中毒者，检验呕吐物和胃抽吸物或尿液，其阳性率大于血液，对中毒的靶器官可进行相应的功能和器械检查。对于慢性中毒，检查环境中及病尿和血液中的毒物，可帮助确诊或排除诊断。

1.毒物分析

从可疑物质、食物和水检查毒物，也可从中毒患者呕吐物、洗胃液、血、尿检查毒物或其分解产物。

2.特异性化验检查

如有机磷中毒血液胆碱酯酶活性减低，一氧化碳中毒血中可测出碳氧血红蛋白，亚硝酸盐中毒血中可检出高铁血红蛋白。

3.非特异性化验检查

根据病情进行血常规、血气分析、血清电解质、血糖、肌酐、尿素氮、肝功能、心电图、X线、CT等检查，从而了解各脏器的功能及并发症。

（四）急性中毒的诊断

若突然出现昏迷、惊厥、呼吸困难、发绀、呕吐等危重症状和体征，又有明确的毒物接触史，平素健康者，诊断急性中毒不难，解毒药试验治疗有效和相应毒物的实验室鉴定可帮助确诊，尤其对毒物接触史不明确者更有意义，还要进行相应的鉴别诊断。

二、急性中毒的救治

急性中毒的救治原则是阻止毒物继续作用于人体和维持生命、包括清除未被吸收的毒物、促进已吸收进入血液毒物的排除、特异性抗毒治疗及对症支持疗法。

急救：危重患者先检查生命体征如呼吸、血压、心率和意识状态，立即采取有效急救措施，保证有效循环和呼吸功能。

（一）清除未被吸收的毒物

1.呼吸道染毒

脱离染毒环境，撤至上风或侧风方向。以3%硼酸、2%碳酸氢钠拭洗鼻咽腔及含漱。

2.皮肤染毒

脱去染毒衣服，用棉花、卫生纸吸去肉眼可见的液态毒物，用镊子夹去毒物颗粒，对染毒的皮肤用5%碳酸氢钠液或肥皂水清洗。

3.眼睛染毒

毒物液滴或微粒溅入眼内或接触有毒气体时，用3%硼酸、2%碳酸氢钠或大量清水冲洗。

4.经口中毒

(1)催吐：对意识清醒胃内尚存留有毒物者，立即催吐。常用催吐方法：用压舌板探触咽腭弓或咽后壁催吐，吐前可令其先喝适量温水或温盐水200～300mL，或口服1/2 000高锰酸钾200～300mL；口服吐根糖浆15～20mL，以少量水送服；皮下注射阿朴吗啡3～5mg(只用于成人)。腐蚀性毒物中毒、惊厥、昏迷、肺水肿，严重心血管疾病及肝病禁催吐，孕妇慎用。

(2)洗胃：经口中毒者，胃内毒物尚未完全排空，可用洗胃法清除毒物。一般在摄入6h内效果最好，饱腹、中毒量大或减慢胃排空的毒物，超过6h仍要洗胃。腐蚀性毒物中毒禁洗胃，昏迷者要防止误吸。常用洗胃液为1∶5 000高锰酸钾，2%～4%碳酸氢钠，紧急情况下用一般清水。腐蚀性毒物中毒早期用蛋清或牛奶灌入后吸出1～2次。若已知毒物种类，可选用含相应成分的洗胃液，以利于解毒，特别是活性炭作为强有力的吸附剂，能有效地吸收毒物促进排泄，近年来受到重视。

洗胃宜用较粗的胃管，以防食物堵塞。洗胃时应先吸出胃内容物留作毒物鉴定，然后灌入洗胃液，每次灌入300～500mL，反复灌洗，洗胃液总量根据情况而定，一般洗至无毒物气味或高锰酸钾溶液不变色为止，一般成人需2～5L，个别可达10L；在拔出胃管时，应将胃管前部夹住，以免残留在管内的液体流入气管而引起吸入性肺炎和窒息。洗胃的禁忌证与催吐的相同，但昏迷患者可气管插管后洗胃，以防误吸。

(3)吸附：洗胃后从胃管灌入药用活性炭 50～100g 的悬浮液 1～2 次。

(4)导泻：用以清除肠道内尚未吸收的毒物。灌入吸附剂后，再注入泻药如 50%硫酸镁 50mL、20%甘露醇 50～100mL。常用硫酸钠或硫酸镁 15g 顿服或洗胃后由胃管灌入。肾功能不全者和昏迷患者不宜使用硫酸镁，以免抑制中枢神经系统。一般不用油类泻药，以免促进脂溶性毒物吸收。近年来提出山梨醇 1～2g/kg 可有效导泻。

(5)洗肠：经导泻处理如无下泻，可用盐水、温水高位灌肠数次。灌肠适用于毒物已摄入 6h 以上，而导泻尚未发生作用者，对抑制肠蠕动的毒物(如巴比妥类、阿托品类和阿片类等)和重金属所致中毒等尤其适用，而腐蚀剂中毒时禁用。一般用 1%温肥皂水 500～1 000mL 做高位连续灌洗，若加入活性炭会促使毒物吸附后排出。

(二)排除已吸收进入血液的毒物

1.加强利尿

大量输液加利尿剂，清除大部分分布于细胞外液、与蛋白质结合少，主要经肾由尿排除的毒物或代谢产物。利尿剂与控制尿 pH 相结合可增加毒物的离子化，减少肾小管的再吸收，加速毒物排出。碱性利尿(5%碳酸氢钠静脉滴注，使尿 pH 达到 7.5～9.0)对下列毒物排泄效果好：苯巴比妥、阿司匹林、磺胺。酸性利尿(维生素 C 静脉滴注，使尿 pH 达到 4.5～6.0)对苯丙胺类、奎宁、奎尼丁有效。

加强利尿时应注意水、电解质、酸碱平衡，禁忌证为心肾功能不全、低钾等。

2.血液置换

放出中毒者含有毒物的血液，输入健康供血者的血液作置换以排除已吸收的毒物。特别适用于溶血性毒物(如砷化氢)、形成高铁血红蛋白的毒物(如苯胺)及水杨酸类中毒。因大量输血易产生输血反应及其他并发症，目前此法已少用，但在无特效抗毒药及其他有效排除血中毒物方法的情况下，仍可采用。

3.血液透析

血液透析适用于分子量在 350 道尔顿以下、水溶性、不与蛋白质结合、在体内分布比较均匀的毒物中毒，毒物可经透析液排除体外。急性中毒血液透析的适应证：摄入大量可透析的毒物；血药浓度高已达致死量；临床症状重，一般治疗无效；有肝、肾功能损害；已发生严重并发症。

血液透析可清除的毒物有巴比妥类、副醛、水合氯醛、苯海拉明、苯妥英钠、苯丙胺类、酒精、甲醇、异丙醇，乙二醇、柳酸盐、非那西丁各种抗生素、卤素化合物、硫氰酸盐、氯酸钠(钾)、重铬酸钾、地高辛、甲氨蝶呤、奎宁等。

4.血液灌流

血液灌流适用于分子量大、非水溶性、与蛋白质结合的毒物，比血液透析效果好。适应证与血液透析同。

适用于血液灌流清除的药物有短效巴比妥类、安眠酮、导眠能、安定类、眠尔通、吩噻嗪类、阿米替林、去郁敏、丙咪嗪、地高辛、普鲁卡因酰胺、毒蕈毒素、有机氯农药、百草枯、有机磷农药等。

5.血浆置换

理论上对存在血浆中的任何毒物均可清除,但实际应用于与血浆蛋白结合牢固,不能以血液透析或血液灌流清除的毒物中毒。用血液分离机可以在短时间内连续从患者体内除去含有毒物的血浆,输入等量的置换液,方法简便安全。

(三)特效解毒治疗

急性中毒诊断明确后,应及时针对不同中毒毒物使用特效解毒剂治疗。

特异的解毒药应用后会获得显著疗效,宜尽早使用。

(四)对症支持疗法

急性中毒不论有无特效解毒药物,应及时给予一般内科对症支持治疗,如给氧、输液、维持电解质酸碱平衡、抗感染、抗休克等。

三、急性中毒的预防

除自杀或他杀性蓄意中毒较难预防外,一般中毒都可通过各种预防措施而收到良好的效果。

(一)加强防毒宣传

为防止中毒发生,应针对各种中毒的不同特点做好宣传教育,如冬天农村或部分城镇居民多用煤火炉取暖,应宣传如何预防一氧化碳中毒等。

(二)加强环境保护及药品和毒物管理

1.加强环境保护措施

预防大气和水资源污染,改善生产环境条件,做到有毒车间的化学毒物不发生跑、冒、滴、漏,并进行卫生监督,以预防职业中毒和地方病的发生。

2.加强药物的管理

医院和家庭用药一定要严格管理,特别是麻醉药品、抗精神病药品及其他毒物药品,以免误服(特别是小儿)或过量使用中毒。

3.加强毒物管理

对所有毒物,不管是贮存、运输或使用等过程均应严格按规定管理,以确保安全。

(三)预防日常生活中毒

除常见的药物中毒外,主要是预防食用有毒或变质的动植物如各种毒草或河豚中毒等。

第二节　急性细菌性食物中毒

细菌性食物中毒是由于进食被细菌或(和)其毒素污染的食物所引起。食物中毒的特征是突然暴发,潜伏期短,易集体发病或同席多人罹患。

一、沙门菌属食物中毒

沙门菌属食物中毒是细菌性食物中毒的常见类型,致病菌以肠炎、鼠伤寒及猪霍乱沙门菌较为常见。常由于食物受污染而暴发、流行。

(一)诊断

1.临床表现特点

沙门菌病的临床表现多种多样,按其主要症状群可分为肠炎型、伤寒型、败血症型和局灶性化脓性感染 4 型,而肠炎型是最常见的形式。潜伏期一般为 8～24h,也可长达 2～3d。

起病突然,以发热、腹痛、腹泻为特征,常伴有恶寒、恶心、呕吐。发热通常在 38～39℃。大便多为粥样或水泻,每日数次至十几次不等。病程大多为 2～5d。随着呕吐及腹泻的严重程度可表现为重度失水、电解质紊乱、休克,甚至并发急性肾衰竭。

2.诊断要点

(1)流行病学调查。

(2)临床有突出的胃肠道症状。

(3)残留食物、呕吐物和排泄物培养出致病菌,早期血培养有时阳性。

(4)恢复期患者血清沙门菌凝集效价明显增高。

(二)治疗

1.卧床休息

呕吐停止、症状好转可进食流质、半流质饮食,避免油腻、难消化及刺激性食物,经 2～3d 后可恢复普通饮食。

2.抗菌药物的选择

重症病例或有菌血症者,可用氯霉素 1.0～2.0g/d 静脉滴注;庆大霉素不良反应较少,也常用;还可用复方新诺明、氨苄西林或阿莫西林。对于一般病情不太严重的病例,以口服给药即可奏效。此外,黄连素、磺胺、土霉素均可酌情选用。近年来应用喹诺酮类药物如吡哌酸、诺氟沙星、氧氟沙星等,常有较好的疗效。

3.补充血容量,纠正水、电解质紊乱

防止急性肾衰竭的发生。

4.对症治疗

腹痛可用溴苯胺太林(普鲁苯辛)或阿托品,一般可口服给药,疼痛明显者也可做皮下注射。剧烈腹痛、腹泻者,可酌情选用止泻药。此外,针刺足三里穴、天枢穴,呕吐时加内关穴,腹部热敷,均有助于缓解胃肠道症状。

二、葡萄球菌食物中毒

葡萄球菌食物中毒是葡萄球菌肠毒素所引起的疾病。其特征为起病急骤,呕吐剧烈伴失水及虚脱。引起葡萄球菌食物中毒的常见食品主要为淀粉类(如剩饭、粥、米面等)、牛乳及乳制品、鱼、肉、蛋类等,被污染食物在室温 20～22℃搁置 5h 以上时,病菌大量繁殖并产生肠毒素。以夏、秋季为多,各年龄组均可得病。

(一)诊断

1.临床表现特点

潜伏期短,一般为 2～5h,极少超过 6h。起病急骤,有恶心、呕吐、中上腹痛和腹泻。剧烈呕吐者,呕吐物可为胆汁性或含血及黏液,并可导致虚脱、肌痉挛、严重失水及继发急性肾衰竭。体温大多正常或低热。

2.诊断要点

(1)流行病学特点:进食可疑食物,集体发病,症状严重而短促。

(2)食物中检出金黄色葡萄球菌(每克食物含菌达数亿)。

(二)治疗

(1)轻症病例不需使用抗生素。可做相应的对症治疗。

(2)重症病例可用 1∶5 000 浓度的高锰酸钾溶液洗胃,同时给予青霉素或红霉素治疗。矫正失水、电解质和酸碱平衡失调,一般在数小时至 2d 内迅速恢复。

三、嗜盐菌食物中毒

嗜盐菌引起的食物中毒在沿海一带较为多见。其致病菌为副溶血性弧菌即嗜盐菌,多因进食海产品或盐腌渍品(乌贼、海蜇、蟹类等,其次为蛋、肉类)所引起。本病主要流行于夏、秋季。

(一)诊断

1.临床表现特点

潜伏期自 1h 至 4d 不等,多数为 10h 左右。起病急骤,常有腹痛、腹泻、呕吐、失水、畏寒、发热。腹痛多呈阵发性绞痛,位于上腹部、脐周或回盲部。腹泻每日 3～20 次,粪便呈血水样,也可呈水样或带脓血便。重症病例可出现血压下降,甚至休克。

2.诊断要点

(1)流行病学调查:在流行季节,进食可疑食物(腌渍品、海产品),集体发病,潜伏期短,起病急骤。

(2)临床症状:发热和腹痛均较其他肠道传染病为严重,粪便呈血水样,失水多见。

(3)早期粪便培养出嗜盐菌,但起病第 2 日后便消失,少数持续 2～4d。

(4)血清嗜盐菌凝集素升高[1∶(80～320)]有较好的诊断价值,常于病程第 2 日上升,1 周后常显著降低或消失,最长者可持续 2 周。

(二)治疗

1.支持及对症治疗

输入适量生理盐水及葡萄糖氯化钠液,以纠正失水。也可用世界卫生组织推荐的口服补液盐(WHO-ORS),疗效可靠,其治疗失水成功率可达 95%以上,大幅降低了腹泻的病死率。血压下降者除补充血容量、纠正酸中毒外,可酌情应用血管活性药物。

2.抗菌药物

轻症患者可不用抗菌药物,重症者可给复方新诺明、庆大霉素或诺氟沙星等。

四、肠致病性大肠埃希菌食物中毒

肠致病性大肠埃希菌食物中毒所致急性胃肠炎以小儿罹患较多,成人较少罹患。有些“旅行家腹泻”可能是肠致病性大肠埃希菌性肠炎。

潜伏期一般为 5～12h。临床表现类似沙门菌属食物中毒,以急性胃肠炎为主。约半数患者伴有发热、头痛,但以腹泻、腹痛、恶心、呕吐多见。预后较佳。

本病诊断主要根据流行病学调查,临床表现,残留食物、患者排泄物中培养出肠致病性大肠埃希菌,并能证明患者血清凝集效价较正常人对照组显著增高,或动物实验细菌毒性为阳性结果等。

本病治疗与沙门菌属急性胃肠炎的治疗基本相同。

五、肉毒杆菌食物中毒

肉毒杆菌食物中毒是由肉毒梭状芽孢杆菌外毒素所致的中毒性疾患。发病多由于进食罐头食品、发酵馒头、臭豆腐和豆瓣酱等被肉毒杆菌污染的食物所引起。此菌的毒素对周围神经有特殊的亲和力，临床以神经系统症状为主，病死率较高。

(一)诊断

1.临床表现特点

潜伏期一般为6～36h，长者可达8～10d。潜伏期越短，病情越重。

起病突然，以神经系统症状为主。初起时全身软弱、乏力、头痛、晕眩，继而出现眼睑下垂、瞳孔扩大、复视、斜视及眼内外肌瘫痪。重症患者有吞咽、咀嚼、言语、呼吸困难。死亡常与菌型、毒素量有密切关系。

死亡原因主要为呼吸肌与膈肌瘫痪所致的呼吸衰竭。

体温多正常或呈低热，意识始终清楚，知觉存在。患者可于4d后逐渐恢复健康，首先呼吸运动、吞咽及发音功能得以恢复，随后各肌群麻痹的症状消失，视觉恢复较慢，有时需数月之久，全身肌无力则可能持续2年之久。

2.诊断要点

(1)摄食可疑食品(尤其是罐头食品)和同食者集体发作史。

(2)典型的临床症状如眼肌瘫痪，吞咽、言语、呼吸困难等。

(3)对可疑食物做厌氧菌培养阳性，经生化反应和涂片染色镜检鉴定符合肉毒杆菌表现。

(4)食物滤液动物接种，证明实验动物的中毒表现和肉毒杆菌阳性。

(二)治疗

1.洗胃与导泻

病初确诊或拟诊为本病时，且进食污染食物在4～6h内，应立即用水或高锰酸钾(1∶4 000)洗胃；并给予导泻剂，如硫酸镁20～30g或硫酸钠15～20g，口服；必要时用生理盐水高位灌肠。

2.抗毒素治疗

及早给予多价肉毒抗毒血清(A、B与E型)，静脉注射或肌内注射，每次5万～10万U，必要时6h后重复给予同量。总剂量为10万～20万U。在起病后24h或瘫痪发生前注入最有效。

注射前应做皮肤过敏试验，若为阳性，则采用脱敏分次注射，必要时同时给予抗过敏药或糖皮质激素治疗。

3.支持及对症治疗

静脉补液量除考虑生理需要的水、电解质和热量外，主要的是根据心、肾功能情况，力求增加进液量，以利于肉毒外毒素的稀释和排泄，一般每日补3 000～4 000mL，其中生理盐水或复方氯化钠液1 000～1 500mL，其余用5%～10%葡萄糖注射液补足。同时补给大量B族维生素及维生素C。

保持呼吸道通畅和吸氧，对已有呼吸麻痹者则需气管插管等维持人工呼吸。

4.抗生素的应用

有学者主张使用大剂量青霉素，可抑制肠内肉毒杆菌，使之不再产生毒素，但实际效果可疑。

国外报告盐酸胍有促进末梢神经纤维释放乙酰胆碱的作用，故可用于治疗肉毒中毒，约半数患者症状好转，但对严重的呼吸衰竭患者则无效。

六、真菌性食物中毒

真菌引起的食物中毒并不少见。真菌性食物中毒可分为两大类，一类是直接食用有毒的真菌(如各种毒蕈)而引起中毒，另一类是某些真菌使粮食作物发生病害的病原菌。粮食在田间或保管不当而受污染，这类毒性物质多不被烹调的温热所破坏，故食品在加热中不能起消毒作用，人畜进食受污染的谷物即可致病。本节主要叙述后一种类型。

(一)赤霉菌麦食物中毒

赤霉菌麦食物中毒是真菌性食物中毒的一种。在麦产区，由于赤霉菌侵袭麦粒后引起麦的蛋白质分解，并积聚了一些可溶性氮素苷类，这是赤霉菌毒素的重要组成部分。其毒素具有耐热性较强，在110℃ 1h不受破坏的特点。人类进食一定量的病麦及其加工品即可中毒。

本病潜伏期短，最短者不到5min，最长者达21h，一般为1～2h。毒素主要是侵犯神经系统，尤其是迷走神经刺激作用最明显，表现为头晕、恶心、流涎、呕吐、腹痛、腹泻、出冷汗、颜面潮红、步态蹒跚等症状，故有“醉面包病”之称。病程短者为几小时，最长者可达12d，诊断主要根据上述的中毒临床表现和赤霉菌麦鉴定，必要时做动物毒性试验。

本病尚无特殊药物治疗，主要疗法是维持水、电解质与酸碱平衡及对症治疗。一般预后良好。

(二)其他真菌性食物中毒

由麦角菌、镰刀菌、青霉菌等引起的食物中毒。

真菌性食物中毒的临床表现因真菌种属不同而有差异。大多数出现胃肠道症状，如腹痛、腹泻、恶心、呕吐等，严重者出现失水、电解质紊乱及酸碱平衡失调，甚至休克或衰竭。部分患者出现神经系统症状，如头晕、头痛、烦躁不安、精神恍惚、昏迷，甚至中枢性呼吸衰竭等。可能合并其他脏器损害，如肝、肾功能损害。

诊断主要根据以上临床表现，从被污染的粮食或食物中检出致病性真菌，必要时做动物毒性试验。

本病尚无特殊治疗方法。早期可用1%～2%碳酸氢钠液或1∶4 000的高锰酸钾液洗胃，并于洗胃后灌入药用活性炭混悬液，以吸附胃肠毒素。对症治疗，纠正水、电解质和酸碱平衡紊乱，预防并发症，保护肝、脑细胞功能。

第三节　急性有毒气体中毒

一、一氧化碳中毒

一氧化碳(CO)是一种无色、无味、无刺激性的气体,人体的感觉器官难以识别。凡含碳的物质燃烧不完全时均可产生一氧化碳,人体吸入CO后,CO通过肺泡进入血液,与血红蛋白生成碳氧血红蛋白,导致机体急性缺氧,临床上称为急性一氧化碳中毒。急性一氧化碳中毒是临床常见的急症之一。急性一氧化碳中毒时血中碳氧血红蛋白浓度增高,若及时脱离有毒环境和供氧,一般中毒者均可恢复,但严重者可因心、肺、脑缺氧衰竭死亡,部分发生迟发性脑病。

(一)病因

(1)生产性一氧化碳中毒:工业生产中合成光气、甲醇、羟基镍等都有一氧化碳,天然瓦斯和石油燃料燃烧不完全、炼钢、炼铁、炼焦碳、矿井放炮、内燃机排泄的废气等,如防护不周或通风不良时以及煤气管道泄漏均可引起急性一氧化碳中毒。

(2)生活性一氧化碳中毒:家庭使用的煤气炉或煤气热水器,排泄废气不良时,每分钟可逸出的一氧化碳约0.001m^3。北方的燃煤炉烟囱阻塞时,逸出的一氧化碳含量可达30%,是造成生活性一氧化碳中毒的主要因素。

(二)中毒机制

一氧化碳经呼吸道进入机体,通过肺泡壁进入血液,以极快的速度与血红蛋白结合形成碳氧血红蛋白(HbCO),其结合力比氧与Hb的结合力大200倍,并且不易解离,其解离速度仅为氧合血红蛋白的1/3 600,由于HbCO不能携氧,引起组织缺氧,形成低氧血症。CO可与肌球蛋白结合,影响细胞内氧弥散,损害线粒体功能。CO还与线粒体中的细胞色素A3结合,阻断电子传递链,延缓还原型辅酶Ⅰ(NADH)的氧化,抑制细胞呼吸。CO与肌红蛋白(Mb)结合形成碳氧肌红蛋白(COMb)使Mb失去储氧能力;血中CO使氧离曲线左移,加重组织缺氧。CO中毒时,脑组织对缺氧最敏感。所以中枢神经系统受损表现最突出。急性CO中毒致脑缺氧,脑血管迅速麻痹扩张、脑容积增大、脑内神经细胞ATP很快耗尽,钠钾ATP酶运转功能障碍,细胞内钠离子积存过多,导致严重的细胞内水肿。血管内皮细胞肿胀,造成脑组织血液循环障碍,进一步加重脑组织缺血、缺氧。缺氧导致酸性代谢产物增多及血—脑脊液屏障通透性增高,发生细胞间质水肿,严重者可发生脑疝。由于缺氧和脑水肿后的脑组织血液循环障碍,可促发血栓形成,缺血性软化或广泛的神经脱髓鞘变,致使一部分急性CO中毒患者假愈,随后又出现多种神经精神症状的迟发性脑病。

迟发性脑病的病理基础是大脑白质脱髓及苍白球软化、坏死,其发生机制除与局部血管特点(如大脑皮质的血管细长而数量少,苍白球的血管吻合支少等)致血液再灌注损伤和缺氧外,还可能与自身免疫有关,因为迟发性脑病发生在急性CO中毒意识恢复一段时间后,这段时间恰与自身免疫病的潜伏期相似。

此外,心脏因血管吻合支少,而且代谢旺盛,耗氧量多,再加上肌红蛋白含量丰富,CO中毒时受损也较明显。CO中毒使心肌供氧障碍,心肌缺氧,心率加快,加重缺氧,可发生心动过速及各种缺氧所致的心律失常，严重的还可发生心力衰竭、心绞痛，甚至急性心肌梗死。吸入的CO主要以原形经肺组织排出，CO的半排出时间随吸入氧浓度的不同而异，当吸入室内空气时为4～6h，吸入100%氧气则90min，而吸入三个大气压氧气约30min。这就是临床上用高压氧治疗的理论依据。

(三)临床表现

1.急性中毒

急性一氧化碳中毒症状和体征主要与吸入空气中的一氧化碳气体的浓度及血液循环中HbCO浓度有关。此外，还与个体差异、机体健康状态及持续中毒时间有关。临床调查中也发现同室中毒者其中毒程度因性别、温度、湿度、气压、居宿位置、睡宿习惯等也不相同。男性、温度高、湿度大、低气压、靠墙居宿、较高卧位者中毒程度较重。

(1)轻度中毒：血液中HbCO浓度为10%～30%时，患者可能发生头痛、头晕、无力、耳鸣、眼花、恶心、呕吐、心悸等症状，此时如及时脱离中毒环境，仅呼吸新鲜空气，上述症状常会很快消失。

(2)中度中毒：血液中HbCO浓度为30%～50%时，患者除有轻度中毒症状外，还可出现呼吸增速、脉搏加快、颜面潮红，典型病例的皮肤、黏膜和甲床可呈樱桃红色。瞳孔对光反射迟钝、嗜睡。此时如能被及时发现，救离中毒现场，经过呼吸新鲜空气或吸氧后，可较快苏醒，多无明显并发症和后遗症发生。

(3)重度中毒：血液中HbCO浓度＞50%时，多发生脑水肿，临床上除中度中毒症状外，患者还可出现昏迷，部分患者呈去大脑皮质状态，极易出现并发症，患者可发生呼吸衰竭、肺水肿、心肌梗死、脑梗死、心律失常、休克、急性肾衰竭、皮肤出现红斑、水泡、肌肉肿胀。妊娠患者可能发生胎死宫内。昏迷时间持续在2d以上者部分可发生迟发性脑病。

2.迟发性脑病

临床上，急性一氧化碳气体中毒昏迷患者清醒后，经历一段假愈期(时间不完全相同，大部分是1～2周)，突然发生一系列精神神经症状，称为迟发性脑病或后发症。约占重症一氧化碳气体中毒病例的50%，本病与一氧化碳气体中毒的后遗症不是同一概念，后遗症的精神神经症状延续，急性一氧化碳气体中毒的急性期持续不消失，并且在病程中也无假愈期。临床表现如下。

(1)意识及精神状态障碍、语言能力减弱、发呆、反应迟缓、动作迟钝、哭笑等情绪无常、定向力差，甚至出现不认识熟悉的人和物，找不到住所。严重时不知饥饱，随地大小便，步态异常及卧床不起。

(2)锥体外系功能障碍出现震颤麻痹症状。

(3)锥体束神经损害出现偏瘫症状。

(4)大脑皮质局限性功能障碍出现失语、失明和癫痫。

(5)周围神经损害出现单瘫。

易发生迟发性脑病的危险因素是：①年龄在40岁以上，或有高血压病史，或从事脑力劳动者；②昏迷时间长达2～3d者；③清醒后头晕、乏力等症状持续时间长；④急性中毒恢复期受过精神刺激等。

(四)辅助检查

1.HbCO 定性检测

(1)加碱法:取患者血液数滴,用等量蒸馏水稀释后加入 10%氢氧化钠 1～2 滴,一氧化碳中毒患者的血液与试液混合物液体颜色呈淡红色不变,无 HbCO 的正常人血液与试液混合物的颜色呈棕绿色,实验室检查时为确保试验结果的准确,应立即观察结果,放置时间过长会影响观察结果的准确性。同时另采正常人血样同时试验进行比较,效果会更好。

(2)煮沸法:取蒸馏水 10mL,加入被检验患者的血液 3～5 滴加热煮沸后,被检测液体仍呈红色;取正常人血样同法加热煮沸后则液体颜色呈褐色。

(3)其他定性检测方法主要有以下 3 种。

1)取 4%含氨石灰(漂白粉液)3mL,加血液 2 滴混匀后观察混合液颜色,正常人为绿褐色;一氧化碳中毒患者的血液与漂白粉混合后呈粉红色至深红色。

2)取甲醛 1mL,加血液 0.5mL 混匀后观察混合液颜色,正常人为深褐色凝块;一氧化碳中毒患者的血液与甲醛混合后呈桃红色凝块。

3)取 0.2mL 血液稀释 100 倍,在分光镜下检查其吸收光谱,HbCO 可显示特殊吸收带。

2.HbCO 定量检测

血液内 HbCO 含量检测:不吸烟的正常人为 2%～5%,吸烟的正常人为 5%～9%;轻度一氧化碳中毒患者为 10%～30%;中度中毒患者为 30%～50%;严重中毒患者＞50%。但临床症状与血液内 HbCO 含量检测值可不完全呈平行关系,仅对临床诊断及治疗有一定指导意义。

对碳氧血红蛋白的检测应注意,急性一氧化碳中毒后检测越早越易阳性。一般情况下,吸氧后检测易致阴性结果。急性一氧化碳中毒存活患者脱离中毒环境 8h 以上者,HbCO 浓度一般不超过 10%时,定量检测结果可能会失去参考价值,定性检测有可能出现阴性结果。

3.血气分析

血氧分压降低,血氧饱和度可能正常;血 pH 降低或正常。$PaCO_2$可有代偿性下降。

4.脑电图检查

急性一氧化碳中毒迟发性脑病患者,脑电图可出现广泛性异常表现,主要表现为低波幅慢波,以额部为著。

(五)诊断

根据 CO 吸入病史和临床表现一般诊断不难,血液 HbCO 测定有重要诊断价值,尤其是对 CO 吸入病史不清楚者,应尽早测定,若超过 8h 会失去临床意义。

(1)一氧化碳中毒病史:生产性中毒多见于冶金工业的炼焦、炼钢铁、矿井放炮锻冶和铸造的热处理车间,化学工业的合成氨、光气、甲醇、羟基镍等,碳素厂石墨电极制造车间,内燃机排泄气体等大量吸入引起吸入性中毒。生活性中毒多见于居所环境中有取暖煤炉而排烟不良,直排式煤气燃气灶做饭洗浴设备排气不良,均可因一氧化碳浓度积聚过高引起吸入性中毒。

(2)有一氧化碳中毒的临床症状及体征。

(3)辅助检查血液 HbCO 定性阳性或血液 HbCO 浓度>10%。

急性 CO 中毒迟发脑病的诊断要点:①有明确急性 CO 中毒致昏迷的病史;②清醒后有2~60d的“假愈期”;③有临床表现中任何一条表现。

(六)鉴别诊断

对一氧化碳中毒病史不确切,或昏迷患者,或离开中毒环境 8h 以上患者的诊断应注意与下列疾病进行鉴别:急性脑血管病,糖尿病酮症酸中毒,尿毒症,肝性脑病,肺性脑病,其他急性中毒引起的昏迷。

(七)治疗

治疗原则:脱离中毒现场,纠正缺氧,防治脑水肿,改善脑组织代谢,防治并发症和后发症。

1.院前急救

(1)迅速脱离中毒环境:一氧化碳气体比空气略轻,急救者可选取低姿或俯伏进入中毒现场,立即打开门窗,尽快使中毒现场与外环境空气流通。将患者迅速移至空气新鲜、通风良好处,保持呼吸道通畅,有条件尽快使患者吸氧。

(2)转运清醒的一氧化碳中毒患者,保持呼吸通畅,有条件应持续吸氧,昏迷者除持续吸氧外,应注意呼吸道护理,避免呼吸道异物阻塞,如有条件,可开放气道,高流量吸氧。

2.医院急救

(1)纠正缺氧:可以采用以下方法。

1)吸氧:可根据条件选用鼻导管吸氧、鼻塞式吸氧、面罩吸氧和经面罩持续气道正压(CPAP)吸氧。提高吸入气的氧分压。吸氧浓度尽可能>3L/min,常用计算公式:FiO_2=[21+4×吸入氧流量(L/min)×100%]。有中毒症状的患者,持续吸氧直至症状完全消失。

2)高压氧治疗:正常大气压下,人体肺泡中氧分压为 13.3kPa(100mmHg)。提高气压,肺泡内氧分压会随之升高,在 3 个大气压下吸入纯氧,肺泡内氧分压可达 291.7kPa(2 193mmHg)。高压氧还可以使血液中物理溶解氧增加,每 100mL 全血中溶解氧可从0.31mL提高到 6mL,物理溶解氧同样可以很快的供组织、细胞利用,高压氧可加速 HbCO 的解离,促进 CO 清除,清除率比未吸氧时快 10 倍,比常压吸氧快 2 倍。高压氧治疗不仅可以缩短病程,降低病死率,而且可以减少或防止迟发性脑病的发生。方法:10min 内将高压氧舱内压力升高到 1.5~1.8 附加大气压,常规持续 90~120min,昏迷患者时可以适当增加治疗次数或适当延长治疗时间,直至治疗患者意识完全清醒。急性一氧化碳中毒患者临床早期应用高压氧舱治疗有效率可达 95%以上。行高压氧舱治疗前,应静脉滴注 20%甘露醇 125~250mL,防治脑水肿进一步加重。

3)其他方法:换血,即分批放出患者血液循环中含有不易解离的 HbCO 血液,输入健康人新鲜血液,使循环中 HbO_2增加。血液光量子疗法,常规为每次对患者进行静脉采血 200mL,体外紫外线照射和充氧后立即回输,隔日 1 次,5~10 次为 1 疗程,体外充氧可明显提高血氧分压和氧合 Hb 水平,紫外线照射可改善和提高机体免疫功能,因此可用于中、重度 CO 中毒,迟发性脑病患者。红细胞交换疗法,即用正常供者红细胞取代患者无携氧功能的红细胞。最好用血细胞单采机(如 CS3000),每次交换压积红细胞 400~800mL;若无血细胞单采机,也可用静脉采全血后体外离心,去除红细胞,再将血浆回输,同时输入等量或稍超量的正常供者红细胞。适用于重度 CO 中毒患者。

(2)防治脑水肿:急性一氧化碳中毒患者发生昏迷提示有发生脑水肿的可能,对昏迷时间较长、瞳孔缩小、四肢强直性抽搐或病理性反射阳性的患者,提示已存在脑水肿,应尽快应用脱水剂。临床常用 20%甘露醇。甘露醇具有高渗脱水和利尿作用,降低颅内压,15min 内显效,持续 3～8h。利尿作用一般于静脉用药后 10min 开始显效,2～3h 达到高峰。用法:125～250mL 静脉快速滴注,脑水肿程度较轻的患者选择 125mL,15min 内滴入,每 8h 1 次;脑水肿程度稍重的选用 250mL,30min 内滴入,每 8h 1 次或每 6h 1 次。有脑疝倾向的脑水肿,可同时加用糖皮质激素和利尿剂。如地塞米松每次 5～20mg,呋塞米每次 20～60mg。

(3)改善脑微循环:可静脉滴注低分子右旋糖酐 500mL,每日 1 次。

(4)促进脑细胞功能恢复:可选用胞二磷胆碱 400～600mg,ATP 20～40mg,辅酶 A 100U,细胞色素 C 30～60mg,维生素 C 0.5g,维生素 B 100mg 静脉滴注。

(5)防治迟发性脑病:目前临床治疗迟发性脑病仍以血管扩张剂为首选,如 1%普鲁卡因 500mL 静脉滴注,川芎嗪注射液 80mg 溶于 250mL 液体内静脉滴注等。并适当延长高压氧治疗的疗程。

(6)对症治疗:肺水肿选用利尿剂、强心剂,控制输液量和输液速度,禁用吗啡。高热、抽搐选用人工冬眠疗法,配合冰帽、冰袋局部降温。重度急性一氧化碳中毒患者,要监测水电解质平衡,纠正酸中毒,并预防吸入性肺炎或肺部继发感染。

二、氰化物中毒

氰化物为含有氰基(CN)的化合物,多有剧毒。氰化物主要有氢氰酸、氰酸盐(氰化钾、氰化钠、氰化铵、亚铁氰化钾)、腈类(丙腈、丙烯腈、乙腈)、氰甲酸酯、胩类及卤素氰化物(氯化氰、溴化氰、碘化氰)等。

氰酸盐、腈类、氰甲酸酯及胩类在人体内可放出氰离子(CN^-),氰酸盐遇酸或高温可生成氰化氢,均有剧毒。某些植物果仁如苦杏仁、桃仁、樱桃仁、枇杷仁、亚麻仁、李仁、杨梅仁中均含有苦杏仁苷(氰苷),在果仁中的苦杏仁苷酶或被食入后在胃酸作用下可释放出氢氰酸。南方的木薯,其木薯苷水解后可释出氢氰酸,生食不当可致中毒。东北的高粱秆、西北的醉马草中也含有氰苷,可致中毒。

(一)病因与中毒机制

职业性氰化物中毒是通过呼吸道吸入和皮肤吸收引起的,生活性中毒以口服为主。口腔黏膜和胃肠道均能充分吸收。氰化物进入体内后析出氰离子(CN^-),为细胞原浆毒,对细胞内数十种氧化酶、脱氢酶、脱羧酶有抑制作用。但主要是与细胞线粒体内氧化型细胞色素氧化酶的三价铁结合,阻止了氧化酶中三价铁的还原,也就阻断了氧化过程中的电子传递,使组织细胞不能利用氧,形成了内窒息。此时,血液中虽有足够的氧,但不能为组织细胞所利用。故氰化物中毒时,静脉血呈鲜红色,动静脉血氧差自正常的 4%～6%降至 1%～1.5%。由于中枢神经系统对缺氧最为敏感,故首先受累,尤以呼吸及血管运动中枢为甚,先兴奋,后抑制,呼吸麻痹是氰化物中毒的最严重的表现。某些腈类化合物在体内不释放 CN^-,但其本身具有直接对中枢神经系统的抑制作用,或具有强烈的呼吸道刺激作用或致敏作用(如异氰酸酯类、硫氰酸酯类等)。氰酸盐对消化道有腐蚀性,口服致死量氢氰酸为 0.06g,氰酸盐 0.1～0.3g。成人服苦杏40～60粒，小儿服10～20粒可引起中毒，甚至死亡。

(二)诊断

急性氰化物中毒，在工业生产中极少见。多由于意外事故或误服而发生。口服大量氰化物，如口服50～100mg氰化钾(钠)，或短期内吸入高浓度的氰化氢气体(浓度>200mg/m^3)，可在数秒钟内突然昏迷，造成“闪电样”中毒，甚至在2～3min内有死亡的危险。因此，诊断要迅速果断，应先立即进行急救处理，然后再进行检查。根据职业史和临床表现不难作出诊断。此外，患者口唇、皮肤及静脉血呈鲜红色，呼出气体有苦杏仁味，尿中硫氰酸盐含量增加(正常人不吸烟者平均值为3.09mg/L，吸烟者平均值为6.29mg/L)，可供诊断参考。一般急性氰化氢中毒表现可分为四期。

1.前驱期

吸入者可感眼、咽喉及上呼吸道刺激性不适，呼吸增快，呼出气有苦杏仁味，头晕、恶心。口服者有口咽灼热、麻木，流涎、恶心、呕吐、头痛、乏力、耳鸣、胸闷及便意。一般此期短暂。

2.呼吸困难期

紧接上期出现胸部紧迫感、呼吸困难、心悸、血压升高、脉快、心律不齐，瞳孔先缩小后散大，眼球突出，视、听力减退，有恐怖感，意识模糊至昏迷，时有肢体痉挛，皮肤黏膜呈鲜红色。

3.惊厥期

患者出现强直性或阵发性痉挛，甚至角弓反张，大小便失禁，大汗，血压下降，呼吸有暂停现象。

4.麻痹期

全身肌肉松弛，感觉和反射消失，呼吸浅慢，甚至呼吸停止。若能抢救及时，可制止病情进展。

(三)治疗

氰离子在体内易与三价铁结合，在硫氰酸酶参与下同硫结合成毒性很低的硫氰酸盐从尿排出，因此，高铁血红蛋白形成剂和供硫剂的联合应用可达到解毒的目的。急性中毒具体治疗措施如下。

1.现场急救

如为吸入中毒，立即戴上防毒面具，使患者迅速脱离中毒现场；如为液体染毒，立即脱去污染衣物，同时冲洗污染皮肤。呼吸停止者行人工呼吸，给予呼吸兴奋剂。

2.解毒药物的应用

(1)立即将亚硝酸异戊酯1～2支放在手帕中压碎，放在患者口鼻前吸入15～30s，间隔2～3min再吸1支，直至静脉注射亚硝酸钠为止(一般连续用5～6支)。

(2)在吸入亚硝酸异戊酯的同时，尽快准备好3%亚硝酸钠注射液，按6～12mg/kg加入25%～50%葡萄糖注射液20～40mL中缓慢静脉注射(2～3mL/min)，注射时注意血压，一旦发现血压下降，立即停药。上述二药仅限于刚吞入毒物，现场抢救时有效。

(3)在注射完亚硝酸钠后，随即用同一针头再注入50%硫代硫酸钠(大苏打)20～40mL，必要时可在1h后重复注射半量或全量，轻度中毒者单用此药即可。

上述疗法的作用在于亚硝酸盐能使血红蛋白氧化为高铁血红蛋白，后者对氰离子有很大的和力，结合成氰化高铁血红蛋白，从而有效地阻止氰离子对细胞色素氧化酶的作用，但此结合不牢固，不久又放出氰根，故应随即注射硫代硫酸钠，使其与氰形成稳定的硫氰酸盐，由尿排出体外。亚硝酸异戊酯和亚硝酸钠的作用相同，但后者作用较慢，维持时间较长，青光眼者慎用。亚硝酸钠用量过大产生变性血红蛋白过多可致缺氧，但同时应用硫代硫酸钠多能避免之。如无亚硝酸钠，可用大剂量亚甲蓝(10mg/kg)静脉注射代替，但疗效较差。葡萄糖加少量胰岛素静脉滴注，可使氰离子转化为腈类而解毒。

4-二甲基氨基苯酚(4-DMAP)为一种新的高铁血红蛋白形成剂，其优点为具有迅速形成高铁血红蛋白的能力，抗氰效果优于亚硝酸钠，不良反应小，使用方便，可以肌内注射，与静脉注射有相同的效果，而且可以口服，10min 达到有效浓度。不但可用于治疗，也可用于预防。轻度中毒可口服 1 片 4-DMAP，较重中毒立即肌内注射 10% 4-DMAP 2mL；重度中毒立即用 10% 4-DMAP 2mL 肌内注射，50%硫代硫酸钠 20mL 静脉注射，必要时 1h 后重复半量。应用本药者严禁再用亚硝酸类药物，以防止高铁血红蛋白形成过度症(发绀症)。

3.洗胃

如为口服中毒者，可用大量 5%硫代硫酸钠溶液、1∶5 000 高锰酸钾溶液或 3%过氧化氢溶液洗胃，忌用活性炭，以使胃内氰化物变为不活动的氰酸盐。洗胃后再给硫酸亚铁溶液，每 10min 1 汤匙，可使氰化物生成无毒的亚铁氰化铁。由于氰化物吸收极快，洗胃可在上述解毒剂应用后再进行。

4.高浓度给氧

既往认为窒息性气体中毒机制是细胞呼吸酶失活，输氧无助于缺氧状态的改善。近来的研究证明，高流量吸氧可使氰化物与细胞色素氧化酶的结合逆转，并促进硫代硫酸钠与氰化物结合生成硫氰酸盐。有条件应尽早使用高压氧疗法。

5.对症支持疗法

皮肤烧伤可用 1∶5 000 高锰酸钾液擦洗或大量清水冲洗。恢复期可用大剂量维生素 C，以使上述治疗中产生的高铁血红蛋白还原。也可应用细胞色素 C。

三、硫化氢中毒

硫化氢(H_2S)为具有特殊臭蛋样气味的无色易燃气体，燃烧时生成二氧化硫(SO_2)和水(H_2O)。硫化氢的分子量为 34.08，沸点为−60.7℃，密度为 1.19g/L，易溶于水生成氢硫酸，并易溶于酒精、石油中。

(一)中毒原因

职业性硫化氢中毒多见，占职业性急性中毒的第二位。多是由于生产设备损坏，输送硫化氢的管道或阀门漏气，违反操作规程，生产故障以及硫化氢车间失火等致硫化氢大量溢出，或由于含硫化氢的废气、废液排放不当及在疏通阴沟、粪池等意外接触所致。

在石油工业，钻探开采石油、石油炼制过程中脱硫及排放废气时，有硫化氢逸出；在采矿、含硫矿石提炼时，硫是常有的杂质，接触者均易发生中毒。化纤工业生产橡胶、人造纤维、合成树胶等过程有硫化氢逸散；化学工业在制造某些有机磷农药、硫化染料、某些含硫药物、造纸、制革、脱毛等化学生产过程以及动植物原料腐败时均可产生硫化氢；从事阴沟清理、粪池清除、蔬菜腌制加工及从事病畜处理时，由于有机物质腐败均能生成硫化氢，屡有接触者急性硫化氢中毒事件易发生。硫化氢气体比空气重，故易积聚在低洼处，这一特性也是导致易发生中毒的原因之一。

(二)中毒机制

硫化氢是窒息性气体，也是刺激性气体，属剧毒物。主要引起细胞内窒息，导致中枢神经系统、肺、心和上呼吸道黏膜刺激等多脏器损害。主要经呼吸道进入机体，也可经消化道吸收，虽可经皮肤吸收但速度甚慢。

中毒机制主要是硫化氢是细胞色素氧化酶的抑制剂，它进入细胞后与线粒体内的细胞色素 a、a_3结合，阻断细胞内呼吸造成组织缺氧；与谷胱甘肽的巯基结合，使之失活，加重组织内缺氧；直接损伤肺，增加毛细血管通透性，引起肺水肿，导致机体缺氧；高浓度时可强烈刺激嗅神经、呼吸道黏膜神经及颈动脉窦和主动脉体的化学感受器，先兴奋，后迅速进入超限抑制，呼吸麻痹，或发生猝死；硫化氢具有全身性毒作用，表现为中枢神经系统抑制及窒息症状。急性中毒死亡遥相呼应为“闪电样”；心肌损害可能为心肌线粒体损伤、细胞色素氧化酶失活、心肌缺血导致。

(三)临床表现

短时间内吸入高浓度硫化氢可引起有中枢神经系统、眼和呼吸系统损害为主的急性中毒表现。

1.中枢神经系统损害

症状表现为头痛、头晕、恶心、呕吐、全身乏力、焦虑、烦躁、意识障碍、抽搐、昏迷、大小便失禁、全身肌肉痉挛或强直。最后因呼吸肌麻痹而死亡。吸入高浓度硫化氢可使患者立即昏迷，甚至在数秒钟内猝死。

2.眼部刺激症状

眼刺痛、异物感、流泪、畏光、视物模糊，视物时有彩晕，结膜充血、水肿，重者角膜浅表浸润及糜烂、点状上皮脱落、浑浊，国外称为“毒气眼病”。

3.呼吸系统刺激和损害症状

硫化氢中毒常致流涕、咽干、咽喉灼痛、声音嘶哑、咳嗽、咳痰、胸闷、胸痛、体温升高、咯血；肺部有干湿性啰音；X 线胸片显示肺纹理增多、增粗或片状阴影，表现为支气管炎、支气管周围炎或肺炎征像；严重者出现呼吸困难、发绀、烦躁、咳大量白色或粉红色泡沫痰，甚至自口、鼻涌出；两肺有弥散性湿啰音；X 线胸片早期显示间质性肺水肿表现，两肺纹理模糊，有广泛见解状阴影或散在细菌武器粒状阴影，肺野透亮度降低，随着病情发展，出现肺泡性肺水肿，可见大片均匀密度增高阴影或大小与密度不一和边缘模糊的大片状阴影，广泛分布在两肺野，少数呈蝴蝶翼状。PaO_2下降，可有呼吸性或代谢性酸中毒或碱中毒。严重中毒时还可并发喉头水肿、皮下和纵隔气肿、ARDS 继发感染。

4.心肌损害

心肌损害表现为心电图检查常见部分导联呈心肌缺血改变，如 T 波低平、倒置，ST 段呈弓背样抬高，有时可出现不典型 Q 波，酷似心肌梗死；心肌酶学检查可有不同程度长升高；此外，还可出现窦性心动过速或过缓。要特别注意的是，绝大多数急性中毒患者的肺水肿、心肌损害出现在 24h 内，但有少数可在急性中毒昏迷恢复好转后发生，甚至 1 周后方出现“迟发性”

肺水肿及心肌损害表现，因而在诊断，处理时要及时、及早发现，积极治疗。

（四）诊断

1.病史

短时间内有确切吸入大量硫化氢气体后迅速发病的病史。

2.临床分级

（1）刺激反应：有眼刺痛、畏光、流泪、流涕、咽喉部烧灼感等刺激症状，短时间内即恢复。

（2）轻度中毒：早期有刺激反应症状，有后眼睑水肿，结膜充血、水肿，出现急性角膜炎、结膜炎表现；咳嗽，胸闷，肺部有干、湿啰音，X 线胸片显示支气管周围炎表现；可伴有头痛、头昏、恶心、呕吐等症状。

（3）中度中毒：明显头痛、头昏，轻度意识障碍；咳嗽、胸闷，肺部有干湿啰音，X 线胸片显示支气管肺炎或间质性肺水肿表现。

（4）重度中毒：表现为谵妄、抽搐、昏迷，肺泡性肺水肿临床和 X 线胸片表现，心肌缺血改变，呼吸循环衰竭或猝死经抢救存活者，少数患者遗留自主神经功能紊乱或前庭功能障碍及锥体外系体征。

3.实验室检查

血内出现硫化血红蛋白，血硫化物含量明显增高。毒物测定：将试纸浸于 2%醋酸铅酒精溶液中至现场取出，暴露 30s，观察试纸颜色变化深浅而得出硫化氢在空气的大致浓度 10～20mg/m^2，绿色至棕色；20～60mg/m^2，棕黄至棕黑色；60～150mg/m^2，棕黑至黑色。但这一反应并不是特异性的，当环境中有磷化氢或锑化氢时，也会有相似的反应，应注意鉴别。

（五）治疗

1.急救治疗

（1）迅速协助吸入者脱离染毒区，转移到空气新鲜处，脱去被污染衣物，保持呼吸道通畅，立即给氧。

（2）对呼吸心搏停止者，立即进行心肺复苏术。

（3）重症者立即实施高压氧治疗，高压氧可有效地改善机体的缺氧状态，加速硫化氢的排出和氧化解毒。

（4）在抢救过程中，抢救人员应注意自身安全，穿隔离衣，戴防毒面罩，以便顺利进行抢救。

2.解毒治疗

解毒治疗可用大剂量谷胱甘肽、半胱氨酸或胱氨酸可加强细胞的生物氧化能力，加速硫化氢的代谢。同时给予改善细胞代谢的药物，如三磷酸腺苷、辅酶 A、辅酶 Q_{10}、细胞色素 C 等。

3.对症支持治疗

（1）高流量吸氧，应用呼吸兴奋剂。重症者高压氧治疗，高压氧治疗可加速恢复、减少或减轻后遗症。也可采用血液置换或自血光量子疗法。

（2）减轻大脑缺氧损伤，给予细胞色素 C 静脉滴注，每日 60mg。

（3）防治中毒性肺水肿，短程足量给予糖皮质激素，如地塞米松 10～20mg，每日 3～4 次；适当控制入量；必要时吸入二甲基硅油气雾消泡剂等。

（4）防治脑水肿，可给予甘露醇、糖皮质激素等。

(5)防治心肌损伤,如可静脉输注极化液及三磷酸腺苷、辅酶A、肌苷等能量制剂。

(6)接触硫化氢后出现眼部症状时,在现场立即用大量清水冲洗,有条件时以2%碳酸氢钠溶液冲洗,后按眼烧伤处理。

(7)其他对症治疗,防治各种并发症及各种感染。

(六)预防

凡有产生硫化氢的生产过程,均需密闭并安装通风排毒装置;定期检修或更换管道、阀门等生产设备;进入有硫化氢的密闭容器、坑窖、阴沟、蓄粪池处工作,应先通风或先用空气将硫化氢气体进行驱除,或戴供氧防毒面具,身上缚以救护带,采取轮流作业,在危险区处做好监护,并备求护设备,进入硫化氢所体泄漏的区域抢救中毒患者,必须佩戴有效有呼吸防护器,并由专人监护。

第四节　急性有机磷农药中毒

一、概述

有机磷农药大多数属磷酸酯类或硫代磷酸酯类化合物,是目前应用最广泛的农药,品种达百余种,大多属剧毒或高毒类,我国生产和使用的有机磷农药,绝大多数为杀虫剂。

由于生产或使用违反操作规程或防护不当而发生急性或慢性中毒,也可因误服、自服或污染食物而引起急性中毒。对人畜的毒性主要是对乙酰胆碱酯酶的抑制,引起乙酰胆碱蓄积,使胆碱能神经受到持续冲动,导致先兴奋后衰竭的一系列毒蕈碱样、烟碱样和中枢神经系统等症状;严重患者可因昏迷和呼吸衰竭而死亡。有机磷农药大都呈油状或结晶状,色泽由淡黄至棕色,稍有挥发性,且有蒜味。除美曲膦酯外,一般难溶于水,不易溶于多种有机溶剂,在碱性条件下易分解失效。

二、临床表现

(一)急性中毒发病时间与毒物种类、剂量和侵入途径密切相关

经皮肤吸收中毒,一般在接触2～6h后发病,口服中毒在10min至2h内出现症状。一旦中毒症状出现,病情迅速发展。胆碱能危象是急性有机磷农药中毒(AOPP)的典型表现,包括症状如下。

1.毒蕈碱样表现

主要是副交感神经末梢兴奋所致,类似毒蕈碱作用,表现为平滑肌痉挛和腺体分泌增加。临床表现先有恶心、呕吐、腹痛、多汗,尚有流泪、流涕、流涎、腹泻、尿频、大小便失禁、心跳减慢和瞳孔缩小。支气管痉挛和分泌物增加、咳嗽、气促,严重患者出现肺水肿。

2.烟碱样表现

乙酰胆碱在横纹肌神经肌肉接头处过多蓄积和刺激,使面、眼睑、舌、四肢和全身横纹肌发生肌纤维颤动,甚至全身肌肉强直性痉挛。全身紧缩和压迫感,而后发生肌力减退和瘫痪。可因呼吸肌麻痹引起周围性呼吸衰竭而死亡。

3.中枢神经系统

中枢神经系统受乙酰胆碱刺激后有头晕、头痛、疲乏、共济失调、烦躁不安、谵妄、抽搐和昏迷，可因中枢性呼吸衰竭而死亡。

(二)中间型综合征(IMS)

少数病例在急性中毒症状缓解后和迟发性神经病变发生前，在急性中毒后 24～96h，出现以部分脑神经支配的肌肉、屈颈肌肉、四肢近端肌肉和呼吸肌的肌力减退或麻痹为主要表现的综合征，严重者可发生突然死亡。其发生机制与胆碱酯酶受到长期抑制，影响神经—肌肉接头处突触功能有关。

(三)迟发性周围神经病变(OPIDP)

少数急性中毒患者在急性症状消失后 2～4 周，出现进行性肢体麻木、刺痛，呈对称性手套、袜套型感觉异常，伴肢体萎缩无力。重症患者出现轻瘫或全瘫。一般下肢病变重于上肢病变，6～12 个月逐渐恢复。神经—肌电图检查显示神经源性损害。

(四)局部损害

敌敌畏、美曲膦酯、对硫磷、内吸磷接触皮肤后可引起过敏性皮炎，并可出现水疱和剥脱性皮炎。有机磷农药滴入眼部可引起结膜充血和瞳孔缩小。

(五)非神经系统损害的表现

尚可出现心、肝、肾损害和急性胰腺炎等表现。

(六)实验室检查

全血胆碱酯酶活力是诊断有机磷农药中毒的特异性实验指标。以正常人血胆碱酯酶活力值作为 100%，急性有机磷农药中毒时，胆碱酯酶活力值在 50%～70%为轻度中毒，30%～50%为中度中毒，30%以下为重度中毒。对长期有机磷农药接触者，全血胆碱酯酶活力值测定可作为生化监测指标。

三、诊断

(1)有机磷农药接触史。

(2)临床呼出气多有大蒜味、瞳孔针尖样缩小、大汗淋漓、腺体分泌增多、肌纤维颤动和意识障碍等中毒表现，一般即可作出诊断。为有利于治疗，临床上分为 3 度。

1)轻度中毒：有头晕、头痛、恶心、呕吐、多汗、胸闷、视物模糊、无力、瞳孔缩小。

2)中度中毒：除上述症状外，还有肌纤维颤动、瞳孔明显缩小、轻度呼吸困难、流涎、腹痛、腹泻、步态蹒跚，意识清楚。

3)重度中毒：除上述症状外，并出现昏迷肺水肿、呼吸麻痹、脑水肿症状之一者。

(3)全血胆碱酯酶活力降低。

(4)尿中有机磷农药分解产物测定有助于有机磷农药中毒的诊断。对硫磷和甲基对硫磷中毒时尿中有其氧化分解产物对硝基酚，而美曲膦酯中毒时在尿中出现三氯酒精，均可反映毒物吸收。

(5)需与中暑、急性胃肠炎、脑炎等鉴别，还必须与氨基甲酸酯类、拟除虫菊酯类中毒及杀虫剂中毒鉴别，拟除虫菊酯类中毒患者的口腔和胃液无特殊臭味，胆碱酯酶活力正常；杀虫剂中毒者以嗜睡、发绀、出血性膀胱炎为主要表现而无瞳孔缩小、大汗淋漓、流涎等。

四、治疗

(一)迅速清除毒物

立即离开现场,脱去污染的衣服,用肥皂水清洗污染的皮肤、毛发和指甲。口服中毒者用清水、2%碳酸氢钠溶液(美曲膦酯忌用)或1∶5 000高锰酸钾溶液(对硫磷忌用)反复洗胃,直至洗胃液清亮为止。然后再用硫酸钠20～40g,溶于20mL水,一次口服,观察30min无导泻作用则再追加水500mL口服。眼部污染可用2%碳酸氢钠溶液或生理盐水冲洗。在迅速清除毒物的同时,应争取时间及早用解毒药治疗,以挽救生命和缓解中毒症状。

(二)特效解毒药的应用

有机磷农药中毒最理想的治疗是胆碱酯酶复活剂与阿托品两药合用,应用原则是早期、足量、联合、重复用药,尤应重用胆碱酯酶复活剂辅以适量的阿托品,尽快达到阿托品化。轻度中毒也可单独使用胆碱酯酶复活剂。两种解毒药合用时,阿托品的剂量应减少,以免发生阿托品中毒。

1.胆碱酯酶复活剂

常用的药物有碘解磷定(PAM-I)和氯解磷定(PAM-Cl),此外还有双复磷(DMO 4)和双解磷(TMB 4)、甲磺磷定(P4S)等。国内推荐使用的肟类复能剂为氯解磷定,因其使用简单(肌内注射)、安全(其抑制胆碱酯酶的有效剂量比重活化剂量大2个数量级)、高效(是解磷定的1.5倍),应作为复能剂的首选。氯解磷定的有效血药浓度为4mg/L,只有首次静脉注射或肌内注射才能达到有效血药浓度,静脉滴注由于速度慢、半衰期短、排泄快,达不到有效血药浓度,肌内注射1min后开始显效,半衰期为1.0～1.5h。以后视病情及胆碱酯酶活性逐渐延长用药间隔时间,一般一日总量不宜超过10g,中、重度中毒疗程一般5～7d,特殊情况可以延长。

胆碱酯酶复活剂应用后的不良反应有短暂的眩晕、视物模糊、复视、血压升高等。用量过大,可引起癫痫样发作和抑制胆碱酯酶活力。碘解磷定在剂量较大时,尚有口苦、咽干、恶心。注射速度过快可导致暂时性呼吸抑制。双复磷不良反应较明显,有口周、四肢及全身麻木和灼热感,恶心,呕吐,颜面潮红。剂量过大可引起室性期前收缩和传导阻滞。个别患者发生中毒性肝病。

2.抗胆碱药的应用

(1)阿托品:阿托品进入人体后在1～4min内起效,8min达高峰,半衰期为2h,作用维持2～3h。用药至毒蕈碱样症状明显好转或患者出现阿托品化表现,达阿托品化后改为维持量,以后视病情变化随时酌情调整阿托品用量。阿托品化即临床出现口干、皮肤黏膜干燥和心率90～100次/分。

(2)长托宁:其作用比阿托品强,不良反应小,无加快心率的不良反应,对中毒酶和外周N受体无作用,要与复能剂配伍用。给药方法为:首次剂量,轻度中毒1～2mg肌内注射,中度中毒2～4mg肌内注射,重度中毒4～6mg肌内注射;需要时同时配伍氯解磷定治疗,以后视病情可重复用药。其足量的标准为:口干,皮肤干燥,分泌物消失。一般对心率的影响很小。

3.含抗胆碱剂和复能剂的复方注射液

解磷注射液(每支含有阿托品3mg、苯那辛3mg、氯解磷定400mg),起效快,作用时间较长。以后视病情,可单独使用氯解磷定和阿托品。

(三)中间型综合征(IMS)的治疗

IMS 多发生在重度中毒及早期胆碱酯酶复活剂用量不足的患者,重用复活剂及时行人工机械通气成为抢救成功的关键。

(四)迟发性神经病变的治疗

治疗上尚无特殊方法,其病程是一种良性经过。早期及时治疗,绝大多数恢复较快,如发展到运动失调和麻痹,则恢复较慢,一般在 6 个月至 2 年可痊愈,鲜有遗留永久性后遗症的患者。治疗可采用以下措施。

(1)早期可使用糖皮质激素,抑制免疫反应,缩短病程,强的松 30～60mg,1 周后逐渐减量。

(2)其他药物:营养神经药物大剂量 B 族维生素、三磷酸腺苷、谷氨酸、地巴唑、加兰他敏、胞二磷胆碱等。

(3)配合理疗、针灸和按摩治疗,同时加强功能锻炼。

(4)无须用阿托品及胆碱酯酶复能剂。

(五)对症治疗

对症治疗应以维持正常心肺功能为重点,保持呼吸道通畅,在治疗过程中要特别重视呼吸道通畅,防治脑水肿、肺水肿和呼吸中枢衰竭,积极预防感染。

五、处置

(1)有轻度毒蕈碱样、烟碱样症状或中枢神经系统症状,而全血胆碱酯酶活性不低于 70%者;或无明显中毒临床表现,而全血胆碱酯酶活性在 70%以下者,留院观察治疗。

(2)中、重度中毒者需住院治疗,监测生命体征。

(3)中间型综合征患者需行人工机械通气治疗者或中毒后心肺复苏术后的患者可住 ICU 治疗。

六、注意事项

(1)转院途中,应备好气管插管,做好插管准备。无论是在现场还是送往医院的途中,发现呼吸停止,乃至心搏骤停,立即气管插管、用简易呼吸器给氧,无条件者徒手挤压式人工呼吸,并行胸外心脏按压,直至入院。

(2)口服中毒者应彻底洗胃,如患者没有经洗胃机洗胃治疗,即使时间超过 24h 者也应彻底洗胃,洗胃时要注意变动体位,按摩胃区,使胃内各区得到清洗。昏迷患者也应洗胃。

(3)应用阿托品过程中如出现瞳孔扩大、意识模糊、烦躁不安、抽搐、昏迷和尿潴留等,提示阿托品中毒,应停用阿托品。对有心动过速及高热患者,应慎用阿托品。

(4)AOPP:患者经积极抢救治疗,症状明显缓解的恢复期,病情突然恶化重新出现 AOPP 的胆碱能危象,这种现象称为“反跳”,多发生在中毒后 2～9d,应引起临床医师的足够重视。

(5)出院标准:①临床症状、体征消失,停药 2d 后无复发;②精神、食欲正常;③全血胆碱酯酶活力达 50%以上或血浆胆碱酯酶活力正常而不再下降;④无心、肝、肾等脏器的严重并发症。

第五节　急性酒精中毒

急性酒精中毒，俗称酒醉，是一次饮入过量的酒精或酒类饮料引起的中毒性疾病，表现为中枢神经系统由兴奋转为抑制的状态，严重者出现昏迷、呼吸抑制及休克，甚至死亡。

一、病因

酒精，学名乙醇，是无色、易燃、易挥发的液体，具有醇香味，易溶于水。酒是含酒精的饮料，各种酒类饮料中含有不同浓度的酒精：啤酒 2%～6%，葡萄酒 10%～25%，黄酒 12%～15%，蒸馏的烈性酒如白酒、白兰地、威士忌等一般含酒精 40%～60%。

二、酒精的吸收、分布、代谢和排出

酒精经胃和小肠在 0.5～3h 内完全吸收，其中胃内吸收 20%～30%，十二指肠、空肠吸收 70%～80%；酒精的水溶性很好，能分布全身，能透过血脑屏障和胎盘。90%～98%的酒精经肝脏分解代谢，在肝内经酒精脱氢酶作用转化为乙醛，乙醛再由乙醛脱氢酶作用转化为乙酸，进入枸橼酸循环，最后转变为水和二氧化碳；2%～10%的酒精由肾和肺排出。不同人对酒精的耐受性相差数倍，长期饮酒者体内可诱导产生肝微粒体酶，对酒精的耐受性增强。对大多数成人其致死量为纯酒精 250～500mL。

三、发病机制

(一)抑制中枢神经系统

主要效应是中枢抑制作用，对中枢的抑制作用随剂量的增加顺序依次是大脑皮质、边缘系统、小脑、网状结构、延髓。小剂量出现兴奋作用是由于酒精对大脑皮质高级中枢抑制，从而解除了对边缘系统的抑制所致，也与抑制 γ-氨基丁酸(GABA)作用有关。随饮酒量增加，对中枢神经系统抑制作用增强，皮质下中枢受抑制，引起延髓血管运动中枢和呼吸中枢麻痹。

(二)代谢异常

酒精首先氧化为乙醛，进一步氧化为乙酸，最后氧化为二氧化碳和水排出体外。在这一过程中，NAD(辅酶Ⅰ)被还原为 NADH(还原辅酶Ⅰ)，由于 NADH 产生增多，NADH/NAD 比值增高，乳酸转化为丙酮酸的过程受到抑制，从而使糖原异生减少，在肝糖原耗竭的情况下，可造成低血糖症。

(三)耐受性、依赖性和戒断症状

1.耐受性

饮酒后产生轻松、兴奋的欣快感，继续饮酒后产生耐受性，效力降低。

2.依赖性

心理依赖是指获得饮酒后的特殊快感、渴望饮酒，躯体依赖指反复饮酒使中枢产生了某种生理生化变化，以致需要酒精持续存在体内。

3.戒断综合征

长期饮酒后已形成躯体依赖，一旦戒酒可出现与酒精中毒相反的症状。机制可能是戒酒使酒精抑制 GABA 的作用明显减弱，同时血浆中去甲肾上腺素浓度升高，出现交感神经兴奋症状，如多汗、战栗等。

四、临床表现

(一)急性中毒

1.兴奋期

血中酒精浓度达 11mmol/L，出现兴奋，表现为头痛、欣快、兴奋、健谈、情绪不稳定、自负，可有粗鲁行为或攻击行为；也可能沉默孤僻，颜面潮红或苍白。

2.共济失调期

血中酒精浓度达 33mmol/L，出现共济失调，表现为动作笨拙、语无伦次，且言语含混不清、步态蹒跚、眼球震颤、复视、躁动；血中酒精浓度达 43mmol/L 时出现恶心、呕吐、困倦。

3.昏迷期

血中酒精浓度达 54mmol/L，出现昏睡、昏迷、瞳孔散大、体温降低；血中酒精浓度达 87mmol/L 时出现深昏迷、心率增快、血压下降、呼吸变慢，最后导致呼吸、循环衰竭。

4.儿童酒精中毒

尤其是小儿摄入中毒剂量酒精后，很快进入沉睡中不省人事，一般无兴奋阶段，但由于有严重低血糖可发生惊厥；可出现高热、休克、继发坠积性肺炎和颅内压升高；在咳痰、吞咽或呕吐时，由于吸入含酒精饮料，可引起吸入性肺炎或急性肺水肿。

(二)急性中毒常见并发症

1.急性胃黏膜病变

浅表黏膜下出血可出现呕血、黑便。

2.急性胰腺炎

酒精可致胰外分泌增加，且大量饮酒刺激奥迪(Oddi)括约肌痉挛，十二指肠乳头水肿，胰液排出受阻，使胰管内压升高，细小胰管破裂，胰液外溢，胰蛋白酶原激活导致胰腺炎。

3.心血管系统

饮酒同时进高脂肪餐，餐后血脂高、血黏度高、血小板黏附性强，导致局部血流缓慢，血小板聚集形成血栓；饮酒后大量出汗、呕吐致使患者脱水，血黏度升高；饮酒后交感神经兴奋，儿茶酚胺增多，使心率增快、心肌耗氧增加，由此诱发急性心脏缺血发作甚至急性心肌梗死。酒精可致心肌细胞、间质水肿和纤维化线粒体变性等心肌损害；可发生室性期前收缩、房性期前收缩等各种心律失常。

4.双硫仑反应

双硫仑是一种戒酒药，服用该药后即使少量饮酒，身体也会产生严重不适，从而达到戒酒的目的。其机制是双硫仑抑制乙醛脱氢酶，使饮酒者体内乙醛蓄积产生“醉酒”，表现为面部潮红、头痛、恶心、呕吐、濒死感、呼吸困难、心悸，可有血压下降、心率增快及心电图 ST-T 改变。人们把这种在接触双硫仑后，又饮酒而诱发的上述症状称为双硫仑反应。含硫甲基四氮唑基团的头孢菌素如头孢哌酮、头孢曲松、头孢拉定等；含硝咪唑类药物如甲硝唑、替硝唑、奥硝唑等，抗菌药物如呋喃唑酮、氯霉素、酮康唑、灰黄霉素等药也有类似双硫仑的功能，当应用这些药物的患者在饮用酒精(即使很少量)或酒类饮料时也可引起体内乙醛蓄积，产生“醉酒状”。

在所有药物中，以头孢哌酮双硫仑反应发生率最高，而不含硫甲基四氮唑基团的头孢菌素如头孢噻肟、头孢他啶、头孢唑肟、头孢克肟则没有双硫仑反应。

5.诱发和加重皮肤病

(三)戒断综合征

1.单纯性戒断反应

在减少饮酒后6～24h发病，出现震颤、焦虑不安、兴奋、失眠、心动过速、血压升高、大量出汗、恶心、呕吐。多在2～5d内缓解自愈。

2.酒精性幻觉幻觉

其以幻听为主，也可见幻视或视物变形，部分出现迫害妄想。一般可持续3～4周缓解。

3.戒断性惊厥反应

常与单纯性戒断反应同时发生，或在其后发生癫痫大发作。多数只发作1～2次，每次数分钟；也可数日内多次发作。

4.震颤谵妄反应

在停止饮酒24～72h后，甚至在7～10d后发生。患者精神错乱、全身肌肉出现大震颤。谵妄是在意识模糊的情况下出现生动、恐惧的幻视，可有大量出汗、心动过速、血压升高等交感神经兴奋的表现。

五、实验室检查

1.血液酒精定量测定

血中酒精浓度≥11mmol/L。

2.血生化检查和血气分析

可有代谢性酸中毒，电解质紊乱，如低钾、低镁等，低血糖，或肝功能异常。

3.心电图检查

非特异ST-T改变、各类心律失常，发生心脏缺血或心肌梗死时有动态演变。

六、诊断与鉴别诊断

(一)诊断

根据饮酒史，中枢神经系统先兴奋后抑制的症状，呼气酒味即可初步诊断；血清或呼出气中酒精浓度增高可确定诊断。

(二)鉴别诊断

1.引起昏迷的疾病

主要注意排除以下伴发引起昏迷的其他疾病。

(1)镇静催眠药中毒。

(2)一氧化碳中毒。

(3)脑血管意外。

(4)糖尿病昏迷。

(5)颅脑外伤。

2.酸中毒

酸中毒明显，视力损害严重，双眼可有疼痛、复视、甚至失明，查眼底可有视网膜充血、出血视盘苍白及视神经萎缩。

3.戒断综合征

发生时需与精神病、癫痫、窒息性气体中毒、低血糖症等鉴别。

(三)注意事项

1.千万注意详细查体,询问病史,尤其是外伤史。

2.注意与上述疾病鉴别。

3.注意酒精中毒同时合其他疾病。

七、治疗

(一)轻度中毒的处理

1.解酒饮料

可以喝果汁、绿豆汤,生吃梨子、西瓜、荸荠、橘子等水果解酒,柑橘皮适量焙干研成细末加入食盐少许,温开水送服解酒更好。多饮浓茶水或咖啡解酒并不合适,虽然浓茶(含茶碱)、咖啡能兴奋神经中枢起到解酒作用,但由于茶碱和咖啡均有利尿作用,可能加重急性酒精中毒时机体失水,且有可能使酒精转化为乙醛后来不及再分解就从肾脏排出,从而对肾起毒性作用。另外,茶碱、咖啡有兴奋心脏、加快心率的作用,与酒精兴奋心脏的有协同作用,可加重心脏负担。茶碱和咖啡能加重酒精对胃黏膜的刺激,因此,用咖啡、浓茶解酒并不合适。

2.适当约束

对兴奋躁动患者必要时可加以约束;伴共济失调患者应休息,避免跌倒摔伤。

(二)清除毒物

酒精经消化道吸收极快,因而一般不需催吐或洗胃,但如果摄入酒精量极大或同时服用其他药物,时间在2h以内者,应及时给予催吐洗胃。催吐禁用阿扑吗啡,因可加剧酒精的抑制;剧烈呕吐者不需洗胃。对于血酒精浓度大于109mmol/L、昏迷时间长、有呼吸抑制的患者,应尽早行血液透析治疗。

(三)纳洛酮

有解除β内啡肽对中枢的抑制作用,促醒、抗休克及兴奋呼吸中枢等作用。常用量:兴奋期,0.4～0.8mg肌内注射;共济失调期及昏睡期,0.4～1.2mg静脉注射。必要时每10min重复0.4mg至症状改善和意识清醒。

(四)镇静

对过度兴奋的患者可酌情予小剂量地西泮,但应慎重,避免呼吸抑制。

(五)葡萄糖—胰岛素—维生素B疗法

严重患者可用10%葡萄糖注射液500mL加胰岛素8～12U静脉滴注;维生素B_6、烟酸各100mg肌内注射,每6～8h可重复应用1次。

(六)对症支持治疗

低血糖者静脉注射高渗葡萄糖注射液或静脉滴注葡萄糖注射液。保持呼吸道通畅,预防误吸。对休克患者,及时补充血容量,纠正酸中毒,使用血管活性药物纠正休克。合并急性胃黏膜病变者,使用抑酸剂。

(七)对昏迷患者的处理

(1)注意是否合并其他疾病。

(2)维持呼吸、循环,给予心电监测。

(3)注意保暖。

(4)维持水电解质、酸碱平衡,保留导尿。

(5)防治脑水肿。

(6)严密观察生命体征,防治并发症。

经治疗生存＞24h 者多能恢复,昏迷长达 10h 以上者预后差。

(八)戒断综合征的治疗

患者安静休息,保证睡眠。加强营养,给予维生素 B_1、维生素 B_6,有低血糖时静脉注射葡萄糖。重症患者宜选用短效镇静药控制症状,以不引起嗜睡和共济失调为宜。常选用地西泮,每 1～2h 口服地西泮 5～10mg,病情严重者可静脉给药。症状稳定后,给予维持剂量的镇静剂,地西泮每次 2～5mg,8～12h 服药 1 次;以后逐渐减量,1 周内停药。有癫痫病史者可用苯妥英钠。有幻觉者可使用氟哌啶醇。

(九)注意事项

(1)避免大剂量使用利尿剂。

(2)饮后超过 3h 洗胃效差,不宜选择。

(3)慎用加重肝脏损害的药物,如红霉素等。

(4)高热小儿慎用酒精擦浴。

(5)酒精中毒可致多脏器衰竭,也可致死,千万不可大意。

(6)警惕双硫仑反应:饮酒 12h 内应避免使用可引起双硫仑反应的药物,对使用可引起双硫仑反应的药物的患者,在使用上述药物期间及停药后 14h 内应禁止饮酒或进食含酒精的食品,如酒心巧克力、藿香正气水,以及注射氢化可的松、酒精擦浴等。

八、预防

(一)开展反对酗酒的宣传教育

创造替代条件,加强文娱活动。实行酒类专卖制度,以低度酒代替高度酒。早期发现嗜酒者,早期戒酒,进行相关并发症的治疗及康复治疗。

(二)注意避免双硫仑反应

饮酒 12h 内应避免使用可引起双硫仑反应的药物;使用能引起双硫仑反应药物的,用药物期间及停药后 14h 内应禁饮酒类饮料和含酒食品。

参考文献

[1]牟万宏.新编临床急危重症学[M].上海:上海交通大学出版社,2018.
[2]杨芳,于光圣,刘秀志.新编临床急危重症诊疗学[M].北京:科学技术文献出版社,2016.
[3]李志刚.急危重症诊断与处理[M].长春:吉林科学技术出版社,2019.
[4]王印华.现代急危重症监护与治疗[M].长春:吉林科学技术出版社,2019.
[5]李凡民.临床实用急危重症治疗学上[M].长春:吉林科学技术出版社,2018.
[6]赵海霞,王云霞,朱国超,等.实用急危重症学[M].上海:上海交通大学出版社,2018.
[7]赵晓丽,胡国章,李清春.急危重症诊断与处理[M].南昌:江西科学技术出版社,2018.
[8]逯萍.现代临床急危重症学[M].上海:上海交通大学出版社,2018.
[9]王大冰.实用临床急危重症学[M].上海:上海交通大学出版社,2018.
[10]姜铁超.急危重症诊疗实践[M].长春:吉林科学技术出版社,2019.
[11]闫怀军,郇志磊,贾建华,等.新编急危重症学[M].北京:科学技术文献出版社,2018.
[12]马冬纹.临床急危重症学研究[M].长春:吉林科学技术出版社,2019.
[13]顾怀金.现代临床急危重症监护治疗学[M].上海:同济大学出版社,2019.
[14]沈慧凝.急危重症诊断与处理[M].长春:吉林科学技术出版社,2018.
[15]王真.临床常见急危重症综合诊疗[M].长春:吉林科学技术出版社,2018.
[16]侯希炎.急危重症救治精要[M].福州:福建科学技术出版社,2019.
[17]朱红林.临床急危重症救治精要[M].开封:河南大学出版社,2020.
[18]梁名吉.消化内科急危重症[M].北京:中国协和医科大学出版社,2018.
[19]胡永辉.临床急危重症诊疗精要[M].长春:吉林科学技术出版社,2019.